Mammakarzinom

AF825773

© Tumorzentrum München und Zuckschwerdt Verlag

MANUAL

Tumorzentrum München

an den Medizinischen Fakultäten
der Ludwig-Maximilians-Universität
und der Technischen Universität

Empfehlungen zur Diagnostik, Therapie, Nachsorge und Begleitung

Weitere in dieser Reihe erschienene Manuale:

- Endokrine Tumoren
- Ernährung in der Onkologie
- Gastrointestinale Tumoren
- Hirntumoren und spinale Tumoren
- Knochentumoren und Weichteilsarkome
- Kopf-Hals-Malignome
- Leukämien, myelodysplastische Syndrome und myeloproliferative Neoplasien
- Maligne Lymphome
- Maligne Melanome
- Maligne Ovarialtumoren
- Malignome des Corpus uteri
- Multiples Myelom
- Psychoonkologie
- Supportive Maßnahmen in der Hämatologie und Onkologie
- Tumoren der Lunge und des Mediastinums
- Urogenitale Tumoren
- Vulvakarzinom
- Zervixkarzinom

© Tumorzentrum München und Zuckschwerdt Verlag

MANUAL

Mammakarzinom

Bandherausgeber:
PD Dr. med. Johannes Ettl
Klinik für Frauenheilkunde und Geburtshilfe
Klinik für Hämatologie, Onkologie und Palliativmedizin
Klinikum Kempten Klinikverbund Allgäu
Robert-Weixler-Straße 50, 87439 Kempten (Allgäu)

PD Dr. med. Rachel Würstlein
Klinik und Poliklinik für Frauenheilkunde und Geburtshilfe
LMU Kliniken – Campus Großhadern und Innenstadt
Marchioninistraße 15, 81377 München

Editorial Board:
PD Dr. med. K. J. Borm, Prof. Dr. med. M. Braun,
Dr. med. V. Milani, Dr. med. M. Pazos

19. überarbeitete Auflage 2023

Herausgeber:
Tumorzentrum München
Geschäftsstelle
Pettenkoferstraße 8a
D-80336 München
Telefon (089) 4400-522 38
Telefax (089) 4400-547 87
E-Mail TZMuenchen@med.uni-muenchen.de
Internet http://www.tumorzentrum-muenchen.de

Zuckschwerdt Verlag
München

© Tumorzentrum München und Zuckschwerdt Verlag

Im Internet sind auf der Seite
http://www.tumorzentrum-muenchen.de
folgende Manuale für die Mitglieder des Tumorzentrums abrufbar:

- Endokrine Tumoren
- Ernährung in der Onkologie
- Gastrointestinale Tumoren
- Hirntumoren und spinale Tumoren
- Knochentumoren und Weichteilsarkome
- Kopf-Hals-Malignome
- Leukämien, myelodysplastische Syndrome und myeloproliferative Neoplasien
- Maligne Lymphome
- Maligne Melanome
- Maligne Ovarialtumoren
- Malignome des Corpus uteri
- Mammakarzinom
- Multiples Myelom
- Psychoonkologie
  Supportive Maßnahmen in der Hämatologie und Onkologie
- Tumoren der Lunge und des Mediastinums
- Urogenitale Tumoren
- Vulvakarzinom
- Zervixkarzinom

Weitere Informationen auch bei:
http://www.krebsinfo.de

Impressum

Die Deutsche Nationalbibliothek verzeichnet diese Publikation in der Deutschen Nationalbibliografie. Detaillierte bibliografische Daten sind unter http://dnb.d-nb.de abrufbar.

ISBN 978-3-86371-395-9

© **2023 W. Zuckschwerdt Verlag GmbH München**
Alle Rechte vorbehalten. Jede Verwertung außerhalb der Grenzen des Urheberrechts ist ohne Zustimmung des Verlages unzulässig. Das gilt insbesondere für Vervielfältigungen, Übersetzungen, Mikroverfilmungen und die Einspeicherung und Verarbeitung in elektronischen Systemen.

Umschlagabbildung:
© Axel Kock – stock.adobe.com

Wichtiger Hinweis:
Autoren und Verlag haben große Sorgfalt darauf verwandt, dass dieses Buch dem Wissensstand bei seiner Fertigstellung entspricht. Für diagnostische oder therapeutische Empfehlungen sowie Angaben zu Dosierungen und Applikationsformen kann dennoch keine Gewähr übernommen werden. Die Nutzer dieses Buches haben Indikationen zu diagnostischen und therapeutischen Maßnahmen sowie zur Wahl des Vorgehens für jeden Einzelfall selbst abzuwägen. Sie sind zu sorgfältiger Prüfung von Herstellerinformationen (z. B. Beipackzettel) und zur Konsultation von Spezialisten angehalten. Jede Dosierung oder Applikation erfolgt auf eigene Gefahr. Autoren und Verlag bitten alle Nutzer, ihnen auffallende Ungenauigkeiten mitzuteilen. Eine Haftung der Autoren, des Verlages oder ihrer Beauftragten für Personen-, Sach- oder Vermögensschäden ist ausgeschlossen.

Sollte diese Publikation Links auf Websites Dritter enthalten, übernehmen wir für deren Inhalte keine Haftung, da wir uns diese nicht zu eigen machen, sondern lediglich auf deren Stand zum Zeitpunkt der Erstveröffentlichung verweisen.

Warenzeichen werden nicht immer kenntlich gemacht. Aus dem Fehlen eines entsprechenden Hinweises kann nicht geschlossen werden, dass es sich um einen freien Warennamen handelt.

Druck und Bindung:
Elanders GmbH, D-71332 Waiblingen
Printed in Germany

Dieses Buch ist auch als E-Book erhältlich.

© Tumorzentrum München und Zuckschwerdt Verlag

Vorwort

Sehr geehrte Kolleginnen und Kollegen,
sehr geehrte Damen und Herren,

Sie alle halten hier unser Tumormanual Mammakarzinom 2023 in Händen, entstanden aus der Arbeit von 162 aktiven Projektgruppenmitgliedern im TZM München. Seit der Gründung der Projektgruppe Mammakarzinom 1980 unter der langjährigen Leitung von Prof. Sauer, Prof. Janni und Dr. Bauerfeind ist dies die 19. Auflage.

Wir freuen uns sehr, dieses Gemeinschaftswerk und die Erfahrungen und Meinungen der Projektgruppe für Sie und mit Ihnen in den Bereichen Diagnostik, Therapie, Nachsorge und Begleitung beim Mammakarzinom zu gestalten und im TZM zur Verfügung zu stellen.

2022 haben wir die Leitung der Projektgruppe Mammakarzinom von Dr. Ingo Bauerfeind übernommen. Vieles ist gleich geblieben, manches hat sich auch geändert. In den Projektgruppensitzungen, so zuletzt mit der ersten hybriden Sitzung im Juli 2023, mit virtuellen Abstimmungen, Wechsel der Sitzungsorte oder auch mit neuen Impulsen durch viele Mitglieder in Form von Vorträgen, Fallvorstellungen oder Angeboten und Informationen. Wir wollen dem aktiven Netzwerk im gesamten TZM eine Plattform bieten. Das gilt auch für unser erstes Manual.

Die Entwicklungen beim Mammakarzinom sind rasant, die Kongresse und Studienergebnisse sowie die Netzwerke überschlagen sich geradezu in Änderungen unserer klinischen Vorgehensweisen, unseren Forschungsangeboten und der Aus- und Weiterbildung in den unterschiedlichen Berufsgruppen. Dies findet auch Abbildung im Tumormanual. Die Verantwortung bleibt stets bei den Kapitelleitungen und den MitautorInnen des jeweiligen Kapitels.

Wir bedanken uns insbesondere

- bei allen Kapitelverantwortlichen, Autorinnen und Autoren, die es möglich gemacht haben, 11 Kapitel auf 366 Seiten für Sie aufzubereiten, und die sich auf Neuerungen in der Kapitelgestaltung eingelassen haben. Alle haben ehrenamtlich viele Stunden ihrer Freizeit geopfert, um unser Manual zu kürzen, zu ergänzen, die Literatur neu zu sichten und den aktuellen Wissensstand einzupflegen
- beim Zuckschwerdt Verlag, insbesondere Herr Meidenbauer, Herr Martin und Frau Hutter, die mit großer Geduld alle Kapitelverantwortlichen und uns begleitet haben bei der Entstehung bis zum Druck
- bei allen, die bei der Manualvorstellung vor und hinter den Kulissen geholfen haben
- bei den Sponsoren und der pharmazeutischen Industrie, die uns auch dieses Mal unterstützt haben unter Einhaltung der Compliance-Regularien
- beim TZM, insbesondere auch bei Frau Bekcan, für die logistische Unterstützung
- bei Ingo Bauerfeind, der uns mit Rat und Tat zur Seite steht
- und bei unseren gewählten Vorstandsmitgliedern und Mit-Herausgebern aus Klinik und Praxis im TZM München: PD Dr. Borm, Prof. Braun, Dr. Milani und Dr. Pazos, die uns bei Veränderungen und beim Durchhalten stets ermutigen.

© Tumorzentrum München und Zuckschwerdt Verlag

Wir freuen uns, wenn neue, junge Projektgruppenmitglieder aus den unterschiedlichsten interdisziplinären Berufsgruppen aktive Beiträge und Impulse ins TZM tragen und damit auch dieses Manual mitprägen.

Die blauen Manuale sind ein unverwechselbarer Bestandteil des TZM und CCC München und zeigen gerade beim Mammakarzinom die Vielfalt des Fachgebiets.

Wir wünschen allen viel Freude und Erkenntnisgewinn beim Lesen und bei der Verbreitung des Tumormanuals Mammakarzinom 2023.

J. Ettl und R. Würstlein
Für die Projektgruppe Mammakarzinom im TZM und CCC München.

© Tumorzentrum München und Zuckschwerdt Verlag

Inhalt

© Tumorzentrum München und Zuckschwerdt Verlag

© Tumorzentrum München und Zuckschwerdt Verlag

© Tumorzentrum München und Zuckschwerdt Verlag

© Tumorzentrum München und Zuckschwerdt Verlag

© Tumorzentrum München und Zuckschwerdt Verlag

© Tumorzentrum München und Zuckschwerdt Verlag

© Tumorzentrum München und Zuckschwerdt Verlag

Das Patientenhaus am CCC München

PATIENTENHAUS
CCC MÜNCHEN
COMPREHENSIVE
CANCER CENTER

Die zentrale Anlaufstelle für Beratung und Unterstützung von Krebspatienten und deren Angehörigen in München

Die Diagnose Krebs ist eine große Herausforderung, die Fragen, Sorgen und Ängste hervorruft. In dieser Situation möchten wir Sie nicht alleine lassen. Als interdisziplinäres Team mit starken Projektpartnern stellen wir eine niedrigschwellige und patientennahe Anlaufstelle für Betroffene dar und unterstützen Sie individuell, bedarfsgerecht und kostenfrei.

Melden Sie sich gerne unter 089 4400 57431 oder ccc-muenchen@med.uni-muenchen.de.

Diese Angebote finden Sie im Patientenhaus:

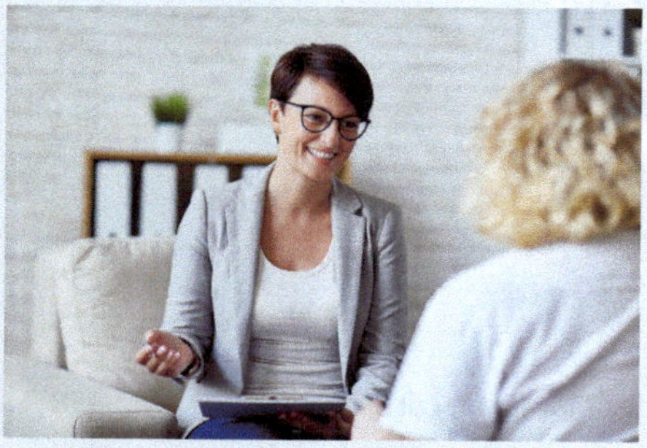

- Psychoonkologische Beratung
- Familiensprechstunde (mit den Projekten Bergfüchse und FreiRAUM)
- KiA - Krebs im Alter
- Sozialberatung

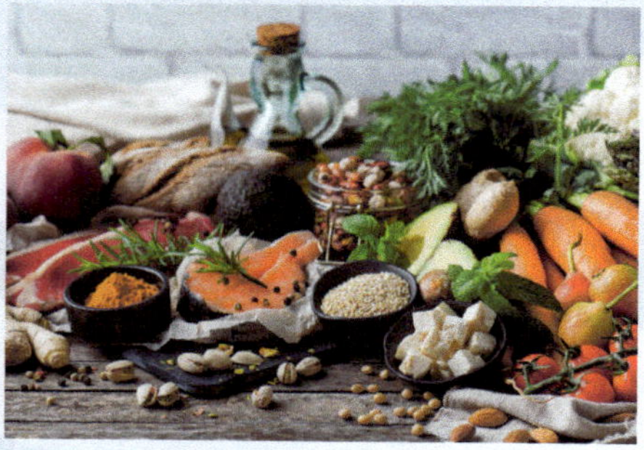

- Beratungsstelle für Ernährung und Krebs
- Beratungsstelle für Komplementärmedizin und Naturheilkunde

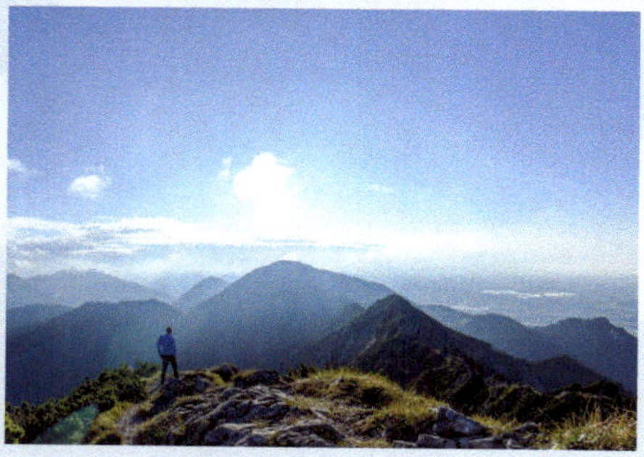

- Anlaufstelle für Selbsthilfegruppen
- Gruppenangebote für Patienten und Angehörige
- Informationsveranstaltungen für Patienten, Angehörige und Interessierte
- Weitervermittlung bei medizinischen Fragestellungen

CCC MÜNCHEN COMPREHENSIVE CANCER CENTER TZM-MÜNCHEN

gefördert durch Deutsche Krebshilfe HELFEN. FORSCHEN. INFORMIEREN.

lebensmut Leben mit Krebs

BAYERISCHE KREBSGESELLSCHAFT

WWW.BLAUE-MANUALE.DE

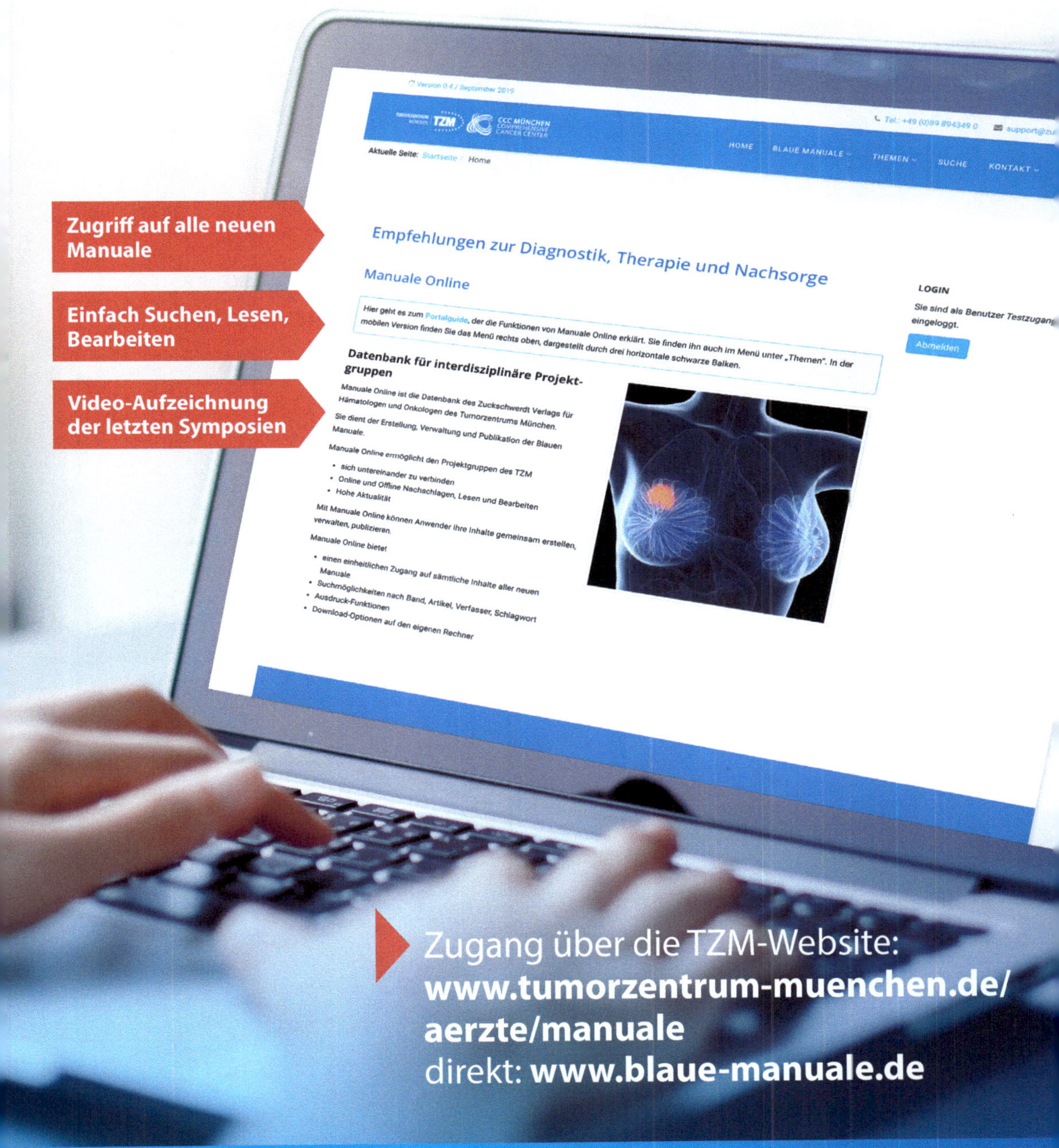

CCC MÜNCHEN
COMPREHENSIVE
CANCER CENTER
TZM – MÜNCHEN

ZUCKSCHWERDT

Epidemiologie und die Rolle klinischer Krebsregister

G. Schubert-Fritschle, K. Halfter, A. Schlesinger-Raab

Schlagwörter

Inzidenz • Mortalität • Prognosefaktoren • Subtypen • Gesamtüberleben • relatives Überleben • Zeit bis Progression • Überleben ab Progression • Qualitätssicherung • Qualitätsmanagement • klinische Krebsregister • Prozessqualität • Ergebnisqualität • Benchmarking • Zertifizierung

Epidemiologische Kenngrößen: nationale und internationale Daten

Neuerkrankungen weltweit

Das Mammakarzinom ist mit 2,26 Millionen jährlichen Neuerkrankungen weltweit der häufigste bösartige Tumor der Frau, ca. 685.000 Frauen sterben jährlich daran (Globocan 2020). Tabelle 1 gibt für das Jahr 2020 einen Überblick über Inzidenz und Mortalität im internationalen Vergleich entsprechend den Schätzungen der WHO (Globocan 2020). Anhand der altersstandardisierten Raten (ASR), die einen direkten Vergleich zwischen den einzelnen Regionen ermöglichen, sind deutliche Unterschiede erkennbar, die unter anderem auf unterschiedliche Früherkennungsaktivitäten zurückzuführen sind.

Tabelle 1 Altersstandardisierte Inzidenz und Mortalität (C50) 2020 im internationalen Vergleich

Region	Inzidenz (ASR)*	Mortalität (ASR)*
Welt	47,8	13,6
Nordafrika	49,6	18,8
Westafrika	41,5	22,3
Südafrika	50,4	15,7
Ostafrika	33,0	17,9
Nordamerika	89,4	12,5
Südamerika	56,4	14,0
Südostasien	41,2	15,0
Australien/Neuseeland	95,5	12,1

© Tumorzentrum München und Zuckschwerdt Verlag | DOI 10.4486/395.01

Tabelle 1 Altersstandardisierte Inzidenz und Mortalität (C50) 2020 im internationalen Vergleich

Zentral-/Osteuropa	57,1	15,3
Nordeuropa	86,4	13,7
Westeuropa	90,7	15,6

* ASR steht für „age-standardised rate", hier Weltstandard.
Absolute und relative Werte für Inzidenz und Mortalität sind bei unterschiedlicher Bevölkerungszahl und Bevölkerungszusammensetzung der einzelnen Länder bzw. Kontinente nicht vergleichbar. Um Vergleichbarkeit zu erreichen, werden die Raten daher in altersstandardisierte Raten umgerechnet und beziehen sich somit auf 100 000 Personen einer definierten Standard-Bevölkerung (z. B. die standardisierte Weltbevölkerung mit einem im Vergleich zu Deutschland höheren Anteil an Personen in den jüngeren Altersgruppen).

Da in Deutschland gegenwärtig weiterhin keine vollständige und flächendeckende Krebsregistrierung existiert, können Krebsinzidenzen auf nationaler Ebene nach wie vor nur geschätzt werden. Die aktuellen Schätzungen liegen derzeit für das Jahr 2019 vor. Das Robert Koch-Institut gibt 71.375 Neuerkrankungsfälle an invasivem Brustkrebs für das Jahr 2019 an, das sind 30,0 % aller weiblichen Krebserkrankungen. Brustkrebs ist zudem die häufigste Krebstodesursache bei Frauen in Deutschland (vor dem Lungenkarzinom, Kolonkarzinom, Pankreaskarzinom und Ovarialkarzinom). Im Jahr 2020 starben insgesamt 18.425 Frauen aufgrund eines Mammakarzinoms. Der Anteil an der tumorbedingten Mortalität beträgt 17,6 % (Robert Koch-Institut 2023).

epidemiologische Basiszahlen für Deutschland

Einige aktuell verfügbare epidemiologische Basiszahlen für Deutschland sind aus Tabelle 2 zu entnehmen. Die Ergebnisse und Schätzungen beziehen sich ausschließlich auf den Brustkrebs der Frau und wurden aus verschiedenen Quellen zusammengetragen (Robert Koch-Institut 2023, Tumorregister München 2021).

Inzidenz und Mortalität im zeitlichen Verlauf

zeitlicher Verlauf

Im zeitlichen Verlauf betrachtet stieg die Brustkrebsinzidenz in Deutschland seit 1998 stetig an und ist seit 2010 wieder leicht rückläufig (Robert Koch-Institut 2019). Eine Ursache für diesen Rückgang könnte das Mammografie-Screening-Programm sein, das deutschlandweit ab 2005 implementiert wurde. Da mit der Einführung eines solchen Programms zusätzlich zu den auch ohne Screening symptomatisch auftretenden Tumoren viele Karzinome in einem asymptomatischen Stadium entdeckt werden, steigt die Inzidenz zunächst an. In den Folgejahren sinkt die Neuerkrankungsrate dagegen wieder, denn die Tumoren, die zu diesem späteren Zeitpunkt symptomatisch geworden wären, wurden bereits frühzeitig entdeckt. Eine weitere Ursache für den leichten Rückgang könnte in der in den letzten Jahren zurückhaltenderen Anwendung der Hormonersatztherapie liegen. Die Brustkrebs-Mortalitätsrate ist in Deutschland seit Ende der 1990er-Jahre leicht rückläufig, was vor allem auf Verbesserungen bei der systemischen Therapie zurückzuführen ist. Ob das Mammografie-Screening zu einem weiteren Rückgang der Mortalität führt, zeigt sich bislang nicht (Robert Koch-Institut 2020).

© Tumorzentrum München und Zuckschwerdt Verlag | DOI 10.4486/395.01

Klinische Daten aus dem Tumorregister München (TRM)

Einzugsgebiet des TRM

Das Einzugsgebiet des TRM wurde seit seiner Gründung im Jahre 1978 immer wieder vergrößert. Ausgehend von den beiden Universitätsklinika und dem Stadtgebiet München wurde die Dokumentation kontinuierlich auf die umliegenden Landkreise ausgedehnt. Mit dem Bayerischen Krebsregistergesetz (BayKRG, verabschiedet im Jahr 2000) wurde, beginnend mit dem Jahr 2002, die flächendeckende Krebsregistrierung für ganz Bayern beschlossen, was für das TRM eine Ausweitung des Einzugsgebietes von damals 2,6 auf 4,1 Mio. Einwohner zur Folge hatte. Mit der Novellierung des BayKRG im Jahr 2007 gehören der gesamte Regierungsbezirk Oberbayern sowie Stadt und Landkreis Landshut mit mittlerweile insgesamt 5,16 Mio. Einwohnern zum Einzugsgebiet des TRM (Tumorregister München 2021). Seit 1998 ist eine weitgehend vollzählige bevölkerungsbezogene Erfassung der Patientinnen im jeweiligen Einzugsgebiet erreicht und anerkannt (Bray et al. 2017). Ende 2021 wurden die Daten des Tumorregisters München in das zentrale Bayerische Krebsregister migriert, seit 2022 ist die Datenerfassung im TRM eingestellt.

Tabelle 2 Epidemiologische Basiszahlen (ICD-10 C50, inkl. DCO-Fälle)*

Kennzahlen	Kollektiv	Wert
Neuerkrankungen		
Geschätzte jährliche Neuerkrankungen in Deutschland [a] (absolut)	2019	71.375
Anteil an allen Krebsneuerkrankungen [a] (%)	2019	30,4
Rohe Inzidenz (Deutschland [a]) je 100.000 Frauen/Jahr	2019	169,6
Inzidenz (Deutschland [a]) (ASR** Europa-Standard) je 100.000 Frauen/Jahr	2019	114,6
Inzidenz (Deutschland [a]) (ASR** Welt-Standard) je 100.000 Frauen/Jahr	2019	83,9
Rohe Inzidenz (TRM [b]) je 100.000 Frauen/Jahr	2019	142,7
Inzidenz (TRM [b]) (ASR** Europa-Standard) je 100.000 Frauen/Jahr	2019	101,1
Inzidenz (TRM [b]) (ASR** Welt-Standard) je 100.000 Frauen/Jahr	2019	73,3
Alter		
Medianes Erkrankungsalter (Deutschland [a]) (Jahre)	2018	64
Medianes Erkrankungsalter (TRM [b]) (Jahre)	2019	65,6
Erkrankungsalter (10 %/90 %-Perzentil***) (TRM [b]) (Jahre)	2019	46,7/82,8
Medianes Sterbealter der tumorbedingt Verstorbenen (TRM [b]) (Jahre)	2019	74,3
Überleben		
5-Jahres-Überlebensrate (Deutschland [a]) (Gesamtüberleben/relatives Überleben) (%)	2017/2018	79/88
10-Jahres-Überlebensrate (Deutschland [a]) (Gesamtüberleben/relatives Überleben) (%)	2017/2018	67/83
5-Jahres-Überlebensrate (TRM [b]) (Gesamtüberleben/relatives Überleben) (%)	ab 1998	81,1/88,0

© Tumorzentrum München und Zuckschwerdt Verlag | DOI 10.4486/395.01

Tabelle 2 Epidemiologische Basiszahlen (ICD-10 C50, inkl. DCO-Fälle)*

10-Jahres-Überlebensrate (TRM [b]) (Gesamtüberleben/relatives Überleben) (%)	ab 1998	67,7/79,9
Sterbefälle		
Sterbefälle an Brustkrebs in Deutschland [a] (absolut)	2020	18.425
Anteil an allen weiblichen krebsbedingten Sterbefällen in Deutschland [a] (%)	2020	17,6
Rohe Mortalität (Deutschland [a]) je 100.000 Frauen/Jahr	2020	43,7
Mortalitätsrate (Deutschland [a]) (ASR** Europa-Standard) je 100.000 Frauen/Jahr	2020	21,8
Mortalitätsrate (Deutschland [a]) (ASR** Welt-Standard) je 100.000 Frauen/Jahr	2020	14,6
Rohe Mortalität (TRM [b]) je 100.000 Frauen/Jahr	2020	41,8
Mortalitätsrate (TRM [b]) (ASR** Europa-Standard) je 100.000 Frauen/Jahr	2020	23,2
Mortalitätsrate (TRM [b]) (ASR** Welt-Standard) je 100.000 Frauen/Jahr	2020	15,5

* DCO: death certificate only – Informationen stammen nur von der Todesbescheinigung.

** ASR steht für „age-standardised rate".

*** Perzentile teilen die Verteilung in Prozent-Segmente auf. 10 % der Patientinnen mit einem invasiven Mammakarzinom sind jünger als 46,7 Jahre, 10 % sind älter als 82,8 Jahre.

[a] Robert Koch-Institut (2019) und Online-Datenbankabfrage (ZfKD 2023).

[b] Tumorregister München (TRM) (12/2021).

Die rohe Inzidenz gibt die Anzahl von Neuerkrankungen an, die in einem Jahr pro 100.000 Frauen auftreten.

Im beobachteten bzw. Gesamtüberleben (overall survival) werden alle Sterbefälle berücksichtigt, das relative Überleben (relative survival) ist ein Schätzer für das tumorspezifische Überleben. Das relative Überleben berechnet sich aus dem Quotienten von beobachtetem (= Gesamtüberleben) und erwartetem Überleben als Schätzung für das tumorspezifische Überleben. Das erwartete Überleben beschreibt das Überleben in einer bzgl. Alter und Geschlecht identisch zusammengesetzten Kohorte der Normalbevölkerung.

Abbildung 1 zeigt für invasive Karzinome und In-situ-Karzinome jeweils die prozentuale Altersverteilung zum Zeitpunkt der Diagnosestellung und die altersspezifischen Inzidenzen für die Jahrgangskohorten 2010–2020. Die prozentuale Altersverteilung beschreibt die Altersverteilung (hier in Fünfjahresabständen), wie sie sich dem Kliniker im Versorgungsalltag darstellt (Balken). Sie ergibt für alle Patientinnen zusammen eine annähernd symmetrische Verteilung mit einem Mittelwert von 64,7 Jahren und einem Median von 65,3 Jahren. Von der Altersverteilung zu unterscheiden ist die altersspezifische Inzidenz, die das Erkrankungsrisiko – jeweils bezogen auf 100.000 Frauen der entsprechenden Altersgruppe – beschreibt (gepunktete Linie).

Die prozentuale Altersverteilung der In-situ-Karzinom-Patientinnen zeigt mit 19,3 % einen Gipfel in der Altersklasse 50–54 Jahre, mit einem Mittelwert von 59,7 Jahren und einem Median von 58,8 Jahren ist das Kollektiv um ca. 5 Jahre jünger. Mit dem Alter nimmt die Häufigkeit stetig ab und liegt bei den über 84-Jährigen bei 1,5 % (invasiv 7,1 %).

© Tumorzentrum München und Zuckschwerdt Verlag | DOI 10.4486/395.01

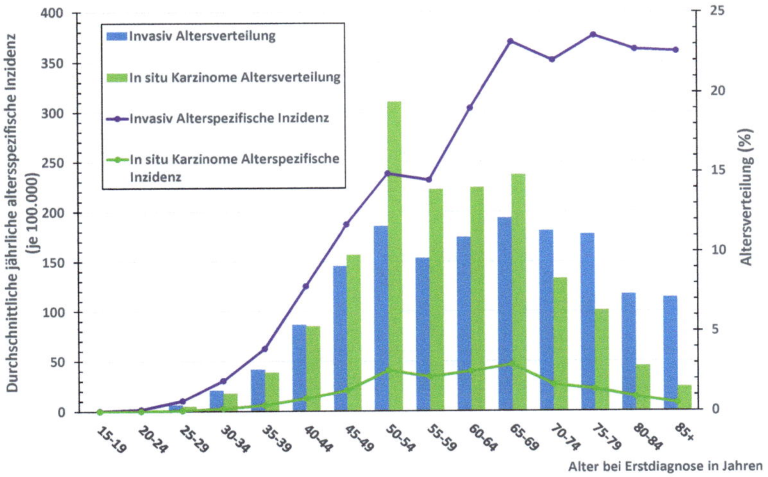

Abbildung 1 Altersklassen und altersspezifische Inzidenzen 2010–2020 inklusive DCO-Fälle für Frauen mit invasiven Karzinomen (n = 42.367) und In-situ-Karzinomen (n = 4300)

Prognosefaktoren

Tabelle 3 gibt einen Überblick über Prognosefaktoren wie Altersmittelwert, Lymphknotenstatus, Grading, Hormonrezeptorstatus, HER2/neu-Status und primäre Metastasierung in Abhängigkeit von der pT-Kategorie. Der HER2/neu-Status wurde gemäß der S3-Leitlinie Mammakarzinom als positiv definiert, wenn der IHC-Score 3+ oder der FISH/CISH-Test positiv war (Kreienberg 2012). Die pT-Verteilung ist mit einem Anteil von über 50 % pT1-Tumoren relativ günstig. Auffällig ist, dass die Gruppe der pT1a-Tumoren im Vergleich zu pT1b-Tumoren einen höheren Anteil rezeptornegativer und HER2/neu-positiver Befunde aufweist. Vonseiten der Bildgebung erscheint dies erklärbar, da sich bei pT1a-Tumoren im Vergleich zu Tumoren ab pT1b ein höherer Anteil an Karzinomen findet, die durch polymorphen Mikrokalk (zum Teil auch innerhalb von DCIS-Arealen) entdeckt werden. Die Zeitdauer für das Tumorwachstum von pT1 bis pT4 dürfte über die Differenz der Altersmittelwerte zum Ausdruck kommen.

molekulare Subtypen

Die Empfehlungen für die systemische Therapie beim Mammakarzinom richten sich zunehmend nach den molekularen Subtypen. Da es nicht immer möglich ist, diese per Genexpressionsanalysen zu bestimmen, werden sie näherungsweise mittels immunhistochemischer Surrogatparameter (Hormonrezeptorstatus, HER2-Status, Ki-67 bzw. Grading bei fehlendem Ki-67) unterschieden (Coates et al. 2015; Goldhirsch et al. 2011). In Tabelle 4 finden sich die Verteilungen der pT-, pN- und M-Kategorien für die einzelnen Subtypen. Der Luminal-B-like-(HER2-)Typ ist mit 41,5 % am häufigsten, gefolgt vom Luminal-A-like-Typ mit 36,2 %. Triple-negative Karzinome kommen hingegen nur in 9,2 % der Fälle vor. Die Prognose ist erwartungsgemäß bei Luminal-A-like-Tumoren am besten, mit 70,6 % pT1-Tumoren, 22,9 % befallenen Lymphknoten und 5,0 % Fernmetastasen, im Vergleich etwa zur HER2+ Non-luminal-Gruppe mit 53,9 % pT1, 20,7 % pN+ und 12,2 % M1-Karzinomen. Auffällig ist der geringere Anteil befallener Lymphknoten bei triple-negativen Tumoren im Vergleich zu Luminal-B-like-Tumoren.

© Tumorzentrum München und Zuckschwerdt Verlag | DOI 10.4486/395.01

Tabelle 3 Anteil klassischer Prognosefaktoren in Abhängigkeit von der pT-Kategorie für die Jahrgangskohorten 2010–2020 (n = 17.503)

	pT-Kategorie %	Alter (Mittelwert) Jahre	pN positiv %	G3 %	Rezeptor-negativ %	HER2/neu-positiv %	Primär M1 %
pTis	12,8	59,7	0,4	–	17,9	28,6	0
pT1	53,3	62,8	17,0	9,8	4,7	5,4	0,5
pT1a	3,7	60,8	5,5	7,6	10,0	12,7	0,5
pT1b	14,8	62,1	9,2	6,1	4,1	5,1	0,3
pT1c	34,8	63,4	21,5	11,7	4,4	4,8	0,5
pT2	27,5	66,7	41,5	24,6	8,1	7,5	2,5
pT3	3,8	68,5	66,5	25,9	12,2	8,4	7,9
pT4	2,7	77,0	75,6	42,5	14,2	12,6	24,4
Gesamt	**100,0**	**64,1**	**26,7**	**16,2**	**7,8**	**6,7**	**1,9**

Für HER2-negative, hormonrezeptorpositive Tumoren hat eine Analyse von Schrodi et al. im Jahr 2021 ergeben, dass für Tumoren mit niedriger Hormonrezeptorexpression (1–9 %) die Prognose zu hormonrezeptornegativen Tumoren vergleichbar ist. Deshalb sollte die Definition von Hormonrezeptor-Positivität erneut überarbeitet und die Therapie für Patientinnen mit niedriger Hormonrezeptorexpression an das Vorgehen bei triple-negativen Tumoren angepasst werden.

Tabelle 4 Verteilung pT/pN/M für molekulare Subtypen (invasive Karzinome, Jahrgangskohorten 2010–2020, n = 18.802)*

	Luminal-A-like	Luminal-B-like (HER2–)	Luminal-B-like (HER2+)	HER2+ non-luminal	Triple-negativ
pT1	70,6	54,0	53,9	53,9	45,2
pT2	24,2	37,5	36,7	33,2	40,3
pT3	3,5	4,7	4,8	5,8	8,1
pT4	1,7	3,7	4,5	7,0	6,3
pN0	73,7	62,0	71,6	76,8	73,9
pN+	22,9	34,9	26,8	20,7	24,1
pNX	3,4	3,1	1,6	2,5	2,0
M0	95,0	91,4	88,8	87,8	92,3
M1	5,0	8,6	11,2	12,2	7,7
Gesamt	**36,2**	**41,5**	**9,2**	**3,9**	**9,2**

* Definition der Subtypen adaptiert nach Goldhirsch et al. 2011; Coates et al. 2015.

© Tumorzentrum München und Zuckschwerdt Verlag | DOI 10.4486/395.01

Die folgenden Survival-Analysen nach Zeitraum beruhen auf den Erhebungen des TRM zu Patientinnen mit einem Mammakarzinom als Ersttumor in den Jahren 1998–2020 bzw. 2010–2020. In-situ-Karzinome wurden nur in Abbildung 2 einbezogen. In allen Abbildungen zum Überleben wird ein sogenanntes relatives Überleben dargestellt, ein Schätzer für das tumorspezifische Überleben, der sich aus dem Quotienten von beobachtetem (= Gesamtüberleben) und erwartetem Überleben berechnet. Das erwartete Überleben beschreibt das Überleben in einer bezüglich Alter und Geschlecht identisch zusammengesetzten Kohorte der Normalbevölkerung. Relative Überlebensraten über 100 % deuten an, dass das Überleben der Patientinnen in diesem Kollektiv besser ist als das der Normalbevölkerung. Im beobachteten bzw. Gesamtüberleben (Overall Survival) werden hingegen nicht nur die tumorbedingten, sondern alle Sterbefälle berücksichtigt. Für alle dargestellten Überlebenskurven gilt, dass sie vorzeitig enden, wenn weniger als 10 Patientinnen unter Risiko stehen.

In **Abbildung 2** sind die Survival-Kurven für gesamtes (= beobachtetes), relatives (≈ tumorspezifisches) und erwartetes Überleben für drei verschiedene Zeiträume dargestellt. Aus der Grafik geht hervor, dass in den letzten Jahren (2015–2020) eine leichte Steigerung der gesamten und relativen Überlebensraten erreicht werden konnte. Betrug die 5-Jahres-Gesamtüberlebensrate im Zeitraum 1998–2007 noch 81,0 % (relativ: 87,7 %), so stieg sie im Zeitraum 2015–2020 auf 84,1 % (relativ 90,7 %). Dies entspricht einer Steigerung des Gesamtüberlebens um 3,1 und des relativen (tumorspezifischen) Überlebens um 3,0 Prozentpunkte.

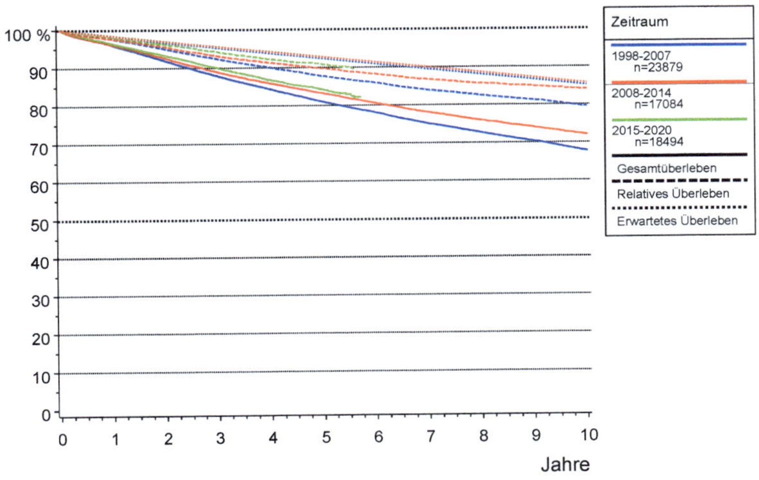

Abbildung 2 Gesamtüberleben und relatives Überleben im Einzugsgebiet des TRM aufgeteilt nach drei Zeitabschnitten (inkl. in situ)

Wie aus **Abbildung 3** hervorgeht, wird der Einfluss des Alters auf das relative Überleben erst in der Altersklasse ≥ 80 Jahre deutlich. Hier liegt die relative 5-Jahres-Überlebensrate in einem Kollektiv von 2010–2020 bei 72,1 %, während sie sich in den jüngeren Altersklassen zwischen 92,9 % und 87,6 % bewegt.

© Tumorzentrum München und Zuckschwerdt Verlag | DOI 10.4486/395.01

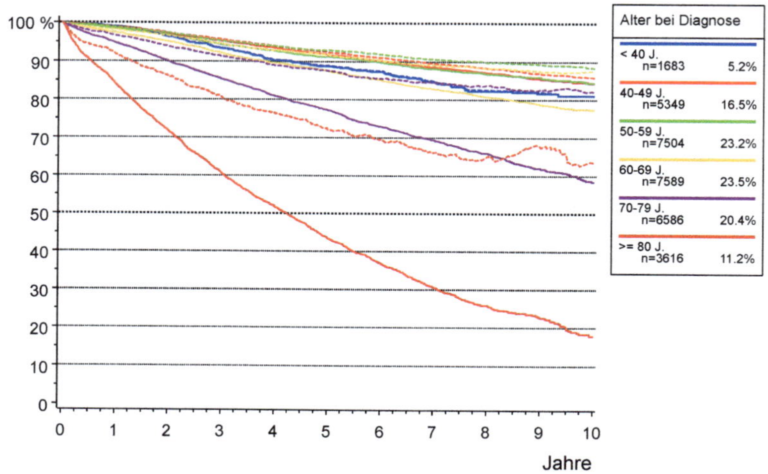

Abbildung 3 Überleben nach Alter bei Diagnose invasives Mammakarzinom (ohne DCO, 2010–2020, n = 32.327). Die durchgehenden Linien zeigen jeweils das Gesamtüberleben und die gestrichelten Linien das relative Überleben.

Einer der wichtigsten Prognosefaktoren beim Mammakarzinom ist die Zahl der befallenen axillären Lymphknoten (nicht dargestellt). Während bei negativem Lymphknotenstatus (N0) die relative 5- bzw. 10-Jahres-Überlebensrate 98,9 % bzw. 96,1 % beträgt, werden bei 10 und mehr befallenen Lymphknoten nur noch 56,8 % bzw. 38,1 % erreicht.

Überleben nach Hormonrezeptorstatus

Abbildung 4 zeigt die relativen Überlebensraten in Abhängigkeit vom Hormonrezeptorstatus, also den Kombinationen aus den Befunden des Östrogenrezeptors (ER) und des Progesteronrezeptors (PR). Erwartungsgemäß weisen ER- und PR-positive Patientinnen mit 92,6 % die höchste 5-Jahres-Überlebensrate auf, Frauen mit ER- und PR-negativem Tumor hingegen mit 77,9 % die geringste. Deutlich zeigt sich auch ein besseres Überleben bei ER-positivem/PR-negativem Rezeptorstatus, mit einer Überlebenswahrscheinlichkeit von 83,4 % nach 5 Jahren im Vergleich zu 77,9 % bei Patientinnen mit einem ER-negativen/PR-positiven Tumor.

© Tumorzentrum München und Zuckschwerdt Verlag | DOI 10.4486/395.01

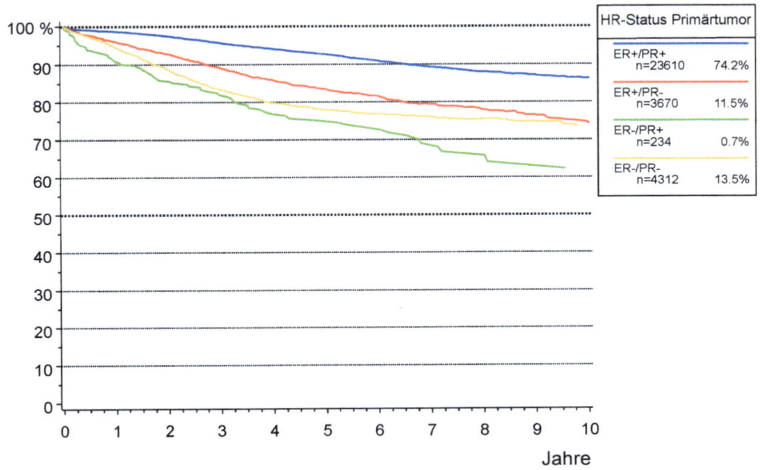

Abbildung 4 Relatives Überleben in Abhängigkeit vom Hormonrezeptorstatus (2010–2020, n = 31.826)

Auch der HER2/neu-Status ist ein wichtiger Prognosefaktor (Abb. 5a). Bei Patientinnen mit einem HER2/neu-negativen Tumor beträgt die relative 5-Jahres-Überlebensrate 90,7 % und die 10-Jahres-Rate 84,4 %, während die Raten bei Patientinnen mit HER2/neu-positivem Tumor bei 85,6 % bzw. 77,0 % liegen.

Überleben nach HER2/neu-Status und molekularen Subtypen

Das relative Überleben in Abhängigkeit von den molekularen Subtypen ist in Abbildung 5b dargestellt. Erkennbar ist eine deutlich schlechtere Prognose bei HER2+ Non-luminal-Tumoren sowie bei triple-negativen Tumoren. Das relative 5-Jahres-Überleben beträgt hier 82,7 % bzw. 76,0 %. Patientinnen mit einem Luminal-A-like-Tumor haben hingegen eine sehr gute Prognose. Nach 5 Jahren sind 96,1 % und nach 10 Jahren 91,3 % nicht am Mammakarzinom verstorben. Luminal-B-like (HER2–): 87,9 % bzw. 80,0 %; Luminal-B-like (HER2+): 87,4 % bzw. 78,1 %.

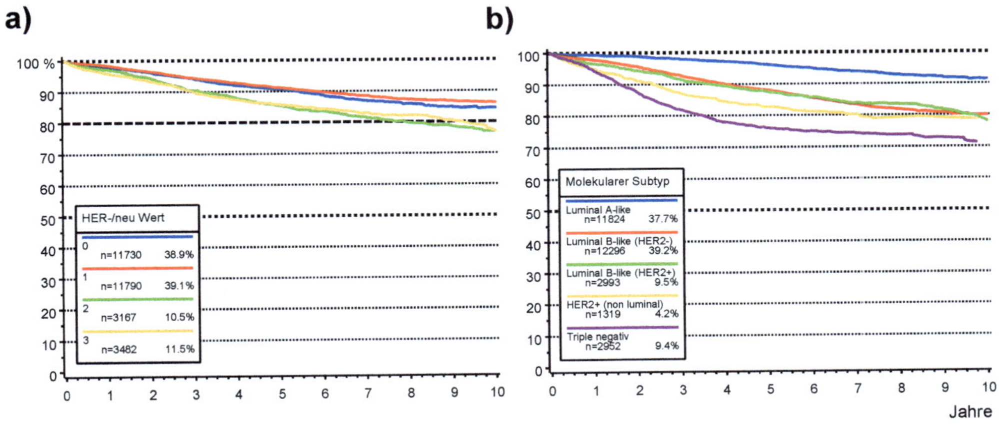

Abbildung 5 Relatives Überleben in Abhängigkeit vom (a) HER2/neu-Wert (n = 30.169) und von (b) molekularen Subtypen (n = 31.384, beide 2010–2020)

© Tumorzentrum München und Zuckschwerdt Verlag | DOI 10.4486/395.01

Zeit bis zur 1. Progression

Die Zeit bis zur 1. Progression (TTP) in Abhängigkeit vom Progressionstyp geht aus **Abbildung 6a** hervor. Die Kurven sind als kumulative Inzidenz dargestellt und berücksichtigen den Tod als konkurrierendes Ereignis. In dem primär metastasenfreien (M0) Kollektiv beträgt die Lokalrezidivrate 5,2 % nach 5 Jahren und 8,3 % nach 10 Jahren, Lymphknotenrezidive sind mit 2,1 % bzw. 3,1 % deutlich seltener. Am häufigsten sind Fernmetastasen mit 8,8 % (nach 5 Jahren) bzw. 13,6 % (nach 10 Jahren).

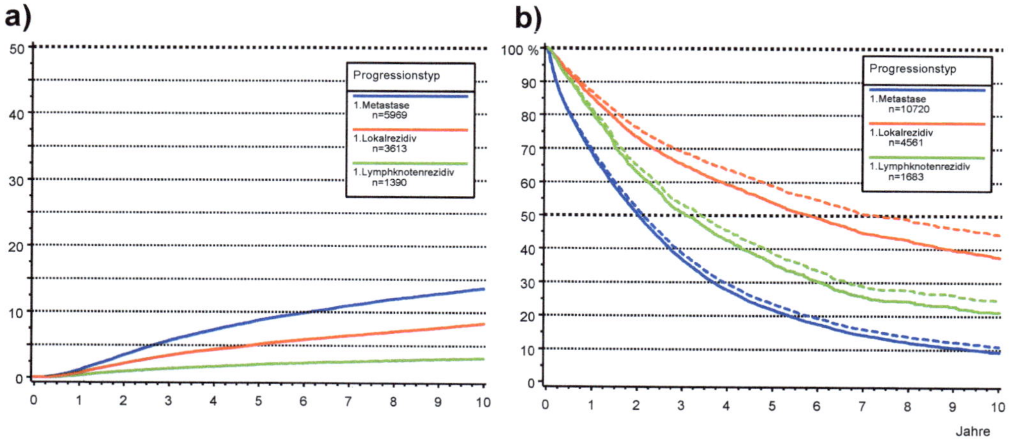

Abbildung 6 (a) Zeit bis zur 1. Progression (TTP) nach Progressionstyp (kumulative Inzidenz) (primär M0, 1998–2020, n = 56.725), (b) Gesamt- und relatives Überleben nach Progressionstyp (n = 16.964)

Überleben ab Progression

Das Überleben ab Progression in Abhängigkeit vom Progressionstyp beschreibt **Abbildung 6b**. Unter dem jeweiligen Progressionstyp ist generell das erste Ereignis in einem progredienten Krankheitsverlauf subsumiert. Die relative 5-Jahres-Überlebensrate beträgt beim Lokalrezidiv 58,49 %, beim Lymphknotenrezidiv 38,5 % und bei einer Metastase als erster Progression 23,6 %.

Zur Rolle klinischer Krebsregister

einrichtungsübergreifendes Datenmanagement

Die Versorgung von Krebspatienten erfolgt in der Regel interdisziplinär, intersektoral und somit fachgruppenübergreifend. Dies gilt auch für Mammakarzinom-Patientinnen. Die meisten Tumoren werden primär von Gynäkologen, Radiologen, Pathologen, Hämatoonkologen und Strahlentherapeuten behandelt, die bei Bedarf spezielle Fachgebiete wie plastische Chirurgen, Psychoonkologen, Sozialdienste, Komplementärmediziner und Physiotherapeuten einbeziehen. Inzwischen ist die Behandlung vielerorts auf sogenannte Brustzentren konzentriert, die die Behandlungsfälle in interdisziplinären Tumorkonferenzen diskutieren. Die Vor- und Nachsorge findet in der Regel im niedergelassenen fachärztlichen Sektor statt, auch die Diagnosestellung Mammakarzinom erfolgt zunehmend extern (z. B. im Rahmen des Mammografie-Screenings). Diese Versorgungsträger können letztlich nur über ein einrichtungsübergreifendes Datenmanagement vernetzt werden. Hierzu bieten sich regionale klinische Krebsregister an.

© Tumorzentrum München und Zuckschwerdt Verlag | DOI 10.4486/395.01

Die regionale Dokumentation der Befunde und Therapien im klinischen Krebsregister gibt Aufschluss über die Prozessqualität, anhand der systematischen, ***institutionsunabhängigen*** Dokumentation des Krankheitsverlaufs kann die Ergebnisqualität beurteilt werden, da die einrichtungseigene Erfassung des Follow-up oft unvollständig bleibt. Um Daten für die Erfolgsmessung insbesondere aus der Routinebehandlung zu erhalten, müssen die Befunde und Behandlungen aus dieser interdisziplinären, sektorübergreifenden Versorgungskette chronologisch abgebildet werden. Das bedeutet, die Versorgung der einzelnen Patientinnen über Jahre, zum Teil ***mehrere Jahrzehnte*** zu begleiten. Nur so können bei den großen Fallzahlen zum Mammakarzinom mit einem hohen Anteil kurativ behandelter Patientinnen relevante Verläufe, auch Spätverläufe sowie z. B. Zweitmalignome erfasst werden. Die Nachsorge der insbesondere bei Brustkrebs Langzeitüberlebenden ist zunehmend im Fokus der Medizin (DKFZ 2023). Das Langzeitüberleben kann zur Beantwortung hochaktueller Fragestellungen wichtig sein: So kam es z. B. im Verlauf der Corona-Pandemie zu Verzögerungen bezüglich der Diagnostik (z. B. im Rahmen des Mammografie-Screenings) und damit auch der Therapie. Anhand amerikanischer Daten von 2010–2014 mit einem mittleren Follow-up von 41 Monaten wurde eine Verzögerung von bis zu 8 Wochen zwischen Erstdiagnose und OP als für die Gesamtmortalität unerheblich angesehen (Wiener et al. 2023). Beim Mammakarzinom erscheint allerdings ein Follow-up von 15 bis 20 Jahren nötig, um wirklich belastbare Aussagen dazu machen zu können (Halfter et al. 2023).

Mit Sicht auf die Versorgungsträger ist insbesondere in Ballungszentren zu beachten, dass es in einer Region mehrere Krankenhäuser, zum Teil auch mehrere Brustzentren gibt. Die Dienstleistungen klinischer Krebsregister liegen somit u. a. in der kontrollierten Zusammenführung der Daten aus verschiedenen Versorgungseinrichtungen, in der Einarbeitung des „Life Status" und in der Evaluation klinikspezifischer und regionaler Prozess- und Ergebnisqualität (Stichwort: Vernetzung). Stellenwert und Aufwand eines solchen Datenmanagements in einer definierten, „überschaubaren" Region sowie der Zeitaufwand für eine sinnvolle Evaluation werden in der Regel deutlich unterschätzt, z. B. der Abgleich mit den Todesbescheinigungen, mit allen malignen pathologischen Befunden und das Zuordnen von Befunden mit deren Behandlung im Krankheitsverlauf.

Eine Herausforderung für klinische Krebsregister ist es, die Daten im Krankheitsverlauf logisch konsistent zusammenzustellen und für die Analyse nach klinischen oder strukturellen Parametern aufzubereiten.

Untersuchungen können im Einzelfall dadurch spezifischer geplant werden

Eine solche Datenbasis kann dann von allen Kooperierenden genutzt werden. Individuelle Patientendaten (Kasuistiken) können von Vor-, Mit- und Nachbehandlern abgerufen werden. Ein Pathologe kann z. B. auf die Tumoranamnese eines Patienten zugreifen, wenn ihm zur angeforderten Befundung keine weiteren anamnestischen Angaben vorliegen. Die Untersuchungen können dadurch im Einzelfall spezifischer geplant werden. Oder eine Klinik kann einfache Abfragen formulieren („Wie viele Patientinnen meiner Klinik haben ein Rezidiv, welche Patientinnen sind verstorben?") und so auf Kasuistiken zugreifen, aus deren Überprüfung man lernen kann.

Die Evaluation klinischer Daten beginnt beim kritischen Prüfen auffälliger Kasuistiken; Evaluation bedeutet aber auch Nutzung aggregierter Daten verschiedener Patientenkohorten, z. B. im Zentrum oder außerhalb operiert, dem Zentrum nur zur Systemtherapie zugewiesen u. a. m.

Krankheitsverlaufsdaten

Sinnvolle Evaluation erfordert eine differenzierte Sicht auf onkologische Krankheitsverlaufsdaten, die von klinischen Krebsregistern durch sorgfältige Aufberei-

© Tumorzentrum München und Zuckschwerdt Verlag | DOI 10.4486/395.01

tung aller Patientendaten erleichtert wird. Faire Klinikvergleiche müssen den unterschiedlichen Patientenkohorten in den Kliniken Rechnung tragen und Alter, Krankheitsstadium bei Erstdiagnose sowie weitere wichtige tumorassoziierte Prognosefaktoren in multivariaten Analysen berücksichtigen.
Qualitätssicherung lebt von der Transparenz und der Kommunikation, die alle involvierten Interessen betrifft; die Leitlinien sind dabei Orientierungshilfen. Ausgehend vom überprüften Einzelfall führt die Evaluation von Patientenkohorten zu aggregierten, bewerteten Analysen für die Versorgungsträger einer Region, dies auch vergleichend im Sinne des sog. Benchmarkings. Der Sinn ergibt sich erst aus dem Arbeiten mit den Daten und dem Austausch darüber, also aus einer Kommunikation, die solche Lernprozesse empirisch fundiert fördert. Jedes klinische Krebsregister kann und sollte sich „einmischen" und Ergebnisse für verschiedene Zielgruppen – Patienten, Ärzte, interdisziplinäre Zentren, die Scientific Community – kommunizieren.

Versorgungsbegleitende Datenübermittlung

Vollzähligkeit und Vollständigkeit der Dokumentation und eine möglichst niedrige DCO-Rate („death certificate only" – Krebsfälle, die dem Krebsregister nur aufgrund einer Todesbescheinigung bekannt werden) sind Qualitätskriterien für ein klinisches Krebsregister und spiegeln die Kooperationsbereitschaft von Kliniken und Ärzten einer Region wider.
Im Unterschied zu Studien, in denen die Studienkoordination für die gesamte Dokumentation eines Studienpatienten verantwortlich ist, stellt ein klinisches Krebsregister an jeden Versorgungsträger die Forderung, den eigenen Befund- und Behandlungsbeitrag sowie relevante Verlaufsparameter versorgungsbegleitend und zeitnah, vollzählig und vollständig einzubringen.
Das Erstellen logisch konsistenter und inhaltlich vollständiger Krankheitsverläufe auf diesem Wege setzt außerdem folgende Maßnahmen und Prüfungen voraus:

1. Die Qualität der Daten sollte von der meldenden Klinik Jahrgang für Jahrgang geprüft werden bzw. überhaupt zur Prüfung verfügbar sein, Unzulänglichkeiten sollten korrigiert werden können.
2. Fehler oder Inkonsistenzen, die auch aus der Meldung anderer Fachgebiete resultieren können (Widersprüche, fehlende Angaben etc.), sollten in Kooperation aller involvierten Melder behoben werden.
3. Die Dokumentation oder auch die Fortschreibung des Krankheitsverlaufs kann durch ein WEB-basiertes Meldeportal erleichtert werden.

Datenpflege

Die Pflege der Daten zu Versorgungsketten ist Teil einer(s) ganzheitlichen Qualitätssicherung bzw. Qualitätsmanagements. Die Nutzung dieses Datenmaterials und die Rückkopplung von Ergebnissen ist auf vielfältige Weise möglich. Vier Beispiele sind im Folgenden genannt.

Rückkopplung von Ergebnissen

1. Die Öffentlichkeit hat über das Internet freien Zugang zu ausgewählten Ergebnissen aus der Region, die ein Abbild der Versorgungsrealität geben.

© Tumorzentrum München und Zuckschwerdt Verlag | DOI 10.4486/395.01

2. Auf der zweiten Ebene der Rückkopplung (mit Benutzername und Passwort) werden aggregierte Ergebnisse für das gesamte Einzugsgebiet aufbereitet. Auf dieser Ebene legt ein regionales klinisches Krebsregister zum einen sein Arbeitsvolumen offen, wie z. B. die Anzahl der bearbeiteten Dokumente, die gesetzlichen Rahmenbedingungen und die Anforderungen an die Kliniker. Zum anderen werden die Versorgungsergebnisse aus dem gesamten Einzugsgebiet sehr differenziert aufbereitet und bewertet, insbesondere im anonymisierten Klinikvergleich (Benchmarking) und mit multivariaten Analysen. Ergebnisse einzelner Kliniken sind auf dieser Ebene nicht zugänglich (siehe Punkt 3.).
3. Über diese Ebene ist für die Kooperationspartner der Zugriff auf die Auswertungen der eigenen Daten möglich. Auswertungen zum Stand ihres eigenen Klinikkollektivs, zu den übermittelten Dokumenten und zu tumor- und klinikspezifischen Aspekten erlauben es, die Situation in der eigenen Klinik sowie die Qualität der Dokumentation und der Patientenversorgung zu beurteilen. Kliniken, die sich einer Zertifizierung unterziehen möchten, finden hier gesondert bereitgestellte Auswertungen, welche die einzelne Klinik im Zertifizierungsprozess unterstützen. Auch diese Ebene ist über das Internet nur mit klinikeigenem Benutzernamen und Passwort zugänglich.

Zugriff auf Auswertungen

4. Die heutige Technologie ermöglicht es, über ein Meldeportal den kooperierenden Kliniken und Ärzten (wieder nur mit Benutzernamen und Passwort) Zugriff auf diejenigen Patientendaten zu geben, für die von der anfragenden Klinik auch Befunde und Behandlungen dokumentiert wurden. Der Abruf individueller Krankheitsverläufe und die Fortschreibung dieser Krankheitsverläufe sowie die Erstellung von Patientenlisten nach einzelnen Selektionskriterien (wie Diagnose, Jahr der Diagnosestellung etc.) sind relevante Funktionen für die Dokumentation und Bewertung einer langfristig erforderlichen, sektorübergreifenden Versorgung.

Erklärung zu Interessenkonflikten

Die Autoren geben keine Interessenkonflikte an.

© Tumorzentrum München und Zuckschwerdt Verlag | DOI 10.4486/395.01

Zusammenfassung

- Das Mammakarzinom ist mit aktuell über 2 Millionen Neuerkrankungen pro Jahr weltweit die häufigste Tumorerkrankung der Frau; 600.000 Frauen sterben jährlich daran. Inzidenz und Mortalität unterscheiden sich deutlich im internationalen Vergleich, u. a. bedingt durch Unterschiede bei Früherkennung und medizinischer Versorgung.
- Im zeitlichen Verlauf zeigte sich ein stetiger Anstieg der Inzidenz ab 1998, seit 2010 ist sie wieder rückläufig. Als mögliche Gründe dafür sind u. a. das seit 2005 schrittweise implementierte Mammografie-Screening-Programm sowie eine zurückhaltendere Anwendung der Hormonersatztherapie zu nennen. Die Mortalität ist seit dem Ende der 1990er-Jahre leicht rückläufig.
- Die Überlebensraten haben sich in den letzten Jahren leicht verbessert.
- Die wichtigsten Prognosefaktoren beim Mammakarzinom sind nach wie vor Tumorgröße, Nodalstatus, Grading, Hormonrezeptorstatus, HER2/neu-Status.
- Auch die molekularen Subtypen, die aus den Surrogatparametern Hormonrezeptorstatus, HER2/neu-Status und Ki-67 bzw. Grading gebildet wurden, zeigen deutliche Unterschiede bezüglich der Prognose.
- Wenn bereits eine Progression stattgefunden hat, hängt das Überleben von der Art der Progression ab: Erwartungsgemäß ist es nach dem Auftreten von Fernmetastasen am schlechtesten. Auch die Progressionsraten unterscheiden sich je nach Progressionstyp.
- Da die Versorgung von Krebspatienten interdisziplinär und intersektoral erfolgt, ist eine Vernetzung der Daten über ein einrichtungsübergreifendes Datenmanagement durch klinische Krebsregister sinnvoll.
- Nach der Zusammenführung der Daten durch ein klinisches Krebsregister können neben Kasuistiken auch klinikspezifische Daten sowie aggregierte Daten der gesamten Region dargestellt werden. Dies erlaubt eine Analyse verschiedener Aspekte der Struktur-, Prozess- und Ergebnisqualität.
- Die Rückkopplung von Ergebnissen kann via Internet auf verschiedenen Ebenen, in der Regel passwortgeschützt für behandelnde Ärzte und Kliniken, erfolgen; einige aggregierte Auswertungen sollten der Öffentlichkeit auch frei zur Verfügung stehen.

© Tumorzentrum München und Zuckschwerdt Verlag | DOI 10.4486/395.01

Literatur

Bray F, Colombet M, Mery L et al (Hg) (2017) Cancer Incidence in Five Continents, Vol XI electronic version). Lyon: International Agency for Research and Cancer. Available from: https://ci5.iarc.fr [letzter Zugriff: 04.05.2023]

Coates AS, Winer EP, Goldhirsch A et al (2015) Tailoring therapies – improving the management of early breast cancer: St Gallen International Expert Consensus on the Primary Therapy of Early Breast Cancer 2015. Ann Oncol 26(8): 1533–46

Globocan (2020) Cancer Today. Cancer fact sheets. https://gco.iarc.fr/today/fact-sheets-cancers/20-Breast-fact-sheet.pdf [letzter Zugriff: 04.05.2023]

Goldhirsch A, Wood WC, Coates AS et al (2011) Strategies for subtypes – dealing with the diversity of breast cancer: highlights of the St. Gallen International Expert Consensus on the Primary Therapy of Early Breast Cancer 2011. Ann Oncol 22: 1736–47

Halfter K, Schlesinger-Raab A, Schubert-Fritschle G et al (2023) Risk of metastasis in breast cancer through delay in start of primary therapy. Lancet Reg Health Eur. 29:10045. doi: 10.1016/j.lanepe.2023.100645.

Krebsinformationsdienst (KID) des Deutschen Krebsforschungszentrums (DKFZ) (2023) https://www.krebsinformationsdienst.de/service/iblatt/iblatt-krebs-langzeit-ueberleben.pdf [letzter Zugriff: 03.05.2023]

Robert Koch-Institut, Gesellschaft der epidemiologischen Krebsregister in Deutschland e. V. (GEKID) (Hg) (2021) Krebs in Deutschland 2017/2018. 13. Ausgabe. Berlin: Robert Koch-Institut.

Schrodi S, Braun M, Andrulat A et al (2021) Outcome of breast cancer patients with low hormone receptor positivity: analysis of a 15-year population-based cohort. Ann Oncol 32(11):1410–24

Tumorregister München (TRM) (2021) www.tumorregister-muenchen.de bzw. www.tumorregister-muenchen.de/area.php [letzter Zugriff: 04.05.2021]

Wiener A, Hanlon BM, Schumacher JR et al (2023) Reexamining Time from Breast Cancer Diagnosis to Primary Breast Surgery. JAMA Surg 158 (5):485–492. doi: 10.1001/jamasurg.2022.8388.

Zentrum für Krebsregisterdaten (ZfKD) im Robert Koch-Institut (2023) Datenbankabfrage unter www.krebsdaten.de/Krebs/DE/Datenbankabfrage/datenbankabfrage_stufe1_node.html [letzter Zugriff: 11.04.2023]

© Tumorzentrum München und Zuckschwerdt Verlag | DOI 10.4486/395.01

Risikomodulierende Faktoren – Genetik, Lebensstil, Hormone

N. Ditsch, M. B. Köpke, T. Baumgartner, H. Budiman, S. Grill, A. Hester, V. Steinke-Lange, C. Höß

Schlagwörter

Gendiagnostik • Tumorsuppressor-Gene • familiärer Brust- und Eierstockkrebs • assoziierte Karzinomerkrankungen • Prävention (primär, sekundär, tertiär) • Risikoreduktion • Hormonersatztherapie

Das individuelle Risiko, an einem Mammakarzinom zu erkranken, wird von verschiedenen intrinsischen und externen Faktoren bestimmt. Bei risikomodulierenden Faktoren spielen Genetik, Lebensstil und Hormone eine Rolle.

Genetische und nichtgenetische Risikofaktoren für ein Mammakarzinom

erhöhtes Mammakarzinomrisiko

Gruppen von Frauen mit erhöhtem Mammakarzinomrisiko sind wie folgt definiert:
- Frauen mit familiärer Belastung bzw. gesicherter erblicher Brustkrebsprädisposition
- Frauen mit bereits aufgetretenen Brusterkrankungen und Risikoläsionen
- Frauen im höheren Lebensalter (Erkrankungsgipfel > 50. Lebensjahr)

Darüber hinaus kann das Zusammenspiel genetischer Risikofaktoren und nichtgenetischer Risikofaktoren zu einer multifaktoriellen Risikoerhöhung führen.

Nichtgenetische Risikofaktoren

- Reproduktivitäts- und Zykluscharakteristika
- Ernährungszustand, Body-Mass-Index, körperliche Aktivität
- Vorerkrankungen (z. B. Hyperthyreose, Diabetes mellitus Typ II)
- Kanzerogene, u. a. Exposition gegenüber ionisierender Strahlung
- hohe Brustdichte und Veränderungen des Dichtegrades in der Mammografie
- proliferative und präkanzeröse Gewebeveränderungen/Risikoläsionen
- endokrine Störungen während der fetalen und frühkindlichen Entwicklung

Genetische Risikofaktoren

Für die Entstehung von Brustkrebs wurden eine Reihe hoch- und moderat-penetranter Risikogene beschrieben. Allerdings können auch (in der Bevölkerung häufige) schwache genetische Risikofaktoren (krankheitsassoziierte Single Nucleotide

© Tumorzentrum München und Zuckschwerdt Verlag | DOI 10.4486/395.02

Polymorphisms – SNPs) im Zusammenspiel mit anderen Risikofaktoren ein erhöhtes Erkrankungsrisiko verursachen. Dies spiegelt die folgende Abbildung aus der AGO-Leitlinie diesen Jahres (Arbeitsgemeinschaft für gynäkologische Onkologie e. V., 2023) wider (Abbildung 1).

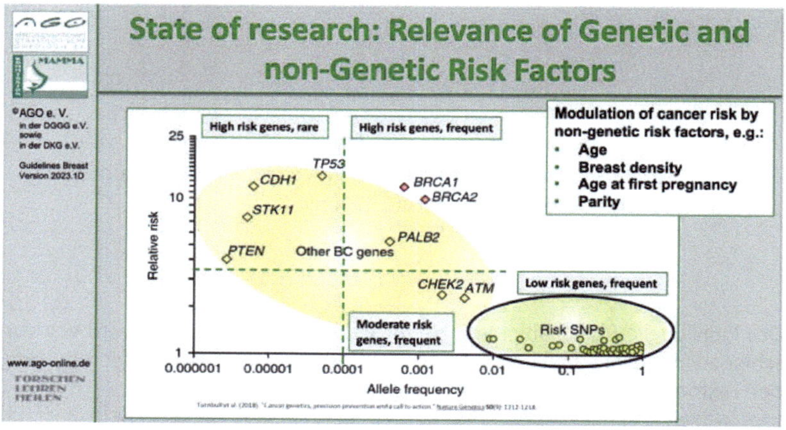

Abbildung 1: Genetische und andere Risikofaktoren führen zu einer Risikoerhöhung für die Entwicklung eines Mammakarzinoms

Bei einer monogenen Brustkrebsprädisposition ist eine einzelne genetische Veränderung (sog. pathogene bzw. krankheitsverursachende Variante) für die Risikoerhöhung ursächlich. **Pathogene Varianten** in den Genen *BRCA1* und *BRCA2* führen beispielsweise zu einem deutlich erhöhten lebenslangen Risiko, an Brust- und Eierstockkrebs zu erkranken (Kast et al. 2016; Kuchenbaecker et al. 2017; Mavaddat et al. 2013). Der technische Fortschritt auf dem Gebiet der Genomanalyse durch „Next-Generation-Sequencing" (NGS) hat in jüngster Zeit die rasche Identifizierung weiterer Risikogene in translationalen Forschungsprojekten ermöglicht (Breast Cancer Association et al. 2021; Hu et al. 2021). Aktuell kann davon ausgegangen werden, dass ca. 35–40 % aller familiär gehäuften und bis zu 10 % aller Mammakarzinome monogen verursacht werden. Neben Hochrisikogenen gibt es Gene, die mit einem moderaten Risiko für die Entwicklung eines Mammakarzinoms einhergehen. Eine deutlich geringere Wirkung wird den SNPs zugeschrieben, die vor allem in Kombination mit nichtgenetischen Risikofaktoren oder einer zusätzlichen monogenen Prädisposition relevant werden (s. Abbildung 1 und Tabelle 1).
Auswertungen auf neuester Datenbasis zu genetischen und klinischen Aspekten ermöglichen immer genauere Aussagen zum Erkrankungsrisiko und Empfehlungen hinsichtlich Therapie und Früherkennung innerhalb von Leitlinien. Das vorliegende Kapitel fasst die auf dem Boden der aktuellen Datenbasis gültigen Empfehlungen und zukünftigen Ausblicke zu familiär auftretenden Formen des Mammakarzinoms zusammen.

Risikomodelle

Eine sichere Bestimmung des individuellen Erkrankungsrisikos ist (noch) nicht möglich. Risikomodelle zur Berechnung der Erkrankungswahrscheinlichkeit für eine momentan gesunde Frau berücksichtigen u. a. Alter, Ethnie, Anzahl von an Brustkrebs erkrankten Verwandten ersten Grades, Alter bei der Menarche und bei

© Tumorzentrum München und Zuckschwerdt Verlag | DOI 10.4486/395.02

der ersten Lebendgeburt, Zahl der Schwangerschaften, BMI, Alkoholkonsum, die Anwendung von Hormonpräparaten sowie genetische Risikofaktoren (Carver et al. 2021). Führendes **Ziel** soll sein, dass **Präventionsmaßnahmen angepasst an das jeweilige Risiko** durchgeführt werden können. Frauen mit **erhöhtem Risiko** können somit **eine intensivere Früherkennung erhalten, während Frauen mit niedrigem Risiko** im Rahmen des Routine-Screenings untersucht werden.
Zur Risikominderung stehen den Lebensstil beeinflussende oder verändernde Maßnahmen sowie unterschiedliche Präventionsstrategien zur Verfügung und werden im Folgenden erläutert.

Spezielle Risikoerkennung bei familiärer Belastung

Zur Risikoidentifikation gehört zunächst die klar erhobene Anamnese (Eigen- und Familienanamnese), idealerweise mit der Erstellung eines Stammbaums über 3 Generationen. Eine zügige und einfach anzuwendende Lösung zur Risikoeinschätzung bietet die von der DKG und dem deutschen FBREK(Familiärer Brust- und Eierstockkrebs)-Konsortium erarbeitete und allgemein zur Verfügung gestellte Checkliste, welche die Eigen- und Familienanamnese inkludiert und nach einem Punktescore bewertet. Bei einem Score von ≥ 3 besteht die Indikation zur Beratung. Die Checkliste ist über den QR-Code rechts zu erreichen.

interdisziplinäre Beratung

Entsprechend den deutschen Leitlinien sollen Hochrisikopatientinnen und/oder deren Verwandte an spezialisierte Zentren (Konsortialzentren, Kooperationspartner der spezialisierten Brust- und gynäkologischen Zentren) überwiesen werden. Genau präzisierte Anforderungen an diese Zentren gelten seit 2019 für die hochspezialisierte Versorgung im Vertrag des Verbands der Ersatzkassen (VDEK). Das Beratungsgespräch umfasst die Disziplinen Humangenetik und Gynäkologie, mit eingehender Aufklärung über Vererbungsmodus und Darlegung der Wahrscheinlichkeit einer krankheitsverursachenden Variante.

Indikation zur genetischen Testung

Besteht nach den in Tabelle 1 aufgeführten Kriterien die Indiktion zur **genetischen Testung**, erfolgt diese **am Blut**. Hier wird darauf hingewiesen, dass Untersuchungen am Tumor prinzipiell möglich sind (es wird an dieser Stelle auf die weiteren Kapitel verwiesen), jedoch keinen sicheren Nachweis bzw. Ausschluss einer erblichen Tumorprädisposition ermöglichen. Nach wie vor gilt in Deutschland das Gendiagnostikgesetz für genetische Untersuchungen am Menschen. Genetische Untersuchungen bei Erkrankten (sog. diagnostische Untersuchungen) dürfen von jedem approbierten Arzt veranlasst werden, für prädiktive Untersuchungen an Gesunden gelten Einschränkungen bzw. die Erfüllung bestimmter zu erfüllender Qualifikationsnachweise.

© Tumorzentrum München und Zuckschwerdt Verlag | DOI 10.4486/395.02

Tabelle 1: Indikationen für die genetische Testung nach den aktuellen Richtlinien in Deutschland (Arbeitsgemeinschaft für gynäkologische Onkologie e. V., 2023)

Familien mit (je aus einer Familienseite)	
A	mindestens drei an Brustkrebs erkrankten Frauen unabh. vom Alter
B	mindestens zwei an Brustkrebs erkrankten Frauen, von denen eine im Alter unter 50 Jahren (vor dem 51. Lebensjahr) erkrankt ist
C	mindestens einer an Brust- und einer an Eierstockkrebs erkrankten Frau
D	mindestens einer an Brust- und Eierstockkrebs erkrankten Frau
E	mindestens zwei an Eierstockkrebs erkrankten Frauen
F	mindestens einer an beidseitigem Brustkrebs erkrankten Frau mit einem Ersterkrankungsalter unter 50 J. (= vor dem 51. LJ)
G	mindestens einer an Brustkrebs erkrankten Frau unter 35 J.
H	mindestens einem an Brustkrebs erkrankten Mann und mindestens einem/einer weiteren Erkrankten an Brust- oder Eierstockkrebs
I	eigene Erkrankung mit triple-negativem Mammakarzinom mit Erkrankungsalter ≤ 60 Jahre
J	eigene Erkrankung mit Ovarialkarzinom
K	bei therapeutischer Relevanz (e. g. PARPi)

monogener Erbgang: eine genetische Variante ist hauptverantwortlich für die Erkrankung

Die Untersuchung auf Genveränderungen erfolgt in der Regel über Gen-Panel, seltener auch Exomsequenzierung. Ob eine Variante als pathogen eingestuft wird, hängt von der Bedeutung der funktionellen Relevanz ab und wird nach dem folgenden Klassensystem bewertet. Klasse 4 und 5 sind dabei als (wahrscheinlich) pathogen eingestuft, Klasse 3 als unklar (unklare Variante, VUS), Klasse 1 und 2 als (wahrscheinlich) benigne (Richards et al. 2015). Als krankheitsverursachend werden im klinischen Alltag aktuell Varianten der Klasse 4 und 5 angesehen. Die Vererbung erfolgt in der Regel autosomal-dominant, sodass bereits eine heterozygote, also auf einer Genkopie vorliegende pathogene Variante ausreicht, um ein erhöhtes Tumorrisiko zu tragen. Diese wird an männliche und weibliche Nachkommen gleichermaßen mit einer Wahrscheinlichkeit von 50 % weitergegeben.

In den letzten 20 bis 30 Jahren wurden viele Genveränderungen gefunden, die, durch statistische Untersuchungen belegt, klar mit einem erhöhten Risiko für ein Mammakarzinom einhergehen. Dabei kann das Risiko abhängig von der zugrunde liegenden Genvariante deutlich unterschiedlich sein. Tabelle 2 gibt einen Überblick über die am häufigsten gefundenen krankheitsverursachenden Genveränderungen und ihr jeweiliges Risiko für ein Mammakarzinom.

© Tumorzentrum München und Zuckschwerdt Verlag | DOI 10.4486/395.02

Tabelle 2: Lebenszeitrisiko in Abhängigkeit der krankheitsverursachenden Genveränderungen, angepasst nach (Dorling et al. 2021; Morra et al. 2023)

Lebenszeitrisiko (20 Jahre)	***Hohe Frequenz***	***Niedrige Frequenz***
hohes Risiko (^{3} 40 %)	BRCA1, BRCA2, PALB2	CDH1, PTEN, TP53, STK11
moderates Risiko (20–40 %)		ATM, BARD1, CHEK2, NF1, RAD51C, RAD51D
moderates Risiko (< 20 %)	MSH2, MLH1, MSH6, PMS2, EPCAM	
unklare klinische Relevanz	BRIP1, CDKN2A, FANCC, MRE11, MUTYH, NBN, NF1, RAD50, RECQL, RINT1, SLX4, SMARCA4, XRCC2, XRCC2	

BRCA1 und BRCA2 („BReast CAncer")

Als klassische **Tumorsuppressor-Gene** spielen *BRCA1* und *BRCA2* eine wichtige Rolle in zentralen Reparaturvorgängen der DNA (Turnbull & Rahman 2008), sodass eine Mutation hier zum Funktionsverlust und konsekutiver genomischer Instabilität führen kann. Zur vollständigen Inaktivierung kommt es durch den Verlust des zweiten Wildtyp-Allels in einer einzelnen Zelle des Brust- oder Eierstockgewebes. Dies kann im Tumor durch einen Verlust der Heterozygotie nachgewiesen werden. Der Nachweis einer krankheitsverursachenden *BRCA1*-Variante bzw. *BRCA2*-Variante in einer Familie mit mehreren Erkrankungen geht mit einem **Lebenszeitrisiko von bis zu 80 % bzw. 65 %** für **ein Mammakarzinom** und einem **Lebenszeitrisiko von bis zu 55 % bzw. 25 % für ein Ovarialkarzinom** einher. Das mittlere Erkrankungsalter der Patientinnen mit einer BRCA1-Variante liegt mit Mitte bis Ende vierzig um eine Lebensdekade niedriger als bei einer BRCA2-Variante und sogar um ca. zwei Dekaden niedriger als bei sporadischen Brustkrebsfällen (Antoniou et al. 2003; Engel et al. 2020). Bei beiden Genveränderungen besteht ein signifikant erhöhtes Risiko für ein kontralaterales Karzinom bzw. ein Lokalrezidiv (Yadav et al. 2023). Letzteres geht nicht mit einer Verschlechterung des Gesamtüberlebens einher und hat daher meist keine klinische Konsequenz. Zusätzlich besteht (insbesondere bei BRCA2) ein erhöhtes Risiko für Pankreaskarzinome sowie Prostatakarzinome und Mammakarzinome bei männlichen Trägern einer krankheitsverursachenden Variante. *BRCA1/2*-assoziierte Tumoren sprechen in der Regel gut auf eine Therapie mit PARP-Inhibitoren an, sodass der Nachweis einer *BRCA1/2*-assoziierten Tumorprädisposition ggf. auch therapeutische Konsequenzen hat. Insbesondere bei Vorliegen einer BRCA2-Variante (ggf. auch einer BRCA1-Variante) besteht für Nachkommen ggf. ein Risiko für das Auftreten einer Fanconi-Anämie im Rahmen einer autosomal-rezessiven Vererbung (bei Vererbung einer krankheitsverursachenden Variante von beiden Elternteilen).

© Tumorzentrum München und Zuckschwerdt Verlag | DOI 10.4486/395.02

PALB2

Das am häufigsten mutierte Hochrisiko-Gen für erblichen Brustkrebs ist nach den Genen *BRCA1* und *-2* das Gen *PALB2 (Hauke et al. 2018)*. Das Risiko für Brustkrebs bei *PALB2*-Mutationsträgerinnen mit positiver Mammakarzinom-Familienanamnese beträgt bis zum 80. Lebensjahr mehr als 50 % (OR 4–7) (Cybulski et al. 2015; Yang et al. 2020). In der jüngeren Literatur wird bei Trägern einer krankheitsverursachenden PALB2-Variante zudem ein erhöhtes Risiko für Ovarialkarzinome, Pankreaskarzinome sowie Mammakarzinome bei Männern beschrieben (X. Yang et al. 2020). Das lebenslange Risiko für ein Ovarialkarzinom liegt bei etwa 5 % (95 %-KI, 2 % bis 10 %), zeigt aber ein breites Konfidenzintervall (Southey et al. 2016; W. C. Yang et al. 2020). Ein signifikant erhöhtes Ovarialkarzinomrisiko ist somit nicht eindeutig belegt, insbesondere wenn in der Familie bisher kein Ovarialkarzinom aufgetreten ist. Nach wie vor ebenfalls nicht eindeutig geklärt ist, wie hoch das Risiko eines kontralateralen Mammakarzinoms in Abhängigkeit vom Ersterkrankungsalter ist. Das lebenslange Risiko für männlichen Brustkrebs wird auf 1 % geschätzt mit einem relativen Risiko von 7,34. Das Lebenszeitrisiko für ein Pankreaskarzinom wird aktuell mit 2–3 % angegeben (W. C. Yang et al. 2020), eine diesbezügliche Früherkennung wird im Rahmen von Studien an spezialisieren Zentren angeboten. Wie auch bei *BRCA2* und anderen DNA-Reparatur-Genen führen krankheitsverursachende Varianten im Rahmen einer autosomal-rezessiven Vererbung zu einer Fanconi-Anamie (FA).

Mammakarzinomrisiko bei anderen Tumorprädispositions-Syndromen

Für die mit erblichen Tumorsyndromen assoziierten Gene *CDH1*, *TP53*, *STK11* und *PTEN* wurde auch ein erhöhtes Brustkrebsrisiko beschrieben. In der Vergangenheit wurden die Tumorpenetranzen für ein Mammakarzinom aus den Häufigkeiten bei Familien mit hereditärem diffusen Magenkarzinom (*CDH1*), Li-Fraumeni-Syndrom (*TP53*), Peutz-Jeghers-Syndrom (*STK11*) oder Cowden-Syndrom (*PTEN*) abgeleitet. Dabei zeigen sich phänotypisch oftmals deutliche Unterschiede zwischen den typischen syndromassoziierten Familien und Familien, die ausschließlich die Testungskriterien für erblichen Brust-und Eierstockkrebs erfüllen (siehe (Arbeitsgemeinschaft für gynäkologische Onkologie e. V., 2023)9. Es muss folglich von einer genetischen Variabilität ausgegangen werden, wonach krankheitsverursachende Varianten im gleichen Gen zu unterschiedlichen Phänotypen führen können. Dies lässt auf das Vorhandensein von anderen co-segregierenden Genvarianten bzw. modifizierenden Faktoren schließen, welche zu abweichenden Penetranzen in Familien mit familiärem Brust- und Eierstockkrebs führen.

In Li-Fraumeni-Familien sind Keimbahnvarianten im hochpenetranten *TP53*-Gen verantwortlich für eine Vielzahl von Tumorerkrankungen, u. a. sehr junge Brustkrebserkrankungen und assoziierte Tumoren wie Sarkome, adrenokortikale Karzinome und Hirntumore (Mai et al. 2016). Das Lebenszeitrisiko für Tumorerkrankungen insgesamt liegt bei über 80 % (bis zum 70. Lebensjahr). Dabei lassen sich eine Kindheitsphase (22 % aller Tumoren, wie z. B. Nebennierenrindenkarzinom, Rhabdomyosarkom oder Medulloblastom), frühe Erwachsenenphase (51 %, z. B. Brustkrebs, Osteosarkom, Glioblastom) und spätes Erwachsenenalter (27 %, z. B. Pankreas- oder Prostatakarzinom) unterscheiden (Gonzalez et al. 2009). Für Frauen mit einer krankheitsverursachenden *TP53*-Variante ist die häufigste Tumorerkrankung

© Tumorzentrum München und Zuckschwerdt Verlag | DOI 10.4486/395.02

Brustkrebs, mit 6-fach erhöhtem Risiko gegenüber der Allgemeinbevölkerung (McCuaig et al. 2012). Bei Vorliegen einer TP53-assoziierten Tumorprädisposition sollten eine diagnostische bzw. therapeutische Strahlenbelastung sowie der Einsatz genotoxischer Chemotherapeutika nach Möglichkeit vermieden werden.
Bei Trägerinnen einer krankheitsverursachenden PTEN-Variante besteht ebenfalls ein erhöhtes Risiko für weitere Tumorerkrankungen, insbesondere Nierenzell-, Endometrium-, Schilddrüsen- und Kolonkarzinome. Bei den Patientinnen wird eine zielgerichtete Therapie mit mTOR-Inhibitoren in Studien angewendet.
Bei Vorliegen einer Variante in einem moderaten Risikogen ist das Erkrankungsrisiko „moderat" (d. h. mit einer OR von 2–3) erhöht. RAD51C wurde von der Münchner Arbeitsgruppe (Meindl et al. 2010) identifiziert. Es ist insbesondere mit einem erhöhten Risiko für ein Ovarialkarzinom (OR 5,2 [95%-KI 1,1–24]) assoziiert (Kurian et al. 2016). Biallelische Mutationen in *RAD51C* (FANCO) führen zur autosomal-rezessiv vererbten Fanconi-Anämie (Vaz et al. 2010). Für Brustkrebs besteht ein moderates Risiko, v. a. hinsichtlich triple-negativer Karzinome (Castera et al. 2018) bzw. mit ER-Karzinomen (Breast Cancer Association et al. 2021). Für Trägerinnen einer krankheitsverursachenden *RAD51D*-Variante besteht ebenfalls ein erhöhtes Risiko für ein Ovarialkarzinom und ein moderates Risiko für Brustkrebs.

Varianten in moderaten Risikogenen führen nicht „alleine" zur Erkrankung

Zu den Risikogenen mit moderater Penetranz (< 30 %) zählen auch *ATM*, *CHEK2* oder *BARD1*, wobei insbesondere Varianten in *CHEK2* und *ATM* in der Bevölkerung relativ häufig sind. Die Veränderungen in diesen Genen determinieren das Brustkrebsrisiko nur teilweise. Für *ATM* und *CHEK2* zeigt sich ein 2- bis 3-fach erhöhtes Brustkrebsrisiko (Breast Cancer Association et al. 2021; Cybulski et al. 2011; Fletcher et al. 2009). Die Erhöhung des Brustkrebsrisikos ist bei krankheitsverursachenden *CHEK2*-Varianten stark von der familiären Brustkrebsbelastung abhängig, so wird das Risiko bei geringer familiärer Belastung mit einer OR 3,3 angegeben versus 5,0–7,3 bei Vorliegen einer ausgeprägten familiären Belastung (Cybulski et al. 2011). Das Vorliegen der Variante c.1100delC wurde im Falle von Östrogenrezeptor-positiven Karzinomen mit einem (leicht, OR 2,7) erhöhten Risiko für ein kontralaterales Mammakarzinom assoziiert (Weischer et al. 2012). Es ist anzunehmen, dass das Risiko durch das zusätzliche Vorliegen niedrig-penetranter Risikovarianten beeinflusst wird. Bei Trägern einer krankheitsverursachenden *CHEK2*-Variante wird auch ein erhöhtes Risiko für weitere Karzinome (insbesondere Nierenzellkarzinome) diskutiert.
Personen, die eine krankheitsverursachende *ATM*-Variante tragen, haben neben einem erhöhten Risiko für Brustkrebs (auch bei männlichen Anlageträgern) zusätzlich ein erhöhtes Risiko für weitere Karzinome (insbesondere Magenkarzinome und Pankreaskarzinome). Bei Kindern von Betroffen kann bei Anlageträgerschaft des anderen Elternteils für eine krankheitsverursachende ATM-Variante ein Risiko für eine autosomal-rezessive Ataxia teleangiectasia bestehen.
Ein erhöhtes Risiko für Mammakarzinome bei Patientinnen mit einem Lynch-Syndrom (verursacht durch krankheitsverursachenden Varianten in den Genen *MLH1*, *MSH2*, *MSH6* und *PMS2)* wird insbesondere für *MSH6* diskutiert, ist aber bislang nicht gesichert. Hier stehen andere Karzinome (u. a. Darm, Uterus, Ovarien) im Vordergrund.
Aktuell findet die Analyse von Niedrigrisikovarianten, die in der Regel single-nucleotide variations (SNV) entsprechen, zunehmend Einzug in die klinische Versorgung. Diese Varianten können zwar bei Nichterkrankten wie Erkrankten gefunden werden, kommen aber bei Letzteren signifikant häufiger vor. Während die OR für einzelne Varianten in der Regel gering und die Bestimmung einzelner Varianten kli-

Kombinationen von Niedrigrisiko-Varianten können das Erkrankungsrisiko beeinflussen

© Tumorzentrum München und Zuckschwerdt Verlag | DOI 10.4486/395.02

nisch nicht sinnvoll ist, können Kombinationen der Varianten in Form eines „Polygenic Risk Scores (PRS)" eine Risikopräzisierung ermöglichen (Mavaddat et al. 2019). Über den PRS könnten zum einen Erkrankungen bei Patientinnen ohne Nachweis einer monogenen Tumorprädisposition erklärt werden. Zum anderen kann der PRS das individuelle Erkrankungsrisiko auch bei einer monogenen Tumorärpdisposition mitbeeinflussen und ein Teil der Erklärung sein, weshalb z. B. in *CHEK2*-Familien so unterschiedliche Erkrankungsrisiken beobachtet werden. In vielen klinischen Zentren wird der PRS bereits im Rahmen der Risikokalkulation zusammen mit nichtgenetischen Risikofaktoren berücksichtigt (Carver et al. 2021).

Das Mammakarzinom des Mannes

Mit einer Inzidenz von 1 pro 100.000 pro Jahr in Deutschland stellt das Mammakarzinom des Mannes eine Rarität dar. Nach einer aktuellen Studie besteht für männliche Träger einer krankheitsverursachenden Variante in den Genen *BRCA1*, *BRCA2*, *ATM*, *CHEK2* und *PALB2* ein signifikant erhöhtes Brustkrebsrisiko. Bei etwa 34 % der Patienten wurde (unabhängig von der Familienanamnese) eine krankheitsverursachende Variante in einem dieser Gene identifziert, vorwiegend in *BRCA1* und *BRCA2* (zusammen ca. 27 %) (Rolfes et al. 2022). Zusätzlich besteht auch bei Männern mit einem Klinefelter-Syndrom (Chromosomensatz 47, XXY) ein erhöhtes Mammakarzinomrisiko. Das Vorliegen einer krankheitsverursachenden *BRCA2*-Variante ist bei einem Mann mit einem etwa 5- bis 10%igen Lebenszeitrisiko für ein Mammakarzinom verbunden, was bei einem Lebenszeitrisiko von weniger als 1 ‰ in der Allgemeinbevölkerung eine relevante relative Risikoerhöhung darstellt (Tai et al. 2007). Das Lebenszeitrisiko für ein Mammakarzinom ist bei männlichen Trägern einer krankheitsverursachenden *BRCA1*-Variante mit 1 % ebenfalls signifikant erhöht (Tai et al. 2007).

Prävention

Das individuelle Risikoprofil bei der Erkrankung an einem Mammakarzinom wird durch endogene und exogene endokrine Faktoren, Zeitabläufe der Familienplanung und den Lebensstil geprägt. Herausragender populationsbezogener Risikofaktor ist das fortgeschrittene Lebensalter.
Grundsätzlich gibt es 3 Wege der Prävention:

- Primäre Prävention: Verhinderung der Erkrankung
- Sekundäre Prävention: Früherkennung
- Tertiäre Prävention: therapeutischer Ansatz bei bereits manifester Erkrankung, um Folgeschäden und Rückfälle zu verhindern, im Sinne einer Rehabilitation

Die Prävention epidemiologisch häufiger Erkrankungen ist zunehmend in den Fokus ärztlicher Bemühungen gerückt (Miller 2004). Gerade bei Brustkrebs mit einem 10–12%-igen kumulativen Erkrankungsrisiko ist die Umsetzung eines risikoadaptierten Früherkennungsprogramms erfolgreich geglückt (Ditsch et al. 2022; Thill et al. 2022). Entsprechend der Risikofaktoren, die genetisch und/oder nichtgenetisch sind, bestehen unterschiedliche Präventionsmaßnahmen.

© Tumorzentrum München und Zuckschwerdt Verlag | DOI 10.4486/395.02

Primäre Prävention

„Konservative" präventive Maßnahmen („Lifestyle")

Ein Zusammenhang zwischen Ernährung, Körpergewicht/Adipositas und Mammakarzinom ist mittlerweile in zahlreichen Teilaspekten durch Studien evaluiert und validiert. Von Wichtigkeit ist hierbei eine differenzierte Bewertung der folgenden Faktoren: Ernährungs- und Bewegungsgewohnheiten, Nahrungsinhaltsstoffe und -zusammenstellung sowie die Einnahme von Hormonen im Lauf des Lebens (Poorolajal et al. 2021).

Lebensstil und Körpergewicht

Der Zusammenhang zwischen Körpergewicht und Brustkrebs wurde in vielen Studien untersucht. Die Einhaltung eines BMI von 18–25 wirkt sich positiv hinsichtlich eines niedrigen Brustkrebsrisikos aus im Vergleich zu deutlich höheren, aber auch niedrigeren Werten.

Es liegen mittlerweile Studienergebnisse vor, die den Nutzen eines gesundheitsfördernden Lebensstils im Hinblick auf die Reduktion des Krebsrisikos auch für Hochrisikopatientinnen nachweisen (Coyle, 2009). Dabei steht neben der Vermeidung von Übergewicht mit einer „gesunden" (insbesondere mediterranen) Ernährung der gemäßigte Ausdauersport im Mittelpunkt (Castro-Espin et al. 2023; Ghadirian et al. 2009; Neirich et al. 2021; Seethaler et al. 2020; Seethaler et al. 2022; Toledo et al. 2015). Ungeklärt bleibt bislang jedoch die Frage, in welchem Umfang das Risiko durch den Lebensstil moduliert werden kann.

Aufgrund der aromatasebedingt erhöhten Umwandlung von Androgenen zu Östrogenen im subkutanen Fettgewebe mit steigendem BMI (Body-Mass-Index) in der Postmenopause wird eine signifikante Zunahme der Inzidenz und Mortalität gesehen (Premenopausal Breast Cancer Collaborative et al. 2018; Suzuki et al. 2012). Auch zog ein erhöhtes Körpergewicht eine Risikoerhöhung für die Entwicklung von prämenopausalen triple-negativen Brustkrebs um 67 % und Luminal B-Tumoren um 73 % nach sich (Kang et al. 2018). Sehr schlanke junge Frauen sind hingegen teilweise sogar mehr als adipöse für ein prämenopausales, in einigen Studien auch postmenopausales Mammakarzinom gefährdet (4,2-faches Risiko bei BMI < 17 vs. ≥ 35) (Premenopausal Breast Cancer Collaborative et al. 2018; Tworoger et al. 2006). Abbildung 2 gibt zu den risikomodulierenden Faktoren bei prä- und postmenopausaler Situation einen Überblick.

Zusammenhang mit Diabetes mellitus

Klinische Daten deuten darauf hin, dass ein Diabetes mellitus Typ 2 einen Risikofaktor für triple-negative oder HER2-überexprimierende Tumoren darstellt (HR 1,23) (De Bruijn et al. 2013). Denn Insulin wirkt proliferativ und anti-apoptotisch (De Bruijn et al. 2013; Dong et al. 2021; Kang et al. 2018). Das Mammakarzinomrisiko wird zudem durch Insulinresistenz und erhöhte IGF-1-Spiegel gesteigert (Kang et al. 2018; Lann & LeRoith 2008).

Nichtsdestotrotz können aktuell noch keine sicheren Rückschlüsse auf eine Anwendung von Antidiabetika in der Prävention getroffen werden, erste Ergebnisse deuten auf ein geringeres Todesrisiko bei Brustkrebs durch Metformin-Einnahme hin (Gong et al. 2016).

© Tumorzentrum München und Zuckschwerdt Verlag | DOI 10.4486/395.02

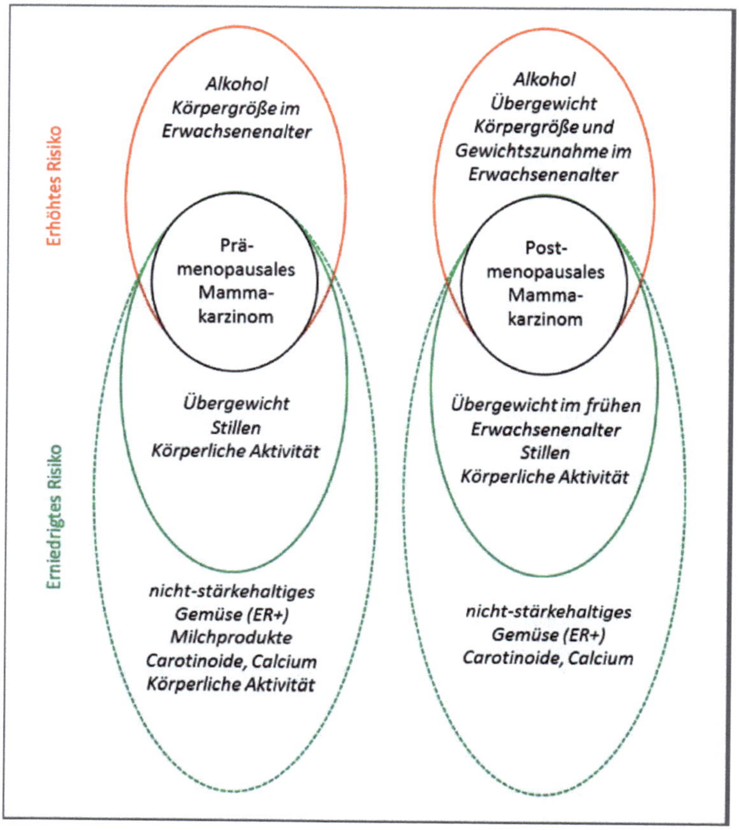

Abbildung 2: Risikomodulierende Faktoren bei prä- und postmenopausaler Situation, adaptiert nach De Cicco et al. 2019.

Sport und körperliche Aktivität

Körperliche Aktivität hat einen positiven, präventiven Einfluss auf die Inzidenz zahlreicher maligner Erkrankungen. Durch Sport und körperliche Aktivität kann das relative Risiko für die Entwicklung eines Mammakarzinoms gesenkt werden (Chen et al. 2019). Zu diesen positiven Effekten gehören unter anderem:

- Reduktion der Östrogen- und Androgenproduktion insbesondere in der Postmenopause (Friedenreich et al. 2010; Neilson et al. 2009)
- Reduktion des Körpergewichts und des abdominalen Fettanteils (Sturgeon et al. 2016)
- Aktivierung zellulärer „Entgiftungsmechanismen"
- erhöhte DNA-Methylierung (Boyne et al. 2018)
- immunmodulatorische und antiinflammatorische Effekte (Hagar et al. 2019)
- epigenetische Veränderungen mit Reduktion der Konzentration pro-inflammatorischer Marker
- Normalisierung des Glukose-Stoffwechsels(Friedenreich et al. 2011; Neilson et al. 2009)

© Tumorzentrum München und Zuckschwerdt Verlag | DOI 10.4486/395.02

Reduktion des Brustkrebsrisikos durch körperliche Aktivität

Besonders im frühen Alter von 5 bis 19 Jahren kann durch Sport das Brustkrebsrisiko reduziert werden, auch bei Trägern einer krankheitsverursachenden *BRCA1/2*-Variante (Risikoreduktion von bis zu 38 %)(Lammert et al. 2018; Niehoff et al. 2019).

Empfohlene Maßnahmen

- Mindestens 3–4 Sporteinheiten von mindestens 45 Minuten Dauer pro Woche (Ausdauersport oder „Walking").
- Gesteigerte körperliche Aktivität spätestens mit Beginn der Menopause (idealerweise bereits früher) und dauerhafte und regelmäßige Fortführung

Der wahre Benefit einer **selbstverantwortlichen Etablierung sportlicher Aktivität** im Alltag, idealerweise mit einer Korrektur der nutritiv bedingten Risikofaktoren, liegt dann in einer **effektiven Reduktion nicht nur maligner, sondern auch kardiovaskulärer, diabetischer, osteologischer und neurologisch-psychiatrischer Erkrankungen**.

Alkohol

Die Internationale Agentur für Krebsforschung (IARC) der Weltgesundheitsorganisation (WHO) stuft Alkohol und sein Abbauprodukt Acetaldehyd als krebserregend ein. Damit ordnet sie Alkohol in die gleiche Klassifikation wie Arsen, Formaldehyd oder Asbest ein. In Deutschland sind möglicherweise 7 von 100 Brustkrebserkrankungen alkoholbedingt.
Alkoholkonsum ist unabhängig von der Art des alkoholischen Getränks und abhängig vom täglichen Alkoholkonsum mit einem erhöhten Risiko für das Auftreten von Brustkrebs und einem negativen Einfluss auf die Gesamtüberlebenszeit assoziiert (De Cicco et al. 2019; Liu et al. 2015). Alkohol erhöht das Brustkrebsrisiko sowohl prä- als auch postmenopausal je 10 g/Tag um 10,5 % (RR = 1,10, 95 % CI = 1,08–1,13), für postmenopausale Frauen sogar um 11,1% (RR = 1,11, 95 % CI = 1,09–1,13). Tendenziell gilt dies etwas stärker für hormonrezeptorpositive und invasiv-lobuläre Tumoren (Arbeitsgemeinschaft für gynäkologische Onkologie e. V., 2023).
Alkohol scheint auf Zellen der Brustdrüse einen direkt karzinogenen Effekt zu haben und wirkt möglicherweise als Tumorpromotor (Brooks & Zakhari 2013). Ethanol resultiert zudem in einer Erhöhung der Östrogenkonzentration sowie in Erhöhung von oxidativem Stress und Hemmung des Steroidabbaus (De Cicco et al. 2019). Zudem kann hoher Alkoholkonsum die Bioverfügbarkeit von Folsäure (relevant für DNA-Reparatur) reduzieren (Liu et al. 2015). So war eine Steigerung der Folsäureaufnahme bei moderatem Alkoholkonsum mit einer Brustkrebsrisikoreduktion verbunden (RR: 0,90) (Mokbel & Mokbel 2019).
Es wird einer gesunden Frau heute empfohlen, die Menge des täglichen Alkoholkonsums auf < 10 g/Tag zu beschränken und möglichst 2 bis 3 Tage pro Woche ganz auf Alkohol verzichten, um das Risiko nicht zu erhöhen, im Laufe des Lebens an Brustkrebs zu erkranken (Arbeitsgemeinschaft für gynäkologische Onkologie e. V. 2023)

© Tumorzentrum München und Zuckschwerdt Verlag | DOI 10.4486/395.02

Nikotinabusus

Nikotinabusus ist als Noxe für verschiedene Arten von Erkrankungen bekannt und sollte daher in jedem Fall vermieden werden. Rauchen ist bei bestimmten Frauen mit einem bescheidenen, aber signifikant erhöhten Brustkrebsrisiko verbunden (Jones et al. 2017), darunter:

- Frauen, die im Jugendalter mit dem Rauchen begonnen haben
- Frauen mit Brustkrebs in der Familienanamnese
- Frauen im gebärfähigen Alter, die Träger einer krankheitsverursachenden BRCA2-Variante sind
- Frauen, die mindestens 10 Jahre geraucht haben
- Frauen, die weniger als 20 Jahre mit dem Rauchen aufgehört haben
- Frauen, die vor ihrer ersten Schwangerschaft mehr als 5 Jahre geraucht haben
- Frauen, die mehr als fünf Zigaretten pro Tag geraucht haben

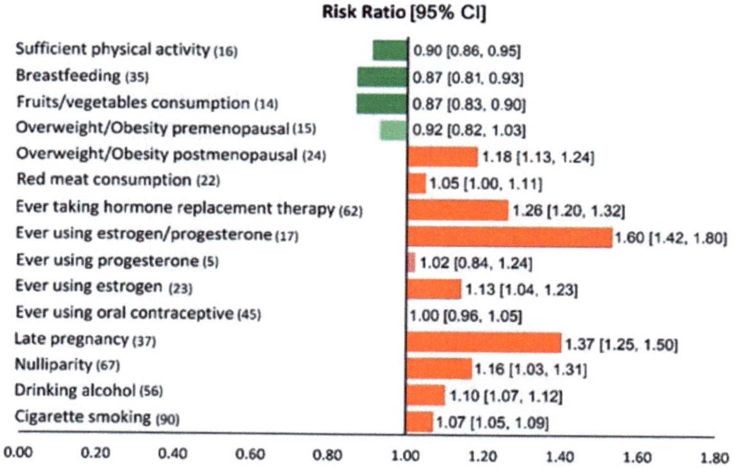

Abbildung 3: Überblick über Lifestyle-Modifikationen und Einfluss auf Brustkrebs adaptiert nach (Poorolajal et al. 2021)

Ernährung

Nahrungsbestandteile

Im Allgemeinen gilt eine ausgewogene Ernährung mit dem Fokus auf mediterrane Kost als ideal, gerade auch für Krebserkrankungen. Das Brustkrebsrisiko scheint insgesamt durch moderate **provegetarische (vorwiegend pflanzenbasierte) Ernährung** gesenkt zu werden (HR: 0,55) (Romanos-Nanclares et al. 2021).
Eine Kalorienrestriktion führt zur Verminderung des Erkrankungsrisikos auch von Trägern einer krankheitsverursachenden *BRCA*-Variante (Nkondjock & Ghadirian 2007). Zur Präzision der Daten bei Trägerinnen einer krankheitsverursachenden Variante wird derzeit eine Präventionsstudie (LIBRE) mit einem definiert-kontrollierten und von der deutschen Krebshilfe geförderten Sport- plus Ernährungspro-

© Tumorzentrum München und Zuckschwerdt Verlag | DOI 10.4486/395.02

gramm durchgeführt. Erste Daten zeigen hier bereits einen positiven Effekt (Grill et al. 2017).

mediterrane Ernährung

Mediterrane Ernährung reduziert das Risiko für prä- und postmenopausalen Brustkrebs (HR: 0,33) (Gardeazabal et al. 2020). Epidemiologische und präklinische Studien deuten darauf hin, dass der Konsum von Ballaststoffen, ω-3 mehrfach ungesättigte Fettsäuren, Vitamin C und E, Obst und Gemüse protektiv wirkt, indem chronische Inflammation und oxidativer Stress reduziert werden (De Cicco et al. 2019; Seethaler et al. 2022).

Einfluss diätetischer Fettrestriktion

Die günstige Auswirkung einer „low-fat diet" auf das kardiovaskuläre System ist hinreichend bekannt und vor allem bei zunehmendem Alter, Adipositas und Bewegungsarmut evident.

Eine **diätetische Fettrestriktion** zeigte eine Verbesserung des Rezidiv-freien Überlebens (HR: 0,71) und des krankheitsfreien Überlebens (HR: 0,81) (Chlebowski et al. 2006), insbesondere bei ER-negativem Brustkrebs (HR: 0,58). Diese Daten konnten jedoch nur für prämenopausale Frauen in weiteren Studien bestätigt werden (Thomson et al. 2014).

marine, mehrfach ungesättigte Fettsäuren

Eine Reduktion des Brustkrebsrisikos kann durch die Zufuhr von marinen, mehrfach **ungesättigten Fettsäuren** (PUFA) insbesondere postmenopausal erzielt werden, mit einer signifikanten Reduktion des relativen Risikos von 31–50 % (Fabian et al. 2015). Auch ein positiver Effekt bei der chemotherapieinduzierten peripheren Neuropathie wird diskutiert.

provegetarische (vorwiegend pflanzenbasierte) Ernährung

Die „European Prospective Investigation into Cancer and Nutrition (EPIC)"-Kohortenstudie zeigte eine Risikoreduktion von Brustkrebs (HR: 0,87), insbesondere von hormonrezeptornegativen Tumoren, durch hohen Verzehr von Gemüse (Emaus et al. 2016). Weiterhin kann eine Senkung des Risikos durch den Konsum von Obst und Ballaststoffen erzielt werden (Kazemi et al. 2021). Zudem ist die Zufuhr von Hülsenfrüchten ein protektiver Faktor (OR: 0,01) (Tajaddini et al. 2015). Fleisch und weiterverarbeitete Fleischprodukte sind demgegenüber mit einem erhöhtem Brustkrebsrisiko assoziiert (OR: 2,22 und 1,49) (Chang et al. 2017).

Durch den Verzehr von Vollkornprodukten wird insbesondere das prämenopausale Brustkrebsrisiko gesenkt, es kann eine Risikoreduktion um 39 bis 47 % erreicht werden (Makarem et al. 2018).

verarbeitete Lebensmittel

Das Brustkrebsrisiko scheint erhöht zu sein bei Konsum von frittierter Nahrung (OR: 4,5), festem Öl/Fett (OR: 1,9) oder Süßigkeiten (OR: 2,6) (Marzbani et al. 2019). Darüber hinaus zeigte sich eine Erhöhung des Risikos durch Zuckerkonsum (HR 1,51) oder zuckergesüßten Getränken (HR: 2,12) (Romanos-Nanclares et al. 2021).

Milchprodukte

Zum Teil widersprüchliche Aussagen bestehen hinsichtlich eines Zusammenhangs des Brustkrebsrisikos und **Milchprodukten**.

Zusammenfassend scheint sich eine ausgewogene, mediterrane, pflanzen- und ballaststoffreiche Ernährung hinsichtlich einer Reduktion des Brustkrebsrisikos positiv auszuwirken.

Vitamin-D-Defizienz

Vitamin D wird zu 20 % aus der Nahrung aufgenommen und zu 80 % durch UVB-Strahlung über die Haut synthetisiert (Crew et al. 2019). Vitamin D scheint eine anti-proliferative und immunmodulierende Wirkung auf Tumorzellen sowie möglicherweise auch eine wachstumshemmende Wirkung zu besitzen. Die Aktivierung des Vitamin-D-Rezeptors (VDR) induziert den natürlichen programmierten Zelltod (Apoptose und Autophagie) (Pandolfi et al. 2017). Daher wird die Rolle der

© Tumorzentrum München und Zuckschwerdt Verlag | DOI 10.4486/395.02

Vitamin-D-Defizienz als Co-Faktor in der Kanzerogenese, besonders in der Postmenopause diskutiert und in Abhängigkeit vom Vitamin-D-Spiegel als möglicherweise prognoserelevant angesehen (Kim & Je 2014).
Nach manchen Autoren geht ein höherer Vitamin-D-Spiegel mit einem verminderten Risiko für Brustkrebs einher (Song et al. 2019). Die Supplementierungsstudie mit 2000IE/d von Manson 2019 wiederum erbrachte keinen Schutz vor Mammakarzinom (1.02 (95 % CI, 0.79 to 1.31)) und kardiovaskulären Erkrankungen (JoAnn E Manson et al. 2019). Obwohl nicht signifikant ergaben sich Trends zu einer inversen Assoziation bei triplenegativen Tumoren (Visvanathan et al. 2023). Interessanterweise bewertet Sluyter auf der Basis von Metaanalysen die Bedeutung von Vitamin-D Supplementierung nicht unbedingt für die Inzidenzsenkung von Karzinomen, aber für die allgemeine Krebsmortalität als relevant (Sluyter et al. 2021).
So ergibt sich anders als bei komplementärmedizinischen Empfehlungen (s. Kap. „Erkrankungsbegleitende Aspekte") kein schlüssiges Bild für die Risikomodulation, die AGO bewertet die Gabe von Vitamin D aktuell mit „+/-„ (Arbeitsgemeinschaft für gynäkologische Onkologie e. V. 2023). Klinisch sollte jedoch die Einnahme unter kontrollierten Bedingungen (regelmäßige Erfassung des Vit-D-Spiegels im Blut) erfolgen.

Überblick über Vitamin-D-Einnahme zur Prävention

- Ein Zusammenhang zwischen Menopause-Status, Vitamin-D-Spiegel und Brustkrebsrisiko bzw. -mortalität wird angenommen.
- VDR-Polymorphismen können Brustkrebsrisiko und -mortalität beeinflussen. Die Rolle der VDR in der Ätiologie von Krebs ist jedoch immer noch unklar.
- Trotz fehlender eindeutiger Kausalzusammenhänge haben das Screening auf Vitamin-D-Mangel und die Supplementierung in den letzten zehn Jahren deutlich zugenommen.
- Die Einnahme sollte nur unter kontrollierten Bedingungen erfolgen, da Überdosierungen schädlich und damit zu vermeiden sind.

Risikoreduzierende Operationen

Risikoreduzierende Operationen bei genetischer Disposition

Die Entscheidung für risikoreduzierende operative Maßnahmen bedeutet die maximal mögliche Risikoreduktion. Die Akzeptanz ist dabei umso höher, je ausgeprägter die Erkrankungssituation in der eigenen Familie ist (Metcalfe et al. 2008b). Wiederum entscheiden sich auch bereits erkrankte Frauen deutlich häufiger für weitere prophylaktische operative Schritte als nicht erkrankte Hochrisikopatientinnen (Metcalfe et al. 2008a).
Infrage kommen die beidseitige risikoreduzierende Mastektomie (BRRM) für nicht erkrankte ratsuchende Frauen bzw. die kontralaterale risikoreduzierende Mastektomie (CRRM) bei einseitiger Erkrankung an einem Mammakarzinom sowie die risikoreduzierende Salpingo-Oophorektomie (RRSO) für sowohl gesunde als auch erkrankte Frauen. In individuellen Fällen mit bestimmter Risikokonstellation können risikoreduzierende Operationen auch ohne Nachweis einer monogenen Prädisposition durchgeführt werden, hier sollte die Kostenübernahme mit der Krankenkasse vorab geklärt werden.

© Tumorzentrum München und Zuckschwerdt Verlag | DOI 10.4486/395.02

Beidseitige risikoreduzierende Mastektomie

Eine beidseitige risikoreduzierende Mastektomie (BRRM) wird für Frauen mit einem genetisch bedingten stark erhöhten Brustkrebsrisiko, insbesondere durch Varianten in *BRCA1* und *BRCA2*, alternativ zu einer inzwischen sehr guten und an die entsprechenden Risiken adaptierten Früherkennung angeboten mit signifikanter Mortalitätsreduktion (Heemskerk-Gerritsen et al. 2019; Webster et al. 2023). Gesunden Trägerinnen einer krankheitsverursachenden *TP53*-Variante wird die risikoreduzierende bilaterale Mastektomie ab dem 20. Lebensjahr angeboten. Zusätzliche Risiken im Hinblick auf bereits zurückliegende maligne Erkrankungen und das Risiko für andere Malignome sollten hierbei berücksichtigt werden (Mai et al. 2016). Für Trägerinnen einer krankheitsverursachenden Variante in *CDH1*, *CHEK2*, *PALB2* oder *PTEN* stellt die prophylaktische bilaterale Mastektomie eine Einzelfallentscheidung unter Berücksichtigung der Eigen- und Familienanamnese und konkurrierender Risiken dar.
Nach einer BRRM erfolgt eine einmalige postoperative Kontroll-MRT nach frühestens 6 Monaten zur Beurteilung des Restparenchyms. In Abhängigkeit der Ergebnisse wird das weitere Prozedere angepasst.

Kontralaterale risikoreduzierende Mastektomie

Bei krankheitsverursachenden *BRCA1/2*-Varianten kann die kontralaterale risikoreduzierende Mastektomie (CRRM) angeboten werden. Für Trägerinnen einer krankheitsverursachenden *CHEK2*-Variante kann diese erwogen werden. Derzeit gibt es keine aussagekräftigen wissenschaftlichen Daten, welche bei einer krankheitsverursachenden Variante in *ATM*, *BARD1*, *PALB2*, *RAD51C* und *RAD51D* die prophylaktische Mastektomie rechtfertigen. Eine prophylaktische Mastektomie kann eine Option darstellen nach individueller Abwägung unter Berücksichtigung des Stammbaums.

Risikoreduzierende Salpingo-Oophorektomie

Die risikoreduzierende Salpingo-Oophorektomie (RRSO) wird Trägerinnen einer krankheitsverursachenden *BRCA1/2*-Variante ab dem 35. bzw. 40. Lebensjahr bzw. 5 Jahre vor dem frühesten Erkrankungsalter in der Familie angeboten. Darüber hinaus wird die RRSO für Trägerinnen einer krankheitsverursachenden *BRIP1*-, *RAD51C*- oder *RAD51D*-Variante ab der Menopause oder 5 Jahre vor dem frühesten Erkrankungsalter angeboten sowie Trägerinnen einer krankheitsverursachenden *PALB2*-Variante als Einzelfallentscheidung bei familiärer Ovarialkarzinombelastung. Eine Hysterektomie ist nicht indiziert. Die RRSO bedeutet eine signifikante Risikoreduktion hinsichtlich der Entwicklung eines Ovarial-/Tubenkarzinoms. Jedoch sollte eine Hormonersatztherapie für gesunde Ratsuchende nach RRSO angeraten werden (Gordhandas et al. 2019) aufgrund einer deutlichen Verschlechterung der Knochendichte, die bereits nach im Mittel zwei Jahren Hormonentzug auftritt (Kotsopoulos et al. 2019).

Chemoprävention

Derzeitige Einsatzbereiche zur medikamentösen Prävention betreffen vor allem Hochrisikopatientinnen mit nachgewiesener krankheitsverursachender Keim-

© Tumorzentrum München und Zuckschwerdt Verlag | DOI 10.4486/395.02

bahnvariante, am häufigsten jedoch bei bereits eingetretener Erkrankung im Sinne einer sekundären Prävention.
Aufgrund der bisherigen Datenlage und des effektiven Einsatzes prophylaktischer Operationen wird in Deutschland nach wie vor bei deutlichem Nebenwirkungsspektrum von SERMs und Aromatase-Inhibitoren deutlich zurückhaltender als in den USA mit der Anwendung präventiver Medikamente umgegangen.

Selektive Östrogenrezeptor-Modulatoren (SERM): Tamoxifen und Raloxifen

In einer randomisierten, placebokontrollierten Studie konnte bei Frauen ≤ 45 Jahren die mammografische Brustdichte durch Tamoxifen um 13,4 % nach einer Behandlungszeit von 54 Monaten gesenkt werden (Salazar et al. 2021). Bereits die Einnahme von niedrig dosiertem Tamoxifen über 6 Monate resultiert in einer um bis zu 5 % erhöhten Screening-Sensitivität in der Mammografie bei prämenopausalen Frauen und in einer relativen Abnahme der Dichte um ≥ 20 %, was eine geschätzte Risikoreduktion von 24 % annehmen lässt (Eriksson et al. 2021).
Eine Metaanalyse zeigte, dass auch Raloxifen das Brustkrebsrisiko signifikant reduzieren kann (RR: 0,572), wobei allerdings das Risiko für eine TVT um 54 % und für Lungenembolien um 91 % gesteigert wird (Khorsand et al. 2018).
Geschätzt sind 40 % aller Frauen interessiert an einer Chemoprävention (Ralph et al. 2014), Kohortenstudien zeigen jedoch, dass nur 1–5 % der Frauen, die z. B. für eine primäre Prävention mit Tamoxifen infrage kämen, diese tatsächlich durchführen würden (Smith et al. 2016).

Aromatase-Inhibitoren

In der IBIS-II-Studie wurde für postmenopausale Frauen mit erhöhtem Brustkrebsrisiko bei Verwendung von Anastrozol eine 49%ige Brustkrebsreduktion nachgewiesen, insbesondere in den ersten 5 Jahren für ER-positive Läsionen (Cuzick et al. 2020).

hohe präventive Wirksamkeit des Aromatase-Inhibitors Exemestan

Unter Exemestan konnte die Inzidenz invasiver Mammakarzinome um relativ 68 % signifikant reduziert werden, ohne signifikanten Unterschied hinsichtlich Zweitkarzinomen, skelettaler Komplikationen oder kardiovaskulärer Ereignisse (Goss et al. 2011). Eine Metaanalyse mit 271.161 Frauen bestätigte die Risikoreduktion von ER+ Brustkrebs in der Postmenopause durch Aromatase-Inhibitoren (Gesamt-RR: 0,468) (Mocellin et al. 2016).

Bisphosphonate und RANKL-Signalweg

Bei Bisphosphonat-Therapie postmenopausaler Frauen über mehr als ein Jahr zeigte sich auch nach Adjustierung für verschiedene Begleitfaktoren eine relative Risikoreduktion für Brustkrebs von 28 % (Rennert et al. 2010), übereinstimmende Ergebnisse erbrachten auch weitere Studien (Peng et al. 2020). Damit weisen Bisphosphonate einen zu berücksichtigenden Effekt in der Prävention von Mammakarzinomen auf, insbesondere auch bei Trägerinnen einer krankheitsverursachenden Keimbahnvariante (Giannakeas et al. 2018). Nachweislich können Bisphosphonate sowohl in Prä- und Postmenopause das Rezidiv-, Metastasen- und Zweitkarzinomrisiko senken (HR: 0,65) (Korde et al. 2018).
Aufgrund der Nebenwirkungen sollte ein Einsatz derzeit aber sehr sorgfältig abgewogen werden und bleibt damit auch in der derzeitigen Leitlinienempfehlung

© Tumorzentrum München und Zuckschwerdt Verlag | DOI 10.4486/395.02

der AGO Mamma bei einem +/- (s. Abbildung 4) (Arbeitsgemeinschaft für gynäkologische Onkologie e. V. 2023).

Es gibt Hinweise, dass der RANKL-Signalweg insbesondere beim *BRCA1*-assoziierten Mammakarzinom eine wichtige Rolle spielt. Die derzeit unter anderem in München rekrutierende BRCA-P-Studie untersucht den präventiven Effekt des RANKL-Inhibitors Denosumab auf das Mammakarzinomrisiko bei Trägerinnen einer krankheitsverursachenden *BRCA1*-Variante (Neirich et al. 2021; Singer 2021).

Studie zu Denosumab als Chemoprävention bei Vorliegen einer BRCA1-Keimbahnvariante

Unverändert bleibt die Problematik, dass eine große Anzahl gesunder Frauen behandelt werden muss, um das Auftreten einer Erkrankung bei wenigen zu verhindern. Demzufolge muss bei aller positiven Intention eine individuelle Nutzen-Risiko-Abwägung nach umfassender Aufklärung in interdisziplinärer Zusammenarbeit gewährleistet sein.

Eigenverantwortliches Handeln zur medikamentösen Mammakarzinom-Prävention

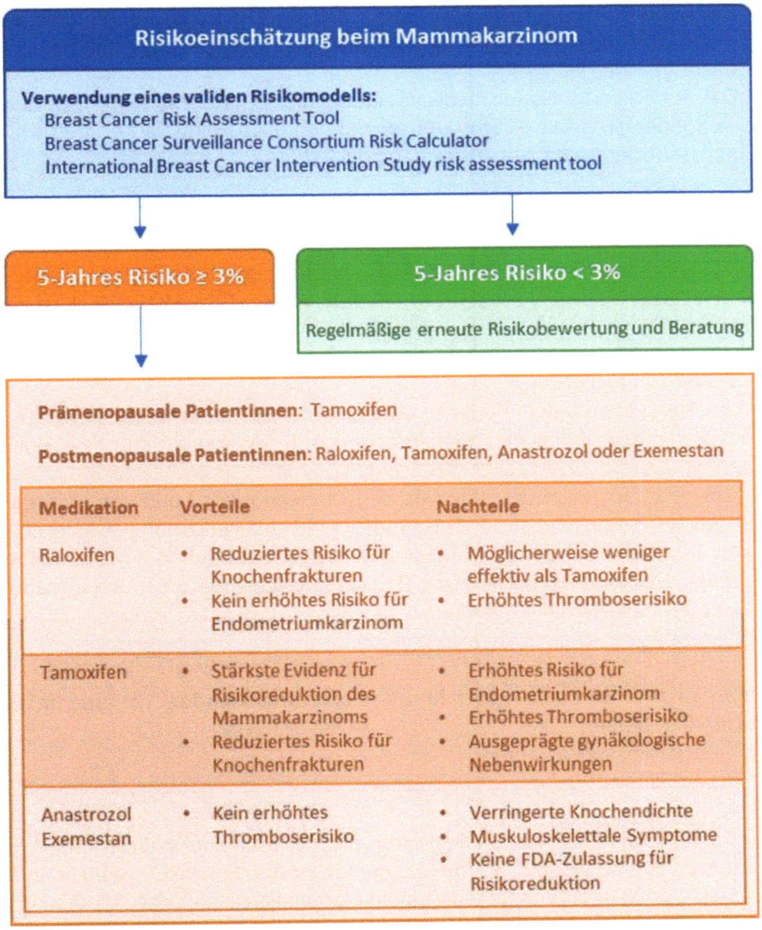

Medikation	Vorteile	Nachteile
Raloxifen	• Reduziertes Risiko für Knochenfrakturen • Kein erhöhtes Risiko für Endometriumkarzinom	• Möglicherweise weniger effektiv als Tamoxifen • Erhöhtes Thromboserisiko
Tamoxifen	• Stärkste Evidenz für Risikoreduktion des Mammakarzinoms • Reduziertes Risiko für Knochenfrakturen	• Erhöhtes Risiko für Endometriumkarzinom • Erhöhtes Thromboserisiko • Ausgeprägte gynäkologische Nebenwirkungen
Anastrozol Exemestan	• Kein erhöhtes Thromboserisiko	• Verringerte Knochendichte • Muskuloskelettale Symptome • Keine FDA-Zulassung für Risikoreduktion

Abbildung 4: *Einsatz Chemoprävention, adaptiert nach Shieh & Tice 2020*

© Tumorzentrum München und Zuckschwerdt Verlag | DOI 10.4486/395.02

Zusammenfassung Primäre Prävention

Um eine Risikoreduktion durch präventive Maßnahmen zu erzielen, sind folgende Maßnahmen sinnvoll und empirisch belegt:

- ausgewogene, mediterrane Ernährung (ballaststoffreich und mit eingeschränktem Fleischverzehr) mit Einsatz bestimmter Omega-3-Fettsäuren
- Berücksichtigung von Vorerkrankungen – gute Einstellung eines Diabetes mellitus Typ II
- Anstreben eines BMI von 18–25 kg/m²
- Reduktion des Alkoholkonsums (ideal < 10 g/d)
- Verzicht auf Nikotin
- Vermeidung einer Hormontherapie in der Postmenopause
- Empfehlung zur körperlichen Aktivität
- Bei erhöhtem Risiko aufgrund nicht modifizierbarer Risikofaktoren kann eine medikamentöse Prävention mit Tamoxifen oder Aromatase-Inhibitoren in Betracht gezogen werden.
- Der Stellenwert weiterer medikamentöser und bei Patientinnen ohne Nachweis einer genetischen Brustkrebsdisposition auch chirurgischer Interventionen ist bisher noch nicht ausreichend geklärt.

Sekundäre Prävention

Für die Allgemeinbevölkerung gibt es ein allgemeines Früherkennungsprogramm (Mammografie-Screening) (s. Kapitel Bildgebende und interventionelle Diagnostik). Im Folgenden werden nun die Besonderheiten der Früherkennung bei familiärer Belastung aufgezeigt.

Die meisten Patientinnen mit einer genetischen Disposition für die Entwicklung eines Mammakarzinoms entscheiden sich nicht für risikoreduzierende operative Eingriffe, sondern für die sekundäre Prävention mittels intensivierter Mammadiagnostik, das sogenannte „intensivierte Früherkennungs- und Nachsorgeprogramm" (IFNP)(Rhiem et al. 2012). Hierdurch wird eine Reduktion des Mortalitätsrisikos durch eine frühzeitige Diagnose, analog zu den Daten des Mammografie-Screenings, erhofft. Derzeit wird das IFNP in Deutschland für drei Risikogruppen angeboten (Schmutzler RK & Deutsches Konsortium Familiärer Brust- und Eierstockkrebs 2020; Schütz & Thomssen 2023).

intensivierte Früherkennung mit MRT, Ultraschall und Mammografie

I. Frauen mit Nachweis einer krankheitsverursachenden Variante in den Hochrisiko-Genen:

BRCA1/2: Beginn mit 25Jahren

TP53: Beginn mit 20 Jahren

PALB2: Beginn mit 30 Jahren

Für alle Trägerinnen einer krankheitsverursachenden Variante in diesen Genen besteht auch die Möglichkeit, 5 Jahre vor dem frühesten Erkrankungsbeginn innerhalb der Familie und für bereits an einem Mammakarzinom erkrankte Frauen ab Erstdiagnose zu beginnen. Die Mammografie sollte erst ab dem 40. Lebensjahr bzw. je nach Ersterkrankungsalter innerhalb der Familie angeboten werden. Die Früherkennung endet derzeit mit dem 70. Lebensjahr (beziehungsweise für MRT-Untersuchungen bis zu einer mammografischen Dichte von ACR-1). Der Ultraschall sollte halbjährlich durchgeführt werden.

© Tumorzentrum München und Zuckschwerdt Verlag | DOI 10.4486/395.02

Bei **Patientinnen mit einer krankheitsverursachenden TP53-Variante** sollten entsprechend der aktuellen Leitlinie des Europäischen Referenz-Netzwerk für erbliche Tumorerkrankungen (ERN Genturis) sowie des dt. Konsortiums für familiären Brust- und Eierstockkrebs (DK) zusätzlich zum intensivierten Früherkennungs- und Nachsorgeprogramm der Brust (beginnend ab dem 20. LJ) weitere an das Tumorrisiko- und -spektrum angepasste Früherkennungsuntersuchungen durchgeführt werden (Frebourg et al. 2020). Dieses beinhaltet unter anderem ein jährliches Ganzkörper-MRT und cMRT (kontrastmittelsparend) ab dem 18. LJ, alle 2–5 Jahre Koloskopie (ab dem 25. LJ), jährliche Abdomensonografie inklusive einer halbjährlichen körperlichen Untersuchung mit Erfassung des neurologischen Status sowie eine jährliche dermatologische Untersuchung ab dem 18. LJ. Betroffene sollen über einen Überlebensvorteil durch Teilnahme am MMF aufgeklärt (Villani et al. 2016) und an einem TP53-spezialisierten Zentrum des DK betreut werden. Kinder werden über spezialisierte Kinderonkologische Zentren im Rahmen einer intensivierten Früherkennung überwacht und in einem eigenen Register geführt.
Patientinnen, die eine **krankheitsverursachende Variante im PTEN-Gen tragen** (Cowden-Syndrom bzw. PTEN-Hamartom-Tumor-Syndrom), sollte entsprechend der aktuellen Leitlinie des Europäischen Referenz-Netzwerk für erbliche Tumorerkrankungen (ERN Genturis) aufgrund des breiten Tumorspektrums ebenfalls die Teilnahme an weiteren risikoadaptierten Krebsfrüherkennungsuntersuchungen empfohlen werden (Tischkowitz et al. 2020).

II. Krankheitsverursachenden Varianten mit moderatem Risiko:
Idem zu I., das Programm beginnt aufgrund der zu erwartenden später eintretenden Erkrankungen erst ab dem 30. Lebensjahr. Der Ultraschall wird jährlich empfohlen.

III. Frauen mit einer rechnerischen Risikosituation:
Die intensivierte Früherkennung wird angeboten, wenn das 10-Jahres-Erkrankungsrisiko ≥ 5 % nach Berechnung mit dem CanRisk-Tool (basierend auf BOADICEA – Breast and Ovarian Analysis of Disease Incidence and Carrier Estimation Algorithm) bei Gesunden liegt oder wenn eine Mammakarzinom-Erkrankung vor dem 46. Geburtstag eingetreten ist und die klinischen Verdachtskriterien für einen erblichen Brust- und Eierstockkrebs entsprechend der AGO-Leitlinie erfüllt sind (Hermann et al. 2020; Lee et al. 2019; Quante et al. 2020).

Für alle Risikogruppen gilt:

- Es können sich Ausnahmen von der jährlichen Untersuchungsfrequenz bei kontrollbedürftigen Befunden ergeben.
- MRT: einmal jährlich während des gesamten Versorgungszeitraums, sofern keine Kontraindikationen vorliegen
- Mammografie: in Abhängigkeit von der Beurteilbarkeit der anderen Untersuchungsverfahren, der Drüsenparenchymdichte und den mammografischen Vorbefunden alle 1–2 Jahre ab einem Alter von 40–45 Jahren, unter 40 Jahren nur nach strenger individueller Indikationsstellung
- Ultraschall: Die Ultraschalluntersuchung sollte nach der MRT-Untersuchung durchgeführt werden, um erneute „Second look"-Untersuchungen zu vermeiden.

Die Früherkennung wird bis zum 50. Lebensjahr angeboten. Der Ultraschall wird jährlich durchgeführt.

© Tumorzentrum München und Zuckschwerdt Verlag | DOI 10.4486/395.02

Eine 2019 publizierte deutsche Übersicht zur intensivierten Früherkennung mit 10 Jahren Follow-up bestätigt das Früherkennungsprogramm in seiner derzeitigen Form für *BRCA1* mit dem frühen Einsatz des MRT (Bick et al. 2019).

Tertiäre Prävention (Therapie, Begrenzung von Krankheitsfolgen)

lokale Therapie des BRCA-positiven Mammakarzinoms

Keine randomisiert-kontrollierte Studie hat den direkten Vergleich zwischen brusterhaltender Therapie und Mastektomie bei Trägerinnen einer krankheitsverursachenden *BRCA*-Variante untersucht. Es besteht aber Klarheit, dass zwar die Lokalrezidivrate erhöht ist, dies aber keinen Einfluss auf das Gesamtüberleben hat (Davey et al. 2021; Pierce et al. 2010). Damit kann eine BEO (Brust-erhaltende Operation) angeboten werden (Cave: bei *TP53* wird die Mastektomie aufgrund der erhöhten Strahlensensitivität empfohlen).
Derzeit gibt es keine weltweit einheitliche Empfehlung zur operativen Therapie des Mammakarzinoms bei Trägerinnen einer krankheitsverursachenden *BRCA*-Variante. Nach Aufklärung der Patientin über die Datenlage kann die Indikation zur brusterhaltenden Operation und Radiatio vs. Mastektomie der betroffenen Seite analog den Kriterien beim sporadischen Mammakarzinom gestellt werden (Davey et al. 2021; Vallard et al. 2019). Die Indikation zur lokalen Radiotherapie folgt den Prinzipien sporadischer Karzinome. Bei Träger:innen einer pathogenen TP53-Keimbahnvariante sollte aufgrund des erhöhten Risikos für das Auftreten eines Zweitkarzinoms im Strahlenfeld in der Regel die Strahlentherapie vermieden werden.
Unabhängig vom Lokalrezidivrisiko ist die Datenlage zum Risiko für ein kontralaterales Mammakarzinom bei Trägerinnen einer krankheitsverursachenden *BRCA1/2*-Variante eindeutig: Das Risiko für ein kontralaterales Mammakarzinom ist bei *BRCA1* oder *BRCA2* deutlich erhöht, sodass die risikoreduzierende Mastektomie der Gegenseite heute fester Bestandteil der Aufklärungsgespräche ist (Franceschini et al. 2019; Ye et al. 2020).
Die Möglichkeiten der brusterhaltenden Therapie und Radiatio versus subkutane/Nippel-sparende Verfahren und heterologe Rekonstruktion mit ggf. kosmetisch günstigerem Outcome (gleiches Operationsverfahren für beide Seiten) versus autologe Rekonstruktionsverfahren sind individuell und in Abhängigkeit der Tumorbiologie und des TNM-Stadiums, Nodalstatus, der Familienanamnese und anderer Faktoren im sozialen Kontext zu entscheiden. Die Behandlung und Operation sollte idealerweise in einem zertifizierten Brustkrebszentrum mit erfahrenen Operateuren mit Anbindung einer Beratungsstelle für Familien mit Brust- und Eierstockkrebs erfolgen.

Systemtherapie

Die systemische Therapie der Patientinnen mit *BRCA*-assoziiertem Mammakarzinom richtet sich zunächst nach den gleichen Kriterien wie die der sporadisch auftretenden Mammakarzinome. Insbesondere kommen aber den PARP(Poly-(ADP-ribose)-Polymerase)-Inhibitoren, die nicht nur in der Metastasierung (OlympiAD-Studie), sondern inzwischen auch in der Adjuvanz signifikant die Prognose verbessert haben (OlampiA-Studie) eine besondere Bedeutung im klinischen Alltag zu (s. auch Kapitel Systemtherapie).

© Tumorzentrum München und Zuckschwerdt Verlag | DOI 10.4486/395.02

Psychoonkologische Betreuung bei familiärer Belastung

Eine familiäre Häufung von malignen Erkrankungen bedeutet immer eine starke psychische Belastung für alle Familienmitglieder. Im Rahmen des interdisziplinären Beratungs- und Betreuungskonzeptes wird daher Betroffenen und Ratsuchenden aus Hochrisikofamilien gleichermaßen eine psychologische Betreuung durch Experten für familiäre Krebserkrankungen angeboten. Ein psychodiagnostisches „Screening" mittels eines standardisierten Fragebogens dient der Erkennung hoher „Belastungsscores" bereits vor der Beratung und kann Hinweise auf den Bedarf einer psychologischen Unterstützung durch die speziell geschulten Fachkräfte geben.
Auch wenn die Datenlage über die psychischen Folgen der genetischen Testung nur langsam zunimmt und die „Follow-up"-Zeiten noch kurz sind, ist in der überwiegenden Mehrzahl der Fälle eine Abnahme der Ängste nach einer genetischen Beratung zu beobachten (Schlich-Bakker et al. 2006). Eine aktuelle Veröffentlichung zum reproduktiven „decision making" unterstreicht die Relevanz der genetischen Testung und deren Einfluss auf die Familienplanung im Alter zwischen 18 und 45 Jahren (Donnelly et al. 2013). Bei der genetischen Testung selbst als Zielkriterium sind die Ergebnisse inhomogen und zeigen einen besonders hohen Belastungsscore für diejenigen Patienten an, die das Testergebnis nicht abfragten.
Auch die Datenlage bezüglich der psychischen Konsequenzen und Entwicklungen des Körperbildes für Jugendliche und junge Erwachsene aus Familien mit krankheitsverursachenden *BRCA*-Varianten nimmt zu und unterstützt die Beratenden im Umgang mit diesen Fragen (Bradbury et al. 2009). Spezielle Untersuchungen zur Beratung männlicher Träger einer krankheitsverursachenden BRCA-Variante und zur Bedeutung genetischer Untersuchungen für die Beziehung ratsuchender Paare laufen erst zögerlich an, stellen aber eine wichtige Bereicherung für die Beratung der Familien dar (Stromsvik et al. 2009).

Risikomodulation durch Hormone

Hormonale Kontrazeptiva

orale Kontrazeptiva

Bei Frauen, die aktuell hormonelle Kontrazeptiva anwenden oder länger als 5 Jahre angewendet haben, liegt nach vorliegenden Daten ein leicht erhöhtes Risiko vor, an Brustkrebs zu erkranken, wobei die Studienlage inkonsistent ist und von keinerlei Veränderung bis zu einer Erhöhung des relativen Risikos meist im Median um die 1,2 reicht (Karlsson et al. 2021).
Die Datenlage bezüglich der einzelnen Präparate ist noch immer sehr inhomogen, letztendlich scheint die Risikoerhöhung nicht vom Applikationsweg oder der Zyklizität und auch nicht wesentlich von der Gestagen-Komponente abhängig zu sein (Mørch et al. 2017). Nichtsdestotrotz findet sich in dieser prospektiven dänischen Kohortenstudie Levonorgestrel mit einem relativen Risiko von 1,93 (95 % KI 1,18–3,16, signifikant bei kleinerer Gruppengröße) möglicherweise ungünstiger als Norethisteron- und Desogestrelpräparate.
Im Rahmen der Beratung einer Patientin sollte auch berücksichtigt werden, dass kombinierte orale Kontrazeptiva zu einer über die Anwendung hinaus anhaltenden signifikanten Risikoreduzierung für andere Malignome führen. Die Einnahme oraler Kontrazeptiva führt in der Normalbevölkerung zu einer statistisch signifi-

© Tumorzentrum München und Zuckschwerdt Verlag | DOI 10.4486/395.02

kanten Reduzierung des Ovarialkarzinomrisikos. Verschiedene Metaanalysen zeigten dies auch für Trägerinnen einer krankheitsverursachenden *BRCA1*- und *BRCA2*-Variante (für andere Risikogene stehen bisher noch keine Informationen zur Verfügung) (Moorman et al. 2013). Das relative Risiko für ein Ovarialkarzinom sinkt durch Einnahme von Ovulationshemmern z. B. nach Iversen et al. auf 0,67 (99 % KI 0,50–0,89) bzw. pro 5 Anwenderjahre um 20 % (Iversen et al. 2017). Für kolorektale Karzinome reduziert sich die Wahrscheinlichkeit auf 0,81 % (99 % KI 0,66–0,99) und die für Endometriumkarzinome auf 0,66 % (99 % KI 0,48–0,89), die auch nach anderen Autoren bei 50–68 % für die Anwenderinnen gestagenhaltiger Präparate liegt (Hannaford et al. 2007; Karlsson et al. 2021). Diese außerordentlich protektiven Assoziationen für Ovarial- und Endometriumkarzinom blieben der o. g. Studie von Karlsson bis zu 35 Jahre nach der letzten Anwendung oraler Kontrazeptiva signifikant.
In einer Metaanalyse zur Überprüfung der Assoziation zwischen OC- Anwendung und Brustkrebsrisiko wurden 42 Studien miteinbezogen, die zwischen 2009 und 2020 publiziert wurden. In diese flossen Daten von 110.580 Frauen ein. Die Anwendung von OC erhöhte das Brustkrebsrisiko leicht (OR 1,15; 96 % CI, 1,01–1,31) Diese Ergebnisse bestätigen schon bekannte Daten, aber auch den Effekt der Anwendung heute üblicher oraler Kontrazeptiva (Barańska et al. 2021).

Intrauterinspiralen
Die Anwendung Levonorgestrel enthaltender Intrauterinspiralen (LNG-IUD, Mirena®) scheint einen allenfalls geringen Einfluss auf das Brustkrebsrisiko zu haben. Eine Metaanalyse aus dem Jahr 2020 ergab ein erhöhtes Brustkrebsrisiko für alle Altersgruppen, jedoch in unterschiedlicher Ausprägung: Frauen über 50 Jahre hatten ein höheres Risiko für Brustkrebs als Frauen jünger als 50 Jahre (OR 1,52, KI 1,34–1,72 bzw. OR 1,12, KI 1,02–1,22) (Conz et al. 2020).
In einem systematischen Review von 2023 wurde der Effekt von levonorgestrelhaltigen IUPs auf das Brustkrebsrisiko untersucht. Sechs Studien fanden eine positive Assoziation zwischen der Anwendung von levonorgestrelhaltigen IUPs und dem Brustkrebsrisiko. Eine Studie fand das erhöhte Risiko in der Altersgruppe der 40–45-jährigen Frauen. Drei Studien fanden einen Anhalt für ein erhöhtes Risiko. Das Risiko war vor allem bei postmenopausalen Frauen erhöht, die das IUP als Gestagenzusatz zu einer HRT anwendeten unter einer längeren Anwendungszeit (Zürcher et al. 2023).

Zusammengefasst ist die Datenlage zum Thema Brustkrebsrisiko und Anwendung hormoneller Kontrazeptiva noch immer sehr inhomogen, aber rangiert von keiner bis zu einer lediglich geringen Erhöhung. Huber et al. empfehlen in ihrem aktuellen Review, Trägerinnen einer krankheitsverursachenden Keimbahnvariante vor Einsatz von oralen Kontrazeptiva über das möglicherweise erhöhte Mammakarzinomrisiko und alternative Möglichkeiten aufzuklären. Aufgrund dessen sollten orale Kontrazeptiva auch nicht zur alleinigen Ovarialkarzinom-Prävention eingesetzt werden, wenn der kontrazeptive Schutz nicht benötigt wird (Huber et al. 2020). Nach einer Mammakarzinomerkrankung bei Vorliegen einer krankheitsverursachenden *BRCA*-Keimbahnvariante sind hormonale Kontrazeptiva kontraindiziert, Barrieremethoden bzw. das kupferhaltige Intrauterinpessar die Mittel der Wahl.

© Tumorzentrum München und Zuckschwerdt Verlag | DOI 10.4486/395.02

Hormonsubstitution

HRT in der Peri- und Postmenopause

Die Hormonersatztherapie (HRT) in der Peri- und Postmenopause ist allen anderen Maßnahmen zur Bekämpfung klimakterischer Beschwerden überlegen, geht aber mit oft großen Bedenken in der Bevölkerung bezüglich der onkologischen Sicherheit einher. Sie wird in diesem Kapitel hinsichtlich des Einsatzes bei einem (Hoch-) Risikokollektiv diskutiert.
Die HRT umfasst die kombinierte Östrogen-/Progestin-Therapie mit unterschiedlichen Gestagenen bzw. die Östradiol-Monotherapie (ET) im Z. n. Hysterektomie und verschiedenen Applikationsformen (enteral, transkutan, vaginal).

Folgende Aspekte der Hormonersatztherapie sind im Hinblick auf das Risiko für ein Mammakarzinom von klinischer Relevanz:

- Monotherapie versus kombinierte Hormonersatztherapie
- Beginn der HRT in Bezug auf den Zeitpunkt der Menopause
- Dauer der HRT

Frauen, die eine HRT erwägen, sollten darüber aufgeklärt werden, dass eine HRT (EPT/ET) zu einer geringen oder keiner Erhöhung des Brustkrebsrisikos führen kann. Das Risiko ist abhängig von der Zusammensetzung der HRT, der Behandlungsdauer und reduziert sich nach Absetzen der HRT.

Million Women Study

Unter vielen anderen Studien hat die Million Women Study (nicht-randomisierte Beobachtungstudie im UK 1996–2001, mit Datenerhebung durch Selbstauskunft/Fragebögen) für die ET (RR 1,30 [95 %-KI 1,21–1,40]; p < 0,0001) und deutlicher für die kombinierten HRT (RR 2,0 [95 %-KI 1,88–2,12]; p < 0,0001) eine signifikante Zunahme der Mammakarzinominzidenz – jedoch keine Risikosteigerung für Hormontherapie in der Vergangenheit – ergeben (Beral et al. 2011).

Mono- oder Kombinationstherapie

In der Million Women Study bestand die Inzidenzsteigerung unabhängig vom Alter der Patientin und von Mono- oder Kombinationstherapie bereits bei Beginn der HRT (Beral et al. 2011). In der WHI-Studie wurde erst ab drei Jahren bei Frauen mit vorausgehender Hormoneinnahme, aber nicht vor einem Intervall von vier Jahren ohne Hormontherapie zuvor eine Risikosteigerung gesehen.
Das Risiko, Brustkrebs zu entwickeln, steigt mit der Einnahmedauer, z. T. unabhängig davon, ob ein Östrogen-Monopräparat oder ein Östrogen-Gestagen-Präparat angewendet wurde.

Unterschiedliche Substanzen

mikronisiertes Progesteron

In der französischen CECILE-Studie zeigte sich im Rahmen einer HRT kein erhöhtes Brustkrebsrisiko bei Anwendung von mikronisiertem Progesteron (Cordina-Duverger et al. 2013). Für natürliches Progesteron und von Dydrogesteron fand sich das Risiko deutlich geringer als bei Anwendung von Kombinationspräparaten mit synthetischen Progestinen (Fournier et al. 2014). Auch die Metaanalyse von Asi et al. zeigte für die HRT mit natürlichem mikronisiertem Progesteron ein deutlich geringeres Brustkrebsrisiko(RR 0,67 [95 %-KI 0,55–0,81]) (Asi et al. 2016). Aktuelle Daten zeigen bei Kombinationspräparaten mit Norethisteron eine starke Risikoerhöhung im Vergleich zur niedrigsten mit Dydrogesteron (OR 1,24, KI 1,03–1,48) (Vinogradova et al. 2020). Möglicherweise stellt mikronisiertes Progesteron die

© Tumorzentrum München und Zuckschwerdt Verlag | DOI 10.4486/395.02

beste Alternative dar, jedoch muss man dabei die niedrigere endometriale Sicherheit berücksichtigen (Abenhaim et al. 2022).
In einer populationsbasierten Fallkontrollstudie wurde der Effekt unterschiedlicher HRT untersucht. Die alleinige Gabe von Östrogenen scheint zu keiner erhöhten Inzidenz zu führen. Inzwischen hat sich für nicht hysterektomierte Frauen eine niedrig dosierte Hormonsubstitutionstherapie unter Verwendung von natürlichem mikronisiertem Progesteron durchgesetzt, zumal Daten die Unbedenklichkeit zumindest bei einer Gabe, die fünf Jahre nicht überschreitet, nahelegen. Eine abendliche Gabe des Gestagens kann schlaffördernd wirken.
Zusammenfassung:

- Die Inzidenz für Brustkrebs unter HRT ist nachweislich, aber nur gering erhöht und liegt unter dem anderer, modifizierbarer Lebensstilfaktoren.
- Die Risikoerhöhung ist wenige Jahre nach dem Absetzen der Hormone nicht mehr nachweisbar.
- Das individuelle Risiko ist im Gespräch mit der Patientin unter Abwägung der Belastung durch klimakterische Beschwerden zu diskutieren.

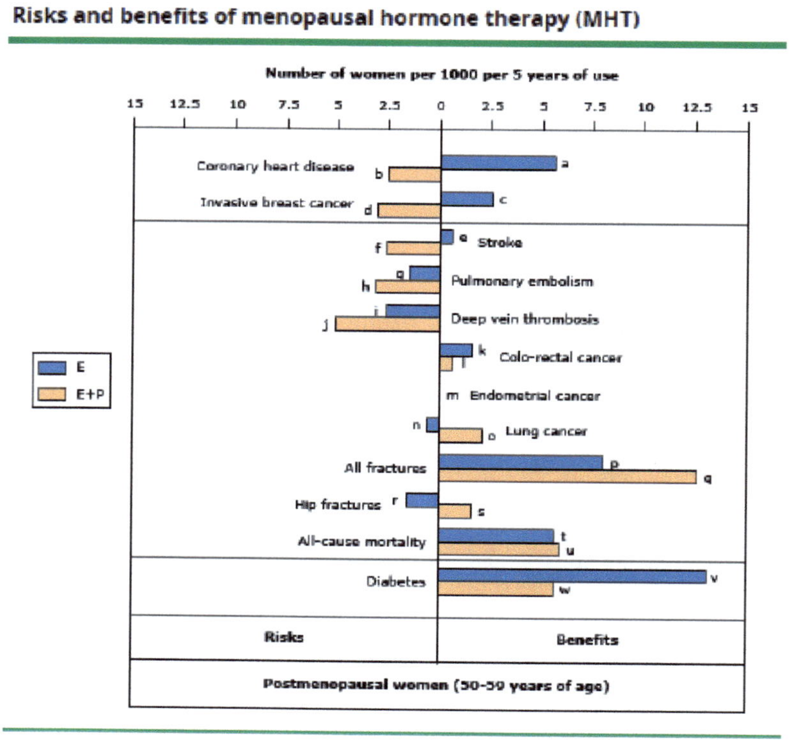

Abbildung 5: WHI-Studie: Effekt von oraler Hormonsubstitution mit konjugierten equinen Östrogenen (CEE) vs. CEE + Medroxyprogesteronacetat (MPA) bei 50–59-jährigen Frauen (Santen 2014; Stuenkel et al. 2015; Chen 2021a)

© Tumorzentrum München und Zuckschwerdt Verlag | DOI 10.4486/395.02

Hormonersatztherapie bei Trägerinnen einer krankheitsverursachenden *BRCA*-Variante

Aufgrund der wachsenden Anzahl prophylaktischer Adnexektomien (PBSO) bei prämenopausalen Trägerinnen einer krankheitsverursachenden *BRCA*-Variante stellt sich die Frage, ob diese Frauen eine Hormonersatztherapie erhalten sollten. Generell ist die Substitution von Hormonen in der Postmenopause in den letzten Jahren durch entsprechende Studiendaten zur Erhöhung des Mammakarzinomrisikos in den Fokus der Kritik geraten, wenngleich neuere Daten wie die Re-Analyse der WHI-Studie vor allem für die Östrogen-Monotherapie in der Allgemeinbevölkerung eine gewisse Relativierung zeigen (Manson et al. 2017).

Hormonersatztherapie beeinflusst das Mammakarzinomrisiko wahrscheinlich nicht

Zu Frauen mit einer krankheitsverursachenden *BRCA1/BRCA2*-Variante zeigen mehrere retro- und prospektive Arbeiten ebenso wie eine Metaanalyse keine Risikoerhöhung für ein Mammakarzinom durch eine Hormonersatztherapie nach PBSO (Kotsopoulos et al. 2018; Marchetti et al. 2018).

In Analogie zur WHI-Studie konnten Kotsopoulos et al. zeigen, wenn auch nicht signifikant, dass das Mammakarzinomrisiko durch alleinige Östrogentherapie sogar erniedrigt war, um ca. 8 % pro Jahr Einnahme. In dieser Studie unterschied sich das 10-Jahres-Risiko für ein Mammakarzinom zwischen Frauen mit Östrogen-Monotherapie und Östrogen-Kombinationstherapie (12 vs. 22 %, p = 0,04) und war besonders deutlich bei Frauen, die vor dem 45. Lebensjahr adnexektomiert wurden (9 vs. 24 %, p = 0,009), entsprechend der Empfehlung für Trägerinnen einer krankheitsverursachenden *BRCA1*-Variante. In dieser Subgruppe (PBSO vor dem 45. Lebensjahr) war der protektive Effekt der Östrogen-Monotherapie mit 18 %/Jahr sogar signifikant (Kotsopoulos et al. 2018).

Der scheinbar paradoxe Effekt, dass die Hormonersatztherapie das Mammakarzinomrisiko nicht beeinflusst, ließ zunächst systematische Mängel der Studien befürchten. Eine Erklärung könnte jedoch die spezielle Zellbiologie dieses Kollektivs sein, da die Expression von *BRCA1* unter Östrogeneinfluss steigt und so höhere Spiegel des Wildtyp-Proteins zur genomischen Stabilität beitragen könnten (Eisen et al. 2008). Der potenzielle negative Effekt des Progesterons auf das Mammakarzinomrisiko könnte durch die progesteroninduzierte Aktivierung des RANK-Signalwegs im *BRCA1*-Mammakarzinom erklärt sein (Nolan et al. 2016), muss jedoch in weiteren Studien genauer untersucht werden.

Hormontherapie bei gesunden Trägerinnen einer krankheitsverursachenden BRCA-Variante nach Adnexektomie empfohlen

Schon allein aufgrund des Osteoporose- und kardiovaskulären Risikos sowie einer potenziellen kognitiven Beeinträchtigung durch den Östrogenmangel darf prämenopausalen Frauen nach einer prophylaktischen Adnexektomie nach heutigem Kenntnisstand die HRT nicht vorenthalten werden. Die *Nurses' Health Study* berichtete in diesem Zusammenhang über ein konsekutiv erhöhtes Risiko einer koronaren Herzerkrankung nach bilateraler Oophorektomie ohne HRT (Colditz et al. 1987). Rivera et al. zeigten überdies eine gesteigerte kardiovaskuläre Mortalität auf, sofern der Eingriff vor dem 45. Lebensjahr durchgeführt wurde (Rivera et al. 2009). Daher wird den Trägerinnen einer krankheitsverursachenden *BRCA1/2*-Keimbahnvariante derzeit vom *Deutschen Konsortium* eine postoperative HRT im Alter zwischen 40 und 50 Jahren empfohlen. Über die geeignete Form der HRT sowie insbesondere die Anwendungsdauer liegen noch keine Daten für Risikopatientinnen vor.

Infertilität und Kinderwunsch bei Patientinnen mit einer krankheitsverursachenden Keimbahnvariante

limitierte Datenlage zur Fertilitätsbehandlung bei Patientinnen mit einer krankheitsverursachenden Keimbahnvariante

Für verschiedene hormonelle und reproduktive Faktoren wurde gezeigt, dass sie das Risiko einer Karzinomerkrankung modifizieren können. So können eine verlängerte Östrogenexposition bzw. der Östrogenentzug das Risiko beeinflussen. Es stellt sich auch die Frage, ob Infertilität an sich oder die vermehrte Hormonexposition im Rahmen einer Kinderwunschbehandlung eine Risikoerhöhung für Trägerinnen einer krankheitsverursachenden *BRCA1/2*-Variante darstellt. Noch immer existieren nur sehr wenige Daten dazu.

Eine Fall-Kontroll-Studie mit 1380 Trägerinnen einer krankheitsverursachenden *BRCA1/2*-Variante ergab in der Gesamtkohorte keinen negativen Effekt auf das Mammakarzinomrisiko durch den Einsatz hormoneller Stimulationspräparate (Kotsopoulos et al. 2008). Bei Adjustierung auf die Art des Stimulationspräparats ergab sich möglicherweise ein negativer Effekt bei Einsatz von Gonadotropinen (vs. Clomifen), wobei die Fallzahl klein und der Effekt statistisch nicht signifikant war. Eine prospektive Kohortenstudie mit 26 Trägerinnen einer krankheitsverursachenden *BRCA*-Variante im Z. n. Mammakarzinom zeigte ebenfalls keinen Unterschied durch die Stimulationsbehandlung im Hinblick auf das krankheitsfreie Überleben (Kim et al. 2016). Zwei retrospektive Arbeiten konnten einen Zusammenhang zwischen einer Stimulationsbehandlung und einem erhöhten Ovarialkarzinomrisiko zeigen (Gronwald et al. 2016; Perri et al. 2015). Huber et al. empfehlen in ihrem aktuellen Review (2020), Trägerinnen einer krankheitsverursachenden *BRCA*-Variante nach Aufklärung über die limitierte Datenlage Fertilitätsbehandlungen anzubieten (Huber et al. 2020).

Verschiedene Arbeiten zeigten, dass vor allem eine krankheitsverursachende *BRCA1*-Variante mit einer erhöhten Rate an okkulter primärer Ovarialinsuffizienz einhergeht (Oktay et al. 2010; Porcu et al. 2020). Diese Studien zeigten, dass bei Trägerinnen einer krankheitsverursachenden *BRCA1*-Variante die Anzahl gewonnener Oozyten geringer war als bei *BRCA2*-Anlageträgerinnen oder gesunden Kontrollen. Der Einfluss einer krankheitsverursachenden *BRCA2*-Variante könnte sich aufgrund der verzögerten Abnahme der Funktion des *BRCA2*-Allels geringer auf die Reproduktionsfunktion auswirken (Oktay et al. 2015). Die Datenlage hierzu ist jedoch uneinheitlich, da mehrere Arbeiten wiederrum keinen Unterschied in Hinblick auf die ovarielle Reserve nachweisen konnten (Grynberg et al. 2019; Gunnala et al. 2019). Eine aktuelle Metaanalyse bestätigte niedrigere AMH-Spiegel bei Trägerinnen einer krankheitsverursachenden *BRCA1*-Variante, insbesondere nach Mammakarzinomerkrankung (Turan et al. 2021).

Da ebenfalls gezeigt werden konnte, dass die Rate an chemotherapieinduzierter Ovarialinsuffizienz bei Trägerinnen einer krankheitsverursachenden Keimbahnvariante höher war als bei Nicht-Anlageträgerinnen (K. H. Oktay et al. 2020), sollten alle Anlageträgerinnen differenziert zum Fertilitätserhalt beraten werden (s. Kapitel *schwangerschaftsassoziiertes Mammakarzinom*). Schwangerschaften nach Mammakarzinom bei Trägerinnen einer krankheitsverursachenden *BRCA1/2*-Variante waren sicher, ohne Verschlechterung des maternalen oder fetalen Outcomes (Lambertini et al. 2020).

© Tumorzentrum München und Zuckschwerdt Verlag | DOI 10.4486/395.02

Zusammenfassung

Das Kapitel veranschaulicht die Wichtigkeit des Erkennens einer besonderen Risikokonstellation für ein Mammakarzinom. Alle Konsequenzen der Therapie wie auch der Prävention und Möglichkeiten einer hormonellen Substituierung leiten sich hieraus ab und sind für die Prognose jeder individuellen gesunden oder bereits erkrankten Risikoperson entscheidend.

Im Alltag intergiert bedeutet dies die konsequente Anwendung der DKG-Checkliste und die Berücksichtigung von Tumoreigenschaften wie auch familiärem Hintergrund. Nur so kann eine für die Prognose entscheidende optimale und interdisziplinär abgestimmte Versorgung gewährleistet werden. Darüber hinaus sind wissenschaftliche Projekte und Studien für die Etablierung von zukünftigen Standards unabdingbar. Beispielsweise läuft aktuell im Deutschen Konsortium die Registerstudie „HerediCaRe", in der eine langfristige Erfassung und Follow-up der Familien erfolgen soll.

Erklärung zu Interessenkonflikten

N. Ditsch war in den vergangenen drei Jahren Berater oder Beiratsmitglied von MSD, Roche, Onkowissen, Lilly, Molecular Health, Novartis und Gilead und hat in den vergangenen drei Jahren persönliche Forschungsunterstützung von der Universität Augsburg und BZKF erhalten. Sie hat in den vergangenen drei Jahren Honorare oder Kostenerstattungen von MSD, Roche, Pfizer, Onkowissen, Lilly, Seagen, Molecular Helath, if-Kongress, AstraZeneca, GSK, Gilead, Aurikamed, RG Ärztekongresse, Daiichi Sankyo, Exact Sciences und Novartis erhalten sowie andere Zuwendungen oder Leistungen von AGO, GBG, DGGG, Lukon, ESMO, BLÄK, UKA, ESO und Leopoldina Schweinfurt erhalten. A. Hester hat in den vergangenen drei Jahren persönliche Forschungsunterstützung von der Walter-Schulz-Stiftung und Honorare oder Kostenerstattungen von Pfizer und Gilead erhalten. C. Höß hat in den vergangenen drei Jahren Honorare oder Kostenerstattungen von der Bayerischen Landeskammer für Facharztprüfungen erhalten. M. B. Köpke, T. Baumgartner, H. Budiman, S. Grill und V. Steinke-Lange geben keine Interessenkonflikte an.

© Tumorzentrum München und Zuckschwerdt Verlag | DOI 10.4486/395.02

Literatur

Abenhaim HA, Suissa S, Azoulay L, Spence AR et al (2022) Menopausal hormone therapy formulation and breast cancer risk. Obstetrics & Gynecology, 139(6): 1103–10

Antoniou A, Pharoah PD, Narod S, Risch HA et al (2003) Average risks of breast and ovarian cancer associated with BRCA1 or BRCA2 mutations detected in case Series unselected for family history: a combined analysis of 22 studies. Am J Hum Genet, 72(5): 1117–30; doi: 10.1086/375033

Arbeitsgemeinschaft für gynäkologische Onkologie e. V. (2023) Leitlinien & Empfehlungen. Retrieved from https://www.ago-online.de/leitlinien-empfehlungen/leitlinien-empfehlungen/kommission-mamma

Asi N, Mohammed K, Haydour Q et al (2016) Progesterone vs. synthetic progestins and the risk of breast cancer: a systematic review and meta-analysis. Systematic reviews, 5(1): 1–8

Barańska A, Błaszczuk A, Kanadys W et al (2021) Oral contraceptive use and breast cancer risk assessment: a systematic review and meta-analysis of case-control studies, 2009–2020. Cancers, 13(22): 5654

Beral V, Reeves G, Bull D et al (2011) Breast cancer risk in relation to the interval between menopause and starting hormone therapy. Journal of the National Cancer Institute, 103(4): 296–305

Bick U, Engel C, Krug B et al (2019) High-risk breast cancer surveillance with MRI: 10-year experience from the German consortium for hereditary breast and ovarian cancer. Breast Cancer Res Treat, 175(1): 217–28; doi: 10.1007/s10549-019-05152-9

Boyne DJ, O'Sullivan DE, Olij BF et al (2018) Physical Activity, Global DNA Methylation, and Breast Cancer Risk: A Systematic Literature Review and Meta-analysis. Cancer Epidemiol Biomarkers Prev, 27(11): 1320–31; doi: 10.1158/1055-9965.EPI-18-0175

Bradbury AR, Patrick-Miller L, Pawlowski K et al (2009) Learning of your parent's BRCA mutation during adolescence or early adulthood: a study of offspring experiences. Psychooncology, 18(2): 200–8; doi: 10.1002/pon.1384

Breast Cancer Association, Dorling L, Carvalho S, Allen J et al (2021) Breast Cancer Risk Genes - Association Analysis in More than 113,000 Women. N Engl J Med, 384(5): 428–39; doi: 10.1056/NEJMoa1913948

Brooks PJ, Zakhari S (2013) Moderate alcohol consumption and breast cancer in women: from epidemiology to mechanisms and interventions. Alcohol Clin Exp Res, 37(1), 23–30; doi: 10.1111/j.1530-0277.2012.01888.x

Carver T, Hartley S, Lee A et al (2021) CanRisk Tool-A Web Interface for the Prediction of Breast and Ovarian Cancer Risk and the Likelihood of Carrying Genetic Pathogenic Variants. Cancer Epidemiol Biomarkers Prev, 30(3): 469–73; doi: 10.1158/1055-9965.Epi-20-1319

Castera L, Harter V, Muller E et al (2018) Landscape of pathogenic variations in a panel of 34 genes and cancer risk estimation from 5131 HBOC families. Genet Med, 20(12): 1677–86; doi: 10.1038/s41436-018-0005-9

Castro-Espin C, Bonet C, Crous-Bou M et al (2023) Association of Mediterranean diet with survival after breast cancer diagnosis in women from nine European countries: results from the EPIC cohort study. BMC Medicine, 21(1): 225

Chang YJ, Hou YC, Chen LJ et al (2017) Is vegetarian diet associated with a lower risk of breast cancer in Taiwanese women? BMC Public Health, 17(1): 800; doi: 10.1186/s12889-017-4819-1

Chen X, Wang Q, Zhang Y et al (2019) Physical Activity and Risk of Breast Cancer: A Meta-Analysis of 38 Cohort Studies in 45 Study Reports. Value Health, 22(1): 104–28; doi: 10.1016/j.jval.2018.06.020

Chlebowski RT, Blackburn GL, Thomson CA et al (2006) Dietary fat reduction and breast cancer outcome: interim efficacy results from the Women's Intervention Nutrition Study. J Natl Cancer Inst, 98(24): 1767–76; doi: 10.1093/jnci/djj494

Colditz GA, Willett WC, Stampfer MJ et al (1987) Menopause and the risk of coronary heart disease in women. N Engl J Med, 316(18): 1105–10; doi: 10.1056/NEJM198704303161801

Conz L, Mota BS, Bahamondes L et al (2020) Levonorgestrel-releasing intrauterine system and breast cancer risk: A systematic review and meta-analysis. Acta Obstetricia et Gynecologica Scandinavica, 99(8): 970–82

Cordina-Duverger E, Truong T, Anger A et al (2013) Risk of breast cancer by type of menopausal hormone therapy: a case-control study among post-menopausal women in France. PLoS ONE, 8(11): e78016.

Coyle YM (2009) Lifestyle, genes, and cancer. Methods Mol Biol, 472: 25–56; doi: 10.1007/978-1-60327-492-0_2.

Crew KD, Anderson GL, Hershman DL et al (2019) Randomized Double-Blind Placebo-Controlled Biomarker Modulation Study of Vitamin D Supplementation in Premenopausal Women at High Risk for Breast Cancer (SWOG S0812). Cancer Prev Res (Phila), 12(7): 481–90; doi: 10.1158/1940-6207.CAPR-18-0444

Cuzick J, Sestak I, Forbes JF et al (2020) Use of anastrozole for breast cancer prevention (IBIS-II): long-term results of a randomised controlled trial. Lancet, 395(10218): 117–22; doi: 10.1016/S0140-6736(19)32955-1

Cybulski C, Kluzniak W, Huzarski T et al (2015) Clinical outcomes in women with breast cancer and a PALB2 mutation: a prospective cohort analysis. Lancet Oncol, 16(6): 638–44; doi: 10.1016/S1470-2045(15)70142-7

Cybulski C, Wokolorczyk D, Jakubowska A et al (2011) Risk of breast cancer in women with a CHEK2 mutation with and without a family history of breast cancer. J Clin Oncol, 29(28): 3747–52; doi: 10.1200/JCO.2010.34.0778.

Davey MG, Davey CM, Ryan EJ et al (2021) Combined breast conservation therapy versus mastectomy for BRCA mutation carriers - A systematic review and meta-analysis. Breast, 56: 26–34; doi: 10.1016/j.breast.2021.02.001

De Bruijn KM, Arends LR, Hansen BE et al (2013) Systematic review and meta-analysis of the association between diabetes mellitus and incidence and mortality in breast and colorectal cancer. Br J Surg, 100(11): 1421–9; doi: 10.1002/bjs.9229

© Tumorzentrum München und Zuckschwerdt Verlag | DOI 10.4486/395.02

De Cicco P, Catani MV, Gasperi V et al (2019) Nutrition and Breast Cancer: A Literature Review on Prevention, Treatment and Recurrence. Nutrients, 11(7); doi: 10.3390/nu11071514

Ditsch N, Wöcke A, Untch M et al (2022) AGO Recommendations for the Diagnosis and Treatment of Patients with Early Breast Cancer: Update 2022. Breast Care (Basel) 17(4): 403–20; doi: 10.1159/000524879. Epub 2022 May 5

Dong S, Wang Z, Shen K et al (2021) Metabolic Syndrome and Breast Cancer: Prevalence, Treatment Response, and Prognosis. Front Oncol, 11: 629666; doi: 10.3389/fonc.2021.629666

Donnelly LS, Watson M, Moynihan C et al (2013) Reproductive decision-making in young female carriers of a BRCA mutation. Hum Reprod, 28(4): 1006–12; doi: 10.1093/humrep/des441

Dorling L, Carvalho S, Allen J et al (2021) Breast Cancer Risk Genes - Association Analysis in More than 113,000 Women. N Engl J Med, 384(5): 428–39; doi: 10.1056/NEJMoa1913948

Eisen A, Lubinski J, Gronwald J et al (2008) Hormone therapy and the risk of breast cancer in BRCA1 mutation carriers. J Natl Cancer Inst, 100(19): 1361–67; doi: 10.1093/jnci/djn313

Emaus MJ, Peeters PH, Bakker MF et al (2016) Vegetable and fruit consumption and the risk of hormone receptor-defined breast cancer in the EPIC cohort. Am J Clin Nutr, 103(1): 168–77; doi: 10.3945/ajcn.114.101436

Engel C, Fischer C, Zachariae S et al (2020) Breast cancer risk in BRCA1/2 mutation carriers and noncarriers under prospective intensified surveillance. Int J Cancer, 146(4): 999–1009; doi: 10.1002/ijc.32396

Eriksson M, Czene K, Conant EF et al (2021) Use of Low-Dose Tamoxifen to Increase Mammographic Screening Sensitivity in Premenopausal Women. Cancers (Basel), 13(2); doi:10.3390/cancers13020302.

Fabian CJ, Kimler BF, Hursting SD (2015) Omega-3 fatty acids for breast cancer prevention and survivorship. Breast Cancer Res, 17(1): 62; doi: 10.1186/s13058-015-0571-6

Fletcher O, Johnson N, Dos Santos Silva I et al (2009) Family history, genetic testing, and clinical risk prediction: pooled analysis of CHEK2 1100delC in 1,828 bilateral breast cancers and 7,030 controls. Cancer Epidemiol Biomarkers Prev, 18(1): 230–4; doi: 10.1158/1055-9965.EPI-08-0416

Fournier A, Mesrine S, Dossus L et al (2014) Risk of breast cancer after stopping menopausal hormone therapy in the E3N cohort. Breast Cancer Res Treat, 145: 535–43

Franceschini G, Di Leone A, Terribile D et al (2019) Bilateral prophylactic mastectomy in BRCA mutation carriers: what surgeons need to know. Ann Ital Chir, 90: 1–2. Retrieved from https://www.ncbi.nlm.nih.gov/pubmed/30872561

Frebourg T, Bajalica Lagercrantz S, Oliveira C et al (2020) Guidelines for the Li-Fraumeni and heritable TP53-related cancer syndromes. Eur J Hum Genet, 28(10): 1379–86; doi: 10.1038/s41431-020-0638-4

Friedenreich CM, Neilson HK, Woolcott CG et al (2011) Changes in insulin resistance indicators, IGFs, and adipokines in a year-long trial of aerobic exercise in postmenopausal women. Endocr Relat Cancer, 18(3): 357–69; doi: 10.1530/ERC-10-0303

Friedenreich CM, Woolcott CG, McTiernan A et al (2010) Alberta physical activity and breast cancer prevention trial: sex hormone changes in a year-long exercise intervention among postmenopausal women. J Clin Oncol, 28(9), 1458–66; doi: 10.1200/JCO.2009.24.9557

Gardeazabal I, Romanos-Nanclares A, Martinez-Gonzalez MA et al (2020) Mediterranean dietary pattern is associated with lower incidence of premenopausal breast cancer in the Seguimiento Universidad de Navarra (SUN) Project. Public Health Nutr, 23(17): 3148–59; doi: 10.1017/S1368980019003835

Ghadirian P, Narod S, Fafard E et al (2009) Breast cancer risk in relation to the joint effect of BRCA mutations and diet diversity. Breast Cancer Res Treat, 117(2): 417–22; doi: 10.1007/s10549-008-0292-y

Giannakeas V, Cadarette SM, Ban JK et al (2018) Denosumab and breast cancer risk in postmenopausal women: a population-based cohort study. Br J Cancer, 119(11): 1421–7; doi: 10.1038/s41416-018-0225-4

Gong Z, Aragaki AK, Chlebowski RT et al (2016) Diabetes, metformin and incidence of and death from invasive cancer in postmenopausal women: Results from the women's health initiative. Int J Cancer, 138(8): 1915–27; doi: 10.1002/ijc.29944

Gonzalez K D, Noltner K A, Buzin C H et al (2009) Beyond Li Fraumeni Syndrome: clinical characteristics of families with p53 germline mutations. J Clin Oncol, 27(8): 1250–6; doi: 10.1200/JCO.2008.16.6959

Gordhandas S, Norquist BM, Pennington KP et al (2019) Hormone replacement therapy after risk reducing salpingo-oophorectomy in patients with BRCA1 or BRCA2 mutations; a systematic review of risks and benefits. Gynecol Oncol, 153(1): 192–200; doi: 10.1016/j.ygyno.2018.12.014

Goss PE, Ingle JN, Ales-Martinez JE et al (2011) Exemestane for breast-cancer prevention in postmenopausal women. N Engl J Med, 364(25): 2381–91; doi: 10.1056/NEJMoa1103507

Grill S, Yahiaoui-Doktor M, Dukatz R et al (2017) Smoking and physical inactivity increase cancer prevalence in BRCA-1 and BRCA-2 mutation carriers: results from a retrospective observational analysis. Arch Gynecol Obstet, 296(6): 1135–44; doi: 10.1007/s00404-017-4546-y

Gronwald J, Glass K, Rosen B et al (2016) Treatment of infertility does not increase the risk of ovarian cancer among women with a BRCA1 or BRCA2 mutation. Fertil Steril, 105(3): 781–5; doi: 10.1016/j.fertnstert.2015.11.034

Grynberg M, Dagher Hayeck B, Papanikolaou EG et al (2019) BRCA1/2 gene mutations do not affect the capacity of oocytes from breast cancer candidates for fertility preservation to mature in vitro. Hum Reprod, 34(2): 374–9; doi: 10.1093/humrep/dey358

Gunnala V, Fields J, Irani M et al (2019) BRCA carriers have similar reproductive potential at baseline to noncarriers: comparisons in cancer and cancer-free cohorts undergoing fertility preservation. Fertil Steril, 111(2): 363–71; doi: 10.1016/j.fertnstert.2018.10.014

Hagar A, Wang Z, Koyama S et al (2019) Endurance training slows breast tumor growth in mice by suppressing Treg cells recruitment to tumors. BMC Cancer, 19(1): 536; doi: 10.1186/s12885-019-5745-7

Hannaford PC, Selvaraj S, Elliott AM et al (2007) Cancer risk among users of oral contraceptives: cohort data from the

Royal College of General Practitioner's oral contraception study. Bmj, 335(7621): 651

Hauke J, Horvath J, Gross E et al (2018) Gene panel testing of 5589 BRCA1/2-negative index patients with breast cancer in a routine diagnostic setting: results of the German Consortium for Hereditary Breast and Ovarian Cancer. Cancer Med, 7(4): 1349–58; doi: 10.1002/cam4.1376

Heemskerk-Gerritsen BA, Jager A, Koppert LB et al (2019) Survival after bilateral risk-reducing mastectomy in healthy BRCA1 and BRCA2 mutation carriers. Breast Cancer Res Treat, 177(3): 723–33; doi: 10.1007/s10549-019-05345-2

Hermann N, Klil-Drori A, Angarita FA et al (2020) Screening women at high risk for breast cancer: one program fits all? : Subgroup analysis of a large population high-risk breast screening program. Breast Cancer Res Treat, 184(3): 763–70; doi: 10.1007/s10549-020-05895-w

Hu C, Hart SN, Gnanaolivu R et al (2021) A Population-Based Study of Genes Previously Implicated in Breast Cancer. N Engl J Med, 384(5): 440–51; doi: 10.1056/NEJMoa2005936

Huber D, Seitz S, Kast K et al (2020) Use of fertility treatments in BRCA1/2 mutation carriers and risk for ovarian and breast cancer: a systematic review. Arch Gynecol Obstet, 302(3): 715–20; doi: 10.1007/s00404-020-05690-4

Iversen L, Sivasubramaniam S, Lee AJ et al (2017) Lifetime cancer risk and combined oral contraceptives: the Royal College of General Practitioners' Oral Contraception Study. American journal of obstetrics and gynecology, 216(6): 580. e581–580. e589

Jones ME, Schoemaker MJ, Wright LB et al (2017) Smoking and risk of breast cancer in the Generations Study cohort. Breast Cancer Res, 19(1): 118; doi: 10.1186/s

Kang C, LeRoith D, Gallagher EJ (2018) Diabetes, Obesity, and Breast Cancer. Endocrinology 159(11): 3801–12

Karlsson T, Johansson T, Höglund J, Ek WE, Johansson Å (2021) Time-dependent effects of oral contraceptive use on breast, ovarian, and endometrial cancers. Cancer Res 81(4): 1153–62

Kast K, Rhiem K, Wappenschmidt B et al (2016) Prevalence of BRCA1/2 germline mutations in 21,401 families with breast and ovarian cancer. J Med Genet 53(7): 465–71

Kazemi A, Barati-Boldaji R, Soltani S et al (2021) Intake of Various Food Groups and Risk of Breast Cancer: A Systematic Review and Dose-Response Meta-Analysis of Prospective Studies. Adv Nutr 12(3): 809–49

Khorsand I, Kashef R, Ghazanfarpour M et al (2018) The Beneficial and Adverse Effects of Raloxifene in Menopausal Women: A Mini Review. J Menopausal Med 24(3): 183–7

Kim J, Turan V, Oktay K (2016) Long-Term Safety of Letrozole and Gonadotropin Stimulation for Fertility Preservation in Women With Breast Cancer. J Clin Endocrinol Metab 101(4): 1364–71

Korde LA, Doody DR, Hsu L et al (2018) Bisphosphonate Use and Risk of Recurrence, Second Primary Breast Cancer, and Breast Cancer Mortality in a Population-Based Cohort of Breast Cancer Patients. Cancer Epidemiol Biomarkers Prev 27(2): 165–73

Kotsopoulos J, Gronwald J, Karlan BY et al (2018) Hormone Replacement Therapy After Oophorectomy and Breast Cancer Risk Among BRCA1 Mutation Carriers. JAMA Oncol 4(8): 1059–65

Kotsopoulos J, Hall E, Finch A et al (2019) Changes in Bone Mineral Density After Prophylactic Bilateral Salpingo-Oophorectomy in Carriers of a BRCA Mutation. JAMA Netw Open 2(8): e198420

Kotsopoulos J, Librach CL, Lubinski J et al (2008) Infertility, treatment of infertility, and the risk of breast cancer among women with BRCA1 and BRCA2 mutations: a case-control study. Cancer Causes Control 19(10): 1111–9

Kuchenbaecker KB, Hopper JL, Barnes DR et al (2017) Risks of Breast, Ovarian, and Contralateral Breast Cancer for BRCA1 and BRCA2 Mutation Carriers. JAMA 317(23): 2402–16

Kurian AW, Hughes E, Handorf E et al (2016) Association of ovarian cancer (OC) risk with mutations detected by multiple-gene germline sequencing in 95,561 women. J Clin Oncol 34(15 Suppl): Abstract 5510

Lambertini M, Ameye L, Hamy AS et al (2020) Pregnancy After Breast Cancer in Patients With Germline BRCA Mutations. J Clin Oncol 38(26): 3012–23

Lammert J, Lubinski J, Gronwald J et al (2018) Physical activity during adolescence and young adulthood and the risk of breast cancer in BRCA1 and BRCA2 mutation carriers. Breast Cancer Res Treat 169(3): 561–71

Lann D, LeRoith D (2008) The role of endocrine insulin-like growth factor-I and insulin in breast cancer. J Mammary Gland Biol Neoplasia 13(4): 371–9

Lee A, Mavaddat N, Wilcox A et al (2019) BOADICEA: a comprehensive breast cancer risk prediction model incorporating genetic and nongenetic risk factors. Genet Med 21(8): 1708–18

Liu Y, Nguyen N, Colditz GA (2015) Links between alcohol consumption and breast cancer: a look at the evidence. Womens Health (Lond) 11(1): 65–77

Mai PL, Best AF, Peters JA et al (2016) Risks of first and subsequent cancers among TP53 mutation carriers in the National Cancer Institute Li-Fraumeni syndrome cohort. Cancer 122(23): 3673–81; doi: 10.1002/cncr.30248

Makarem N, Bandera EV, Lin Y et al (2018) Associations of Whole and Refined Grain Intakes with Adiposity-Related Cancer Risk in the Framingham Offspring Cohort (1991–2013). Nutr Cancer 70(5): 776–86; doi: 10.1080/01635581.2018.1470647

Manson JE, Aragaki AK, Rossouw JE et al (2017) Menopausal Hormone Therapy and Long-term All-Cause and Cause-Specific Mortality: The Women's Health Initiative Randomized Trials. JAMA 318(10): 927–38; doi: 10.1001/jama.2017.11217

Manson JE, Cook NR, Lee I-M et al (2019) Vitamin D supplements and prevention of cancer and cardiovascular disease. New England Journal of Medicine 380(1): 33–44

Marchetti C, De Felice F, Boccia S et al (2018) Hormone replacement therapy after prophylactic risk-reducing salpingo-oophorectomy and breast cancer risk in BRCA1 and BRCA2 mutation carriers: A meta-analysis. Crit Rev Oncol Hematol 132: 111–5; doi: 10.1016/j.critrevonc.2018.09.018

Marzbani B, Nazari J, Najafi F et al (2019) Dietary patterns, nutrition, and risk of breast cancer: a case-control study in the west of Iran. Epidemiol Health 41: e2019003; doi: 10.4178/epih.e2019003

Mavaddat N, Michailidou K, Dennis J et al (2019) Polygenic Risk Scores for Prediction of Breast Cancer and Breast Can-

© Tumorzentrum München und Zuckschwerdt Verlag | DOI 10.4486/395.02

cer Subtypes. Am J Hum Genet 104(1): 21–34; doi: 10.1016/j.ajhg.2018.11.002
Mavaddat N, Peock S, Frost D et al (2013) Cancer risks for BRCA1 and BRCA2 mutation carriers: results from prospective analysis of EMBRACE. J Natl Cancer Inst 105(11): 812–22; doi: 10.1093/jnci/djt095
McCuaig JM, Armel SR, Novokmet A et al (2012) Routine TP53 testing for breast cancer under age 30: ready for prime time? Fam Cancer 11(4): 607–13; doi: 10.1007/s10689–012–9557-z
Meindl A, Hellebrand H, Wiek C et al (2010) Germline mutations in breast and ovarian cancer pedigrees establish RAD51C as a human cancer susceptibility gene. Nat Genet 42(5): 410–4; doi: 10.1038/ng.569
Metcalfe KA, Foulkes WD, Kim-Sing C et al (2008a) Family history as a predictor of uptake of cancer preventive procedures by women with a BRCA1 or BRCA2 mutation. Clin Genet 73(5): 474–9; doi: 10.1111/j.1399–0004.2008.00988.x
Metcalfe KA, Lubinski J, Ghadirian P et al (2008b) Predictors of contralateral prophylactic mastectomy in women with a BRCA1 or BRCA2 mutation: the Hereditary Breast Cancer Clinical Study Group. J Clin Oncol 26(7): 1093–7; doi: 10.1200/JCO.2007.12.6078
Miller AB (2004) Cancer prevention: a worldwide overview. Ann Oncol 15 Suppl 4: iv243; doi: 10.1093/annonc/mdh933
Mocellin S, Pilati P, Briarava M et al(2016) Breast Cancer Chemoprevention: A Network Meta-Analysis of Randomized Controlled Trials. J Natl Cancer Inst 108(2); doi:10.1093/jnci/djv318
Mokbel K, Mokbel K (2019) Chemoprevention of Breast Cancer With Vitamins and Micronutrients: A Concise Review. In Vivo 33(4): 983–997; doi: 10.21873/invivo.11568
Moorman PG, Havrilesky LJ, Gierisch JM et al (2013) Oral contraceptives and risk of ovarian cancer and breast cancer among high-risk women: a systematic review and meta-analysis. J Clin Oncol 31(33): 4188–98; doi: 10.1200/jco.2013.48.9021
Mørch LS, Skovlund CW, Hannaford PC et al (2017) Contemporary hormonal contraception and the risk of breast cancer. New England Journal of Medicine 377(23): 2228–39
Morra A, Mavaddat N, Muranen TA et al (2023) The impact of coding germline variants on contralateral breast cancer risk and survival. Am J Hum Genet 110(3): 475–86; doi: 10.1016/j.ajhg.2023.02.003
Neilson HK, Friedenreich CM, Brockton NT, Millikan RC (2009) Physical activity and postmenopausal breast cancer: proposed biologic mechanisms and areas for future research. Cancer Epidemiol Biomarkers Prev 18(1): 11–27; doi: 10.1158/1055–9965.EPI-08–0756
Neirich L, Yahiaoui-Doktor M, Lammert J et al (2021) Physical activity and Mediterranean diet as potential modulators of osteoprotegerin and soluble RANKL in g BRCA1/2 mutation carriers: results of the lifestyle intervention pilot study LIBRE-1. Breast cancer research and treatment 190: 463–75
Niehoff NM, Nichols HB, Zhao S et al (2019) Adult Physical Activity and Breast Cancer Risk in Women with a Family History of Breast Cancer. Cancer Epidemiol Biomarkers Prev 28(1): 51–8; doi: 10.1158/1055–9965.EPI-18–0674
Nkondjock A, Ghadirian P (2007) Diet quality and BRCA-associated breast cancer risk. Breast Cancer Res Treat 103(3): 361–9; doi: 10.1007/s10549–006–9371–0
Nolan E, Vaillant F, Branstetter D et al (2016) RANK ligand as a potential target for breast cancer prevention in BRCA1-mutation carriers. Nat Med 22(8): 933–9; doi: 10.1038/nm.4118
Oktay K, Kim JY, Barad D et al (2010) Association of BRCA1 mutations with occult primary ovarian insufficiency: a possible explanation for the link between infertility and breast/ovarian cancer risks. J Clin Oncol 28(2): 240–4; doi: 10.1200/JCO.2009.24.2057
Oktay K, Turan V, Titus S et al (2015) BRCA Mutations, DNA Repair Deficiency, and Ovarian Aging. Biol Reprod 93(3): 67; doi: 10.1095/biolreprod.115.132290
Oktay KH, Bedoschi G, Goldfarb SB et al (2020) Increased chemotherapy-induced ovarian reserve loss in women with germline BRCA mutations due to oocyte deoxyribonucleic acid double strand break repair deficiency. Fertil Steril 113(6): 1251–60 e1251; doi: 10.1016/j.fertnstert.2020.01.033
Pandolfi F, Franza L, Mandolini C et al (2017) Immune Modulation by Vitamin D: Special Emphasis on Its Role in Prevention and Treatment of Cancer. Clin Ther 39(5): 884–93; doi: 10.1016/j.clinthera.2017.03.012
Peng R, Liang X, Zhang G et al (2020) Association Use of Bisphosphonates with Risk of Breast Cancer: A Meta-Analysis. Biomed Res Int 2020: 5606573; doi: 10.1155/2020/5606573
Perri T, Lifshitz D, Sadetzki S et al (2015) Fertility treatments and invasive epithelial ovarian cancer risk in Jewish Israeli BRCA1 or BRCA2 mutation carriers. Fertil Steril 103(5): 1305–12; doi: 10.1016/j.fertnstert.2015.02.011
Pierce LJ, Phillips KA, Griffith KA et al (2010) Local therapy in BRCA1 and BRCA2 mutation carriers with operable breast cancer: comparison of breast conservation and mastectomy. Breast Cancer Res Treat 121(2): 389–98; doi: 10.1007/s10549–010–0894-z
Poorolajal J, Heidarimoghis F, Karami M et al (2021) Factors for the Primary Prevention of Breast Cancer: A Meta-Analysis of Prospective Cohort Studies. J Res Health Sci 21(3): e00520; doi: 10.34172/jrhs.2021.57
Porcu E, Cillo GM, Cipriani L et al (2020) Impact of BRCA1 and BRCA2 mutations on ovarian reserve and fertility preservation outcomes in young women with breast cancer. J Assist Reprod Genet 37(3): 709–15; doi: 10.1007/s10815–019–01658–9
Premenopausal Breast Cancer Collaborative G, Schoemaker MJ, Nichols HB et al (2018) Association of Body Mass Index and Age With Subsequent Breast Cancer Risk in Premenopausal Women. JAMA Oncol 4(11): e181771; doi: 10.1001/jamaoncol.2018.1771
Quante AS, Engel C, Kiechle M et al (2020) Changes in risk calculation for the intensified surveillance programme of the German Consortium for Breast and Ovarian Cancer. Der Gynäkologe 53: 259–64
Ralph AF, Ager B, Bell ML et al (2014) Women's preferences for selective estrogen reuptake modulators: an investigation using protection motivation theory. Patient Educ Couns 96(1): 106–12; doi: 10.1016/j.pec.2014.04.011

Rennert G, Pinchev M, Rennert HS (2010) Use of bisphosphonates and risk of postmenopausal breast cancer. J Clin Oncol 28(22): 3577–81; doi: 10.1200/JCO.2010.28.1113

Rhiem K, Engel C, Graeser M et al (2012) The risk of contralateral breast cancer in patients from BRCA1/2 negative high risk families as compared to patients from BRCA1 or BRCA2 positive families: a retrospective cohort study. Breast Cancer Res 14(6): R156; doi: 10.1186/bcr3369

Richards S, Aziz N, Bale S et al (2015) Standards and guidelines for the interpretation of sequence variants: a joint consensus recommendation of the American College of Medical Genetics and Genomics and the Association for Molecular Pathology. Genet Med 17(5): 405–24; doi: 10.1038/gim.2015.30

Rivera CM, Grossardt BR, Rhodes DJ et al (2009) Increased cardiovascular mortality after early bilateral oophorectomy. Menopause 16(1): 15–23; doi: 10.1097/gme.0b013e31818888f7

Rolfes M, Borde J, Möllenhoff K et al (2022) Prevalence of Cancer Predisposition Germline Variants in Male Breast Cancer Patients: Results of the German Consortium for Hereditary Breast and Ovarian Cancer. Cancers (Basel) 14(13); doi: 10.3390/cancers14133292

Romanos-Nanclares A, Gea A, Martinez-Gonzalez MA et al (2021) Carbohydrate quality index and breast cancer risk in a Mediterranean cohort: The SUN project. Clin Nutr 40(1): 137–45; doi: 10.1016/j.clnu.2020.04.037

Salazar AS, Rakhmankulova M, Simon LE et al (2021) Chemoprevention Agents to Reduce Mammographic Breast Density in Premenopausal Women: A Systematic Review of Clinical Trials. JNCI Cancer Spectr 5(1); doi: 10.1093/jncics/pkaa125

Schlich-Bakker KJ, ten Kroode HF, Ausems MG (2006) A literature review of the psychological impact of genetic testing on breast cancer patients. Patient Educ Couns 62(1): 13–20; doi: 10.1016/j.pec.2005.08.012

Schmutzler RK, Deutsches Konsortium Familiärer Brust- und Eierstockkrebs. (2020) Konsensusempfehlung zum Umgang mit Ergebnissen der Multigenanalyse. Retrieved from www.konsortium-familiaerer-brustkrebs.de/konsensusempfehlung

Schütz F, Thomssen C (2023) Brustkrebsrisiko und Prävention. Retrieved from https://www.ago-online.de/fileadmin/ago-online/downloads/_leitlinien/kommission_mamma/2023/Einzeldateien/AGO_2023D_02_Brustkrebsrisiko_Genetik_und_Praevention.pdf (01.05.2023)

Seethaler B, Basrai M, Vetter W et al (2020) Fatty acid profiles in erythrocyte membranes following the Mediterranean diet–data from a multicenter lifestyle intervention study in women with hereditary breast cancer (LIBRE). Clinical Nutrition 39(8): 2389–98

Seethaler B, Nguyen NK, Basrai M et al (2022) Short-chain fatty acids are key mediators of the favorable effects of the Mediterranean diet on intestinal barrier integrity: data from the randomized controlled LIBRE trial. The American journal of clinical nutrition 116(4): 928–42

Shieh Y, Tice JA (2020) Medications for Primary Prevention of Breast Cancer. JAMA 324(3): 291–2; doi: 10.1001/jama.2020.9246

Singer CF (2021) Nonsurgical Prevention Strategies in BRCA1 and BRCA2 Mutation Carriers. Breast Care (Basel) 16(2): 144–8; doi: 10.1159/000507503

Sluyter JD, Manson JE, Scragg R (2021) Vitamin D and clinical cancer outcomes: a review of meta-analyses. JBMR plus 5(1): e10420.

Smith SG, Sestak I, Forster A et al (2016) Factors affecting uptake and adherence to breast cancer chemoprevention: a systematic review and meta-analysis. Ann Oncol 27(4): 575–90; doi: 10.1093/annonc/mdv590

Song D, Deng Y, Liu K et al (2019) Vitamin D intake, blood vitamin D levels, and the risk of breast cancer: a dose-response meta-analysis of observational studies. Aging (Albany NY) 11(24): 12708–32; doi: 10.18632/aging.102597

Southey MC, Goldgar DE, Winqvist R et al (2016) PALB2, CHEK2 and ATM rare variants and cancer risk: data from COGS. J Med Genet 53(12): 800–11; doi: 10.1136/jmedgenet-2016–103839

Sturgeon K, Digiovanni L, Good J et al (2016) Exercise-Induced Dose-Response Alterations in Adiponectin and Leptin Levels Are Dependent on Body Fat Changes in Women at Risk for Breast Cancer. Cancer Epidemiol Biomarkers Prev 25(8): 1195–1200; doi: 10.1158/1055–9965.EPI-15–1087

Suzuki R, Saji S, Toi M (2012) Impact of body mass index on breast cancer in accordance with the life-stage of women. Front Oncol 2: 123; doi: 10.3389/fonc.2012.00123

Tai YC, Domchek S, Parmigiani G et al (2007) Breast cancer risk among male BRCA1 and BRCA2 mutation carriers. J Natl Cancer Inst 99(23): 1811–4; doi: 10.1093/jnci/djm203

Tajaddini A, Pourzand A, Sanaat Z et al (2015) Dietary resistant starch contained foods and breast cancer risk: a case-control study in northwest of Iran. Asian Pac J Cancer Prev 16(10): 4185–92; doi: 10.7314/apjcp.2015.16.10.4185

Thill M, Lüftner D, Kolberg-Liedtke C et al (2022) AGO Recommendations for the Diagnosis and Treatment of Patients with Locally Advanced and Metastatic Breast Cancer: Update 2022. Breast Care (Basel) 17(4): 421–9; doi: 10.1159/000524789

Thomson CA, Van Horn L, Caan BJ et al (2014) Cancer incidence and mortality during the intervention and postintervention periods of the Women's Health Initiative dietary modification trial. Cancer Epidemiol Biomarkers Prev 23(12): 2924–35; doi: 10.1158/1055–9965.EPI-14–0922

Tischkowitz M, Colas C, Pouwels S et al (2020) Cancer Surveillance Guideline for individuals with PTEN hamartoma tumour syndrome. Eur J Hum Genet 28(10): 1387–93; doi: 10.1038/s41431–020–0651–7

Toledo E, Salas-Salvadó J, Donat-Vargas C et al (2015) Mediterranean diet and invasive breast cancer risk among women at high cardiovascular risk in the PREDIMED trial: a randomized clinical trial. JAMA internal medicine 175(11): 1752–60

Turan V, Lambertini M, Lee DY et al (2021) Association of Germline BRCA Pathogenic Variants With Diminished Ovarian Reserve: A Meta-Analysis of Individual Patient-Level Data. J Clin Oncol 39(18): 2016–24; doi: 10.1200/jco.20.02880

Turnbull C, Rahman N (2008) Genetic predisposition to breast cancer: past, present, and future. Annu Rev Genomics Hum Genet 9: 321–45; doi: 10.1146/annurev.genom.9.081307.164339

© Tumorzentrum München und Zuckschwerdt Verlag | DOI 10.4486/395.02

Tworoger SS, Eliassen AH, Missmer SA et al (2006) Birthweight and body size throughout life in relation to sex hormones and prolactin concentrations in premenopausal women. Cancer Epidemiol Biomarkers Prev 15(12): 2494–2501; doi: 10.1158/1055-9965.EPI-06-0671

Vallard A, Magné N, Guy JB et al (2019) Is breast-conserving therapy adequate in BRCA 1/2 mutation carriers? The radiation oncologist's point of view. Br J Radiol 92(1097): 20170657; doi: 10.1259/bjr.20170657

Vaz F, Hanenberg H, Schuster B et al (2010) Mutation of the RAD51C gene in a Fanconi anemia-like disorder. Nat Genet 42(5): 406–9; doi: 10.1038/ng.570

Villani A, Shore A, Wasserman JD et al (2016) Biochemical and imaging surveillance in germline TP53 mutation carriers with Li-Fraumeni syndrome: 11 year follow-up of a prospective observational study. Lancet Oncol 17(9): 1295–1305; doi: 10.1016/S1470-2045(16)30249-2

Vinogradova Y, Coupland C, Hippisley-Cox J (2020) Use of hormone replacement therapy and risk of breast cancer: nested case-control studies using the QResearch and CPRD databases. Bmj 371: m3873

Visvanathan K, Mondul AM, Zeleniuch-Jacquotte A et al (2023) Circulating vitamin D and breast cancer risk: An international pooling project of 17 cohorts. European journal of epidemiology 38(1): 11–29

Webster AJ, Shanno JN, Santa Cruz HS et al (2023) Oncologic Safety of Nipple-Sparing Mastectomy for Breast Cancer in BRCA Gene Mutation Carriers: Outcomes at 70 Months Median Follow-Up. Ann Surg Oncol: 3215–22; doi: 10.1245/s10434-022-13006-w

Weischer M, Nordestgaard BG, Pharoah P et al (2012) CHEK2*1100delC heterozygosity in women with breast cancer associated with early death, breast cancer-specific death, and increased risk of a second breast cancer. J Clin Oncol 30(35): 4308–16; doi: 10.1200/JCO.2012.42.7336

Yadav S, Boddicker NJ, Na J et al (2023) Contralateral Breast Cancer Risk Among Carriers of Germline Pathogenic Variants in ATM, BRCA1, BRCA2, CHEK2, and PALB2. J Clin Oncol 41(9): 1703–13; doi: 10.1200/jco.22.01239

Yang WC, Hsu FM, Chen YH et al (2020) Clinical outcomes and toxicity predictors of thoracic re-irradiation for locoregionally recurrent lung cancer. Clin Transl Radiat Oncol 22: 76–82; doi: 10.1016/j.ctro.2020.03.008

Yang X, Leslie G, Doroszuk A et al (2020) Cancer Risks Associated With Germline PALB2 Pathogenic Variants: An International Study of 524 Families. J Clin Oncol 38(7): 674–85; doi: 10.1200/jco.19.01907

Ye F, Huang L, Lang G et al (2020) Outcomes and risk of subsequent breast events in breast-conserving surgery patients with BRCA1 and BRCA2 mutation. Cancer Med 9(5): 1903–10; doi: 10.1002/cam4.2836

Zürcher A, Knabben L, Janka H et al (2023) Influence of the levonorgestrel-releasing intrauterine system on the risk of breast cancer: a systematic review. Archives of gynecology and obstetrics, *307*(6), 1747–61

© Tumorzentrum München und Zuckschwerdt Verlag | DOI 10.4486/395.02

Bildgebende und interventionelle Diagnostik

S. Grandl, J. C. de Waal, D. Rjosk-Dendorfer,
S. Heywang-Köbrunner, K. Hellerhoff

Schlagwörter

Mammografie-Screening • Hochrisiko-Screening • Mammografie • Tomosynthese • KM-gestützte Mammografie • Mammasonografie • Galaktografie • MRT der Brust • PET/CT • minimalinvasive Biopsie • prätherapeutische Lokalisationsverfahren

Der Einsatz der unterschiedlichen bildgebenden Methoden in der Mammadiagnostik ist abhängig von der Symptomatik, dem Alter und dem Risikoprofil der Patientin. Die komplementäre Diagnostik versteht sich dabei als individuelle, auf die diagnostische Intention abgestimmte Abklärung in der kurativen Versorgung. Die Brustkrebsfrüherkennung für asymptomatische Frauen ohne erhöhtes Brustkrebsrisiko erfolgt standardisiert im Rahmen qualitätsgesicherter Programme.

Brustkrebsfrüherkennung

Deutsches Mammografie-Screening-Programm

„Screening" als qualitätsgesicherte Reihenuntersuchung asymptomatischer Frauen hat das primäre Ziel, die Brustkrebssterblichkeit zu senken.

Das deutsche Mammografie-Screening-Programm untersucht asymptomatische Frauen zwischen 50 und 69 Jahren. Die Mammografie wird alle zwei Jahre durch systematische Einladung angeboten und unterliegt einer Doppelbefundung durch zwei dafür qualifizierte BefunderInnen. Weiterführende bildgebende und minimalinvasive Untersuchungen bei Auffälligkeiten der Screening-Mammografie werden im Rahmen der sogenannten Abklärungsdiagnostik von den Programmverantwortlichen ÄrztInnen durchgeführt. Das Programm unterliegt den Regelungen der Strahlenschutzverordnung und der Krebsfrüherkennungs-Richtlinie (KFE-RL; Gemeinsamer Bundesausschuss 2020) sowie dem Bundesmantelvertrag für Ärzte (BMVÄ).

Mammografie-Screening alle 2 Jahre für Frauen im Alter von 50–69 Jahren

Andere bildgebende Methoden sind für ein flächendeckendes Screening derzeit nicht zugelassen. Der primäre Einsatz der Tomosynthese für das Mammografie-Screening ist in den letzten Jahren intensiv evaluiert worden. Insbesondere die Berechnung einer sog. „synthetischen" Mammografie aus Tomosynthesedatensätzen hat die Dosisdiskussion als Argument gegen eine Implementierung in das Programm in den Hintergrund treten lassen. Eine neue Metaanalyse berichtet bei moderater Evidenz eine Erhöhung der Detektionsrate für alle bösartigen Veränderungen von 7 auf 10 Fälle pro 1000 untersuchten Frauen ohne signifikante Veränderung der Recallrate (Giampietro et al. 2020). In Deutschland wird derzeit im Rah-

© Tumorzentrum München und Zuckschwerdt Verlag | DOI 10.4486/395.03

men einer screeningbezogenen Studie (Tosyma trial) die Wertigkeit der Tomosynthese für die Brustkrebsfrüherkennung überprüft.

Aktuelle Performanceparameter des Dt. Mammografie-Screening-Programms (Jahresbericht Evaluation 2020): Teilnahmerate 49 % Detektionsrate 6,1/1000 untersuchte Frauen Wiedereinbestellrate: 2,9 % für Folgeuntersuchungen 10,7 % für Erstuntersuchungen, Anteil der untersuchten Frauen mit Indikation zur Biopsie 1,1 %

Vor dem Hintergrund der recht hohen Inzidenz, der höheren brustkrebsbezogenen Mortalität bei Frauen zwischen 70 und 74 Jahren und der steigenden Lebenserwartung ist hier die Ausweitung des Screenings auf diese Altersgruppe eine bedenkenswerte Option. Im Abschlussbericht des Instituts für Qualität und Wirtschaftlichkeit im Gesundheitswesen (IQWiG) (IQWiG 2022) wird für die Altersgruppe der Frauen zwischen 45 und 49 Jahren sowie zwischen 70 und 74 Jahren ein Anhaltspunkt für einen Nutzen des Mammografie-Screenings gegenüber keinem Screening festgestellt und somit, dass der Nutzen des Screenings den Schaden überwiegt. Das Bundesamt für Strahlenschutz hält die Brustkrebsfrüherkennung mittels Mammografie bei Frauen bis zum Alter von 75 Jahren für gerechtfertigt (Bundesamt für Strahlenschutz, 2022). In der Krebsfrüherkennungs-Richtlinie des gemeinsamen Bundesausschuss (g-BA), Stand 27.04.2023 wird der voraussichtliche Start einer Übergangsregelung mit Möglichkeit der Selbsteinladung für Frauen 70–75 Jahre für 2024 anvisiert.

voraussichtlich Erweiterung der Altersgrenzen auf Frauen 45–49 und 70–75 Jahre

Im Screening muss gewährleistet sein, dass unter den zahlreichen Normvarianten und gutartigen Veränderungen bei vertretbaren Nebenwirkungen möglichst viele Brustkrebserkrankungen in prognostisch günstigem Stadium erkannt werden. Obwohl derzeit jede 9. bis 10. Frau in ihrem Leben an Brustkrebs erkrankt, handelt es sich pro Zweijahresintervall jeweils nur um sehr wenige neu entdeckte Karzinomfälle (ca. 6–7/1000). Pro Screening-Runde wird damit bei weniger als 1 % der Frauen Brustkrebs diagnostiziert, während 99 % der in dieser Runde untersuchten Frauen schlussendlich „brustgesund" sind. Die Häufigkeit von Abklärungen, die durch eine Früherkennungs- oder Screening-Untersuchung indiziert werden, muss für brustgesunde Frauen vertretbar bleiben. Die europäischen Screening-Programme sind in strenge Qualitätssicherungsprogramme eingebunden, basierend auf den *European Guidelines for Quality Assurance in Breast Cancer Screening and Diagnosis*, kurz „europäische Leitlinien" oder „EUREF-Leitlinien" (Perry et al. 2013). Das deutsche Screening-Programm wird von der Kooperationsgemeinschaft Mammografie ausführlich beschrieben (Kooperationsgemeinschaft Mammografie, Berlin, Februar 2017).

Die Qualitätsparameter des deutschen Mammografie-Screening-Programms werden regelmäßig in sogenannten Evaluationsberichten publiziert. Der aktuelle Bericht fasst Daten aus dem Jahr 2018 zusammen (Mammo REPORT 2021). Bei einer Teilnahmerate von 50 % wurden 470.000 Frauen im Rahmen einer Erstuntersuchung und 2,4 Millionen Frauen im Rahmen einer Folgeuntersuchung mammografiert. Bei 1,1 % der Frauen ergab sich die Indikation zu einer Biopsie. Dabei wurde bei 6 von 1000 Frauen ein Mammakarzinom entdeckt. 18,7 % der entdeckten Karzinome entsprachen In-situ-Karzinomen. 33,8 % der Karzinome hatten eine Größe bis zu 10 mm, nur 18,7 % der Tumore hatten eine Größe von mehr als 20 mm. Die ganz überwiegende Zahl der diagnostizierten Frauen hatten keinen lokoregionären Lymphknotenbefall (81,6 %). Der PPV für die Indikation zur minimalinvasiven Abklärung betrug 54 %. Bei der Vakuumbiopsie war die Relation benigne/maligne Biopsieergebnisse mit 1:0,9 ungünstiger als bei den sonografisch geführten Biopsien mit 1:4,3.

© Tumorzentrum München und Zuckschwerdt Verlag | DOI 10.4486/395.03

Screening-Effektivität und Mortalitätsreduktion

Umfangreiche Daten belegen mit hohem Evidenzlevel die Wirksamkeit des qualitätsgesicherten Mammografie-Screenings für die Reduktion der Brustkrebssterblichkeit (Lauby-Secretan et al. 2015; IARC 2016; Oeffinger et al. 2015; Duffy et al. 2021). Metaanalysen der bisherigen RCTs bestätigen eine Mortalitätsreduktion um 19–23 % für eingeladene versus nicht eingeladene Frauen (Duffy et al. 2012; Health Council of the Netherlands 2014; Independent UK Panel on Breast Cancer Screening 2012; Nickson et al. 2012; Pace/Keeting 2014; WHO 2014; Siu et al. 2016; Morell et al. 2017). Dieses schließt auch die Metaanalysen von Screening-Kritikern wie dem dänischen Cochrane-Institut oder dem *Swiss Medical Board* ein (Gøtzsche/Jørgensen 2013; Swiss Medical Board 2013).

Mortalitätsreduktion um 19–23 % für eingeladene Frauen

Naturgemäß sind heute nach Einführung europäischer Screening-Programme keine RCTs mehr möglich. Unabhängige epidemiologische Institute, die die Screening-Programme bewerten, können inzwischen auf umfangreiche Daten aus den laufenden Screening-Programmen zurückgreifen. Umfassende Analysen aus 18 Ländern mit nationalen Screening-Programmen stammen von *Euroscreen* (Broeders et al. 2012) und von der IARC (*International Agency for Research on Cancer der WHO*) (Lauby-Secretan et al. 2015; IARC 2016). Entsprechend diesen Daten ist, bezogen auf die eingeladene Frau, von einer Mortalitätsreduktion um 23 % auszugehen. Für die tatsächliche Teilnehmerin wird von einer Mortalitätsreduktion um 40 % ausgegangen, was ungefähr 8 geretteten Leben pro 1000 Teilnehmerinnen entspricht (Paci et al. 2012).

Mortalitätsreduktion um 40 % für teilnehmende Frauen

Bisherige Untersuchungen zur Mortalitätsreduktion haben Sterblichkeitsraten von Karzinomen ausgewertet, deren Erstdiagnose und Therapie sehr viele Jahre zurückliegt und sich noch sehr von der Versorgung zum tatsächlichen Sterbezeitpunkt unterscheiden. Aus diesem Grund wurde ein anderer Endpunkt definiert: die Inzidenz an entdeckten Brustkrebsfällen, die innerhalb von 10 resp. 20 Jahren zum Tod führen. In diesem Fall sind erkrankungsbedingte Todesursache, Erstdiagnosezeitpunkt und Behandlung aus der gleichen Zeitperiode. Für Frauen, die tatsächlich am Screening teilnahmen, ergab sich eine Risikoreduktion von 41 %, innerhalb vom 10 Jahren an der Brustkrebserkrankung zu sterben, und eine Risikoreduktion von 25 %, in einem fortgeschrittenen Brustkrebsstadium zu erkranken (Duffy et al. 2020).

Eine sehr aktuelle Arbeit aus schwedischen Screening-Daten zeigt, dass die Mortalitätsreduktion bei kontinuierlich im Screening untersuchten Frauen mit Teilnahme an den beiden der Erstdiagnose vorangehenden Untersuchungen bei 49 % liegt. Die Risikoreduktion ist für nur diskontinuierlich teilnehmende Frauen deutlich geringer (Duffy et al. 2021).

Für Frauen zwischen 40 und 50 Jahren sowie Frauen zwischen 70 und 74 Jahren wird in aktuellen RCT-Auswertungen ebenfalls eine Mortalitätsreduktion zwischen 20 und 27 % beschrieben (Duffy et al. 2020; Zheng et al. 2021). Der Effekt, der sich aus dieser Datenlage für die (tatsächliche) Teilnehmerin ergibt, entspricht (mathematisch umgerechnet und damit eindeutig) folgenden Zahlen:

- Bei 1000 Teilnehmerinnen treten innerhalb von 20 Jahren ca. 70 Mammakarzinome auf.
- Ohne Screening führen diese nach heutiger Datenlage zu ca. 19 Todesfällen.
- Mit Screening werden ca. 55 der 70 Mammakarzinome (oft frühzeitiger) gefunden.
- Durch Screening können 5/19 Todesfälle vermieden werden (Paci et al. 2012).

© Tumorzentrum München und Zuckschwerdt Verlag | DOI 10.4486/395.03

Screening-Kritiker haben folgende Argumente für eine Änderung dieser Zahlenangaben angeführt, welche jedoch von entscheidenden nationalen und internationalen Gremien (IARC, *American Cancer Society* etc.) nicht übernommen wurden:

- Die vom dänischen Cochrane-Institut (Gøtzsche/Jørgensen 2013) eingeführte Wichtung sollen 6 von 8 randomisierten, kontrollierten Studien (RCT: randomized controlled trial) minderbewertet werden. Dies konnte bei einer umfassenden kritischen Überprüfung durch die WHO (IARC 2002, Pressemitteilung) bereits 2002 nicht bestätigt werden. Unabhängige Gremien wie insbesondere das UK-Panel haben explizit diese unterschiedliche Wichtung der RCTs als unbegründet zurückgewiesen (Independent UK Panel on Breast Cancer Screening 2012; IARC 2016).
- Die von Screening-Gegnern benannte Zahl der geretteten Leben (1–2 pro 1000 „Teilnehmerinnen") bezieht sich nicht auf tatsächliche Teilnehmerinnen, sondern auf die „eingeladenen Frauen", von denen ca. 30 % gar nicht am Screening teilnahmen (Brenner et al. 2010; Fügemann/Kääb-Sanyal 2016).
- Die Mortalitätsreduktion wird von Screening-Gegnern nicht für das restliche Leben oder eine adäquate Nachbeobachtungszeit von 10–15 Jahren nach der letzten Screening-Mammografie berechnet, sondern lediglich für eine Gesamtbeobachtungszeit von 10 Jahren, also eine Nachbeobachtungszeit von durchschnittlich 4 Jahren. Dies führt zu einer erheblichen Untererfassung der in der Kontrollgruppe auftretenden Todesfälle und damit zu einer Unterschätzung der tatsächlichen Mortalitätsreduktion (Fügemann/Kääb-Sanyal 2016).
- Einige Screening-Gegner postulieren, dass der absolute Screening-Effekt aufgrund verbesserter Therapien geringer sei. Dieser Bewertung schließen sich das unabhängige UK-Panel und die meisten nationalen Expertengremien nicht an, da einerseits die Diagnostik seit den 1980er-Jahren ebenfalls erhebliche Fortschritte gemacht hat, andererseits durch die heute höhere Lebenserwartung mehr Mammakarzinome auftreten und zudem die Vermeidung auch später auftretender Todesfälle, z. B. durch Früherkennung von Vorstadien, an Bedeutung zunimmt (Independent UK Panel on Breast Cancer Screening 2012; Health Council of the Netherlands 2014).

Zusammenfassend sind folgende Vorteile durch das Mammografie-Screening zu erwarten:

1. Mortalitätssenkung: Sie ist unumstritten und nur für das Mammografie-Screening belegt (UK Panel 2012; Oeffinger et al. 2015; IARC 2016).
2. Durch die Erkennung des Mammakarzinoms in früheren Stadien bestehen bessere Therapiemöglichkeiten. Diese umfassen:

geringere Mastektomieraten

weniger Axilladissektionen

   i) geringere Mastektomieraten (Paci et al. 2002; Zorzi et al. 2006; Stang et al. 2013; Christiansen et al. 2014; Health Council of the Netherlands 2014)
   ii) weniger Axilladissektionen (Paci et al. 2002; Schrodi et al. 2013; Health Council of the Netherlands 2014)
   iii) weniger Chemotherapien (Schrodi et al. 2013; Health Council of the Netherlands 2014)

Erfreulicherweise zeichnen sich diese Effekte bereits auch für das deutsche Screening-Programm ab (Schrodi et al. 2013; Stang et al. 2013; Meindel et al. 2021).

© Tumorzentrum München und Zuckschwerdt Verlag | DOI 10.4486/395.03

3. Proaktive gesundheitliche Selbstfürsorge: Da die meisten Frauen betroffene Frauen mit Brustkrebs kennen und zum Teil auch den Verlauf erleben, ist für sie das unauffällige Ergebnis einer regelmäßigen Screening-Mammografie ein wichtiges Feedback in der gesundheitlichen Selbstfürsorge von Frauen. Das betrifft nach eigener Erfahrung fast alle Teilnehmerinnen, aber auch die meisten Frauen, bei denen ein auffälliger Befund weiter geklärt wurde, wenn sich dieser schlussendlich als gutartig herausstellte.

Potenzielle Nebenwirkungen von Screening und Früherkennung

vertretbare Strahlenbelastung gegenüber weitaus größerem Nutzen

Die **Strahlendosis** ist ab dem 40. Lebensjahr nach internationaler Einschätzung kein Argument gegen ein Mammografie-Screening: Die im Rahmen der Screening-Mammografie erforderliche Strahlendosis beträgt weniger als 4 mGy. Das Erkrankungsrisiko durch die Strahlendosis der Mammografie liegt bei Weitem unter dem natürlichen jährlichen Risiko, an Brustkrebs zu erkranken (Hendrick 2010; Lauby-Secretan et al. 2015). Die Strahlung der Mammografie führt lediglich zu einer Ortsdosis an der Brust, da eine Streustrahlung bei der Weichstrahltechnik, die bei der Mammografie eingesetzt wird, praktisch nicht vorhanden ist. Die aus den verfügbaren umfangreichen Daten vorliegenden Risikoeinschätzungen aller Strahlenschutzkommissionen zeigen, dass der Nutzen eines zweijährlichen Mammografie-Screenings (gemessen an der Zahl geretteter Leben) das theoretische Risiko bei Weitem (Faktor 100–200) überwiegt und dass damit die mit der Mammografie verbundene Strahlenbelastung kein Argument gegen das Screening sein kann. Alle im Mammografie-Screening eingesetzten Geräte unterliegen einer strengen, kontinuierlichen Überwachung, die im Strahlenschutzgesetz für Screening-Untersuchungen verankert ist. Letztere dient der Minimierung der Strahlendosis, insbesondere aber auch der Absicherung einer hohen Diagnosequalität.

Die **Recallrate** soll entsprechend den europäischen Leitlinien so gering wie möglich gehalten werden, damit möglichst wenige brustgesunde Frauen eine weitere, möglicherweise belastende Abklärung durchführen lassen müssen. Entsprechend den aktuellen Ergebnissen aus dem Evaluationsbericht 2021 betrug die Wiedereinbestellungsrate in den Folgerunden 2,9 % (EU-Soll: < 5 %, EU-Optimalwert: < 3 %) und liegt damit im erwarteten Bereich, während die Detektionsraten und die durchschnittliche Stadienverteilung die Erwartungen übertreffen. Die meisten bei der Screening-Untersuchung auffälligen Befunde können durch ergänzende Bildgebung, wie z. B. mammografische Zusatzaufnahmen und/oder eine fokussierte Sonografie, geklärt werden. Sog. kurzfristige Kontrollen, die eine mehrmonatige Unsicherheit bis zur nächsten Kontrolluntersuchung beinhalten und psychoonkologisch als schädlicher als die einmalige Einbestellung oder auch ein interventioneller Eingriff angesehen werden, sollen auf ein Minimum reduziert werden (< 1 %). Weitergehende histologische Klärungen sollten so wenig belastend wie möglich sein und vorwiegend minimalinvasiv erfolgen. Sie betreffen im DMS derzeit 1,1 % aller pro Runde untersuchten Frauen, während bei 0,56–0,77 % (Runde 1) aller Frauen ein Mammakarzinom entdeckt wurde (Kääb-Sanyal et al. 2020).

Intervallkarzinome etwa 22 % im ersten Jahr und 45 % im zweiten Jahr

Intervallkarzinome sind Brustkrebserkrankungen bei Screening-Teilnehmerinnen mit unauffällig befundeter Screening-Mammografie, die zwischen der vorangehenden und der nächsten Screening-Untersuchung außerhalb des Früherkennungsprogramms entdeckt werden. Die Europäischen Leitlinien geben vor, dass die Intervallkarzinomrate eines Programms im ersten Jahr nach der Untersuchung

© Tumorzentrum München und Zuckschwerdt Verlag | DOI 10.4486/395.03

30 % der Hintergrundinzidenz nicht überschreiten soll. Umfängliche Daten aus dem deutschen Mammografie-Screening-Programm liegen derzeit noch nicht vor. Ein bundesweiter Datenabgleich zur Identifikation von Intervallkarzinomen erfolgt aktuell (Heindel et al. 2021). Regionale Daten gehen von einer Rate von etwa 22 % im ersten Jahr und 45 % im zweiten Jahr nach der Screening-Untersuchung aus (Heidinger et al. 2012). Da die Intervallkarzinome im Screening-Programm nicht entdeckbar sind, bleibt auch im Screening-Alter eine qualitativ hochwertige kurative Diagnostik von großer Bedeutung (Lamb et al. 2020). Erste Erfahrungen zeigen, dass das deutsche Mammografie-Screening-Programm (DMS) hinsichtlich Performance- und Outcome-Parametern anderen qualitativ hochwertigen europäischen Programmen entspricht (Kääb-Sanyal et al. 2020).

Überdiagnostik im Screening nicht vollständig vermeidbar

Überdiagnose bedeutet, dass durch Früherkennungsuntersuchungen auch Brustkrebserkrankungen entdeckt werden, die nicht zum Tode geführt hätten, da die Frauen vorher an einer anderen Todesursache verstorben wären. Dieser Effekt wird „length time bias" genannt. Generell steigt die Wahrscheinlichkeit einer Überdiagnose mit dem Alter der untersuchten Frau, da mit zunehmendem Alter andere Todesursachen deutlich zunehmen. Prinzipiell kann bei keinem Karzinom vorhergesagt werden, ob es sich um eine Überdiagnose handelt oder nicht. Ob eine Diagnose zur Überdiagnose wird, entscheidet einerseits die Wachstumsgeschwindigkeit des Malignoms und andererseits das prinzipiell nicht vorhersehbare Schicksal der individuellen Frau. Im Falle einer Überdiagnose resultiert eine **Übertherapie**. Übertherapien sind unvermeidbar, wenn durch frühzeitige Entdeckung und Behandlung Leben gerettet und durch Vermeidung später Stadien aggressive Therapien verhindert werden sollen. Derzeit geht man von einer Überdiagnoserate < 10 % aus. Die Euroscreen-Gruppe berechnet für die europäischen Programme eine Rate von 4 Überdiagnosen bei 1000 Teilnehmerinnen, die 20 Jahre teilnehmen (Paci et al. 2012). Dieses entspricht 6 Überdiagnosen bei 100 entdeckten Karzinomen (Überdiagnoserate 6 %). Das unabhängige UK-Panel gibt die Rate an erwarteten Überdiagnosen mit bis zu 14 Überdiagnosen bei 1000 gescreenten Frauen an. Diese Schätzung basiert allerdings auf nur zwei RCTs sowie einer Nachbeobachtungszeit von zum Teil nur 6 Jahren und schließt auch Screening-Untersuchungen nach dem 70. bis 75. Lebensjahr ein (Independent UK Panel on Breast Cancer Screening 2012). Eine systematische epidemiologische Analyse der bis 2014 verfügbaren Daten durch die WHO ergibt eine Rate von 6,5 % (1–10 %) Überdiagnosen bezogen auf alle diagnostizierten Mammakarzinome (Lauby-Secretan et al. 2015; IARC 2016).

Screening bei Hochrisiko

multimodale intensivierte Früherkennung für Frauen mit Hochrisiko und/oder Nachweis einer Mutation der Hochrisikogene

Screening in der Hochrisikosituation wird bislang im Rahmen einer Studie des *Konsortiums Familiärer Brust- und Eierstockkrebs* angeboten. Für Frauen mit nachgewiesener Mutation der Hochrisikogene *BRCA1*, *BRCA2*, *PALB2* und *TP53*, der bisher bekannten Core-Gene (*CHEK2*, *ATM*, *NBN*, *CDH*, *PTEN* und *RAD51C/D*) sowie für Frauen mit einem Heterozygotenrisiko > 20 % oder lebenslangem Erkrankungsrisiko > 30 % sehen die Empfehlungen des *Konsortiums Familiärer Brust- und Eierstockkrebs* ein strukturiertes, intensiviertes Früherkennungsprogramm vor, das an hierfür ausgewiesenen Zentren angeboten wird.

Gründe für die Notwendigkeit dieses anderen Früherkennungskonzepts bei genetischem Hochrisiko sind, insbesondere bei *BRCA1*-Mutationen, das Auftreten der Erkrankung in deutlich früherem Lebensalter (im Mittel ca. 10–20 Jahre früher)

© Tumorzentrum München und Zuckschwerdt Verlag | DOI 10.4486/395.03

und das Auftreten bildmorphologisch anderer, zum Teil schwieriger zu erkennender Tumorarten sowie von Tumorarten mit zum Teil sehr kurzen Verdopplungszeiten (50–100 Tage).
Während für die prophylaktische Mastektomie eine Senkung der Karzinominzidenz um ca. 95 % erwiesen ist, wird für die intensivierte Bildgebung eine Verbesserung der Prognose angenommen. Diese Annahme beruht auf einer günstigeren Stadienverteilung bei den teilnehmenden Frauen und auf einer geringeren Inzidenz von invasiven Tumoren. Ob und mit welcher Mortalitätsreduktion die günstigere Stadienverteilung bei diesem besonderen Tumorspektrum verbunden ist, ist nicht sicher abzuschätzen.
Die sehr unterschiedlichen Mammakarzinom-Inzidenzen zwischen den einzelnen Risikogruppen machen eine Stratifizierung des Früherkennungsprogramms nach dem Vorhandensein oder Fehlen einer pathogenen Mutation in einem der bisher bekannten Hochrisikogene, einer Mutation der Core-Gene oder dem Vorhandensein eines errechneten Risikos erforderlich, da das sehr aufwendige und durch eine Abklärungsrate von bis zu 20 % belastende multimodale intensivierte Früherkennungsprogramm nur bei einer entsprechend hohen Brustkrebsinzidenz zu rechtfertigen ist. Auf der Grundlage der Auswertung der bisherigen Ergebnisse der intensivierten Früherkennung/Nachsorge gibt das *Deutsche Konsortium Familiärer Brust- und Eierstockkrebs* Empfehlungen zur Durchführung heraus (Hahnen et al. 2017).
Die intensivierte Früherkennung bei Männern mit *BRCA2*-Mutation mittels Tastuntersuchung und Sonografie wird derzeit noch uneinheitlich gehandhabt, sollte aber ab dem 50. Lebensjahr empfohlen werden. Eine generelle Empfehlung zur Durchführung einer Mammografie für männliche Mutationsträger gibt es nicht, da die Daten aufgrund der geringen Fallzahlen noch unzureichend sind.

Mammografie bei Hochrisiko

Die Zahl der nur in der Mammografie entdeckten Karzinome ist insgesamt sehr gering (< 5 % aller entdeckten Primärkarzinome). Die Mammografie sollte im Früherkennungsprogramm daher laut aktuellen Empfehlungen des *Deutschen Konsortiums Familiärer Brust- und Eierstockkrebs* bei allen Frauen im Alter unter 40 Jahren nur in Einzelfällen durchgeführt werden. Allerdings wird sowohl in den Empfehlungen des *National Comprehensive Cancer Network* (NCCN) als auch des *National Institute for Health and Care Excellence* (NICE) weiterhin die Durchführung einer Mammografie ab dem 30. Lebensjahr propagiert.
Gründe für die Durchführung einer Mammografie auch vor dem 40. Lebensjahr können sein:

Die Mammografie soll in der Hochrisikofrüherkennung ab dem 40. Lebensjahr abhängig von der Beurteilbarkeit von MRT und Sonografie gezielt zum Einsatz kommen.

- Nichtdurchführbarkeit oder eingeschränkte Beurteilbarkeit der MRT
- unklare oder verdächtige Befunde in der klinischen Untersuchung, MRT oder Sonografie
- kontrollbedürftige mammografische Vorbefunde, insbesondere Mikrokalk
- Nachsorge bei Mammakarzinom in der Eigenanamnese

Ab dem 40. Lebensjahr sollte die Mammografie in Abhängigkeit von der Beurteilbarkeit der anderen Untersuchungsverfahren, der Drüsenparenchymdichte und den mammografischen Vorbefunden alle 1–2 Jahre durchgeführt werden. Grundsätzlich ist die Indikation zur Mammografie bei Trägerinnen einer Mutation im

© Tumorzentrum München und Zuckschwerdt Verlag | DOI 10.4486/395.03

BRCA2-Gen aufgrund des häufigeren Vorkommens von DCIS großzügiger zu stellen als bei Trägerinnen einer Mutation im BRCA1-Gen. Sofern organisatorisch möglich, sollte die Mammografie erst nach der MRT durchgeführt werden, damit die MRT-Befunde in die Entscheidung zur Durchführung einer Mammografie mit einbezogen werden können.

Sonografie bei Hochrisiko

Während die Halbjahressonografie bei Hochrisikopatientinnen mit nachgewiesener BRCA1/2-Mutation von großer Bedeutung zur Vermeidung von fortgeschrittenen Intervallkarzinomen ist, liegt die Entdeckungsrate von Primärtumoren in der Halbjahressonografie bei Risikopatientinnen ohne nachgewiesene Mutation in einem der Hochrisikogene bei unter 0,05 % der durchgeführten Untersuchungen. Die Bedeutung der Ultraschalluntersuchung zum Jahrestermin zusätzlich zur MRT liegt insbesondere in der Erhöhung der Spezifität der MRT-Untersuchung durch gezielte Korrelation von unspezifischen Anreicherungsherden in der MRT; die Ultraschalluntersuchung sollte daher möglichst nach der MRT in Kenntnis der MRT-Befunde im Sinne einer „Second-Look"-Sonografie durchgeführt werden.

MRT bei Hochrisiko

Beim Vergleich der Einzelmethoden erweist sich die MRT mit einer Sensitivität von durchschnittlich > 80 % (Bereich: 68–100 %) als das bei Weitem sensitivste Verfahren. Mammografie und Sonografie (soweit durchgeführt) haben mit einer durchschnittlichen Sensitivität von nur 25–50 % bzw. 33–65 % einen deutlich schlechteren Früherkennungswert. Auch die Kombination von Mammografie und Sonografie erreicht lediglich eine durchschnittliche Sensitivität von ca. 60 %. Die beste Sensitivität (meist über 90 %) wird für die Kombination aller Methoden berichtet.
Bei Kombination mehrerer Methoden wird davon ausgegangen, dass ca. 33 % aller Tumoren nur durch MRT gefunden werden, ca. 11 % der Mammakarzinome nur durch Mammografie und ca. 3 % nur durch Sonografie. Eine besonders schlechte Sensitivität von Mammografie und Sonografie wird für BRCA1-Mutationsträgerinnen berichtet.

Die Schlüsselmodalität der Hochrisikofrüherkennung ist das jährliche kontrastmittelgestützte MRT der Brust mit einer Programmsensititvität von ca. 90 % und einer Spezifität von 85–91 %.

Bei unterschiedlichem Studiendesign und unterschiedlicher Definition falschpositiver Befunde variiert die berichtete Spezifität zwischen 85 und 91 %. Damit ist mit einer relevanten Anzahl an weiteren Klärungen und auch Biopsien pro Runde zu rechnen. Für sonografisch negative Veränderungen nach „Second-Look"-Ultraschall muss eine minimalinvasive Abklärungsmöglichkeit mittels MR-geführter Vakuumbiopsie verfügbar sein. Die von einigen Autoren berichteten sehr hohen Raten an falschpositiven Befunden beim MRT-Screening BRCA-positiver Patientinnen sind insbesondere bezüglich einer optimalen Qualitätssicherung sehr ernst zu nehmen. Das Dt. Konsortium berichtet in einer Auswertung über eine Dekade MRT-Früherkennung im Hochrisikokollektiv über eine Programmsensitivität von 89,6 % bei einer variablen Spezifität über Erst- und Folgerunden zwischen 85 und 91 % (Bick et al. 2019). 84,5 % der mit der MRT detektierten Karzinome entsprachen einem T0- oder T1-Stadium, wobei der Anteil fortgeschrittener lokaler Stadien bei Mutationsträgerinnen deutlich höher war (16,9 und 12,5 %) als bei Nichtmutationsträgerinnen (4,8 %). Die Detektionsrate war bei BRCA2-Trägerinnen in der Erstrunde mit 4,35 % und Nichtmutationsträgerinnen in Folgerunden mit 0,29 % sehr unterschiedlich in den einzelnen Hochrisikogruppen. Die Kostenüber-

© Tumorzentrum München und Zuckschwerdt Verlag | DOI 10.4486/395.03

nahme für die Früherkennungsmaßnahmen ist für Patientinnen gesichert, wenn die radiologische Diagnostik (Mammografie, MRT und Mammasonografie) an einem der spezialisierten Zentren durchgeführt wird, die Kooperationspartner des von der *Deutschen Krebshilfe* unterstützten Verbundprojektes sind.

Mammografie

Die digitale Vollfeldmammografie ist die zentrale bildgebende Modalität zur Abklärung von Veränderungen der Brust sowie zur Brustkrebsfrüherkennung. Sie ist ein hochstandardisiertes projektionsradiografisches Verfahren, bei dem die Brustdrüse in zwei Ebenen dargestellt wird. Standardebenen für eine Basisuntersuchung der Brust sind die medio-laterale oblique Aufnahme (MLO) und die kraniokaudale Aufnahme (CC) (Heywang-Köbrunner et al. 2015). Die erforderliche Strahlendosis ist abhängig von der Größe und Parenchymdichte der Brust und beträgt durchschnittlich 4 mGy für eine 2-Ebenen-Darstellung. Das hiermit verbundene zusätzliche Lebenszeitrisiko ist insbesondere ab dem 50. Lebensjahr so gering, dass es gegenüber dem Nutzen zu vernachlässigen ist. In dieser Altersgruppe darf die Mammografie als Früherkennungsuntersuchung der asymptomatischen Frau eingesetzt werden (s. a. Abschnitt Screening).

Vor dem 40. Lebensjahr sollte die Indikation zur Mammografie auch bei der symptomatischen Patientin streng gestellt werden, da hier die Strahlensensibilität des Gewebes hoch und die Sensitivität der Mammografie gering ist. In diesem Altersbereich sollte bei auffälligem klinischem Untersuchungsbefund zunächst die Ultraschalluntersuchung der Brust durchgeführt werden. Zur Klärung spezieller Fragestellungen können Zusatzprojektionen (z. B. Spotkompression, Vergrößerungsaufnahme, streng seitliche Projektion) angefertigt werden (Heywang-Köbrunner et al. 2015).

Die digitale Mammografie ist Standarduntersuchung bei der Abklärung symptomatischer Frauen ab dem 40. Lebensjahr.

Indikationen für eine Mammografie:

- klinische Auffälligkeit (Tastbefund, Haut-/Areola-Veränderungen, pathologische Mamillensekretion, umschriebener einseitiger Brustschmerz)
- auffälliger Sonografiebefund
- Tumornachsorge nach brusterhaltender Therapie
- Kontrolle bei Z. n. TE (B3-Läsion)
- Hochrisikosituation (Frauen mit nachgewiesener Mutation in einem Hochrisikogen und Frauen ohne nachgewiesene Genmutation mit einem Heterozygotenrisiko > 20 % oder einem verbleibenden Lebenszeitrisiko von > 30 %)
- Screeninguntersuchung bei asymptomatischer Frau im Dt. Mammografie-Screening-Programm

Die Sensitivität der Mammografie ist von der Dichte des Drüsenkörpers abhängig. Diese sollte entsprechend der 2013 aktualisierten Einteilung des American College of Radiology (ACR; Sickles et al. 2013) angegeben werden (Tabelle 1).

Dichteklassifikation der Brust als vierstufige Zuordnung nach den Empfehlungen des American College of Radiology (ACR)

© Tumorzentrum München und Zuckschwerdt Verlag | DOI 10.4486/395.03

Tabelle 1 *ACR: Mammografische Dichteklassen*

ACR A	involutierte Brust ohne relevantes Restdrüsengewebe mit sehr guter Beurteilbarkeit
ACR B	locker verteiltes Restdrüsengewebe mit guter mammografischer Beurteilbarkeit
ACR C	flächig konfluierendes dichtes Drüsengewebe Die Sensitivität der Mammografie ist eingeschränkt.
ACR D	sehr dichtes Drüsengewebe Die Sensitivität der Mammografie ist stark eingeschränkt.

Je dichter das Drüsengewebe, desto niedriger ist die Sensitivität der Mammografie bezüglich der Detektion von Herdbefunden. Während diese im involutierten, fettreichen Drüsengewebe eine Sensitivität von nahezu 100 % erreicht, nimmt die Sensitivität in der dichten Brust auf bis zu 50 % ab. Insbesondere Herdbefunde, die eine identische Dichte wie das umgebende Drüsengewebe haben oder ein diffus wachsendes Muster aufweisen, können maskiert sein. Die unterschiedliche Aussagekraft der Mammografie abhängig von der Drüsengewebsdichte war in den letzten Jahren Gegenstand der Diskussion um zusätzliche Screeningmodalitäten für Frauen mit dichtem Gewebe. Die US-amerikanische Food and Drug Administration (FDA) hat kürzlich die Informationspflicht zur individuellen Brustdichte für Screeningteilnehmerinnen mit Wirkung zum September 2024 gesetzlich verankert (Harris 2023). Die aktuellen europäischen Leitlinien haben die an die Brustdichte angepasste mammografische Früherkennung in Bezug auf den primären Einsatz der Tomosynthese in der Brustkrebsfrüherkennung für Frauen mit dichtem Drüsengewebe thematisiert und erstmals mit einem niedrigen Empfehlungsgrad die Durchführung der Tomosynthese bei entsprechenden Frauen empfohlen (https://healthcare-quality.jrc.ec.europa.eu/ecibc/european-breast-cancer-guidelines/tomosynthesis). Mikrokalkassoziierte Befunde sind, unabhängig von der Drüsengewebsdichte, mammografisch gut detektierbar. Etwa 30 % der invasiven Karzinome und bis zu 80 % der heute entdeckten In-situ-Karzinome weisen Mikroverkalkungen auf, welche die Detektion erleichtern.

Die Spezifität der Mammografie ist mit über 90 % hoch. Einzelne Veränderungen wie Fettgewebsnekrosen, Hamartome, Lipome, verkalkte Fibroadenome, Lymphknoten und malignomtypische Mikroverkalkungen weisen so charakteristische morphologische Kennzeichen auf, dass eine Differenzialdiagnose nicht angegeben werden muss. Viele der kleineren in der Mammografie sichtbaren Veränderungen sind jedoch unspezifisch. In diesen Fällen ist nur die Angabe einer Malignomwahrscheinlichkeit möglich.

BI-RADS®-Klassifikation auffälliger Veränderungen

Die Einteilung der Herdbefunde nach der BI-RADS®-Klassifikation ist in Deutschland vorgeschrieben. Entsprechend den Kategorien BI-RADS® 1 bis 6 sind Malignomwahrscheinlichkeiten von 0–100 % zu erwarten. Mit der Einteilung gemäß BI-RADS®-Klassifikation ist auch eine Empfehlung zum weiteren Prozedere verbunden (Tabelle 2).

© Tumorzentrum München und Zuckschwerdt Verlag | DOI 10.4486/395.03

Tabelle 2 BI-RADS®-Klassifikation (Breast Imaging Reporting and Data System)

BI-RADS®-Kategorie		
BI-RADS-Kategorie	**Malignomwahrscheinlichkeit**	**Empfohlenes Prozedere**
0	n/a	vergleichende Bildgebung (Voraufnahmen) oder weitere Bildgebung erforderlich
1	0 %	kein Befund in der Mammografie
2	0 %	gutartiger Befund in der Mammografie
3	≤ 2 %	wahrscheinlich gutartiger Befund kurzfristige Verlaufskontrolle (üblicherweise 6 Monate)
4		suspekter Befund (möglicherweise bösartig) Biopsie sollte durchgeführt werden
4A	> 2 %–≤ 10 %	niedriger Malignitätsverdacht
4B	> 10 %–≤ 50 %	mäßiger Malignitätsverdacht
4C	> 50 %–< 95 %	hoher Malignitätsverdacht
5	≥ 95 %	hochgradiger Verdacht auf Bösartigkeit angemessene Behandlungsmaßnahmen (präoperative histologische Sicherung des Befundes, Planung der Therapie)
6	n/a	Läsionen, die im Rahmen der präoperativen minimal invasiven Diagnostik bereits histologisch als maligne diagnostiziert wurden, aber noch nicht der endgültigen operativen Therapie zugeführt wurden

Tomosynthese

Die digitale Tomosynthese der Brust (DBT) ist als Weiterentwicklung der digitalen Mammografie ein quasi dreidimensionales bildgebendes Röntgenschichtverfahren mit zu herkömmlichen Mammografiesystemen identischer Röntgenröhren und Detektortechnologie. Hierbei werden multiple Projektionsaufnahmen der Brust durch die bogenförmige Bewegung der Röntgenröhre oberhalb des Detektors akquiriert. Je nach Hersteller schwenkt die Röntgenröhre zwischen ± 15° (Engwinkel) und ± 60° (Weitwinkel). Dies kann in den Standardprojektionen (CC, MLO) und grundsätzlich auch in Zusatzprojektionen erfolgen. Die Rekonstruktion der Datensätze reduziert Überlagerungen und macht dichtes Drüsengewebe besser beurteilbar, Verdichtungen werden durch erhöhte Konturschärfe besser erkennbar und räumliche Beziehungen besser verständlich, bei gleich guter Erkennbarkeit von Mikroverkalkungen. Somit ist die Tomosynthese in der Abklärung klinischer, mammografischer oder sonografischer Veränderungen eine sehr hilfreiche und etablierte mammografische Modalität, die in der Abklärungsdiagnostik im Screening bereits Anwendung findet.

Tomosynthese als Teil der komplementären Mammadiagnostik sowie in der Screening Abklärung etabliert.

Die Gesamtdosis einer Tomosynthese-Aufnahme liegt bis etwa 50 % über der einer herkömmlichen digitalen Vollfeldmammografie, bleibt aber innerhalb des in den europäischen Leitlinien empfohlenen Dosisbereichs für die Mammografie (Skaane et al. 2013a; Gennaro et al. 2018). Aus dem tomografisch akquirierten 3D-

© Tumorzentrum München und Zuckschwerdt Verlag | DOI 10.4486/395.03

Datensatz lässt sich eine synthetische, digitale 2D-Mammografie errechnen. Diese hat zwar insgesamt eine etwas schlechtere Bildqualität, erfüllt aber in der Kombination mit der Tomosynthese die diagnostischen Leistungskriterien der herkömmlichen digitalen Mammografie (Bernardi et al. 2016). Durch den Einsatz der synthetischen Mammografie kann die mittlere Parenchymdosis um bis zu 40 % reduziert werden. Der Einsatz der Tomosynthese als primäre diagnostische Methode im Screening würde somit die Nutzung der synthetischen Mammografie voraussetzen (Lång et al. 2016/Malmö Trial).

Tomosynthese durch synthetische Mammografie nahezu dosisneutral

Der Einsatz der Tomosynthese als primäre Screeningmodalität wurde in den Screeningprogrammen Europas und der USA in den letzten zehn Jahren im Rahmen von retrospektiven und prospektiven nichtrandomisierten Studien intensiv untersucht (Skaane et al. 2013b; Skaane et al. 2014; Gilbert et al. 2015; Lång et al. 2016; Hofvind et al. 2019). Dabei wurden zunächst die Performanceparameter Detektionsrate und Wiedereinbestellrate im Vergleich zur herkömmlichen Mammografie bestimmt. Hierbei wurde der Tomosynthese im primären Screeningeinsatz eine erhöhte Karzinomentdeckungsrate gegenüber der Screeningmammografie zugesprochen. Bei den durch die Tomosynthese zusätzlich detektierten Karzinomen handelt es sich dabei ganz überwiegend um invasive Karzinome mit Architekturstörung. Aktuelle Metaanalysen bestätigen die bessere Detektionsrate der Tomosynthese gegenüber der digitalen Mammografie insbesondere bei Frauen mit dichtem Drüsengewebe sowie im Doppelbefundungsmodus (Alabousi et al. 2020; Heywang-Köbrunner et al. 2022a; Heywang-Köbrunner et al. 2022b).

Erst in den letzten Jahren wurden Ergebnisse aus prospektiv randomisierten Screeningstudien vorgestellt: Eine frühe in 2016 mit einem singulären Tomosynthesesystem gestartete prospektiv randomisierte Studie aus dem norwegischen Screeningprogramm (To-Be trial) zeigte keine signifikant bessere Detektionsrate durch Einsatz der Tomosynthese (Hofvind et al. 2019; Aase et al. 2021).

Die 2022 publizierte prospektiv randomisierte TOSYMA-Studie aus dem deutschen Mammografie-Screening-Programm zeigte hingegen hochsignifikant höhere Detektionsraten für invasive Karzinome im Tomosynthesearm gegenüber der digitalen Mammografie (7,1/1000 vs 4,8/1000). Eine aktuelle Subgruppenanalyse aus dieser Studie ergab den größten Nutzen für Frauen mit sehr dichtem Drüsengewebe (Heindel et al. 2022; Weigel et al. 2023). Die Diskrepanz dieser beiden grossen Screeningstudien führen Letztere auf die Weiterentwicklung der Tomosynthesedevices, die grössere Erfahrung der Reader mit der Tomosynthese und die längere Readingzeit für die Schichtdatensätze zurück. Zusammenfassend aber gilt die höhere Karzinomdetektionsrate durch die primäre Screeningtomosynthese in Kombination mit einer synthetischen 2 Ebenenmammografie als weitreichend akzeptiert und wurde somit in die europäische Screeningleitlinie – allerdings mit einem sehr niedrigen Evidenzlevel – aufgenommen (https://healthcare-quality.jrc.ec.europa.eu/ecibc/european-breast-cancer-guidelines/tomosynthesis).

Ergebnisse zu den Wiedereinbestellungsraten weisen im europäischen Vergleich keine eindeutige Verbesserung durch die Tomosynthese als Screeningmodalität auf. Methodisch wurden diesbezüglich häufig unterschiedliche Befundungsmodi wie Einebenentomosythese mit oder ohne synthetische Mammografie mit dem Standard verglichen mit unterschiedlicher Tomosytheseerfahrung der Befunder und unterschiedlichen Befundungssettings (double reading vs nondouble reading). Während europäische Screeeningprogramme mit ohnehin niedrigen Wiedereinbestellraten deshalb keine eindeutige Absenkung des Recalls durch die Tomosynthese beobachteten, weisen US-amerikanische Studien – ausgehend von

© Tumorzentrum München und Zuckschwerdt Verlag | DOI 10.4486/395.03

höheren Recallraten im Mammografie-Screening – bis dato eine Verbesserung des Recalls auf (Conant et al. 2023).
Für die Effektivität des Tomosytheseeinsatzes in Bezug auf die Mortalitätssenkung ist die Intervallkarzinomrate ein geeigneter Surrogatparameter. Die Datenlage hierzu ist jedoch noch unzureichend (Skaane 2023). Erste prospektiv randomisierte Auswertungen aus der norwegischen „To-Be" Studie sowie dem Malmö Breast Tomosynthesis Screening Trial sowie einer italienischen Screeningstudie konnten niedrigere Intervallkarzinomraten in der Tomosyntheysegruppe beobachten, jedoch ohne ausreichendes Signifikanzniveau (Hofvind et al. 2021; Johnson et al. 2021; Pattacini et al. 2022). Die aktuelle Auswertung des US-amerikanischen Breast Cancer Surveillance Consortium ebenso wie eine Auswertung der australischen BreastScreen Victoria trial beobachten ebenfalls keine signifikante Absenkung der Intervallcarcinomrate sowie der „advanced cancer" Rate in Screeningfolgerunden nach Tomosynthesescreening (Sprague et al. 2023; Houssami et al. 2023). Die laufende Intervallkarzinomauswertung der TOSYMA-Studie aus dem Dt. Mammografie-Screening-Programm kann hier weitere Aufschlüsse darüber geben, ob die hier beobachtete hochsignifikante Verbesserung der Detektionsrate tatsächlich zu besseren Outcomeparametern im Screening führt (ToSyMa 2).

Anwendung künstlicher Intelligenz (KI) in der digitalen Vollfeldmammografie und Tomosynthese (Geras 2019)

Die Anwendung von lernfähigen computerbasierten Softwaremodulen im Sinne einer KI-Anwendung ist derzeit Gegenstand zahlreicher Anwendungsstudien im Bereich der Brustkrebsfrüherkennung. Ein systematischer Review, der die bisherigen unterschiedlichen Ansätze und Studien zu diesem Thema überprüft hat, weist auf eine mangelhafte Evidenzlage hin und betont, dass derzeit KI-gestützte Programme den Erstuntersucher oder auch den Doppelbefunder nicht ersetzen können. Die Autoren weisen zudem darauf hin, dass es keine prospektiven Studien im klinischen Anwendungssetting zur Verlässlichkeit von KI-„Diagnosen" gibt (Freeman et al. 2021). Hierbei waren viele Anwendungen auf das Thema Karzinomdetektion fokussiert. Ergebnisse zur digitalen Mammografie sind darüber hinaus nicht auf Tomosynthesebefundung übertragbar, da hier die Rate falschpositiver Entscheidungen bei KI-basierten Systemen stark ansteigt. Die Implementierung von KI-gestützten Verfahren zur Karzinomdetektion setzt zukünftig konsistente, zwischen unterschiedlichen Institutionen und Softwaregenerationen reproduzierbare Ergebnisse voraus. So darf es zwischen unterschiedlichen Updates und Upgrades identischer Hersteller keine Performanceeinbrüche der KI-basierten Erkennungssysteme mehr geben.
Eine aktuelle Übersicht zu dem Thema KI-gestützte Brustkrebsdiagnostik gruppiert einerseits Themenbereiche, die zukünftig eigenständig oder partiell von KI-gestützten Programmen durchgeführt werden könnten, und Themenbereiche, in denen KI-Unterstützung erst einmal keine Anwendung finden wird wie patientennahe Versorgungsbereiche sowie die histopathologische Korrelation der Bildgebung. Hierbei werden interpretative und nichtinterpretative Aufgaben der KI unterschieden. Neben der eigentlichen Karzinomerkennung könnte KI-Unterstützung in den Themenbereichen Karzinomrisikoassessment, Workflowunterstützung, Brustdichtebestimmung und Bildqualität eingesetzt werden (Taylor et al. 2023).

© Tumorzentrum München und Zuckschwerdt Verlag | DOI 10.4486/395.03

Kontrastmittelgestützte Mammografie

Die kontrastmittelgestützte Mammografie (CESM) wird in Dual Energy Technik angefertigt mittels einer Niedrigenergieaufnahme vor und einer Hochenergieaufnahme nach Kontrastmittelgabe.

Die kontrastmittelgestützte Mammografie (contrast-enhanced spectral mammography, CESM) beruht – wie die kontrastverstärkte MRT der Mamma – auf der Neoangiogenese von Tumoren und der damit verbundenen vermehrten Kontrastmittelaufnahme im Sinne einer funktionellen Bildgebungsmethode.

Bei dieser Methode wird wie bei einer kontrastverstärkten Computertomografie intravenös jodhaltiges Kontrastmittel in einer Dosierung von 1,5 ml/kg Körpergewicht verabreicht. Zwei Minuten nach Kontrastmittelgabe werden innerhalb von ca. 6 Minuten die Standardmammografieaufnahmen in craniocaudaler (CC) bzw. mediolateral oblique (MLO) Projektion beider Brüste angefertigt. Dabei wird die Dual-Energy-Technik angewandt: Während der Kompression wird sowohl eine Niedrigenergieaufnahme als auch eine Hochenergieaufnahme angefertigt. Erstere ist vergleichbar mit einer konventionellen Röntgenmammografie und liegt im Energiebereich von etwa 30 kVp, somit unterhalb der K-Kante von Jod. Letztere liegt im Energiebereich von etwa 45 kVp, also oberhalb der K-Kante von Jod. Durch logarithmische Subtraktion erhält man zwei Bilder: das Niedrigenergiebild, das einer konventionellen Mammografieaufnahme entspricht, und ein rekombiniertes Bild, welches die Kontrastmittelaufnahme darstellt. Das Niedrigenergiebild ist qualitativ sowie bezüglich der Detektabilität, Größendarstellung und Charakterisierung von Läsionen und Mikrokalzifikationen vergleichbar mit einer digitalen Standardmammografie. Die Gesamtdosis der kontrastverstärkten Mammografie als Summe der „mean glandular dose" (MGD) der Niedrigdosis- und der Hochdosisaufnahme ist ca. 30 % höher als die der Standardmammografie (Gennaro et al. 2022). Die Risiken und Kontraindikationen sind vergleichbar mit denen der kontrastverstärkten Computertomografie: Allergische Reaktionen auf das Kontrastmittel sind selten und mild. Grundsätzlich besteht das Risiko einer Kontrastmittelnephropathie, daher ist eine eingeschränkte Nierenfunktion als relative Kontraindikation zu sehen.

Die CESM bietet eine signifikant höhere Sensitivität in der Tumordetektion und Überlegenheit in der Bestimmung der Tumorgröße im Vergleich zur Standardmammografie, insbesondere bei dichter Brust. Die Sensitivität der CESM in der Tumordetektion ist vergleichbar mit der der MRT bei höherer Spezifität (Tagliafico et al. 2016; Lee-Felker et al. 2017). Eine Multireaderstudie von Fallenberg et al. (2017) zeigt eine höhere Treffsicherheit der kontrastmittelgestützten gegenüber der herkömmlichen, digitalen Mammografie allein (Area under the curve 0,84 vs. 0,76) und weist eine gleiche diagnostische Performance wie die MRT auf (AUC 0,85). Invasiv lobuläre CA (ILC) und DCIS können in der CESM okkult sein (Fallenberg 2021), wohingegen falschpositive Befunde im Vergleich zur MRT seltener auftreten (10,8 vs. 17 %).

Eine aktuelle niederländische Studie zur Diagnosegenauigkeit bei invasiv lobulären Carcinomen vergleicht die MRT mit der CESM und bestätigt die etwas höhere Sensitivität für der MRT für multifokalen Befall (86 % vs 78 %) sowie die ausgezeichnete Spezifität der CESM (92 % vs 99 %) (Lobbes et al. 2023). Studien zur Therapieresponse legen eine mit der MRT vergleichbare Beurteilung von Resttumorgewebe nahe (Patel 2018). Die Sensitivität der CESM für eine Komplettremission lag bei 95 %. In einer Studie von Iotti et al. (Iotti et al. 2017) war die Sensitivität der CESM in der Vorhersage einer Komplettremission mit 100 % höher als die der MRT (87 %). Ein Hintergrundenhancement tritt in der CESM auf ohne eindeutige Zyk-

© Tumorzentrum München und Zuckschwerdt Verlag | DOI 10.4486/395.03

lusabhängigkeit, somit ist das Timing der CESM innerhalb des Menstruationszyklus weniger kritisch als bei der MRT (Sogani et al. 2017; Savaridas et al. 2017). Zusammenfassend hat im Vergleich zur MRT die CESM annähernd gleiche Detektionsraten bei etwas höherer Spezifität, zusätzlich bietet sie die Möglichkeit der Mikrokalkdarstellung sowie eine gute Untersuchungsalternative bei Vorliegen von Kontraindikationen zur MRT.

Die kontrastmittelgestützte Mammografie weist eine vergleichbare Sensitivität wie die kontrastmittelunterstützte MRT der Brust auf bei etwas höherer Spezifität.

Galaktografie

Siehe *Diagnostik bei sezernierender Mamille* im Abschnitt *Sonderfälle*.

Dokumentation und Qualitätssicherung

Eine Kategorisierung mammografischer Befunde zur Festlegung des weiteren diagnostischen bzw. therapeutischen Vorgehens wurde vom *American College of Radiology* (ACR) vorgeschlagen und von der *Deutschen Röntgengesellschaft* 2006 übernommen (Fischer und Helbich 2006). Hierbei gilt es, die Karzinomwahrscheinlichkeit von Befunden einzuschätzen und in eine der sechs BI-RADS®-Kategorien einzuordnen (Tabelle 2).
Seit 1. Januar 2007 ist die Vereinbarung von Qualitätssicherungsmaßnahmen nach § 135 Abs. 2 SGB V zur kurativen Mammografie in Kraft. Darin werden neben Qualitätssicherungsmaßnahmen im technischen Bereich auch die Beurteilung und Dokumentation von Mammografiebildern und -befunden geregelt.

Mammasonografie

Die Hochfrequenzsonografie der Brust mit Frequenzen zwischen 7 und 18 MHz ist ein zentraler Bestandteil der komplementären Mammadiagnostik. Die sonografische Beurteilung des axillären Lymphknotenstatus sollte Bestandteil jeder sonografischen Brustuntersuchung sein. Für die Diagnosefindung werden die Sonografiebilder nach bestimmten Bildkriterien beurteilt.
Die wichtigsten Bildkriterien, die für ein Karzinom sprechen, sind:

- ein hyperechogener Randsaum
- eine unscharfe, unregelmäßige Berandung
- eine Unterbrechung der Umgebungsstrukturen
- eine deutlich hypoechogene Binnenstruktur
- eine dorsale Schallauslöschung

Die Sonografie der Brust ist die bildgebende Modalität, die ohne Einschränkung für jede Patientin zur Verfügung steht. Sie ist die führende bildgebende Methode bei der jungen und der schwangeren Patientin.

Das American College of Radiology (ACR) publizierte seine Kriterien zuletzt 2013 (Mendelson et al. 2013). Die aktuellen DEGUM Kriterien wurden 2022 publiziert (Bader et al 2022) und werden wie folgt kategorisiert.

Ultraschall-Kategorien
0 = Beurteilung nicht möglich!
1 = Normalbefund
2 = benigner Befund

3 = wahrscheinlich benigner Befund
4 = auffälliger/suspekter Befund
5 = maligner Befund wahrscheinlich
6 = histologisch gesicherter maligner Befund
(Bader 2022)

- Kategorie 1 und 2 werden entsprechend den Früherkennungsempfehlungen kontrolliert.
- Kategorie 3 wird in der Regel nach 6 Monaten kontrolliert, vereinzelt bereits nach 3 Monaten, z. B. bei auffälligen Lymphknoten, Mastitis oder unklarem Tastbefund.
- Kategorie 4 und 5 werden histologisch geklärt, meist durch die sonografisch geführte Stanzbiopsie.

Indikationen für die Mammasonografie sind:

- Abklärung auffälliger Tastbefunde
- klinisch okkulte, mammografische Befunde
- ergänzende Differenzialdiagnose mammografischer Herdbefunde
- mammografisch dichte Drüsenkörper ACR C und D bzw. Dichte 3 und 4
- Untersuchung als Bestandteil der Hochrisikofrüherkennung
- sichere Diagnose der einfachen Zyste
- Kontrolle von Silikonimplantaten (Rekonstruktion/Augmentation)
- Unterstützung interventioneller Methoden

Die *Sensitivität* des konventionellen 2D-Ultraschalls wird mit > 90 % für Läsionen > 5–10 mm angegeben, die Spezifität mit 80–90 %. Beide sind abhängig von der sonografischen Beurteilbarkeit des Drüsengewebes. Bei echoreichem Drüsengewebe ist die Beurteilbarkeit deutlich besser als bei gemischt echogenem oder echoarmem Drüsengewebe. Zu berücksichtigen ist, dass im Hochrisikokollektiv die glatte Randbegrenzung und die horizontale Ausrichtung eines Herdes nicht als sicheres Kriterium für Benignität gelten können.
Die Treffsicherheit (accuracy) der Sonografie hängt beim Malignomnachweis sowohl vom umgebenden Gewebe als auch vom Befund selbst ab, wobei die Sensitivität bei kleinen (< 5 mm) und präinvasiven Karzinomen (DCIS) eingeschränkt ist. Deshalb kann die Sonografie zum Malignomausschluss die Mammografie nicht ersetzen.

Wegen dieser Einschränkungen und der bekannten Untersucherabhängigkeit kann die Sonografie nicht im Sinne eines Screenings eingesetzt werden.

Der automatisierte Brustultraschall und die Sonoelastografie sind Ergänzungsmethoden, die sich noch nicht flächendeckend in der klinischen Routine etabliert haben.

Technische Weiterentwicklungen

Die *automatisierte Ultraschalluntersuchung* (Automated breast volume scanner [ABVS] bzw. Automated breast ultrasound scanner [ABUS]) hat sich bisher klinisch nicht durchgesetzt. Die fehlende Mitbeurteilung der Axilla und der fehlende komplementäre Bezug zur Mammografie und zum klinischen Befund sind Nachteile des 3D-Ultraschalls. Vorteile sind Untersucherunabhängigkeit, Bildreproduzier-

© Tumorzentrum München und Zuckschwerdt Verlag | DOI 10.4486/395.03

barkeit und die Möglichkeit der 3D-Darstellung. Diese Aspekte könnten für die Darstellung von Architekturstörungen und die Therapiekontrolle unter primär systemischer Therapie hilfreich sein, sind jedoch bisher nicht ausreichend belegt. Die *Hochfrequenzsonografie* (> 10 MHz) verbessert signifikant die Sensitivität und bringt damit Vorteile für die Entdeckung kleiner Tumoren (< 10 mm). Die *Farbdopplersonografie* mit und ohne Signalverstärker zeigt vor allem bei perforierenden Gefäßen einen positiv prädiktiven Wert von 85 %. Die *Sonoelastografie* ist eine Ergänzungsmethode zusätzlich zur B-Bildsonografie, die die Klassifizierung von Herdbefunden, somit die Spezifität der Untersuchung und den PPV der Biopsieindikation verbessern kann. Für die Anwendung ist ein Elastografie-Modul erforderlich. Die Befundung erfolgt nach dem UENO-Score 1 bis 5. Studien mit größeren Patientenkollektiven zeigen, dass durch die zusätzliche Elastografie die Spezifität der Sonografie um bis zu 15 % und der PPV um bis zu 10 % erhöht werden kann. *Berg* et al. (2012) konnten diese Ergebnisse an großen Zahlen bestätigen. Die Studienergebnisse deuten darauf hin, dass Kategorie-3-Befunde mit einem Elastizitäts-Score ≤ 2 auf Kategorie 2-Befunde herabgestuft werden können. Ab einem Elastizitäts-Score von 3 oder höher sollte eine histologische Abklärung erfolgen. Um die untersucherabhängige Varianz bei der Gewinnung und Interpretation der Elastografiedaten zu minimieren, wird die Verwendung eines automatisierten Messfelds empfohlen, das einen spezifischen Druckquotienten (Strain-Index) ermittelt. Belastbare Untersuchungen zur Interobservervarianz bei der Methode liegen jedoch nicht vor.

Duktussonografie

Siehe *Diagnostik bei sezernierender Mamille* im Abschnitt *Sonderfälle.*

Präparatsonografie

Sie kann intra- oder postoperativ die Entfernung auffälliger Veränderungen bestätigen, die solide und klinisch okkult, aber sonografisch nachweisbar waren.

Sonografie der Axilla

Mit bevorzugter Ausrichtung entlang des axillären Gefäßbündels ermöglicht sie die Beurteilung von Lymphknoten bezüglich eines möglichen metastatischen Befalls (Form: rund versus oval, Rindenverbreiterung > 3 mm, exzentrische Rindenverdickung, Rinde breiter als der Hilus bis hin zur Auflösung des Hilus).

Der bioptisch gesicherte und clipmarkierte Lymphknoten hat sich in der Abklärungsdiagnostik der Axilla als sogenannter „Targetlymphknoten" etabliert.

Die präoperative Axillasonografie kann die histologische Untersuchung (Axilladissektion oder Wächterlymphknoten-Operation) nicht ersetzen, da in 20–30 % der Lymphknoten Mikrometastasen gefunden werden, die durch die Sonografie nicht nachweisbar sind. Die Sonografie kann aber helfen, diejenigen Fälle zu identifizieren, bei denen Lymphknoten bereits makroskopisch befallen sein könnten und die sich deshalb nicht mehr als Wächterlymphknoten eignen. Hierbei können sonografisch als suspekt/maligne beurteilte Lymphknoten allerdings auch falschpositiv eingestuft werden. Eine Möglichkeit zur Evaluation des präoperativen LK-Status bei klinisch suspekten LK der Axilla, die ultrasonografisch nicht eindeutig als

© Tumorzentrum München und Zuckschwerdt Verlag | DOI 10.4486/395.03

maligne einzustufen sind, stellt die sonografisch gesteuerte minimalinvasive Biopsie dar. Hierbei hat die sonografisch geführte Stanzbiopsie eine 10 % höhere Sensitivität als die sonografisch geführte Feinnadelaspiration. Die minimalinvasive Abklärung von sonografisch auffälligen Lymphknoten der Axilla bei histologisch gesichertem Mammakarzinom sollte mittlerweile als Standard angesehen werden. Vor primär systemischer Therapie werden diese zur späteren Mitresektion (Target-Lymphknoten) mit einem Clip versehen.

Magnetresonanztomografie (MRT)

Die Magnetresonanztomografie der Brust wird standardmäßig als kontrastmittelunterstützte Untersuchung durchgeführt. Durch die gegenüber normalem Drüsengewebe vermehrte und veränderte Durchblutung der meisten bösartigen Veränderungen reichern diese kräftiger und frühzeitiger Kontrastmittel an. Die MRT weist eine hohe *Sensitivität* für den Nachweis bösartiger Veränderungen (95–100 %) auf. Die Differenzierung gutartiger und bösartiger Veränderungen erfolgt anhand der dynamischen Parameter sowie der Morphologie der Läsion. In Abhängigkeit vom Alter der Patientin, der Parenchymdichte und dem hormonellen Status zum Zeitpunkt der Untersuchung reichert auch normales Drüsenparenchym Kontrastmittel an. Dieses sogenannte Hintergrund-Enhancement ist meist flächig oder diffus kleinfleckig über das Drüsenparenchym verteilt und kann die Spezifität der Untersuchung relevant einschränken. Die *Spezifität* ist deshalb gegenüber der Sensitivität der Untersuchung (85–95 %) eingeschränkt. In Analogie zur Mammografie und Sonografie werden auch MRT-Befunde nach der BI-RADS®/ACR-Klassifikation eingeteilt. Zusätzlich wird bei der Standardbeurteilung die Ausprägung des Hintergrund-Enhancements klassifiziert (minimal, mild, moderat, ausgeprägt).
Bei der Terminierung zu beachten ist:

- Die MRT der Mamma sollte in der ersten Zyklushälfte (7.–17. Zyklustag) durchgeführt werden, da aufgrund der hormonell bedingten Anreicherungen in der zweiten Zyklushälfte mit einer deutlichen Zunahme falschpositiver Ergebnisse zu rechnen ist.
- Eine Hormonsubstitution in der Menopause ist für mindestens 4 Wochen abzusetzen, falls der klinische Befund dies erlaubt.
- Gestagenhaltige Kontrazeptiva, eine gestagentragende Hormonspirale oder subkutane gestagenhaltige Implantate können falschpositive Anreicherungen verursachen.
- Nach einer PE können mindestens 6 Monate und nach Radiatio mindestens 12–18 Monate posttherapeutisch bedingt falschpositive KM-Anreicherungen auftreten.
- Bis zu 2 Wochen nach einer Galaktografie ist mit falschpositiven KM-Anreicherungen zu rechnen.

diagnostische Mamma-MRT bei Auffälligkeiten mit „Second-Look"-Ultraschall der Brust kombinieren

Die MRT ist nicht geeignet zur Differenzialdiagnose von Mikrokalzifikationen, da In-situ-Karzinome in bis zu 50 % der Fälle kein typisch malignomsuspektes Anreicherungsverhalten zeigen. Die MRT sollte bei speziellen Fragestellungen nach Ausschöpfung aller anderen diagnostischen Möglichkeiten (inklusive minimalinvasiver Untersuchungen) eingesetzt und in Zusammenschau mit dem klinischen Befund, der Mammografie und der Sonografie beurteilt werden.

© Tumorzentrum München und Zuckschwerdt Verlag | DOI 10.4486/395.03

Die Kostenübernahme für die Untersuchung durch die Kassenärztlichen Vereinigung ist derzeit beschränkt auf folgende Indikationen:

1. DD Narbe/Rezidiv nach brusterhaltender OP und Radiotherapie eines Mammakarzinoms oder nach Wiederaufbauplastik
2. CUP-Syndrom bei pathologischen Lymphknoten in der Axilla

Für Hochrisikopatientinnen besteht die Möglichkeit der jährlichen MRT im Rahmen der intensivierten Früherkennung im Rahmen des Hochrisikokonsortiums.
Nach der S3-Leitlinie Brustkrebs 2020 wird keine generelle Empfehlung für die präoperative Mamma-MRT bei gesichertem Mammakarzinom ausgesprochen. Allerdings kann der ergänzende Einsatz der KM-MRT die lokoregionäre Ausbreitungsdiagnostik und somit die therapeutische Entscheidungsfindung optimieren. Zu diesen Fällen gehören z. B. das lobuläre Karzinom, hohes genetisches. bzw. familiäres Erkrankungsrisiko, die junge, prämenopausale Patientin oder die geplante Teilbrustbestrahlung.
Nach verschiedenen Metaanalysen, zuletzt von Houssami et al., wurden durch eine präoperative MRT bei 16 % der Patientinnen mit Mammakarzinom zusätzliche Karzinome detektiert (2610 Untersuchungen). Bei 8,1 % wurde aufgrund dessen zusätzlich eine Mastektomie indiziert (davon 1,1 % bei benignem Befund). Bei 11,3 % erfolgte eine ausgedehntere Operation (darunter 5,5 % mit benignem Befund). Eine weitere Metaanalyse von Houssami an 3180 Untersuchungen ergab keine signifikante Reduktion der Rezidivrate durch den Einsatz der präoperativen MRT (Houssami et al. 2008; Houssami et al. 2014).
Eine neuere Studie von Kuhl et al. (2017) untersuchte den Nutzen der präoperativen MRT, verglichen mit der konventionellen Diagnostik bezüglich des Nachweises von tumorassoziiertem DCIS. Die MRT ist der konventionellen Diagnostik beim Nachweis insbesondere größerer high-grade In-situ-Karzinome weit überlegen. Dies führte zu einer im Vergleich zur konventionellen Diagnostik deutlich niedrigeren Nachresektionsrate und zu einer deutlich niedrigeren Mastektomierate. Dass bisherige Studien diesen Effekt nicht aufzeigen konnten, führen *Kuhl* et al. darauf zurück, dass bei diesen Studien noch keine MR-geführten Interventionen durchführbar waren. Der vermehrte diagnostische Nutzen könne nur mit einem gleichzeitig angeschlossenen effektiven MR-Interventionsangebot in ein verbessertes chirurgisches Outcome übersetzt werden.

Möglichkeit einer minimalinvasiven MR-gestützten Abklärung sollte vorhanden sein

Die Tatsache, dass bislang kein Beleg für eine Prognoseverbesserung der betroffenen Brust durch eine präoperative MRT verfügbar ist, wird derzeit durch den ergänzenden Effekt von Strahlentherapie und adjuvanter Therapie erklärt. Möglicherweise ist der Nutzen der MRT jedoch auch nur dann nachweisbar, wenn der präoperativen MR-Diagnostik ein zeitgemäßes MR-Interventionsmanagement angeschlossen ist.

Eine weitere retrospektive Analyse (Brennan et al. 2009) zeigt eine verbesserte Detektion von synchronen kontralateralen Tumoren durch ein präoperatives Staging mittels MRT, ebenso wie eine signifikante Reduktion der Entwicklung von metachronen kontralateralen Mammakarzinomen. Mit der MRT werden bis zu 9 % okkulte kontralaterale Karzinome entdeckt.

© Tumorzentrum München und Zuckschwerdt Verlag | DOI 10.4486/395.03

Subkollektive, in denen sich die MRT präoperativ als vorteilhaft erwiesen hat, betreffen vor allem Frauen vor geplanter Brusterhaltung mit erhöhtem Risiko und Frauen mit lobulärem Mammakarzinom. Bei dieser Indikation wurde der weitaus höchste Anteil korrekter Therapieänderungen (korrekt in Bezug auf die angestrebte komplette Entfernung von Tumorgewebe) durch MRT berichtet. Die korrekten Therapieänderungen liegen in diesem Subkollektiv bei 24–55 % der präoperativen Patientinnen. Bei multizentrischem Mammakarzinombefall ist die Mamma-MRT vor einer subkutanen hautsparenden Mastektomie hilfreich zur Beurteilung der subkutanen und retromamillären Region.
Im Hinblick auf eine qualitätsgesicherte, kosteneffiziente und rasche präoperative Diagnostik sollte die MRT nur bei den empfohlenen Indikationen eingesetzt werden. Bei speziellen Fragestellungen (z. B. blutige Sekretion bei unauffälliger konventioneller Bildgebung, Architekturstörung in einer Ebene etc.) kann die MRT durchaus weitere diagnostische Zusatzinformationen bieten. Die Indikation in diesen Fällen sollte jedoch erfahrenen Untersuchern vorbehalten bleiben und in interdisziplinären Konferenzen geklärt werden. Grundsätzlich empfiehlt sich bei auffälligem Mamma-MRT mit Bedarf für eine minimalinvasive Abklärung des Befundes eine sogenannte „Second-Look"-Sonografie vor Festlegung des Biopsieverfahrens, da sich ein großer Teil der herdförmigen Läsionen im Ultraschall auffinden und damit auch kostengünstig biopsieren lässt (Spick et al. 2014; Hellerhoff et al. 2020). Für „MRI-only"-Läsionen sollte eine MR gestützte Vakuumbiopsiemöglichkeit zur Verfügung stehen. Hier hat sich die MR-Vakuumbiopsie als sichere Biopsiemethode etabliert (Perlet et al. 2006; Spick et al. 2016).
Aktuelle Ansätze beschäftigen sich mit verkürzten Untersuchungsprotokollen (AB-MR: abbreviated breast-MR). Eine Studie kam zu dem Ergebnis, dass für die Screening-Situation bei Frauen mit dichtem Parenchym signifikant mehr invasive Karzinome mit der AB-MRT detektiert werden können als mit der digitalen Tomosynthese (JAMA 2020). Die Anwendung der AB-MRT für Subkollektive im Screening ist derzeit jedoch nicht absehbar. Neuere Verfahren wie die diffusionsgewichtete MRT oder die funktionelle Bildgebung mittels Protonenspektroskopie der Mamma können ergänzende Informationen in der Differenzialdiagnostik fokaler Läsionen erbringen und werden als multiparametrische (MP-)MRT bezeichnet. Ziel dieser Zusatzuntersuchungen ist die Verbesserung der Spezifität mit einer damit einhergehenden Verbesserung des positiv prädiktiven Wertes für die Indikation von Biopsien. Eine standardisierte Anwendung im Rahmen des kontrastmittelgestützten MRT hat sich bisher jedoch nicht etabliert.

PET/CT

Die Positronenemissionstomografie (PET) beruht auf der Verteilungsdarstellung von Positronenstrahlen und vermag biochemische und physiologische Funktionen abzubilden. Beruhend auf dem Prinzip der Szintigrafie wird dem Patienten zu Beginn einer PET-Untersuchung ein Radiopharmakon intravenös verabreicht. Aufgrund der oft schwierigen anatomischen Korrelation von kleinen Befunden etablierte sich die Kombination aus der sensitiven PET mit der hochauflösenden Computertomografie zur PET/CT.
Das für die onkologische Bildgebung mit Abstand am häufigsten verwendete Radiopharmakon ist 18F-Fluordesoxyglucose (FDG; HWZ ca. 110 Minuten). Die Ver-

© Tumorzentrum München und Zuckschwerdt Verlag | DOI 10.4486/395.03

teilung von FDG im Körper erlaubt Rückschlüsse auf den Glukosestoffwechsel verschiedener Gewebe inklusive Tumoren mit erhöhtem Glukosemetabolismus.

Da mit einer PET/CT mit effektiven Dosen bis über 20 mSv eine vergleichsweise hohe Strahlenexposition verbunden ist, ergibt sich die Notwendigkeit einer strengen Indikationsstellung.

Mit einer Sensitivität zwischen 25 % und 68 % je nach Tumorstadium kann die PET/CT für die Diagnostik von primären Tumoren nicht empfohlen werden. Es sind zwar spezielle Mamma-PET-Scanner mit höherer räumlicher Auflösung in Entwicklung; diese bedürfen jedoch erst noch einer weiteren wissenschaftlichen Evaluierung. Auch bei der Diagnostik von Lokalrezidiven weist die PET/CT eine geringere Sensitivität als die MR-Diagnostik auf.
Nach neoadjuvanter Chemotherapie vermag die Methode gut zwischen Patientinnen mit makroskopischem Resttumor und nur minimalem residualem Tumorgewebe zu unterscheiden. Als Marker der Tumorvitalität erbringt der Nachweis einer abnehmenden FDG-Aufnahme frühzeitig Anhaltspunkte für ein Therapieansprechen, noch bevor die Größe des Tumors abnimmt. Die vorliegenden Daten und fehlende Vergleichsstudien PET/CT versus MRT, jeweils in Korrelation zur konventionellen Therapiekontrolle, reichen derzeit für eine gesicherte Indikation jedoch nicht aus.
In Analogie zur Abklärung der Primärtumoren hängt die Empfindlichkeit des Nachweises von LK-Metastasen vom Tumorstadium bzw. von der Anzahl der befallenen Nodi ab. Sie reicht von Werten > 90 % bei überwiegend fortgeschrittenen Krankheitsstadien bis unter 30 %, wenn nur klinische N0-Situationen untersucht werden. Für die Primärdiagnostik besteht somit vor dem Hintergrund der Sentinel-Lymphknoten-Biopsie kein klinischer Stellenwert.
Die beim Mammakarzinom meist metachrone und prognoserelevante Fernmetastasierung betrifft am häufigsten periklavikuläre und intrathorakale Lymphknotenstationen, Skelett, Lunge/Pleura und Leber. Diese Lokalisationen sind allesamt der PET/CT mit FDG zugänglich, wobei ihre diagnostische Wertigkeit im Vergleich zu den Modalitäten des konventionellen Stagings höher bzw. mindestens gleichwertig (Skelettszintigramm) einzustufen ist.
Beim Vergleich mit der Knochenszintigrafie ergeben sich dahingehend Unterschiede, dass die PET/CT besser osteolytische Herde abbildet, wohingegen osteoplastische Läsionen besser szintigrafisch zu erfassen sind. Die Sensitivität beider Methoden wird in der Literatur mit jeweils über 80 % angegeben.
Für die Detektion befallener Lymphknoten jenseits der axillären Abflussgebiete weist die PET/CT neben einer hohen Empfindlichkeit auch eine gute Spezifität auf, da die starren Kriterien der Größe bzw. der Konfiguration die Aussagekraft sämtlicher morphologischer Verfahren limitiert, zumal nicht tumorbedingte Lymphknotenvergrößerungen zervikal und intrathorakal häufig sind.
Aufgrund der hohen physiologischen FDG-Aufnahme lassen sich zerebrale Filiae nicht gut abgrenzen. Als Konkurrenzverfahren zur PET/CT für das Metastasen-Screening ist in erster Linie die Ganzkörper-MRT zu nennen, die bezüglich intrathorakaler/lymphonodulärer Absiedlungen als unterlegen, bezüglich hepatischer, skelettaler (und zerebraler) Filiae als gleichwertig bzw. leicht überlegen einzustufen ist.

Das PET/CT ist die führende bildgebende Modalität zum Nachweis einer prognoserelevanten Fernmetastasierung sowie die Darstellung der über die axillären Abflussgebiete hinausgehenden Lymphknotenstationen.

© Tumorzentrum München und Zuckschwerdt Verlag | DOI 10.4486/395.03

Die für die Verbreitung der PET/CT wesentlichste Einschränkung besteht neben der hohen Strahlenbelastung in der fehlenden Kostenübernahme durch die gesetzliche Krankenversicherung.

Minimalinvasive Diagnostik

Bioptische minimalinvasive Verfahren dienen der histologischen Sicherung suspekter Läsionen (BI-RADS®-Kategorie 4). Bei hochgradig suspekten Läsionen (BI-RADS®-Kategorie 5) ist die präoperative Diagnosesicherung für die Operations- und Therapieplanung erforderlich. Gemäß europäischen und deutschen Leitlinien (EUSOMA, S3-Leitlinie) sollen mehr als 90 % aller suspekten, nicht tastbaren und bildgebend erfassten Läsionen vor der Operation histologisch abgeklärt sein.

Wahl der Lokalisationsmethode

Die Wahl der Lokalisationsmethode ist von der Erkennbarkeit der Läsion in den verschiedenen bildgebenden Verfahren, der Verfügbarkeit der Methoden sowie der Erfahrung des Untersuchers abhängig. Grundsätzlich sollte vor jeder Biopsie geprüft werden, in welcher Bildmodalität der abzuklärende Befund am besten erkennbar ist und ob die Zielläsion mit der Bildgebung übereinstimmt.

Bei über 60 % der mammografisch detektierten und nicht palpablen Läsionen ist ein sonografisches Korrelat zu finden, welches die Möglichkeit einer sonografisch gesteuerten Biopsie bietet. Vorteil der ultraschallgesteuerten Intervention ist die Echtzeitkontrolle der korrekten Gewebeentnahme. Zudem ist dieses Verfahren für die Patientin wenig belastend, da die Untersuchung keine Fixierung oder Kompression der Brust erfordert und eine kurze Interventionsdauer hat. Bei mammografischen Läsionen ohne sonografisches Korrelat sowie bei Mikrokalzifikationen wird die Intervention unter mammografisch-stereotaktischer Kontrolle durchgeführt. Tomosynthetisch entdeckte Läsionen ohne sonografisches Korrelat, vor allem Architekturstörungen und Asymmetrien, sind durch Vakuumbiopsie, vorzugsweise unter Tomosynthesesteuerung, abzuklären. Der gepoolte PPV für maligne Befunde liegt hier bei 34 %.

Methode der Wahl bei der minimalinvasiven Abklärung der Brust ist die sonograpfisch geführte Hochgeschwindigkeitsstanzbiopsie. Für rein mammografische Befunde ist die stereotaktische oder tomosynthesegesteuerte Vakuumbiopsie die Methode der Wahl.

Für die bioptische Abklärung von MR-tomografisch fassbaren Veränderungen wird zunächst die „Second-Look"-Sonografie empfohlen. Eine ultraschallgestützte Biopsie ist möglich, wenn der Herd sonografisch eindeutig mit dem MRT-Befund korreliert. Dies ist in ca. 30 % der Fälle sicher möglich, wobei die Korrelation bei MR-tomografischen Herdbefunden zuverlässiger gelingt als bei MR-tomografischen Non-mass-lesions. Läsionen, welche ausschließlich in der MRT sichtbar sind, werden unter MR-Kontrolle vakuumbiopsiert.

Wahl der Interventionsmethode

Die *Feinnadelpunktion* kommt in Deutschland in der Regel nur noch zur Entlastung von symptomatischen Zysten zur Anwendung. Zur minimalinvasiven histologischen Sicherung abklärungsbedürftiger Befunde empfehlen sich die *Hochgeschwindigkeits-Stanzbiopsie* (SB) oder die *Vakuumbiopsie* (VB).

© Tumorzentrum München und Zuckschwerdt Verlag | DOI 10.4486/395.03

Die SB eignet sich insbesondere zur Abklärung solider Veränderungen der Brust sowie der minimalinvasiven Abklärung der Axilla bei sonografisch auffälligen Lymphknoten. Die SB ist mit einer signifikant besseren Sensitivität bei der Abklärung von Lymphknoten der FNP überlegen.
Um eine ausreichende Treffsicherheit zu gewährleisten, wird die bildgebungsgesteuerte Entnahme von 3–6 Proben mit Nadeln von 14 G (oder dicker) empfohlen. Die Lymphknotenbiopsie der Axilla erfolgt mit 18-G- oder 14-G-Nadeln. Die hiermit erhaltenen Proben haben ein Gewicht von bis zu 15 mg. Eine adäquate Bilddokumentation ist Grundlage der Qualitätssicherung: Bei der SB sollte eine Einstellung der Biopsienadel in voller Länge bis direkt vor den Befund und eine Einstellung der Biopsienadel mittig im Befund parallel zur Thoraxwand dokumentiert werden.
Die größere Gewebemenge der Vakuumbiopsie (VB) von 95 mg und die Möglichkeit zur kontinuierlichen Gewebsabtragung eines Volumens von ca. 2–3 g erhöhen die Treffsicherheit bei Mikroverkalkungen sowie bei sehr kleinen Herdbefunden im Vergleich zur Stanzbiopsie deutlich. Dies ist insbesondere im Hinblick auf die Treffsicherheit des Verfahrens bei diskontinuierlich wachsenden In-situ-Karzinomen von Bedeutung. Um bei sehr kleinen und nichtinvasiven Veränderungen hohe Treffsicherheit zu gewährleisten, sollen bei der VB mindestens 12 Biopsien mit einer 10-G-Biopsienadel oder entsprechendes Material bei Verwendung einer anderen Nadelstärke entnommen werden.
Bei der VB sollten zur Dokumentation eine Pre- und eine Post-Fire-Einstellung der korrekten Nadelposition in Bezug auf den abzuklärenden Herd angefertigt werden. Zum Nachweis von Mikrokalk ist eine Präparatradiografie der Biopsate als Beleg einer repräsentativen Biopsie obligat.
Die mammografisch-stereotaktische VB, die sowohl im Sitzen als auch im Liegen durchgeführt werden kann, hat sich in der diagnostischen Abklärung mittlerweile fest etabliert. Dagegen beschränkt sich die Anwendung der sonografischen Vakuumbiopsie derzeit auf wenige Fälle, die mit der sonografisch gesteuerten SB nicht ausreichend sicher abzuklären sind. Die *Arbeitsgemeinschaft Minimalinvasive Mammainterventionen* der *Deutschen Senologischen Gesellschaft* hat als Indikationen zur sonografisch gesteuerten VB vorgeschlagen:

- Diskrepanz zwischen Bildgebung und Histologie in der SB,
- sonografische Läsion < 5 mm,
- intrazystische Raumforderungen sowie
- ggf. die perkutane Resektion eindeutig benigner Befunde unter 2 cm Größe (Fibroadenome oder Ölzysten), sofern hierfür eine Indikation besteht.

Bei der MRT-gesteuerten Biopsie wird aufgrund der fehlenden Echtzeitkontrolle immer die VB empfohlen.
Die Nebenwirkungen der vakuumunterstützten Verfahren sind trotz der größeren Gewebsentnahme nur gering höher als bei der SB.

Die MR-gestützte Vakuumbiopsie sollte Befunden vorbehalten sein, die nach Second-Look-Sonografie und Second-look-Mammografie nur im MRT sichtbar sind.

Treffsicherheit und Verlässlichkeit

Minimalinvasive bioptische Verfahren dienen ausschließlich der Diagnosesicherung, nicht der Therapie. Unter Beachtung der Indikationen und Kontraindikationen (z. B. Allergie auf Lokalanästhesie) für die minimalinvasive Mammadiagnostik

© Tumorzentrum München und Zuckschwerdt Verlag | DOI 10.4486/395.03

sind SB und VB als sehr sicher anzusehen. Die Ergebnisse dieser Verfahren sind durch zahlreiche Publikationen belegt. In hochspezialisierten Zentren wird mit diesen Methoden eine Sensitivität von 92–98 % bei einer Spezifität von bis zu 100 % erreicht.

Um Fehleinschätzungen zu vermeiden, sind die Beurteilung der Repräsentativität der Biopsie und die Korrelation von Bildgebung und Histologie unerlässlich.

Das histologische Ergebnis der minimalinvasiven Biopsie muss mit dem bildgebenden Erscheinungsbild korrelieren. Bei diskrepanten Befunden muss eine Re-Biopsie oder eine offene chirurgische Exzision zur Klärung erfolgen. Bei strenger Qualitätssicherung und kritischem Vorgehen wird auf diese Weise mit minimalinvasiver Diagnostik bei nicht tastbaren Veränderungen eine Treffsicherheit erreicht, die mindestens der der offenen Biopsie nach Markierung entspricht. Die Ergebnisse der primär offenen Biopsie nach bildgesteuerter präoperativer Drahtmarkierung mit anschließender Präparatradiografie sind sogar schlechter:

Bei primär offenen Biopsien nach bildgesteuerter präoperativer Drahtmarkierung berichtet die Literatur über falschnegative Ergebnisse in bis zu 2,6 % der Fälle.

Histologische Fehleinstufungen von B3- bis B5-Läsionen (ADH statt DCIS oder invasives Karzinom) sind bei Verwendung der VB deutlich seltener als bei der SB. Der Anteil intraoperativ gesicherter DCIS nach bioptisch diagnostizierter ADH beträgt bei der SB ca. 40 %, bei der VB ca. 20 %.
Zu **B3-Risikoläsionen** resultieren aus den Beschlüssen der 2. internationalen Konsensus Konferenz 2019 in Zürich und der S3-Leitlinie 2020 folgende Empfehlungen:

Die abschließende Beurteilung der Repräsentativität der Biopsie und der Kompatibilität des histologischen Ergebnisses ist obligater Bestandteil jeder minimalinvasiven Biopsie und jeder Exzisionsbiopsie.

- ADH: operative Nachresektion
- FEA: Komplettentfernung per VB mit Verlaufskontrolle
- LN 1/2: VB mit Komplettentfernung des bildgebenden Korrelates und anschließender Hochrisikoüberwachung oder offene Nachresektion
- LN 1/2 in Kombination mit weiteren B3-Läsionen oder LN3: offene Nachresektion
- **Papilläre Neoplasie** ohne Atypie: Komplettentfernung per VB oder bei größeren Befunden offene Nachresektion
- Phylloides Tumor/fibroepithelialer Tumor durch SB: offene Nachresektion, im Fall der Borderlinevariante mit freien Rändern
- Benigner PT durch VB mit Komplettentfernung: Verlaufskontrolle
- **Radiäre Narbe/komplexe sklerosierende Läsion:** Komplettentfernung des bildgebenden Korrelates per VB, andernfalls offene Nachresektion

Für B3-Läsionen sollte das weitere Vorgehen im interdisziplinären Konsil abgestimmt werden. Hierbei bestimmen Histologie, Abklärungsmodus SB oder VB, Alter und Risikoprofil der Patientin das weitere Prozedere. Bei einer Analyse von 2586 Brustläsionen, die mit der 14-G-SB histologisch gesichert wurden, traten in

© Tumorzentrum München und Zuckschwerdt Verlag | DOI 10.4486/395.03

der Nachbeobachtungszeit in 0,7 % der Fälle Malignome auf. Bei 413 Läsionen, die mit der 11-G-Vakuumbiopsie minimalinvasiv histologisch gesichert wurden, wurde in der Nachbeobachtungszeit nur ein Malignom (0,2 % der Fälle) beobachtet. Eine weitere Multicenter-Studie zeigt bei 2874 Fällen mit über 70 % Nachkontrollen mit einer durchschnittlichen Nachkontrollzeit von 25 Monaten eine Treffsicherheit von 99,9 %. In dieser Multicenter-Studie konnte bei über 98 % der vakuumbioptisch untersuchten Patientinnen mit schlussendlich gutartigem Befund (ohne ADH und ohne LCIS) auch im Nachkontrollintervall eine operative Nachresektion vermieden werden.

Markierungsclips

Bei der Anwendung minimalinvasiver perkutaner Interventionen besteht die Möglichkeit, dass kleine Läsionen makroskopisch komplett entfernt werden und für eine nachfolgende Exzision (bei histologischer Sicherung eines Malignoms oder einer sog. B3-Läsion) nicht mehr auffindbar sind. In diesem Fall sollte die Biopsiehöhle mit einem Clip markiert werden. Die Clips können bei gutartigem Biopsieergebnis in der Brust verbleiben. Bei Notwendigkeit einer Nachresektion kann der Clip als Marker für die präoperative Drahtmarkierung dienen. Die Clipmarkierung kann in unklaren Fällen helfen, mammografisch, sonografisch und MR-tomografisch auffällige Befunde miteinander zu korrelieren.

Eine weitere wichtige Indikation zur Clipimplantation ist die Markierung des Tumors vor neoadjuvanter Chemotherapie, da bei gutem Ansprechen der Therapie häufig bildgebend kein Residualtumor mehr nachweisbar ist. Nach den neuen AGO-Richtlinien (2019) ist auch ein biopsierter Lymphknoten der Axilla mit einem Clip zu markieren, sodass er nach einer primär systemischen Therapie als sogenannter Target-Lymphknoten operativ mitentfernt werden kann.

Die Clipablage erleichtert für jede bildgebende Modalität die Wiederauffindbarkeit der Läsion. Obligat ist die Dokumentation der Cliplage nach Implantation.

Zu beachten ist die Möglichkeit der Clip-Migration. So ist in der Literatur eine Dislokation um 1 cm in 28 % der Fälle und um mehr als 3 cm in 7 % der Fälle beschrieben.

> Zum Nachweis der korrekten Clip-Lokalisation sollte unmittelbar postinterventionell eine Mammografie angefertigt werden. Eine Abweichung zwischen Biopsiestelle und Cliplokalisation von mehr als 1 cm ist im Befund zu dokumentieren.

Präoperative Lokalisation

Wenn nach den oben beschriebenen diagnostischen Methoden (einschließlich der minimalinvasiven Biopsie) kein eindeutiges Ergebnis erzielt werden kann, eine minimalinvasive Abklärung nicht möglich ist oder das histologische Ergebnis der Biopsie dies erfordert, ist die histologische Abklärung des Befundes durch eine offene Biopsie des unklaren Herdes erforderlich. Hierbei ist eine Rate von benignen zu malignen Befunden von 0,5:1, optimalerweise < 0,2:1 anzustreben.

© Tumorzentrum München und Zuckschwerdt Verlag | DOI 10.4486/395.03

Präoperative Drahtmarkierung

Die präoperative Herdmarkierung nicht palpabler Raumforderungen kann mammografisch, sonografisch oder kernspintomografisch erfolgen. Die Drahtmarkierung gilt heute als Standard und ist der früher angewandten Markierung mit Farbstoffen vorzuziehen. Farbstoff- oder Kohleemulsionsmarkierungen sollten deshalb nur in begründeten Ausnahmen angewandt werden.
Entsprechend den Europäischen Leitlinien und der S3-Leitlinie sollte bei der präoperativen Drahtmarkierung nicht tastbarer Befunde der Draht den Herd penetrieren und diesen um weniger als 1 cm überragen. Falls der Draht den Herd nicht penetriert, sollte die Entfernung zwischen Draht und Herdrand in über 90 % der Fälle maximal 10 mm betragen. Bei ausgedehnten, nicht tastbaren Prozessen kann eine Markierung des operationsrelevanten Zielvolumens sinnvoll sein.
Der bildgebende Nachweis einer adäquaten Resektion mittels intraoperativer Präparatradiografie oder Präparatsonografie (in mehr als 95 % der Fälle sollte die Läsion operativ komplett entfernt worden sein) sollte entsprechend dem gewählten Markierungsverfahren erfolgen. Dies gilt insbesondere für Raumforderungen mit nachweisbaren Mikroverkalkungen.

Präoperative mammografische Herdmarkierung

Klinisch nicht palpable, mammografisch abklärungsbedürftige Befunde müssen präoperativ markiert werden, damit die Entfernung zuverlässig erfolgen kann. Die stereotaktische bzw. tomosynthese-gesteuerte Lokalisation gilt heute als Methode der Wahl.

Die präoperative Drahtmarkierung mit anschließender Mammografie ist die Standardlokalisationsmethode für nicht tastbare Befunde der Brust.

Bei der Drahtmarkierung wird unter mammografischer Kontrolle eine Nadel mit Markierungsdraht eingebracht. Dabei ist der kürzestmögliche Zugang von der Hautoberfläche zu wählen. Die Spitze des Markierungsdrahtes verankert sich bei Rückzug der Nadel im Gewebe. Nach Drahtmarkierung muss eine Kontrollmammografie in zwei senkrecht zueinander stehenden Ebenen erfolgen. Dadurch ist eine exakte räumliche Orientierung möglich.

Präoperative sonografische Herdmarkierung

Klinisch nicht palpable, sonografisch erkennbare Befunde müssen präoperativ unter sonografischer Kontrolle markiert werden. Bei intraduktalen Läsionen sollten auf jeden Fall Markierungsdrähte verwendet werden, da bei einer Farbstoffmarkierung eine Diffusion in die Gänge stattfinden kann. Eine intraoperativ durchgeführte Präparatsonografie kann die Entfernung des Herdes bestätigen. Auch zuvor clipmarkierte Lymphknoten sollten präoperativ sonografisch markiert werden.

Präoperative magnetresonanztomografische Herdmarkierung

Klinisch nicht palpable, nur magnetresonanztomografisch erkennbare, abklärungsbedürftige Befunde müssen unter MRT-Kontrolle präoperativ unter Anwendung eines MRT-kompatiblen Markierungsdrahts markiert werden. Weiterhin gibt es auch Markierungsclips, die unter MR-Kontrolle gelegt werden können und sonografisch sichtbar sind. Diese erlauben im späteren Verlauf dann eine sonografische Drahtmarkierung. An geeigneten offenen MRT-Geräten kann die MR-Markierung ggf. auch unter Echtzeitmonitoring mit geringerer Interventionsdauer durchgeführt werden.

© Tumorzentrum München und Zuckschwerdt Verlag | DOI 10.4486/395.03

Neue Techniken der präoperativen Herdmarkierung

Neue präoperative Markermethoden ermöglichen die **drahtlose** intraoperative Herddetektion von klinisch nichttastbaren Läsionen. Mit Einbringung eines solchen Markers erübrigt sich eine weitere Markierung von außen. Der Operateur ist in der Schnittführung unabhängig und kann u. U. ein besseres kosmetisches Ergebnis erzielen. Die OP-Zeit ist nach Studienangaben gleich oder leicht verkürzt. Die Auffindbarkeit der Herdbefunde ist in 99 % der Fälle gegeben. Die Präparatgrößen sind vergleichbar, die Nachresektionsraten gleich oder z. T. etwas niedriger.

Alternativen zur Drahtmarkierung sind Marker, die mittels intraoperativ eingesetzter Sonden wiederauffindbar sind.

ROLL (radio-guided occult lesion localisation) bzw. weiterentwickelt als Radioactive Seed Localization **ROLLIS/RSL** (nur 2 MBq), bei welcher die klinisch nicht palpable Läsion präoperativ mithilfe einer radioaktiven Substanz (Technetium-99 m-Kolloid oder Jod 125) markiert und anschließend intraoperativ analog der Sentinel-Lymphknoten-Biopsie mit einer Gammasonde detektiert werden kann. Die ROLL/ROLLIS/RSL-Methode kann zu einer verzögerten Darstellung des SLN führen, beeinträchtigt jedoch die erfolgreiche Resektionsrate nicht. Auch für die Markierung von Mikroverkalkungen bringt ROLL/ROLLIS mindestens die gleichen Ergebnisse wie die traditionelle Drahtmarkierung, für die R0-Resektion von DCIS sogar verbesserte Raten. Mit RSL konnte in einer holländischen Studie eine höhere R0-Resektionsrate für invasive Karzinome erreicht werden. Durch die konsekutiv niedrigere Nachresektionsrate ist RSL in einer australischen Studie kostengünstiger als die traditionelle Drahtmarkierung. Die Anwendung des ROLL/ROLLIS/RSL-Systems erfordert die enge Anbindung an die Nuklearmedizin in das präoperative Setting des Krankenhauses.
Auf das gleiche Prinzip, jedoch ohne Applikation radioaktiver Nuklide, setzen zwei weitere Methoden:

- Magnetic Seed Localization: Applikation eines magnetischen Markers (5 mm) bis zu 30 Tage vor Operation über eine 18-G-Nadel in intramammäre Herde oder axilläre Lymphknoten. Der Marker verursacht im MRT Artefakte. 16 Studien über die Verwendung von insgesamt 1.559 Magseeds zeigen zusammengefasst eine erfolgreiche Applikation in 94,4 %, eine Bergungsrate von 99,8 % und eine Nachresektionsrate von 11 %.
- Scout Radar Localization: Applikation eines feinen Nickel-Titan-Reflektors (12 mm) über eine 16-G-Nadel in intramammäre Herde oder axilläre Lymphknoten, ggf. mehrere Monate vor Operation. Allergische Reaktionen bei Nickelunverträglichkeit sind möglich. Der Reflektor ist bedingt MR-tauglich. Der Reflektor wird intraoperativ von einer Handsonde aus über Mikroimpulse stimuliert und reflektiert dann Radiowellen, die über die Handsonde dem Operateur die Herdlokalisation an einer Messkonsole anzeigen. Gepoolte Studien über die Verwendung von insgesamt 842 Reflektoren nennen eine erfolgreiche Applikation und Bergungsrate von je 99,6 % und eine Nachresektionsrate von 12,9 %. Die Detektion tief liegender Reflektoren bei Makromastie oder Hämatom ist erschwert.

Sonderfälle

Diagnostik bei sezernierender Mamille

Die pathologische Mamillensekretion ist definiert als spontane, unilaterale Sekretion aus einem Gang, egal ob blutig, serös oder klar. Häufigste Ursache für eine

© Tumorzentrum München und Zuckschwerdt Verlag | DOI 10.4486/395.03

pathologische Sekretion ist das solitäre oder multiple Papillom (bis zu 60 %). In 5–20 % der Fälle liegt der Symptomatik eine maligne Läsion zugrunde, insbesondere bei rein blutiger Sekretion (bis zu 30 % maligne Befunde). Die häufigste Lokalisation dieser malignen Veränderungen ist die terminale duktulolobuläre Einheit, die durchaus distant zur Mamille liegen kann.
Ziel und Konsequenz der Diagnostik der pathologischen Mamillensekretion ist die präoperative Herdlokalisation, wenn möglich mit Markierung, damit inadäquate operative Resektionen (sowohl im Sinne einer Über- als auch einer Untertherapie) vermieden werden.

Die zytologische Untersuchung des Mamillensekretes hat lediglich bei positivem Befund einen gesicherten prädiktiven Wert, da ein falschnegativer Befund mit einer Häufigkeit zwischen 30 und 50 % auftritt.

Sonografie bei sezernierender Mamille

Die Basismethoden zur Abklärung einer pathologischen Sekretion sind die Sonografie und die Galaktografie.

Die Duktussonografie mit hohen Frequenzen (10–18 MHz) kann die Galaktografie bei Vorliegen papillärer Läsionen und mamillennaher intraduktaler Papillome ergänzen bzw. ersetzen. Hierbei ist zu beachten, dass die Duktussonografie zeitlich vor der Galaktografie erfolgt. Der kontrastverstärkte Ultraschall (CEUS) kann zur Differenzierung zwischen benignen und malignen intraduktalen Veränderungen beitragen. Bei umschriebenen Veränderungen bietet die Sonografie die einfachste und kostengünstigste Biopsiemethode. Intraduktale Prozesse können sonografisch mit einem Draht oder Clip markiert werden.

Galaktografie bei sezernierender Mamille

Als Indikation für eine Galaktografie gilt die pathologische Sekretion. Bei der Galaktografie wird der sezernierende Gang mit einer 30-G-Kanüle sondiert und mit bis zu 1 ml eines wasserlöslichen, jodhaltigen Kontrastmittels aufgefüllt.
Obwohl die Galaktografie eine etablierte Untersuchung zur Abklärung der pathologischen Sekretion ist, ergeben sich problematische Aspekte durch die Untersuchungstechnik; die *technische Fehlerrate* der Galaktografie liegt bei 10–15 %. Anatomische Varianten der Mamille, intramamilläre Läsionen, eine nicht provozierbare Sekretion, inflammatorische Veränderungen oder eine Kontrastmittelallergie als Kontraindikation bzw. als Folge einer Galaktografie sowie paravasale Kontrastmittelapplikation und intraduktal applizierte Luftbläschen schränken neben den Schmerzen bei der Gangsondierung die Durchführung und Aussagekraft dieser Methode erheblich ein. Darüber hinaus ist die klinische Wertigkeit der Galaktografie durch die limitierte differenzialdiagnostische Aussagekraft und die Beschränktheit der Bildgebung auf das Gangsystem eingeschränkt. Die Ursache von Gangveränderungen und deren tatsächliche Ausdehnung sowie Herdläsionen jenseits eines Gangabbruchs sind mit der Galaktografie allein nicht erfassbar. Auch schließt eine unauffällige Galaktografie das Vorliegen eines malignen Herdbefundes nicht sicher aus.

MR-Diagnostik bei sezernierender Mamille

Die direkte MR-Galaktografie ist technisch machbar, hat sich jedoch nicht etabliert. Es gelten die gleichen Einschränkungen der Anwendbarkeit wie bei der kon-

© Tumorzentrum München und Zuckschwerdt Verlag | DOI 10.4486/395.03

ventionellen Galaktografie. Allein die konventionelle Mamma-MRT mit intravenöser Kontrastmittelgabe weist gegenüber der Galaktografie bisherigen Studien zufolge eine deutlich höhere Sensitivität und einen höheren NPV auf. Obwohl die Spezifität der MRT immer noch als problematisch angesehen wird, ist die MRT auch hinsichtlich der Spezifität und dem PPV der konventionellen Galaktografie überlegen. Nach der Empfehlung einer EUSOMA-Arbeitsgruppe wird die MRT eingesetzt, wenn eine Galaktografie nicht durchführbar ist.

Die MRT kann bei mammografisch sehr dichter Brust vor Gangexzision nach Urban und als abklärende Methode bei inkonklusiver Basisdiagnostik empfohlen werden.

Bisherige initiale Studien zur MRT bei pathologischer Sekretion weisen nur geringe Fallzahlen auf, prüfen sehr unterschiedliche Konstellationen und Sequenzkombinationen gegen die konventionelle Galaktografie einerseits und die Kombination Mammografie/Sonografie andererseits und erhalten unterschiedliche Aussagen zur diagnostischen Wertigkeit. Ein routinemäßiger Einsatz der MRT bei sezernierender Mamille wird deswegen nicht empfohlen. Die MRT kann jedoch bei negativer konventioneller Diagnostik als Zusatzuntersuchung durchgeführt werden, denn sie bietet bisher die sensitivste Diagnostik auch jenseits des sezernierenden Gangs.

Die Galaktografie sowie die MR-Diagnostik können aber die selektive Gangexzision nicht ersetzen. Insbesondere die blutige Mamillensekretion sollte über eine chirurgische Gangexzision weiter abgeklärt werden. Für die Therapieplanung der Milchgangsexzision nach *Urban* sollte die Läsion durch die am einfachsten verfügbare Bildgebung markiert und entfernt werden.

Für die Lokalisation galaktografisch auffälliger Areale während der OP kann die alleinige intraoperative Methylenblau-Methode (Milchgangsexzision nach *Urban*) unzureichend sein, denn sie ist zwar für direkt retromamilläre Veränderungen gut geeignet, für weiter distal gelegene Veränderungen jedoch problematisch, da die Färbung rasch ins Gewebe übertritt und damit tendenziell zu ausgedehnt reseziert wird. Aus diesem Grund wird für weiter peripher gelegene Veränderungen die Clipmarkierung nach Galaktografie empfohlen. Auch eine intraoperative duktoskopische Darstellung und Drahtmarkierung der Läsion ist möglich.

In den letzten Jahren wurde die endoskopische Untersuchung des sezernierenden Milchgangs, die Duktoskopie, hinsichtlich ihrer Machbarkeit und Aussagekraft mit anderen bildgebenden Methoden verglichen. Die Durchführung einer Duktoskopie gelingt bei weit über 90 % der Patientinnen. Die Diagnostik intraduktaler Veränderungen ist ersten Studien zufolge vergleichbar mit der Aussagekraft der Galaktografie. Die Kombination von Galaktografie und Duktoskopie erreicht eine Sensitivität von bis zu 80 %. Die Duktoskopie wird deshalb in einigen Zentren zur Überwachung von High-Risk-Patientinnen erprobt.

Die duktoskopische intraduktale Biopsie ist prinzipiell möglich, auch hier ist die technische Erfolgsrate ersten Studien zufolge hoch. Die endoskopisch geführte Biopsie bietet die Möglichkeit einer präoperativen Histologiegewinnung und trägt somit zur besseren OP-Planung bei. Neue Endoskope ermöglichen jetzt die Papillektomie und Laserablation von benignen Läsionen, sodass offene Resektionen eingespart werden können.

Allerdings schließt eine unauffällige Duktoskopie distale Läsionen und intraduktale Veränderungen in obstruierten Gängen und terminalen Gängen nicht aus. Insofern bleibt der zusätzliche Nutzen der übrigen bildgebenden Verfahren, insbesondere der MRT, auch den neuen endoskopischen Verfahren gegenüber bestehen.

© Tumorzentrum München und Zuckschwerdt Verlag | DOI 10.4486/395.03

Morbus Paget

Das Paget-Karzinom, auch Morbus Paget der Mamille genannt, ist eine seltene Karzinomform im Bereich der Brustwarze. Die Erkrankung geht meist von einem tiefer liegenden duktalen Carcinoma in situ oder einem duktalen Mammakarzinom aus, bei dem durch Ausbreitung des DCIS/invasiven Karzinoms die Mamille und die umgebende Haut infiltriert sind. Liegt kein anderes Karzinom zugrunde, wird von einem isolierten Paget-Karzinom gesprochen.
Die Barrierefunktion der betroffenen Haut ist gestört. Es kommt zum Austritt eines serösen Exsudats. Der meist einseitige, in der Haut liegende Tumor ähnelt daher zunächst einer entzündlichen Veränderung mit krustig-schuppiger, braunroter Hautoberfläche, manchmal nässend, nicht oder wenig schmerzhaft. In diesem Stadium besteht Verwechslungsgefahr mit einem einfachen Ekzem der Brustwarzen, welches aber meist beidseitig auftritt. Im späteren Stadium kann es zur Mamilleneinziehung kommen.

Diagnostik

Bei nachgewiesenem M. Paget der Brust ist eine intramammäre Tumormanifestation bildgebend auszuschließen.

Die Diagnose des M. Paget wird klinisch gestellt. Zur Diagnosesicherung sollte eine Hautbiopsie durchgeführt werden. Da die neoplastischen Zellen am zahlreichsten in den basalen Anteilen der Brustwarzenenepidermis zu finden sind, ist eine vollständige Biopsie der Haut zur Diagnosesicherung nötig.

Eine lediglich oberflächliche Abschabung oder Abklatschzytologie zur Zellgewinnung ist oft nicht ausreichend und zeigt gelegentlich ein falschnegatives Ergebnis.

Die präoperative Bildgebung sollte neben Sonografie und Mammografie auch die MRT der Mamma beinhalten, da der Morbus Paget der Mamille fast immer mit einem DCIS oder einem invasiven Mammakarzinom vergesellschaftet ist und das Wissen über die genaue Ausdehnung des Karzinoms das operative Vorgehen entscheidend beeinflusst.
Morrogh et al. (2008) konnten zeigen, dass durch den zusätzlichen Einsatz der MRT bei histologisch gesichertem M. Paget zwar bei mammografisch sichtbaren Malignomen in der Brust keine zusätzlichen Informationen gewonnen werden konnten, aber in der Mammografie okkult gebliebene intramammäre Karzinome kernspintomografisch detektiert werden konnten. Üblicherweise ist im Bereich der betroffenen Mamille in der MRT eine deutliche und rasche Kontrastmittelanreicherung im Vergleich zur Gegenseite nachweisbar. Allerdings darf die physiologisch nachzuweisende kontinuierliche Kontrastmittelaufnahme im Bereich der Mamillen nicht mit einem M. Paget verwechselt werden. Der kernspintomografische Verdacht eines M. Paget ist immer klinisch zu überprüfen.
Die Prognose der Patientin wird durch das alleinige Auftreten eines Morbus Paget nicht verschlechtert. Entscheidend sind die Eigenschaften des intramammären Karzinoms/DCIS und der Nodalstatus. Die Therapie besteht in einer In-sano-Resektion der Mamille sowie einer leitlinienadaptierten Therapie des intramammären Malignoms/DCIS.

© Tumorzentrum München und Zuckschwerdt Verlag | DOI 10.4486/395.03

Was ist neu?
Was sollte beachtet werden?

Seit Einführung des Mammografie-Screening-Programms in Deutschland hat sich die Performance und die Ergebnisqualität vergleichbar mit anderen europäischen Screening-Programmen etabliert und entwickelt. Intervallkarzinome stellen mit etwa 20–25 % aller bei Screening-Teilnehmerinnen entdeckten Karzinome weiterhin eine Herausforderung für das Screening und seine Effektivität dar. Zusätzliche oder alternative Screening-Methoden wie die Implementierung der Tomosynthese als primäre diagnostische Methode oder ein ergänzender Ultraschall bei Frauen mit mammografisch dichter Brust werden dahingehend überprüft werden müssen, ob sie die Rate an Intervallkarzinomen signifikant senken können. Für das Assessment hat sich die Tomosynthese im Screening bereits etabliert. Überdiagnostik ist im Rahmen von Screening-Untersuchungen nicht ganz vermeidbar. In Zukunft müssen in bestimmten Fällen Therapieentscheidungen vom individuellen Risiko der Patientin abhängig gemacht werden, um aus Überdiagnostik keine Übertherapie zu machen.

Die Hochrisikofrüherkennung wird nunmehr anhand des Vorliegens oder Nichtvorliegens einer pathogenen Mutation stratifiziert. Zentrale Methode ist die jährliche MRT für beide Gruppen. Die Mammografie wird nunmehr zurückhaltender und abhängig von der mammografischen Dichte ab dem 40. Lebensjahr eingesetzt. Der halbjährliche Ultraschall wird ausschließlich für Mutationsträgerinnen empfohlen.

Die Tomosynthese hat sich in der kurativen Diagnostik weitestgehend etabliert. Für das Screening ist sie deshalb als Abklärungsmethode zugelassen. Die Einführung als primäre Screening-Methode setzt eine weitere Klärung des Nutzens, auch hinsichtlich der Absenkung der Intervallkarzinomrate, voraus.

Die kontrastmittelverstärkte Mammografie hat sich als klinische Methode zunehmend entwickelt und kann in speziellen Indikationsbereichen als eine Alternative zur kontrastverstärkten MRT angesehen werden.

Die Ultraschalldiagnostik der Mamma hat in den letzten Jahren eine technische Weiterentwicklung erfahren. Methoden wie die Elastografie und die automatisierte Ultraschalluntersuchung haben sich bisher klinisch nicht fest etabliert. Bei der minimalinvasiven Abklärung der Axilla hat der Ultraschall an Stellenwert gewonnen, da nun bildgebend auffällige Lymphknoten vor primär systemischer Therapie minimalinvasiv abgeklärt und als sogenannte Targetlymphknoten clipmarkiert werden sollten.

Auch die neueren Leitlinien und Empfehlungen beschränken die präoperative Mamma-MRT auf spezielle Fälle und sprechen keine generelle Empfehlung aus. Korrespondierend ist auch die Kostenerstattung bei den gesetzlichen Krankenkassen weiterhin auf spezielle Indikationen beschränkt. Für den diagnostischen Einsatz der Methode ist weiterhin eine enge Anbindung an MR-interventionelle Leistungserbringer empfehlenswert.

Erklärung zu Interessenkonflikten

S. Grandl hat in den vergangenen drei Jahren Honorare oder Kostenerstattungen von der Hologic Medicor GmbH erhalten. J. C. de Waal, D. Rjosk-Dendorfer, S. Heywang-Köbrunner und K. Hellerhoff geben keine Interessenkonflikte an.

© Tumorzentrum München und Zuckschwerdt Verlag | DOI 10.4486/395.03

Literatur

Leitlinien und gesetzliche Grundlagen

AGO Leitlinien online (2023) Früherkennung und Diagnostik; in AGO: Guidelines Breast Version 2023; https://www.ago-online.de/leitlinien-empfehlungen/leitlinien-empfehlungen/kommission-mamma

BMU (2012) Zulässigkeit von Früherkennungsuntersuchungen mit ionisierender Strahlung. Mitteilung vom Februar 2012; www.bmu.de/themen/atomenergie-strahlenschutz/strahlenschutz/medizin/frueherkennung/zulaessigkeit-von-frueherkennungsuntersuchungen-mit-ionisierender-strahlung/

BMVÄ (Bundesmantelvertrag für Ärzte) Anlage 9.2 BMV-Ä/EKV (2023) Versorgung im Rahmen des Programms zur Früherkennung von Brustkrebs durch Mammografie-Screening (Stand: 01.01.2023); https://www.kbv.de/media/sp/09.2_Mammographie.pdf

Gesundheitsministerkonferenz (2008); https://gesundheitsziele.de/

Richtlinie des Gemeinsamen Bundesausschusses über die Früherkennung von Krebserkrankungen (2020); zuletzt geändert am 18. Juni 2020, veröffentlicht im Bundesanzeiger BAnz AT 27.08.2020 B3, in Kraft getreten am 28. August 2020

Oeffinger KC, Fontham ET, Etzinoni R et al (2015) Breast cancer screening for women at average risk. 2015 guideline update from the American Cancer Society. JAMA 314: 1599–1614; jamanetwork.com/journals/jama/fullarticle/2463262

Perry N, Broeders M, de Wolf C et al; European Commission, Directorate for Health and Consumers (2006/2013 Suppl.) European Guidelines for Quality Assurance in Breast Cancer Screening and Diagnosis. 4th ed. Luxembourg: Office for Official Publications of the European Community; www.euref.org/european-guidelines

AWMF Interdisziplinäre S3-Leitlinie für die Früherkennung, Diagnostik, Therapie und Nachsorge des Mammakarzinoms. Langversion 4.4 (2021) AWMF Registernummer 032–045OL; register.awmf.org/assets/guidelines/032–045OLI_S3_Mammakarzinom_2021–07.pdf

Mammografie-Screening

Bevers TB, Helvie M, Bonaccio E et al (2018) Breast Cancer Screening and Diagnosis, Version 3.2018, NCCN Clinical Practice Guidelines in Oncology. J Natl Compr Canc Netw 16(11): 1362–89

Bleyer A, Welch HG (2012) Effect of three decades of screening mammography on breast-cancer incidence. N Engl J Med 367: 1998–2005

Broeders M, Moss S, Nystrom N et al; EUROSCREEN Working Group (2012) The impact of mammographic screening on breast cancer mortality in Europe: a review of observational studies. J Med Screen 19(Suppl 1): 14–25

Bundesamt für Strahlenschutz (2022) Bericht Brustkrebsfrüherkennung mittels Röntgenmammographie bei Frauen ab 70 Jahren. Wissenschaftliche Bewertung; doris.bfs.de/jspui/bitstream/urn:nbn:de:0221–2022102634826/6/44–22-WissBericht_MSP70.pdf

Christiansen P, Vejborg I, Kroman N, et al (2014) Position paper: breast cancer screening, diagnosis, and treatment in Denmark. Acta Oncol 53: 433–44

Duffy SW, Ming-Fang Yen A, Hsiu-Hsi Chen T et al (2012) Long-term benefits of breast screening. Breast Cancer Management 1: 31–8

Duffy SW, Vulkan D, Cuckle H et al (2020) Health Technology Assessment Vol. 24, No. 55

Duffy SW, Tabar L, Ming-Fang Yen A et al (2021) Beneficial Effect of Consecutive Screening Mammography Examinations on Mortality from Breast Cancer: A prospective Study. Radiology; 00:1–7

Fallenberg E, Kühn T (2023) Früherkennung und Diagnostik; in AGO: Guidelines Breast Version 2021.1D; https://www.ago-online.de/

Fügemann H, Kääb-Sanyal V (2016) Mammografie-Screening: Nutzen-Schaden-Abwägung im internationalen Vergleich. Dtsch Arztebl 113: A-74-A-78

Gemeinsamer Bundesausschuss (2023) Krebsfrüherkennungs-Richtlinie: Mammographie-Screening Erweiterung der Altersgrenzen. Stand 27.04.2023. https://www.g-ba.de/downloads/40-268-7392/2021-03-18_KFE-RL_Einleitung-Beratung_Mammo-Altersgrenzen_Zeitplan.pdf

Giampietro RR, Cabral MVG, Lima SAM et al (2020) Accuracy and Effectiveness of Mammography versus Mammography and Tomosynthesis for Population-Based Breast Cancer Screening: A Systematic Review and Meta-Analysis. Sci Rep 10(1): 7991

Gøtzsche PC, Jørgensen KJ (2013) Screening for breast cancer with mammography. Cochrane Database Syst Rev (6): CD001877

Health Council of the Netherlands (2014) Population screening for breast cancer: expectations and developments. The Hague: Health Council of the Netherlands; publication no. 2014/01E; www.lrcb.nl/resources/uploads/2017/02/201401EPopulation_screening_for_breast_cancer_expectations_and_developments-1.pdf

Heidinger O, Batzler WU, Krieg V et al (2012) The incidence of interval cancers in the German mammography screening program: results from the population-based cancer registry in North Rhine-Westphalia. Dtsch Arztebl Int 109: 781–7

Heindel W, Bock K, Hecht G et al (2021): Systematische und qualitätsgesicherte Früherkennung des sporadischen Mammakarzinoms Update Screening-Effekte und wissenschaftliche Studien; Radiologe 61: 126–36

Helvie MA, Chang JT, Hendrick RE et al (2014) Reduction in late-stage breast cancer incidence in the mammography era: Implications for overdiagnosis of invasive cancer. Cancer 120: 2649–56

Hendrick RE (2010) Radiation doses and cancer risks from breast imaging studies. Radiology 257: 246–53

© Tumorzentrum München und Zuckschwerdt Verlag | DOI 10.4486/395.03

Hendrick RE, Helvie MA, Monticciolo DL (2021) Breast Cancer Mortality Rates Have Stopped Declining in U.S. Women Younger than 40 Years; Radiology 299: 143–9

Heywang-Köbrunner SH, Schreer I, Hacker A et al (2016) Conclusions for mammography screening after 25-year follow-up of the Canadian National Breast Cancer Screening Study (CNBSS). Eur Radiol 26: 342–50

Houssami N, Hofvind S, Soerensen AL (2021) Interval breast cancer rates for digital breast tomosynthesis versus digital mammography population screening: An individual participant data meta-analysis. E Clinical Medicine 34: 100804; doi: 10.1016/j.eclinm.2021.100804. eCollection 2021 Apr. PMID: 33997729

Hovda T, Holen AS, Långet K al (2020) Interval and Consecutive Round Breast Cancer after Digital Breast Tomo-synthesis and Synthetic 2D Mammography versus Standard 2D Digital Mammography in Breast Screen Norway. Radiology 294: 256–64

Independent UK Panel on Breast Cancer Screening (2012) The benefits and harms of breast cancer screening: an independent review. Lancet 380 (9855): 1778–86

International Agency for Research on Cancer (IARC) (2016) IARC Handbooks of Cancer Prevention, Vol. 15: Breast Cancer Screening. Lyon, France: WHO

Joergenssen KJ, Gøtzsche PC (2009) Overdiagnosis in publicly organized mammography screening programmes: systematic review of incidence trends. BMJ 339: b 2587

Joergenssen KJ, Zahl PH, Goetzsche PC (2010) Breast cancer mortality in organized mammography screening in Denmark: comparative study. BMJ 340: 1–6

Kääb-Sanyal V (2017): Programmbeschreibung – Das Mammographie-Screening-Programm in Deutschland. Kooperationsgemeinschaft Mammographie, Berlin, Februar 2017

Kääb-Sanyal V (2020): Jahresbericht Qualitätssicherung 2018; Deutsches Mammographie-Screening-Programm. Kooperationsgemeinschaft Mammographie, Berlin, Oktober 2020

Kopans DB (2009) Why the critics of screening mammography are wrong. Diagnostic Imaging Dec 04; www.diagnosticimaging.com/mammography/why-critics-screening-mammography-are-wrong

Lamb L, Mohallem Fonseca M, Verma R et al (2020) Missed Breast Cancer: Effects of Subconscious Bias and Lesion Characteristic: RadioGraphics 40: 941–60

Lauby-Secretan B, Scoccianti C, Loomis D et al; International Agency for Research on Cancer Handbook Working Group (2015) Breast-cancer screening--viewpoint of the IARC Working Group. N Engl J Med 372(24): 2353–8

Leitlinienprogramm Onkologie (Deutsche Krebsgesellschaft, Deutsche Krebshilfe, AWMF) (2020) S3-Leitlinie Früherkennung, Diagnose, Therapie und Nachsorge des Mammakarzinoms, Version 4.3, 2020, AWMF Registernummer: 032–045OL; www.leitlinienprogramm-onkologie.de/leitlinien/mammakarzinom

Miller AB, Wall C, Baines CJ et al (2014) Twenty-five year follow-up for breast cancer incidence and mortality of the Canadian National Breast Screening Study: randomised screening trial. BMJ 348: g366

Moss S, Nyström L, Jonsson H et al; EUROSCREEN Working Group (2012) The impact of mammographic screening on breast cancer mortality in Europe: a review of trend studies. J Med Screen 19(Suppl 1): 26–32

Nickson C, Mason KE, English DR et al (2012) Mammographic screening and breast cancer mortality: a case-control study and meta-analysis. Cancer Epidemiol Biomarkers Prev 21: 1479–88

Njor SH, Olsen AH, Blichert-Toft M et al (2013) Overdiagnosis in screening mammography in Denmark population based cohort study. BMJ 346: f1064

Pace LE, Keating NL (2014) A systematic assessment of benefits and risks to guide breast cancer screening decisions. JAMA 311: 1327–1335

Paci E, Duffy SW, Giorgi D et al (2002) Are breast cancer screening programs increasing rates of mastectomy? Observational study. BMJ 325: 418

Paci E; EUROSCREEN Working Group (2012) Summary of the evidence of breast cancer service screening outcomes in Europe and first estimate of the benefit and harm balance sheet. J Med Screen 19(Suppl 1): 5–13

Puliti D, Duffy SW, Miccinesi G et al; EUROSCREEN Working Group (2012) Overdiagnosis in mammographic screening for breast cancer in Europe: a literature review. J Med Screen 19(Suppl 1): 42–56

Samnakay N, Tinning J, Ives A et al (2005) Rates for mastectomy are lower in women attending a breast-screening programme. ANZ J Surg 75: 936–9

Schrodi S, Braisch U, Schenkirsch T et al (2013) Veränderungen der Therapie des Mammakarzinoms in Bayern seit Einführung des Mammografie-Screenings. Eine Analyse bayerischer Krebsregisterdaten der Jahre 2000 bis 2008. Gesundheitswesen 75: 632–42

Siu AL; U. S. Preventive Services Task Force (2016) Screening for Breast Cancer: U. S. Preventive Services Task Force Recommendation Statement. Ann Intern Med 164: 279–96

Stang A, Kääb-Sanyal V, Hense HW et al (2013) Effect of mammography screening on surgical treatment for breast cancer: a nationwide analysis of hospitalization rates in Germany 2005–2009. Eur J Epidemiol 28: 689–96

Swiss Medical Board (Hg) (2013) Systematisches Mammografie-Screening. Bericht vom 15. Dezember 2013. Zollikon: Fachgremium Swiss Medical Board

van Schoor G, Moss SM, Otten JD et al (2011) Increasingly strong reduction in breast cancer mortality due to screening. Br J Cancer 104: 910–4

World Health Organization (WHO) (2014) WHO position paper on mammography screening. Genf: WHO; apps.who.int/iris/bitstream/10665/137339/1/9789241507936

Yaffe MJ, Mainprize JG (2011) Risk of radiation-induced breast cancer from mammographic screening. Radiology 258: 98–105, Erratum 264: 306

Zahl PH, Gøtzsche PC, Mæhlen J (2011) Natural history of breast cancers detected in the Swedish mammography screening programme: a cohort study. Lancet Oncol 12: 1118–24

Zheng M, Nyström L, Jonsson H (2020). Effectiveness of Population-Based Service Screening with Mammography for Women Aged 70–74 Years in Sweden. Cancer Epidemiology Biomarkers Press 29: 2149–56

Zielonke N, Kregting LM, Heijnsdijk EAM et al (2021) The potential of breast cancer screening in Europe; Int. J. Cancer 148: 406–18

Zorzi M, Puliti D, Vettorazzi M et al (2006) Mastectomy rates are decreasing in the era of service screening: a population-based study in Italy (1997–2001). Br J Cancer 95: 1265–8

Screening in der Hochrisikosituation

Bick U, Engel C, Krug B et al (2019) High-risk breast cancer surveillance with MRI: 10 year experience from the German consortium for hereditary breast and ovarian cancer. Breast Cancer Res Treat 175(1): 217–28; doi.org/10.1007/s10549-019-05152-9

Boetes C (2010) Update on screening breast MRI in high-risk women. Magn Reson Imaging Clin N Am 18: 241–7

Causer PA, Jong RA, Warner E et al (2007) Breast cancers detected with imaging screening in the BRCA population: emphasis on MR imaging with histopathologic correlation. Radiographics 27(Suppl 1): S165–182

Hagen AI, Kvistad KA, Maehle L et al (2007) Sensitivity of MRI versus conventional screening in the diagnosis of BRCA-associated breast cancer in a national prospective series. Breast 16: 367–74

Hahnen E, Wappenschmidt B, Rhiem K et al (2017): Hereditäre Tumordiagnostik – Mammakarzinom: BRCA1, BRCA2 und der derzeitige Stand der Multigenanalysen. Geburtsh Frauenheilk 77: 36–40

Heywang-Köbrunner SH, Hacker A, Sedlacek S (2010) Kontrastmittel-MRT der Brust bei Staging und Früherkennung: Wo benötigen wir sie? Geburtsh Frauenheilk 70: 184–93

Kriege M, Brekelmans CT, Boetes C et al (2004) Efficacy of MRI and mammography for breast-cancer screening in women with a familial or genetic predisposition. N Engl J Med 351: 427–37

Kriege M, Brekelmans CT, Boetes C et al (2006) Differences between first and subsequent rounds of the MRISC breast cancer screening program for women with a familial or genetic predisposition. Cancer 106: 2318–26

Kuhl CK, Schrading S, Leutner CC et al (2005) Mammography, breast ultrasound, and magnetic resonance imaging for surveillance of women at high familial risk for breast cancer. J Clin Oncol 23: 8469–76

Kuhl C, Weigel S, Schrading S et al (2010) Prospective multicenter cohort study to refine management recommendations for women at elevated familial risk of breast cancer: the EVA trial. J Clin Oncol 28: 1450

Leach MO, Boggis CR, Dixon AK et al (2005) Screening with magnetic resonance imaging and mammography of a UK population at high familial risk of breast cancer: a prospective multicentre cohort study (MARIBS). Lancet 365: 1769–78

Lehman CD, Blume JD, Weatherall P et al; International Breast MRI Consortium Working Group (2005) Screening women at high risk for breast cancer with mammography and magnetic resonance imaging. Cancer 103: 1898–1905

Lord SJ, Lei W, Craft P et al (2007) A systematic review of the effectiveness of magnetic resonance imaging (MRI) as an addition to mammography and ultrasound in screening young women at high risk of breast cancer. Eur J Cancer 43: 1905–17

Meindl A, Ditsch N, Kast K et al (2011) Hereditary breast and ovarian cancer – new genes, new treatments, new concepts. Dtsch Arztebl Int 108: 323–30

National Institute for Health and Care Excellence (NICE) (2013) Familial breast cancer: Classification and care of people at risk of familial breast cancer and management of breast cancer and related risks in people with a family history of breast cancer. NICE clinical guideline 164. Manchester: NICE; www.nice.org.uk/guidance/cg164

Phi XA, Houssami N, Obdeijn IM et al (2015) Magnetic resonance imaging improves breast screening sensitivity in BRCA mutation carriers age ≥ 50 years: evidence from an individual patient data meta-analysis. J Clin Oncol 33: 349–56

Raikhlin A, Curpen B, Warner E et al (2015) Breast MRI as an adjunct to mammography for breast cancer screening in high-risk patients: retrospective review. AJR Am J Roentgenol 204: 889–97

Riedl CC, Ponhold L, Flory D et al (2007) Magnetic resonance imaging of the breast improves detection of invasive cancer, preinvasive cancer, and premalignant lesions during surveillance of women at high risk for breast cancer. Clin Cancer Res 13: 6144–52

Riedl CC, Luft N, Bernhart C et al (2015) Triple-modality screening trial for familial breast cancer underlines the importance of magnetic resonance imaging and questions the role of mammography and ultrasound regardless of patient mutation status, age, and breast density. J Clin Oncol 33: 1128–35

Sardanelli F, Podo F (2007) Breast MR imaging in women at high-risk of breast cancer. Is something changing in early breast cancer detection? Eur Radiol 17: 873–87

Sardanelli F, Podo F, D'Agnolo G et al (2007) Multicenter comparative multimodality surveillance of women at genetic-familial high risk for breast cancer (HIBCRIT study): interim results. Radiology 242: 698–715

Sardanelli F, Boetes C, Borisch B et al (2010) Magnetic resonance imaging of the breast: recommendations from the EUSOMA working group. Eur J Cancer 46: 1296–1316

Sardanelli F, Podo F, Santoro F et al; High Breast Cancer Risk Italian 1 (HIBCRIT-1) Study (2011) Multicenter surveillance of women at high genetic breast cancer risk using mammography, ultrasonography, and contrast-enhanced magnetic resonance imaging (the high breast cancer risk italian 1 study): final results. Invest Radiol 46: 94–105

Schmutzler RK, Rhiem K, Breuer P et al (2006) Outcome of a structured surveillance programme in women with a familial predisposition for breast cancer. Eur J Cancer Prev 15: 483–9

Schrading S, Kuhl CK (2008) Mammographic, US, and MR imaging phenotypes of familial breast cancer. Radiology 246: 58–70

Tilanus-Linthorst MM, Obdeijn IM, Hop WC et al (2007) BRCA1 mutation and young age predict fast breast cancer growth in the Dutch, United Kingdom, and Canadian magnetic resonance imaging screening trials. Clin Cancer Res 13: 7357–62

Warner E, Plewes DB, Hill KA et al (2004) Surveillance of BRCA1 and BRCA2 mutation carriers with magnetic resonance imaging, ultrasound, mammography, and clinical breast examination. JAMA 292: 1317–25

Warner E, Messersmith H, Causer P et al (2008) Systematic review: using magnetic resonance imaging to screen women at high risk for breast cancer. Ann Intern Med 148: 671–9

Warner E, Hill K, Causer P et al (2011) Prospective study of breast cancer incidence in women with a BRCA1 or BRCA2 mutation under surveillance with and without magnetic resonance imaging. J Clin Oncol 29: 1664–9

© Tumorzentrum München und Zuckschwerdt Verlag | DOI 10.4486/395.03

Mammografie

Harris E (2023) FDA Updates Breast Density Reporting Standards, Other Mammogram Rules. JAMA 329(14): 1142–3; doi: 10.1001/jama.2023.4004

Heywang-Köbrunner SH, Schreer I (Hg) (2015) Bildgebende Mammadiagnostik, 3. Aufl. Stuttgart: Thieme

Sickles EA, D'Orsi CJ, Bassett LW et al (2013) ACR BI-RADS Mammography. In: ACR BI-RADS Atlas. Breast Imaging Reporting and Data System. Reston/VA: American College of Radiology

Tomosynthese

Aase HS, Danielsen AS, Hoff SR et al (2021) Mammographic features and screening outcome in a randomized contolled trial comparing digital breast tomosynthesis and digital mammography. Eur J Radiol 141: 109753

Alabousi M, Wadera A, Kashif Al-Ghita M et al, (2020) Performance of Digital Breast Tomosynthesis, Synthetic Mammography and Digital Mammography in Breast Cancer Screening: A Systematic Review and Meta-Analysis. J Natl Cancer Inst 113(6): 680–90

Bernardi D, Macaskill P, Pellegrini M et al (2016) Breast cancer screening with tomosynthesis (3D mammography) with acquired or synthetic 2D mammography compared with 2D mammography alone (STORM-2): a population based prospective study. Lancet Oncol 17: 1105–13

Conant EF, Talley MM, Parghi CR et al (2023) Mammographic screening in routine practice: multisite study of digital breast tomosynthesis and digital mammography. Radiology 307(3):e221571

European Commission (2021) Use of Tomosynthesis; healthcare-quality.jrc.ec.europa.eu/ecibc/european-breast-cancer-guidelines/tomosynthesis

Freeman K, Geppert J, Stinton C (2021) Use of artificial intelligence fpr image analysis in breast cancer screening programmes: systematic review of test accuracy. BMJ 374:n1872

Gennaro G, Bernardi D, Houssami N (2018) Radiation dose with digital breast tomosynthesis compared to digital mammography: pre-view analysis. Eur Radiol 28: 573–81

Gilbert FJ, Tucker L, Gillan MG et al (2015) The TOMMY trial: a comparison of TOMosynthesis with digital MammographY in the UK NHS Breast Screening Programme--a multicentre retrospective reading study comparing the diagnostic performance of digital breast tomosynthesis and digital mammography with digital mammography alone. Health Technol Assess 19: i-xxv, 1–136

Heindel W, Weigel S, Gerß J et al (2022). Digital breast tomosynthesis plus synthesized mammography versus digital screening mammoghraphy for the detection of invasive breast cancer (TOSYMA): a multicenter, open-label, randomized, controlled, superiority trial. Lancet Oncol 23: 601–11

Heywang-Köbrunner SH, Jänsch A, Hacker A et al (2022) Digital Breast Tomosynthesis (DBT) plus synthesised two-dimensional mammography (s2D) in breast cancer screening is associated with higher cancer detection and lower recalls compared to digital mammography (DM) alone: results of a systematic review and meta- analysis. Eur Radiol 32: 2301–12

Heywang-Köbrunner SH, Jänsch A, Hacker A et al (2022) Tomosynthesis with synthesized two-dimensional mammography yields higher cancer detection compared to digital mammography alone, also in dense breasts and in younger women: A systematic review and meta-analysis. Eur J Radiol 152: 110324; doi: 10.1016/j.ejrad.2022.110324

Hofvind S, Holen AS, Aase HS et al (2019) Two view digital breast tomosynthesis versus digital mammography in a population based breast cancer screening programme (To-Be): a randomized controlled trial. Lancet Oncol 20(6): 795–805; doi: 10.1016/S1470-2045(19)30161-5.

Hofvind S, Moshina N, Holen AS et al (2021) Interval and subsequent round breast cancer in a randomized controlled trial comparing digital breast tomosynthesis and digital mammography screening. Radiology 300(1): 66–76

Houssami N, Lockie D, Giles M et al (2023) Two-year follow-up participants in the BreastScreen Victoria pilot trial of tomosynthesis versus mammography: breast density-stratified screening outcomes. BJR 25: 20230081; doi: 10.1259/bjr.20230081, online ahead of print

Johnson K, Lang K, Ikeda DM et al (2021) Interval breast cancer rates and tumor characteristics in the prospective population-based Malmö Breast Tomosynthesis Screening Trial. Radiology 299(3): 559–67

Lång K, Andersson I, Rosso A et al (2016) Performance of one-view breast tomosynthesis as a stand-alone breast cancer screening modality: results from the Malmö Breast Tomosynthesis Screening Trial, a population-based study. Eur Radiol 26: 184–90

Pattacini P, Nitrosi A, Giorgi Rossi P et al (2022) A randomized trial comparing breast cancer incidence and interval cancers after tomosynthesis plus mammography screening. Radiology 303(2): 256–66

Sprague BL, Coley RY, Lowry KP et al (2023) Digital breast tomosynthesis versus digital mammography screening performance on successive screening rounds from the Breast Cancer Surveillance Consortium. Radiology 307(5): e223142

Skaane P (2023) Interval and Successive-Round Cancers after Digital Breast Tomosynthesis Screening: We still need Convincing Results regarding Beneficial Evidence on Long-term Outcomes. Radiology 307(5): e230964; doi: 10.1148/radiol.230964

Skaane P, Bandos AI, Gullien R et al (2013a) Comparison of digital mammography alone and digital mammography plus tomosynthesis in a population-based screening program. Radiology 267: 47–56

Skaane P, Bandos AI, Gullien R et al (2013b) Prospective trial comparing full-field digital mammography (FFDM) versus combined FFDM and tomosynthesis in a population-based screening programme using independent double reading with arbitration. Eur Radiol 23: 2061–71

Skaane P, Bandos AI, Eben EB et al (2014) Two-view digital breast tomosynthesis screening with synthetically reconstructed projection images: comparison with digital breast

tomosynthesis with full-field digital mammographic images. Radiology 271: 655–63
Taylor CR, Monga N, Johnson C (2023). Artificial Intelligence Applications in Breast Imaging: Current Status and Future Directions. Diagnostics 13(12): 2041; doi: 10.3390/diagnostics13122041
Weigel S, Heindel W, Hense HW et al (2023) TOSYMA Screening Trial Study Group. Breast density and breast cancer Screening with digital breast tomosynthesis: a TOSYMA trial subanalysis. Radiology 306(2): e221006

Kontrastmittelgestützte Mammografie

Fallenberg EM, Schmitzberger FF, Amer H et al (2017) Contrast-enhanced spectral mammography vs. mammography and MRI-clinical performance in a multi-reader evaluation. Eur Radiol 27(7): 2752–64
Fallenberg EM (2021) Kontrastmittelunterstützte Mammografie. Der Radiologe 61: 177–82
Gennaro G, Cozzi A, Schiaffino S (2022). Radiation Dose of Conztrast-Enhanced Mammography: A Two-Center Prospective Comparison. Cancers 14,1774; doi.org/103390/
Iotti V, Ravaioli S, Vacondio R et al (2017) Contrast-enhanced spectral mammography in neoadjuvant chemotherapy monitoring: a comparison with breast magnetic resonance imaging Breast Cancer Research 19(1): 106; doi:10.1186/s13058–017–0899–1.
Lee-Felker SA, Tekchandani L, Thomas M (2017) Comparison of Contrast-enhanced Spectral Mammography and Breast MR Imaging in the Evaluation of extent of disease. Radiology 285(2): 389–400
Lobbes MBI, Neeter LMFH, Raat F (2023). The performance of contrast-enhanced mammography and brest MRI in local preoperative staging of invasive lobular breast cancer. Eur J Radiol 164: 110881; doi: 10.1016/j-ejrad.2023.110881; Epub 2023
Patel BK, Hilal T, Covington M et al (2018) Contrast-Enhanced Spectral Mammography is Comparable to MRI in the Assessment of Residual Breast Cancer Following Neoadjuvant Systemic Therapy. Ann Surg Oncol 25(5): 1350–56
Savaridas SL, Taylor DB, Gunawardana D et al (2017) Could parenchamal enhancement on contrast-enhanced spectral mammography (CESM) represent a new breast cancer risk factor? Correlation with known radiology risk factors. Clin Radiol 72(12): 1085.e1–1085.e9
Sogani J, Morris EA, Kaplan JB et al (2017) Comparison of Background Parenchymal Enhancement at Contrast-enhanced Spectral Mammography and Breast MR Imaging. Radiology 282(1): 63–73
Tagliafico AS, Bignotti B, Rossi F et al (2016) Diagnostic Performance of contrast-enhanced spectral mammography: systematic review and meta-analysis. Breast 28: 13–19

Mammasonografie

American College of Radiology (Hg) (2016) ACR BI-RADS®-Atlas der Mammadiagnostik. Richtlinien zu Befundung, Handlungsempfehlungen und Monitoring. Heidelberg–Berlin: Springer
Bader W, Vogel-Minea CM, Blohmer JU et al (2022) Best Practice Guideline – DEGUM Recommendations on Breast Ultrasound Ultraschall in UIM; 42: 570–82
Banys-Paluchowski M, Rubio IT, Karadeniz Cakmak G et al (2022) Intraoperative Ultrasound-Guided Excision of Non-Palpable and Palpable Breast Cancer: Systematic Review and Meta-Analysis; Ultraschall Med; 43: 367–79
Barr R, Nakashima K, Amy D et al (2015): WFUMB guidelines and recommendations for clinical use of ultrasound elastography: Part 2: Breast. Ultrasound in Medicine and Biology 41: 1148–60
Berg WA, Cosgrove DO, Doré CJ et al (2012) Shear-wave elastography improves the specificity of breast US: the BE1 multinational study of 939 masses. Radiology 262: 435–49
Berg W, Bandos I, Mendelson E et al (2015) Ultrasound as the primary screening test for breast cancer: analysis from ACRIN 6666; J Natl Cancer Inst 108, pii: djv367
Bouzghar G, Levenback BJ, Sultan LR et al (2014) Bayesian probability of malignancy with BI-RADS sonographic features. J Ultrasound Med 33: 641–8
Brem RF, Lenihan MJ, Lieberman J et al (2015a) Screening breast ultrasound: past, present, and future. AJR Am J Roentgenol 204: 234–40
Brem RF, Tabár L, Duffy SW et al (2015b) Assessing improvement in detection of breast cancer with three-dimensional automated breast US in women with dense breast tissue: the SomoInsight Study. Radiology 274: 663–73
Carpentier B, Hayward J, Strachowski L (2017) Enhancing your acoustics; ultrasound image optimization of breast lesions. J Ultrasound Med 36(7): 1479–85
Chang JM, Won JK, Lee KB et al (2013) Comparison of shear-wave and strain ultrasound elastography in the differentiation of benign and malignant breast lesions. AJR Am J Roentgenol 201: 347–56
Duda V, Storch A (2014) Welche Tumoren erkennt die Mammasonografie besonders gut, wo muss sie sich mit anderen Verfahren ergänzen? Geburtshilfe Frauenheilkd 74: 915–7
Duda VF, Schulz-Wendtland R (Hg) (2017) Mammadiagnostik. Komplementärer Einsatz aller Verfahren. Heidelberg: Springer
Durmus T, Stöckel J, Slowinski T et al (2014) The hyperechoic zone around breast lesions – an indirect parameter of malignancy. Ultraschall Med 35: 547–53
Evans A, Trimboli RM, Athanasiou A et al; European Society of Breast Imaging (EUSOBI) (2018) Breast ultrasound: recommendations for information to women and referring physicians by the European Society of Breast Imaging. Insights Imaging 9(4): 449–61
Gupta D, Mendelson EB, Karst I (2021) Nipple Discharge: Current Clinical and Imaging Evaluation. Am J Roentgenol 216(2): 330–9
Holzer-Fruehwald L, Meissnitzer M, Weber M et al (2017) Can cut-off-values for tumor size or patient age in breast ultrasound reduce unnecessary biopsies or is it all about Bi-

© Tumorzentrum München und Zuckschwerdt Verlag | DOI 10.4486/395.03

rads? – A retrospective analysis of 763 biopsied T1-sized lesions. Ultrasound Int Open 3(3): E94–E98
Hooly RJ, Scoutt LM, Philpotts LE (2013) Breast ultrasonography: state of the art. Radiology 268(3): 642–59
Hussein H, Abbas E, Keshavarzi S et al (2023) Supplemental Breast Cancer Screening in Women with Dense Breasts end Negative Mammography: A Systematic Review and Meta-Analysis. Radiology 306(3}: e221785
Ibraheem SA, Mahmud R, Saini SM et al (2022) Evaluation of Diagnostic Performance of Automatic Breast Volume Scanner Compared to Handheld Ultrasound on Different Breast Lesions: A Systematic Review; Diagnostics 12: 541–60
Kim YS, Park JG, Kim BS et al (2014) Diagnostic Value of Elastography Using Acoustic Radiation Force Impulse Imaging and Strain Ratio for Breast Tumors. J Breast Cancer 17: 76–82
Lee SC, Jain PA, Jethwa SC et al (2014) Radiologists' role in breast cancer staging: providing key information for clinicians. Radiographics 34(2): 330–42
Leitlinienprogramm Onkologie (Deutsche Krebsgesellschaft, Deutsche Krebshilfe, AWMF) (2021) S3-Leitlinie Früherkennung, Diagnose, Therapie und Nachsorge des Mammakarzinoms, Version 4.3, AWMF Registernummer: 032–045OL, http://www.leitlinienprogramm-onkologie (01.02.2022)
Madjar H (2019) Kursbuch Mammasonographie; unveränderte 5.Auflage; Ein Lehrbuch nach den Richtlinien der Degum und KBV, Thieme-Verlag
Mendelson EB, Böhm-Vélez M, Berg WA et al (2013) ACR BI-RADS Sonography. In: ACR BI-RADS Atlas. Breast Imaging Reporting and Data System. Reston/VA: American College of Radiology
Mueller-Schimpfle M, Brandenbusch V, Degenhardt F et al (2016) The problem of mammographic breast density – the position of the DEGUM Working Group on Breast Ultrasound. Ultraschall Med 37: 170–5
Net JM, Mirpuri TM, Plaza MJ et al (2014) Resident and fellow education feature: US-evaluation of axillary lymph nodes. Radiographics 34: 1817–8
Nicosia L, Ferrari F, Bozzini AC et al (2020) Automatic breast ultrasound: state of the art and future perspectives. Ecancer 14: 1062–75
Rao A, Feneis J, Lalonde J et al (2016) A pictorial review of changes in the BI-RADS fifth edition. Radiographics 36(3): 623–39
Rjosk-Dendorfer D, Dathe O, de Waal J et a (2017) Bildgebende und interventionelle Diagnostik. In: Bauernfeind I (Hg) Manual Mammakarzinom. 16. überarbeitete Aufl, W. Zuckschwerdt, 31–64
Schäfer FKW, Hooley RJ, Ohlinger R et al (2013) ShearWave™ elastography BE1 multinational breast study: additional SWE features support potential to downgrade BI-RADS-3 lesions. Ultraschall Med 34: 254–9
Stachs A, Tra-Ha Thi A, Dieterich M et al (2015) Assessment of Ultrasound Features Predicting Axillary Nodal Metastasis in Breast Cancer: The Impact of Cortical Thickness. Ultrasound Int Open 1: E19–E24
Stanzani D, Chala LF, Barros Nd et al (2014) Can Doppler or contrast-enhanced ultrasound analysis add diagnostically important information about the nature of breast lesions? Clinics (Sao Paulo) 69: 87–92
Sun SX, Moseley TW, Kuerer HM et al (2020) Imaging-Based Approach to Axillary Lymph Node Staging and Sentinel Lymph Node Biopsy in Patients with Breast Cancer. Am J Roentgenol 214(2): 249–258
Tiang S, Metcalf C, Deepthi Dissanayake D et al (2016) Malignant hyperechoic breast lesions at ultrasound: a pictorial essay. J Med Imaging Radiat Oncol 60: 506–13
Yi A, Jang M, Yim D et al (2021) Addition of Screening Breast US to Digital Mammography and Digital Breast Tomosynthesis for Breast Cancer Screening in Women at Average Risk. Radiology 298: 568–75
Zhao XB, Yao JY, Zhou XC et al (2018) Strain Elastography: A Valuable Additional Method to BI-RADS? Ultraschall Med 39: 526–34
Zhou L, Wu XL, Huang SY et al (2020) Lymph Node Metastasis Prediction from Primary Breast Cancer US Images Using Deep Learning. Radiolog 294: 19–28

MR-Mammografie

Baur A, Bahrs SD, Speck S et al (2013) Breast MRI of pure ductal carcinoma in situ: sensitivity of diagnosis and influence of lesion characteristics. Eur J Radiol 82: 1731–7
Bedrosian I, Mick R, Orel SG et al (2003) Changes in the surgical management of patients with breast carcinoma based on preoperative magnetic resonance imaging. Cancer 98: 468–73
Berg WA, Gutierrez L, NessAiver MS et al (2004) Diagnostic accuracy of mammography, clinical examination, US, and MR imaging in preoperative assessment of breast cancer. Radiology 233: 830–49
Bleicher RJ, Ciocca RM, Egleston BL et al (2009) Association of routine pretreatment magnetic resonance imaging with time to surgery, mastectomy rate, and margin status. J Am Coll Surg 209: 180–7, Erratum 209: 679
Brennan ME, Houssami N, Lord S et al (2009) Magnetic resonance imaging screening of the contralateral breast in women with newly diagnosed breast cancer: systematic review and meta-analysis of incremental cancer detection and impact on surgical management. J Clin Oncol 27: 5640–9
Comstock CE, Gatsonis C, Newsstead C et al (2020) Comparison of abbreviated beast MRI vs. digital tomosythesis for beast cancer detection among women with dense breasts undergoing screening. JAMA 323 (8):746–56
Fischer U, Zachariae O, Baum F et al (2004) The influence of preoperative MRI of the breasts on recurrence rate in patients with breast cancer. Eur Radiol 14 1725–31
Hellerhoff K, Dietrich H, Schinner R et al (2021) Assessment of MRI-Detected Breast Lesions: A Benign Correlate on Second-Look Ultrasound Can Safely Exclude Malignancy. Breast Care 6(5): 435–43; doi 10.1159/000513443
Heywang SH, Hahn D, Schmidt H et al (1986) MR imaging of the breast using Gd-DTPA. J Comp Ass Tomogr 10/2: 199–204
Heywang-Köbrunner SH, Bick U, Bradley WG (2001) International investigations of breast MRI results of a multicentre study. Eur Radiol 11: 531–46

© Tumorzentrum München und Zuckschwerdt Verlag | DOI 10.4486/395.03

Heywang-Köbrunner SH, Möhrling D, Nährig J (2007) The role of MRI before breast conservation. Semin Breast Dis 10/4: 137–44

Houssami N, Ciatto S, Macaskill P et al (2008) Accuracy and surgical impact of magnetic resonance imaging in breast cancer staging: systematic review and meta-analysis in detection of multifocal and multicentric cancer. J Clin Oncol 26: 1–11

Houssami N, Turner R, Macaskill P et al (2014) An individual person data meta-analysis of preoperative magnetic resonance Imaging and breast cancer recurrence. J Clin Oncol 32: 392–401

Kim JY, Cho N, Koo HR et al (2013) Unilateral breast cancer: screening of contralateral breast by using preoperative MR imaging reduces incidence of metachronous cancer. Radiology 267: 57–66

Kuhl CK, Schrading S, Bieling HB et al (2007) MRI for diagnosis of pure ductal carcinoma in situ: a prospective observational study. Lancet 370: 485–92

Kuhl C (2007) The current status of breast MR imaging. Part I. Choice of technique, image interpretation, diagnostic accuracy, and transfer to clinical practice. Radiology 244(2): 356–78

Kuhl CK, Strobel K, Bieling H et al (2017) Impact of preoperative breast MR imaging and MR-guided surgery on diagnosis and surgical outcome of women with invasive breast cancer with and without DCIS component. Radiology 284(3): 645–55

Lehmann CD, Gatsonis C, Kuhl CK et al (2007) MRI evaluation of the contralateral breast in women with recently diagnosed breast cancer. N Engl J Med 356: 1295–1303

Leitlinienprogramm Onkologie (Deutsche Krebsgesellschaft, Deutsche Krebshilfe, AWMF) (2020) S3-Leitlinie Früherkennung, Diagnose, Therapie und Nachsorge des Mammakarzinoms. Version 4.2, 2020, AWMF-Registernummer 032–045OL; www.leitlinienprogramm-onkologie.de/leitlinien/mammakarzinom/

Liberman L, Mason G, Morris EA et al (2006) Does size matter? Positive predictive value of MRI-detected breast lesions as a function of lesion size. AJR Am J Roentgenol 186: 426–30

Perlet C, Heywang-Kobrunner SH, Heinig A et a. (2006) Magnetic resonance-guided, vacuum-assisted breast biopsy: results from a European multicenter study of 538 lesions. Cancer 106(5): 982–90

Peters NH, Borel Rinkes IH, Zuithoff NP et al (2008) Meta-analysis of MR imaging in the diagnosis of breast lesions. Radiology 246: 116–24

Pinker K, Helbich TH, Magometschnigg H et al (2014) Molekulare Brustbildgebung. Radiologe 54: 241–53

Sardanelli F, Boetes C, Borisch B et al (2010) Magnetic resonance imaging of the breast: recommendations from the EUSOMA working group. Eur J Cancer 46: 1296–1316

Solin LJ, Orel SG, Hwang WT et al (2008) Relationship of breast magnetic resonance imaging to outcome after breast-conservation treatment with radiation for women with early-stage invasive breast carcinoma or ductal carcinoma in situ. J Clin Oncol 26: 386–91

Spick C, Baltzer P (2014) Diagnostic utility of Second-Look US for Breast lesions Indentified at MR Imaging: Systematic Review and Meta-Analysis. Radiology 273: 401–9

Spick C, Schernthaler M, Pinker K et al (2016) MR-guided vacuum assisted breast biopsy of MRI-only lesions: a single center experience. Eur Radiol 26: 3908–16

PET/CT

Adler LP, Crowe JP, al-Kaisi NK et al (1993) Evaluation of breast masses and axillary lymph nodes with [F-18] 2-deoxy-2-fluoro-D-glucose PET. Radiology 187: 743–50

Avril N, Dose J, Schelling M et al (2001) Glucose metabolism of breast cancer assessed by 18F-FDG PET: histological and immunohistochemical tissue analysis. J Nucl Med 42: 9–16

Cook GJ, Houston S, Rubens R et al (1998) Detection of bone metastases in breast cancer by F-18 FDG PET: differing metabolic activity in osteoblastic and osteolytic lesions. J Clin Oncol 16: 3375–9

Goerres GW, Michel SC, Fehr MK et al (2003) Follow-up of women with breast cancer: comparison between MRI and FDG PET. Eur Rad 13: 1635–44

Kostakoglu L, Goldsmith SJ (2003) 18F-FDG PET evaluation of the response to therapy for lymphoma and for breast, lung, and colorectal carcinoma. J Nucl Med 44: 224–39

Krause BJ, Buck A, Schwaiger M (2007a) Nuklearmedizinische Onkologie. Landsberg: Ecomed Medizin

Krause BJ, Beyer T, Bockisch A et al (2007b) FDG-PET/CT in der Onkologie. Nuklearmedizin 46: 291–301

Schmidt GP, Kramer H, Reiser MF et al (2007) Whole-body magnetic resonance imaging and positron emission tomography-computed tomography in oncology. Top Magn Reson Imaging 18: 193–202

Interventionelle Diagnostik

American College of Radiology (ACR) (2016) ACR practice parameter for the performance of ultrasound-guided percutaneous breast interventional procedures. ACR website. www.acr.org/-/media/ACR/Files/Practice-Parameters/us-guided-breast.pdf. Revised 2016. Accessed November 3, 2019

American Society of Breast Surgeons (ASBrS) (2018) Consensus guideline on image-guided percutaneous biopsy of palpable and non-palpable breast lesions. www.breastsurgeons.org/docs/statements/Consensus-Guideline-on-Image-Guided-Percutaneous-Biopsy-of-Palpable-and-Nonpalpable-Breast-Lesions.pdf. Published 2018. Accessed November 3, 2019

Balasubramanian I, Fleming CA, Corrigan MA et al (2018). Meta-analysis of the diagnostic accuracy on ultrasound-guided fine-needle aspiration and core needle biopsy in diagnosing axillary lymph node metastasis. Br J Surg 105(10): 1244–53

Choudhery S, Johnson M, Larson N et al (2020) Malignant Outcomes of Architectural Distorsion on Tomosynthesis: A

© Tumorzentrum München und Zuckschwerdt Verlag | DOI 10.4486/395.03

Systematic Review and Metaanalysis. AJR Am J Roentgenol 217(2): 295–303
De Waal JC, Sültz D (2002) Bildgebende Verfahren in der Mammadiagnostik. Chir Prax 60: 145–58
Heywang-Köbrunner SH, Heinig A, Schaumlöffel-Schulze U (1999) MR-guided percutaneous excisional and incisional biopsy (PEIB) of breast lesions. Eur Radiol 9: 1656–65
Heywang-Köbrunner SH, Heinig A, Pickuth D et al (2000) Interventional MRI of the breast: lesion localisation and biopsy. Eur Radiol 10: 36–45
Heywang-Köbrunner SH, Sinnatamby R, Schreer I and consensus group (2008) Interdisciplinary consensus on the uses and technique of MR-guided vacuum-assisted breast biopsy (VAB): results of a European consensus meeting. Eur J Radiol 72: 289–94
Huppe AI, Brem RF (2020) Minimally invasive Breast Procedures: Practical Tips and Tricks. AJR 214: 306–15
International Breast Cancer Consensus Conference (2001) Image-detected breast cancer: state of the art diagnosis and treatment. International Breast Cancer Consensus Conference. J Am Coll Surg 193: 297–302
Jackman RJ, Nowels K, Rodriguez Soto J et al (1999) Stereotactic, automated large-core needle biopsy of nonpalpable breast lesions: false-negative and histological underestimation rates after long-term follow-up. Radiology 210: 799–805
Kettritz U, Rotter K, Schreer I et al (2004) Stereotactic vacuum assisted breast biopsy in 2874 patients: a multicenter study. Cancer 100: 245–51
Krainick-Strobel U, Hahn M, Duda VF et al; Arbeitsgemeinschaft Minimalinvasive Mammainterventionen (AG MiMi) der Deutschen Gesellschaft für Senologie (DGS) (2005) Konsensusempfehlung zu Anwendung und Indikationen der Vakuumbiopsie der Brust unter Ultraschallsicht. Geburtsh Frauenheilk 5: 526–9; www.senologie.org/fileadmin/media/documents/pdf/Konsensusvakuumbiopsie_04.pdf
Liberman L, Drotman M, Morris EA et al (2000) Imaging-histological discordance at percutaneous breast biopsy. Cancer 12: 2538–46
Madjar H (2017) Kursbuch MammaSonografie. Ein Lehratlas nach den Richtlinien der DEGUM und der KBV. Stuttgart–New York: Thieme
Perlet C, Heywang-Köbrunner SH, Heinig A et al (2006) MR-guided vacuum-assisted breast biopsy: Results of a European multicenter study in 538 lesions. Cancer 106: 982–90
Perlet C, Sittek H, Reiser M et al (2005) Clip marker placement following MR-guided vacuum biopsy of the breast. Radiologe 45: 230–6
Pons EP, Azcón FM, Casas MC et al (2014) Real-time MRI navigated US: role in diagnosis and guided biopsy of incidental breast lesions and axillary lymph nodes detected on breast MRI but not on second look US. Eur J Radiol 83: 942–50
Rageth ChJ, O`Flynn E AM, Pinker K et al (2019) Second International Consensus Conference on lesions of uncertain malignant potential in the breast (B3 lesions). Breast Cancer Res Treat 174(2): 279–96
Rautiainen S, Masarwah A, Sudah M et al (2013) Axillary lymph node biopsy in newly diagnosed invasive breast cancer: comparative accuracy of fine needle aspiration versus core needle biopsy. Radiology 269: 54–60
Rosen EL, Vo TT (2001) Metallic clip deployment during stereotactic breast biopsy: retrospective analysis. Radiology 218: 510–6
Sittek H, Linsmeier E, Perlet C et al (2000) Präoperative Markierung und Biopsie nicht-palpabler Mammaläsionen mit einer Zieleinrichtung am Magnetom Open. Radiologe 40: 1098–1105
Sittek H, Perlet C, Schneider P et al (2002) Stereotaktische Vakuum-Biopsie in liegender und sitzender Position. Radiologe 42: 19–24

Präoperative Lokalisation

Akerman G, Tulpin L, de Malartic CM et al (2009) Radioguided occult lesion localization in breast cancer (ROLL): new techniques? Gynecol Obstet Fertil 37: 45–9
Bourke AG, Taylor DB, Westcott E et al (2017) Iodine-125 seeds to guide removal of impalpable breast lesions: radio-guided occult lesion localization – a pilot study. ANZ J Surg Nov;87(11): E178-E182
Gera R, Tayeh S, Al-Reefy S, Mokbel K (2020) Evolving Role of Magseed in Wireless Localization of Breast Lesions: Systematic Review and Pooled Analysis of 1559 Procedures. Anticancer Res 40(4): 1809–15
Gossmann A, Bangard C, Warm M et al (2008) Real-time MR-guided wire localization of breast lesions by using an open 1.0-T imager. Radiology 247: 535–42
Kasem I, Mokbel K (2020) Savi Scout Radar Localization on Non-palpable Breast Lesions: Systematic Review and Pooled Analysis of 842 Cases. Anticancer Res 40(7): 3633–43
Kim H, Ko E, Han B et al (2023) Feasibility of Ultrasound-Guided Localization for Clipped Metastatic Axillary Lymph Nodes After Neoadjuvant Chemotherapy in Breast Cancer Patients: A Pilot Study. J Breast Cancer 26(1): 77–85
Lindenberg M, van Beek A, Retel V et al (2020) Early budget impact analysis on magnetic seed localization for non-palpable breast cancer surgery. PLoS One 15(5): e0232690
Mayo RC 3rd, Kalambo MJ, Parikh JR (2019) Preoperative localization of breast lesions: current techniques. Clin Imaging 56: 1–8
Micha AE, Sinnett V, Downey K et al (2021) Patient and clinician satisfaction and clinical outcomes of Magseed compared with wire-guided localisation for impalpable breast lesions. Breast Cancer 28(1):196–205
Miller ME, Patil N, Li P et al (2021) Hospital System Adoption of Magnetic Seeds for Wireless Breast and Lymph Node Localization. Ann Surg Oncol 8(6): 3223–9; Online ahead of print
Niinikoski L, Hukkinen K, Leidenius MHK et al (2019) Resection margins and local recurrences of impalpable breast cancer: Comparison between radioguided occult lesion localization (ROLL) and radioactive seed localization (RSL). Breast 47: 93–101
Ong JSL, Teh J, Saunders C et al (2017) Patient satisfaction with Radioguided Occult Lesion Localisation using iodine-125 seeds ('ROLLIS') versus conventional hookwire localisation. Eur J Surg Oncol 43(12): 2261–9

Preuss J, Nezich R, Lester L et al (2021) Cosmetic outcomes following wide local excision of impalpable breast cancer: is radioguided occult lesion localization using iodine-125 seeds better than hookwire localization? ANZ J Surg 91(9):1759–65

Srour MK, Sungjin K, Amersi F et al (2020) Comparison of wire localization, radioaktive seed, and Savi scout radar for management of surgical breast disease. Breast J 26(3): 406–13

Theunissen CI, Rust EA, Edens MA et al (2017) Radioactive seed localization is the preferred technique in nonpalpable breast cancer compared with wire-guided localization and radioguided occult lesion localization. Nucl Med Commun 38(5): 396–401

Tingen JS, McKinley BP, Rinkliff JM et al (2020) Savi Scout Radar Localization Versus Wire Localization for Breast Biopsy Regarding Positive Margin, Complication and Reoperation Rates. Am Surg 86(8): 1029–31

Verma S, Taylor D, Al-Ogaili Z (2020) Influence of preoperative breast cancer localization techniques on rates of sentinel lymph node visualization with preoperative lymphoscintigraphy. Nucl Med Commun 41(9): 871–4

Wright CM, Moorin RE, Saunders C et al (2021) Cost-effectiveness of radioguided occult lesion localization using 125I seeds versus hookwire localization before breast-conserving surgery for non-palpable breast cancer. Br J Surg 26: znaa160

Sonderfälle

Albrecht C, Thele F, Grunwald S et al (2013) Nipple discharge: role of ductoscopy in comparison with standard diagnostic tests. Onkologie 36: 12–16

Boisserie-Lacroix M, Adenet C, Trillaud H (2011) Evaluation of suspicious nipple discharge with MRI: review of 50 cases. J Radiol 92: 412–20

Dinkel HP, Trusen A, Gassel AM et al (2000) Predictive value of galactographic patterns for benign and malignant neoplasms of the breast in patients with nipple discharge. Br J Radiol 73: 706–14

Foulkes RE, Heard G, Boyce T et al (2011) Duct excision is still necessary to rule out breast cancer in patients presenting with spontaneous bloodstained nipple discharge. Int J Breast Cancer 2011: 495315

Grunwald S, Heyer H, Paepke S et al (2007) Diagnostic value of ductoscopy in the diagnosis of nipple discharge and intraductal proliferations in comparison to standard methods. Onkologie 30: 243–8

Hirose M, Nobusawa H, Gokan T (2007) MR ductography: comparison with conventional ductography as a diagnostic method in patients with nipple discharge. Radiographics 27(Suppl 1): S183–196

Kamali S, Bender O, Kamali GH et al (2014) Diagnostic and therapeutic value of ductoscopy in nipple discharge and intraductal proliferations compared with standard methods. Breast Cancer 21: 154–61

Koskela A, Berg M, Pietiläinen T et al (2005) Breast lesions causing nipple discharge: preoperative galactography-aided stereotactic wire localization. AJR Am J Roentgenol 184: 1795–8

Krämer SC, Rieber A, Görich J et al (2000) Diagnosis of papillomas of the breast: value of magnetic resonance mammography in comparison with galactography. Eur Radiol 10: 1733–6

Kurian AW, Hartman AR, Mills MA et al (2008) Magnetic resonance galactography: a feasibility study in women with prior a breast duct cytology. Breast J 14: 211–4

Lorenzon M, Zuiani C, Linda A et al (2011) Magnetic resonance imaging in patients with nipple discharge: should we recommend it? Eur Radiol 21: 899–907

Montroni I, Santini D, Zucchini G et al (2010) Nipple discharge: is its significance as a risk factor for breast cancer fully understood? Observational study including 915 consecutive patients who underwent selective duct excision. Breast Cancer Res Treat 123: 895–900

Morrogh M, Morris EA, Liberman L (2007) The predictive value of ductography and magnetic resonance imaging in the management of nipple discharge. Ann Surg Oncol 14: 3369–77

Nakahara H, Namba K, Watanabe R et al (2003) A comparison of MR imaging, galactography and ultrasonography in patients with nipple discharge. Breast Cancer 10: 320–9

Ohlinger R, Stomps A, Paepke S et al (2014) Ductoscopic detection of intraductal lesions in cases of pathologic nipple discharge in comparison with standard diagnostics: the German multicenter study. Oncol Res Treat. 37: 628–32

Reiner CS, Helbich TH, Rudas M et al (2009) Can galactography-guided stereotactic, 11-gauge, vacuum-assisted breast biopsy of intraductal lesions serve as an alternative to surgical biopsy? Eur Radiol 19: 2878–85

Sardanelli F, Boetes C, Borisch B et al (2010) Magnetic resonance imaging of the breast: recommendations from the EUSOMA working group. Eur J Cancer 46: 1296–1316

Sarica O, Ozturk E, Demirkurek HC et al (2013) Comparison of ductoscopy, galactography, and imaging modalities for the evaluation of intraductal lesions: a critical review. Breast Care (Basel) 8: 348–54

Schwab SA, Uder M, Schulz-Wendtland R et al (2008) Direct MR galactography: feasibility study. Radiology 249: 54–61

Tang SS, Twelves DJ, Isacke CM et al (2011) Mammary ductoscopy in the current management of breast disease. Surg Endosc 25: 1712–22

Wang B, Yang D, Zhang X et al (2023) The diagnostic value of contrast-enhanced ultrasonography in breast ductal abnormalities. Cancer Imaging 23: 25

M. Paget

Morrogh M, Morris EA, Liberman L et al (2008) MRI identifies otherwise occult disease in selected patients with Paget disease of the nipple. J Am Coll Surg 206: 316–21

Siponen E, Hukkinen K, Heikkilä P et al (2010) Surgical treatment in Paget's disease of the breast. Am J Surg 200: 241–6

Zheng S, Song QK, Zhao L et al (2012) Characteristics of mammary Paget's disease in China: a national-wide multicenter retrospective study during 1999–2008. Asian Pac J Cancer Prev 13: 1887–93

© Tumorzentrum München und Zuckschwerdt Verlag | DOI 10.4486/395.03

Pathologie der Mammakarzinome und der intraepithelialen Proliferationen der Mamma

D. Mayr, E. Schmoeckel, V. Kanitz, A. Hester, M. Beer

Schlagwörter

Graduierung • WHO-Klassifikation 2019 • Tumorregression • Hormonrezeptorbestimmung • HER2-Status • Ki-67 • Genexpressionsprofile • NGS-Multigenanalysen • Tumor-infiltrierende Lymphozyten (TILs) • Programmed death-ligand 1 (PD-L1) • PIK3CA

Die Begutachtung der Pathologie ist die Grundlage für die Behandlung eines Mammakarzinoms.

Entsprechend der aktuellen deutschen S3-Leitlinie Mammakarzinom • Leitlinienprogramm Onkologie (Deutsche Krebsgesellschaft, Deutsche Krebshilfe, AWMF): S3-Leitlinie Früherkennung, Diagnose, Therapie und Nachsorge des Mammakarzinoms, Version 4.4, 2021, AWMF Registernummer: 032–045OL, http://www.leitlinienprogramm-onkologie.de/leitlinien/mammakarzinom/Aktuelle Empfehlungen der AGO Kommission Mamma. Diagnostik und Therapie früher und fortgeschrittener Mammakarzinome (Version 2023.1D; Herausgeber: Kommission Mamma (vertreten durch Wolfgang Janni); Zuckschwerdt, München (www.ago-online.de) sollte ein pathologisch-anatomischer Befund folgende Informationen enthalten:

Informationen eines pathologisch-anatomischen Befundes

- histopathologischer Typ gemäß aktueller WHO-Klassifikation
- Graduierung (invasives Karzinom und DCIS)
- Tumorgröße (invasives Karzinom und DCIS, ggf. mit Gesamtgröße und Größe der Komponenten)
- Angaben zu Multifokalität/Multizentrizität und zum Vorliegen eines assoziierten DCIS (für invasive Karzinome)
- R-Klassifikation und Sicherheitsabstände (ggf. getrennt für DCIS und invasives Karzinom)
- peritumorale (Lymph-)Gefäßinvasion
- pTNM-Klassifikation
- Immunhistochemische Zusatzuntersuchungen
  - Hormonrezeptorstatus (invasives Karzinom, DCIS bei therapeutischer Relevanz)
  - HER2-Status (invasives Karzinom)
  - Ki67-Status (invasives Karzinom)
- Angabe zu Mikrokalzifikationen
- Bezug zum intraoperativen Schnellschnitt-Befund und zu klinisch/radiologischen Befunden
- Bezug zu pathologischen Vorbefunden (bei vorangegangener Mammabiopsie z. B. „Biopsiehöhle erfasst“)

© Tumorzentrum München und Zuckschwerdt Verlag | DOI 10.4486/395.04

Im Folgenden werden die Grundlagen dieser Parameter und weiterer Aspekte erläutert.

Histopathologische Klassifikation und Graduierung

Voraussetzung für eine optimale Beurteilbarkeit sind die Minimierung der Zeit bis zur Fixation (sog. kalte Ischämiezeit) sowie die richtige und ausreichend lange Fixierung des Gewebes. Die Fixierung ist ein chemisch-physikalischer Prozess, der natürliche zeitliche Grenzen hat. Dabei gilt:

- Optimale Fixationszeit: 12–24 Stunden bzw. > 6 Stunden und < 48 Stunden (Werner et al. 2000) bzw. 6–72 Stunden (Hammond et al. 2010)
- Standardfixans: Formaldehyd (Formalin) als 3,5%ige, bei pH 7 gepufferte, wässrige Lösung. Dies ist nicht nur entscheidend für eine gute morphologische Konservierung, sondern auch für die Anwendung molekularpathologischer Untersuchungen (Immunhistochemie, Fluoreszenz-*in-situ*-Hybridisierung, RNA-Analysen etc.).

histologische Klassifikation

Die histologische Klassifikation orientiert sich an der aktuellen WHO-Klassifikation (WHO Classification of Tumours, Breast Tumours, 5th Edition 2019) und der EU-Leitlinie (Perry et al. 2006).

Benigne epitheliale Proliferationen und Vorläuferläsionen

Tabelle 1 Nomenklatur nach WHO (2019)

Nomenklatur nach WHO (2019)
gewöhnliche duktale Hyperplasie (UDH)
Zylinderepithelhyperplasie und flache epitheliale Atypie (FEA)
atypische duktale Hyperplasie (ADH)
DCIS, low-grade (grade 1)
DCIS, intermediate-grade (grade 2)
DCIS, high-grade (grade 3)
atypische lobuläre Hyperplasie (ALH)
LCIS (klassische Variante)
LCIS, high-grade (pleomorph, floride)

Nicht invasive lobuläre Neoplasien

lobuläre Neoplasien

Die Begriffe der lobulären intraepithelialen Neoplasien (LIN) Grad 1–3 wurden in der WHO-Klassifikation 2012 abgelöst durch den Sammelbegriff der lobulären Neoplasie (LN) und dieser beinhaltet:

© Tumorzentrum München und Zuckschwerdt Verlag | DOI 10.4486/395.04

- die atypische lobuläre Hyperplasie (ALH),
- das lobuläre Carcinoma in situ vom klassischen Typ (klassisches LCIS),
- das pleomorphe lobuläre Carcinoma in situ (pleomorphes LCIS), das floride LCIS.

Die LN ist eine Proliferation in den terminalen duktulo-lobulären Einheiten und kann eine pagetoide Beteiligung terminaler Gänge zeigen.
ALH: Nur ein Teil (bis zu 50 %) der Azini eines Läppchens ist betroffen; klassisches LCIS: dagegen mehr als 50 % der Azini. Das klassische LCIS zeigt eine intraepitheliale Proliferation mit geringen bis mittleren Kernatypien. LCIS mit erhöhtem Risiko sind das pleomorphe LCIS mit ausgeprägten Kernatypien, das floride LCIS, LCIS mit Siegelringzellen und LCIS mit komedoartigen Nekrosen.
Molekularpathologisch umfassen die LN das gesamte Spektrum E-Cadherin-negativer atypischer Epithelproliferationen (Lakhani et al. 2012). Die LN manifestieren sich regelhaft multizentrisch (46–85 %) und bilateral (30–67 %) (Tavassoli und Eusebi 2009, Haagensen et al. 1978). Das relative Risiko, bei Vorliegen eines LCIS ein invasives Karzinom zu entwickeln, ist bilateral um den Faktor 4–12 erhöht (Perry et al. 2006), bei einer ALH liegt es hingegen bei etwa der Hälfte. Innerhalb von 35 Jahren entwickelten ca. 30 % der Frauen mit ALH ein invasives Karzinom (Rosen et al. 1979, Andersen 1974). Das Mammakarzinom-Risiko scheint ipsilateral aber höher zu sein: Ipsilaterale invasive Karzinome werden ca. 3,5-mal häufiger beobachtet (Andersen 1974). Bei LN-Nachweis wird ein lebenslanges Follow-up in jährlichen Intervallen empfohlen.
Im Rahmen des Mammografie-Screenings sind die *ALH* und das *klassische LCIS* in Stanz- oder Vakuumbiopsien meist Zufallsbefunde. Sie werden als B3-Läsion kategorisiert. Bezüglich des weiteren Vorgehens ist u. a. relevant, ob die mammografisch auffällige Läsion in der Stanzbiopsie enthalten ist. Wenn dies nicht der Fall ist, sollte in der Regel eine weitere histologische Klärung erfolgen (Bodian et al. 1996). Bei einer ALH und beim klassischen LCIS besteht nach den Leitlinien keine zwingende Operationsindikation, auch dies muss individuell und interdisziplinär diskutiert werden (Lakhani et al. 2012).

pleomorphe LCIS

Das *pleomorphe LCIS* mit und ohne Nekrosen ist hingegen als B5-Läsion zu diagnostizieren (Amendoeira 2006b). Bei einem pleomorphen LCIS wird grundsätzlich eine Exzision empfohlen, da das synchrone Risiko eines invasiven Karzinoms ipsilateral (ipsilokal) bis zu 60 % beträgt, in der Mehrzahl sind es invasiv-lobuläre Karzinome (Lakhani et al. 2012, Leitlinienprogramm Onkologie 2018). Pleomorphe LCIS machen aber nur weniger als 10 % der LN in Biopsaten aus, in etwa 50 % sind sie allerdings mit Mikrokalk assoziiert (Lakhani et al. 2012; McLaren et al. 2006; Bratthauer/Tavassoli 2002).
In bestimmten Fällen ist die Unterscheidung zwischen LN und DCIS morphologisch nicht möglich (DD: klassisches LCIS versus solides/kribriformes DCIS niedrigen Malignitätsgrades sowie DD: pleomorphes LCIS versus DCIS intermediären Grades mit Nekrose), meist gelingt dies immunhistochemisch (LN: E-Cadherin-negativ und häufig CKβ34E12(903)-positiv; DCIS: E-Cadherin-positiv und CKβ34E12(903)-negativ). Histologisch zweifelhafte Fälle, die Kriterien sowohl der LN als auch des DCIS aufweisen, entsprechen wahrscheinlich bei E-Cadherin-Positivität am ehesten einem DCIS, bei E-Cadherin-Negativität einer LN, wobei in etwa 10–15 % der LCIS eine E-Cadherin-Expression nachweisbar ist. Falls eine Unterscheidung zwischen einem LCIS und einem DCIS am Stanzmaterial nicht möglich

© Tumorzentrum München und Zuckschwerdt Verlag | DOI 10.4486/395.04

ist, empfiehlt sich eine höhere B-Kategorie (B4), um eine definitive weitere Abklärung durch Exzisionsbiopsie zu indizieren.

Intraduktale Proliferationen (duktale intraepitheliale Neoplasien)

flache Epithelatypie (FEA), Zylinderzellmetaplasie (CCM), Zylinderzellhyperplasie (CCH)

Die *flache Epithelatypie (FEA)* ist streng genommen eine lobulär lokalisierte Läsion, sie ist aber E-Cadherin-positiv und wird in der WHO-Klassifikation und auch hier deshalb unter den duktalen Läsionen aufgeführt (Lakhani et al. 2012).
Molekularpathologische Untersuchungen sprechen dafür, dass die FEA die früheste morphologische Manifestation eines niedriggradigen DCIS sein könnte (Reis-Filho und Lakhani 2003). In der Abgrenzung zu ADH bzw. dem DCIS niedrigen Malignitätsgrades fehlen atypische Wachstumsmuster (Brücken und Mikropapillen), häufiger zeigen sich unmittelbare Übergänge in eine ADH. Alternativ zu *Schnitts* weitverbreiteter Definition erlaubt die aktuelle WHO-Klassifikation einzelne (rare) atypische Sekundärstrukturen. Die FEA ist typischerweise ER-positiv, Myoepithelien sind reduziert oder fehlen (CK5/6-negativ). Sie ist meist mit Mikrokalk assoziiert und damit ein typischer Mammografiebefund. Die Inzidenz liegt in Biopsien bei etwa 3 % (Wellings et al. 1975).
Die FEA ist, ähnlich wie die LN, häufig (ca. 60 %) multifokal und auch bilateral zu finden (Otterbach et al. 2000). Sie ist relativ häufig mit einer LN (ca. 50–80 %), einer ADH (15 %) oder einem niedriggradigen DCIS assoziiert. Charakteristisch ist auch die Assoziation in der Umgebung bereits manifester hochdifferenzierter invasiver Karzinome (tubulär, lobulär und Mischtypen) (Nährig 2008).
Derzeit existieren keine national oder international anerkannten Leitlinien zum weiteren Vorgehen bei bioptischem Nachweis einer FEA in einer Stanz-/Vakuumbiopsie. Isoliert in einer Stanz- oder Vakuumbiopsie auftretende FEA werden der Kategorie B3 zugeordnet (s. u., Abschnitt *Besonderheiten bei Stanz- und Vakuumbiopsien*). Bei isolierter FEA in einer Biopsie wird von manchen Autoren aufgrund der in einzelnen Kollektiven relativ häufigen Assoziation mit einem DCIS und invasiven Karzinom obligat eine Exzisionsbiopsie empfohlen (Leibl et al. 2007), andere Autoren hingegen halten dies nur für indiziert, wenn der zur histologischen Abklärung Anlass gebende Befund (i. d. R. Mikrokalk) nicht vollständig entfernt wurde (Schnitt 2003). Auch hier gilt der Grundsatz der interdisziplinären Diskussion und Entscheidungsfindung.

atypische duktale Hyperplasie (ADH)

Die *atypische duktale Hyperplasie (ADH)* ist eine intraduktale Proliferation, die nur durch Größenkriterien von einem DCIS niedrigen Malignitätsgrades abzugrenzen ist. Morphologisch zeigt sie ein DCIS-Wachstumsmuster, das einen Gang entweder anteilig oder vollständig befällt (Lakhani et al. 2012). Nach WHO-Klassifikation stehen gleichberechtigt und meist kongruent die Größenkriterien nach *Page* und nach *Tavassoli* nebeneinander: maximal 2 vollständig befallene Gänge (Moinfar 2007) bzw. maximaler Durchmesser der ADH von 2 mm (Liberman et al. 1995), wobei das Größenkriterium 2 mm nur gilt, wenn Gänge vollständig befallen sind. Die gleichartigen morphologischen und molekularbiologischen Veränderungen von ADH und niedriggradigem DCIS legen nahe, dass es sich um ein Kontinuum handelt.
Nach Leitlinien erfordert eine ADH-Diagnose in einer Stanzbiopsie die Nachexzision, um eine höhergradige Läsion auszuschließen (Rosen 2009; Pinder und Reis-Filho 2006). Die ADH-Diagnose in Stanzbiopsien ist immer eine vorläufige Diagnose, die Läsion kann erst endgültig am vollständigen Exzidat klassifiziert werden, weshalb nach EU-Leitlinien alternativ in Stanzbiopsien eine Bezeichnung „atypi-

© Tumorzentrum München und Zuckschwerdt Verlag | DOI 10.4486/395.04

sche epitheliale Proliferation vom duktalen Typ" möglich ist (Lakhani et al. 2012; Rosen 2009; Pinder und Reis-Filho 2006; Simpson et al. 2005). Die ADH zeigt ein „moderat" (ca. 3–5-fach) gesteigertes Mammakarzinom-Risiko an (Lakhani et al. 2012). In der Stanzbiopsie diagnostiziert, wird die ADH als B3 klassifiziert. Im Exzidat stellt die Diagnose einer ADH, soweit diese nicht am Resektatrand liegt, in der Regel keine Indikation zu einer Nachresektion dar. Liegt sie am Präparatrand, ist je nach Hauptbefund aufgrund der bestehenden Möglichkeit eines DCIS eine Nachexzision zu diskutieren.

Papilläre Neoplasien

Papilläre Neoplasien weisen prädominant ein von Epithel überzogenes, fibrovaskuläres Stroma auf.
Es gehören in diese Gruppe:

- das intraduktale Papillom (evtl. mit ADH oder DCIS)
- das papilläre DCIS
- das solide papilläre Karzinom (invasiv und in situ)
- das gekapselte papilläre Karzinom (mit und ohne Invasion)
- das invasive papilläre Karzinom

Alle gutartigen und in situ papillären Neoplasmen haben eine Myoepithelschicht als Begrenzung. Zu deren Nachweis kann p63, Calponin, SMA oder CK5/6 immunhistochemisch eingesetzt werden.

Tabelle 2 Immunhistochemische Charakteristika nach WHO 5th ed.

	p63 Papillen	p63 Peripherie	CK5/6,CK14 Intralum. Prol.	ER/PR	Andere
Papillom mit ADH/DCIS	positiv	positiv	negativ	positiv (stark und diffus)	
Papilläres DCIS	negativ	positiv	negativ	positiv (stark und diffus)	
Gekapseltes papilläres Karzinom	negativ	meist negativ	negativ	positiv (stark und diffus)	
Solid papilläres Karzinom	negativ oder positiv	negativ oder positiv	negativ	positiv (stark und diffus)	häufig Chromogranin A, Synaptophysin

Besonderheiten:

Das duktale Papillom

Eine ADH in einem Papillom darf nur dann diagnostiziert werden, wenn die Kernveränderungen einem Grad 1 entsprechen. Bei intermediärem oder hohem Kerngrad muss ungeachtet der Größe ein DCIS diagnostiziert werden.

Das bekapselte papilläre Karzinom

Bei einem Kerngrad 1 oder 2 ohne Invasion jenseits der Kapsel finden sich Lymphknotenmetastasen nur selten und die gute Prognose entspricht in etwa der von Carcinoma in situ (Collins et al. 2006). So sollte diese Art von Tumor in der TNM auch als „pTis" angegeben und analog zu einem DCIS behandelt werden.
Bei Invasion in diesem Tumortyp liegen neoplastische, eindeutig infiltrativ wachsende Epithelverbände außerhalb der Kapsel vor. Diese entsprechen dann meist einem Mammakarzinom NST. Die Prognose und das weitere Management entscheidet sich dann an der Größe, der Biologie und dem Rezeptorstatus dieses eindeutig infiltrativ wachsenden Herdes (nicht an der sonstigen Größe des bekapselten Herdes).
Bei Kerngrad 3 oder HER2/neu-positivem, hormonrezeptornegativen Status mit der Architektur eines bekapselten papillären Karzinoms ohne eindeutige kapselferne Invasion sollte die Nomenklatur in der TNM und das klinische Management wie bei einem invasiven Mammakarzinom, die Graduierung dann nach dem Nottingham Graduierungssystem (Rakha et al. 2015) erfolgen. Solche Tumore nennt man auch „high-grade bekapselte papilläre Karzinome".

Das solide papilläre Karzinom (in situ und invasiv)

Der Terminus „solide papilläres Karzinom in situ" wird gebraucht, wenn die Knoten scharfe rundliche Konturen und eine lokalisierte Lagerung aufweisen, ungeachtet, ob eine Myoepithelschicht nachweisbar ist oder nicht (Nicolas et al. 2007). Diese Art von Tumoren weist eine hervorragende Prognose mit nur wenigen berichteten Lymphknotenmetastasen auf (Guo et al. 2016) und sollte als „pTis" bezeichnet werden.
Ein „solide papilläres Karzinom mit Invasion" liegt vor, wenn, wie bei der Invasion beim bekapselten papillären Karzinom, ein Areal mit irregulären Epithelverbänden und Lagerung mit infiltrativem Wachstumsmuster zusätzlich vorliegt. Bei der invasiven Komponente kann es sich um jeden invasiven Mammakarzinomtyp handeln, oft liegt jedoch ein muzinöses oder NST-Karzinom vor (Nassar et al. 2006). Die Prognose und das weitere Management entscheiden sich dann an der Größe (anzugeben z. B. als pT1b je nach Größe des infiltrativen Anteils), der Biologie und dem Rezeptorstatus dieses eindeutig infiltrativ wachsenden Herdes, welcher nach dem Nottingham Graduierungssystem regulär graduiert wird.
Ein „invasiv solides Karzinom" liegt vor, wenn die Läsion keine rundlichen scharfen Kanten aufweist, sondern „ausgefranst" wirkt und ein Puzzle-Muster und eine Desmoplasie im Randbereich vorliegt. Eine Myoepithelschicht fehlt. Diese ist dann wie ein invasives Mammakarzinom zu bewerten und zu behandeln (Guo et al. 2016; Otsuki et al. 2007).

© Tumorzentrum München und Zuckschwerdt Verlag | DOI 10.4486/395.04

Empfehlungen zum weiteren Vorgehen bei ADH, LN, FEA und Papillomen im Update der S3-Leitlinie

Tabelle 3 Empfohlenes Vorgehen bei ADH, LN, FEA und papillären Läsionen

Läsion	Material	Klinische Konsequenz
ADH	Stanzbiopsie/VSB	Exzision
LN	Stanzbiopsie/VSB	Exzision bei erhöhtem Risiko: pleomorphes, florides LCIS, LCIS mit Komedonekrosen und bei Diskordanz zur Bildgebung
FEA	Stanzbiopsie/VSB	Exzision bei ausgedehnten Verkalkungen oder Diskordanz zur Bildgebung
Papillom	Stanzbiopsie/VSB	Exzision
FEA, LN: klassisches LCIS	Nachweis am Resektatrand	keine Nachexzision
ADH, LN mit erhöhtem Risiko: pleomorph, floride, mit Komedonekrosen	Nachweis am Resektatrand	Nachexzision
Papillom	Nachweis am Resektatrand	Nachresektion nur, wenn Atypien am Resektatrand

Die Empfehlungen werden unter Berücksichtigung der Klinik und Radiologie interdisziplinär getroffen.

Fibroepitheliale Tumoren

Kriterien zur Differenzialdiagnose fibroepithelialer Tumoren siehe Tabelle 4.

Tabelle 4 Histologische Kriterien von Fibroadenomen sowie benigner, unklarer und maligner Phylloidestumoren

	FAD	Benigner phylloider Tumor	Phylloider Tumor Bordeline	Maligner phylloider Tumor
Begrenzung	gut umschrieben	gut umschrieben	gut umschrieben, evtl. fokal infiltrativ	infiltrativ
Stromazellularität	variabel, gering bis zellulär	gering erhöht	mäßig erhöht	stark erhöht
Stromaatypie	keine	keine oder geringe	geringe bis mäßige	deutlich
Stromal overgrowth	fehlt	fehlt	fehlt oder ganz umschrieben	häufig

© Tumorzentrum München und Zuckschwerdt Verlag | DOI 10.4486/395.04

Tabelle 4 Histologische Kriterien von Fibroadenomen sowie benigner, unklarer und maligner Phylloidestumoren

Mitotische Aktivität	keine, selten gering	gering < 2,5 Mit/ mm^2 (< 5/10HPF)	häufig 2,5–< 5 Mit/ mm^2 (5–9/10HPF	zahlreiche: ≥ 5 Mit/ mm^2 (≥ 10/10HPF)
Maligne heterol. Elemente	keine	keine	keine	möglich
Verteilung	häufig	ungewöhnlich	selten	selten
Rel. Häufigkeit		60–70 %	15–26 %	8–20 %

Duktales Carcinoma in situ (intraduktales Karzinom, duktale intraepitheliale Neoplasie)

DCIS

Die duktalen Carcinoma in situ (DCIS) sind pathomorphologisch und genetisch eine heterogene Gruppe neoplastischer intraduktaler Proliferationen. Sie sind als fakultative Präkanzerosen invasiver Mammakarzinome anzusehen (Page et al. 1985).
Das DCIS ist in über 70 % mikrokalkassoziiert. Der Mikrokalk kann jedoch heterogen verteilt sein. Die Mammografie unterschätzt beim DCIS in ca. 30 % die pathologisch ermittelte Ausdehnung (Thomas et al. 2010). Eine Korrelation von Pathologie und Bildgebung ist deshalb obligatorisch. DCIS ohne Mikroverkalkungen haben ein erhöhtes Risiko für ein Rezidiv bei Brusterhaltung, da häufiger DCIS-Anteile nach OP verbleiben (Tavassoli und Norris 1990). Bei unbehandeltem DCIS liegt das Risiko eines nachfolgenden invasiven Karzinoms bei 30–50 % (Page et al. 1985; Collins et al. 2005). Karzinome entwickeln sich meist innerhalb von 10 Jahren, meist sind sie vom invasiv-duktalen Typ und im selben Quadranten lokalisiert. Der Kerngrad des DCIS korreliert mit:

- der Rezidivrate
- dem Risiko des Übergangs in ein invasives Karzinom
- der Ausdehnung
- dem Resektionsrand-Status (Goldstein et al. 2000; Bratthauer et al. 2002; Lagios 1995; Boyages et al. 1999; Fisher et al. 1999; Silverstein et al. 1999)

Die Häufigkeit synchroner oder metachroner bilateraler Karzinome ist mit 10–15 % beim DCIS geringer als bei den LN, wobei der größte Teil der kontralateralen Läsionen ebenfalls auf In-situ-Läsionen entfällt. Der Nachweis einer Mikroinvasion beim DCIS kann speziell beim DCIS hohen Malignitätsgrades schwierig sein (Lagios 1997). Das Risiko einer Invasion steigt ab einer Größe von > 2,5 cm signifikant. In 1–4,5 % der DCIS finden sich Lymphknotenmetastasen, das (mikroinvasive) Karzinom bleibt in diesen Fällen aufgrund eines „Sampling-Fehlers" meist okkult. Umstände, die den Nachweis eines (mikroinvasiven) Karzinoms komplizieren, sind eine ausgeprägte periduktale Stromadesmoplasie und Entzündung. Andererseits dürfen letztgenannte Reaktionen eines DCIS nicht zu einer Überdiagnose eines invasiven Karzinoms führen – hier gilt eine Grundregel der UICC-Klassifikation: Im Zweifelsfall ist das niedrigere UICC-Stadium anzugeben. Kritische Fälle erfordern eine umfangreichere Aufarbeitung (s. a. Abschnitt zur pT-Klassifikation):

- Kompletteinbettung
- Schnittstufen

© Tumorzentrum München und Zuckschwerdt Verlag | DOI 10.4486/395.04

- Immunhistochemie bezüglich Myoepithelmarkern, Basalmembran und invasiven Tumorzellen (z. B. CKpan, HER2, p63, sm-Aktin)

Der **M. Paget der Mamille** ist ein Adenokarzinom in situ als intraepidermale Ausbreitung in der Mamille/Areola, dem in der Mehrzahl der Fälle ein high-grade DCIS, mit oder ohne invasive Komponente, zugrunde liegt. Selten tritt ein M. Paget isoliert auf. Die Prognose wird durch das ggf. assoziierte invasive Mammakarzinom bestimmt.

Graduierung (Grading) und Klassifikation der DCIS

Graduierung des DCIS

Die Graduierung des DCIS ist klinisch relevant, sie korreliert u. a. mit dem Rezidivrisiko (s. o.). Eine international einheitlich verwendete Klassifikation des DCIS existiert derzeit aber nicht. Die Graduierungen bzw. Klassifikationen der *National Coordinating Group for Breast Screening Pathology* (NHSBSP) und der *European Commission Working Group on Breast Screening Pathology* (ECWGBSP) weisen eine statistisch signifikante Korrelation zur Rezidivrate auf und werden derzeit am häufigsten angewendet (Silverstein et al. 1995; Badve et al. 1998). Grundlage der NHSBSP/ECWGBSP-Klassifikationen ist die Kerngraduierung (hoch, intermediär, niedrig).
Die aktuelle WHO-Klassifikation empfiehlt, folgende Hauptmerkmale des DCIS zu dokumentieren:

- Kerngrad
- Nekrosen
- Architektur (Komedotyp, kribriformer, papillärer, mikropapillärer, solider Typ)

Daneben wird ein Graduierungssystem vorgeschlagen, das sich in Anlehnung an die Empfehlungen der Konsensuskonferenz zur Klassifikation des DCIS in Philadelphia (1997) im Wesentlichen an der Zytologie bzw. dem Kerngrad und dem Fehlen bzw. Vorhandensein von Nekrosen orientiert (vgl. Tabelle 5) (Perry et al. 2006; National Coordinating Group for Breast Screening Pathology 1995; The Consensus Conference Committee 1997). Für die Kerngraduierung ist neben Kernform und Nukleolen vor allem die Größe der Kerne zu berücksichtigen (40× Objektiv) (Tabelle 6).

Tabelle 5 Grading des DCIS (Lakhani et al. 2012)

Grad	Zytologie/Kerngrad (KG)	Nekrosen	Kalzifikationen	Architektur
low-grade	kleine, monomorphe Zellen mit uniformen Kernen (KG 1)	–	lamellär	Bögen, kribriform, solide u/o mikropapillär
intermediate-grade	Zytologie ähnlich low-grade (KG 1) oder intermediärer Kerngrad (KG 2)	+ –/+	lamellär oder amorph	solide, kribriform, mikropapillär
high-grade	hochgradige Zellatypien mit vergrößerten pleomorphen Kernen (KG 3)	–/+	amorph	eine Zelllage, mikropapillär, kribriform oder solide

© Tumorzentrum München und Zuckschwerdt Verlag | DOI 10.4486/395.04

Tabelle 6 Nukleäres Grading des DCIS (gemäß vorheriger und aktueller WHO-Klassifikation)

Kerngrad	Kernform	Kerngröße	Chromatin	Nukleoli	Mitosen
I gering	monoton und isomorph	1,5–2 Erythrozyten- oder Gangepithelzellkern-Durchmesser	gewöhnlich diffus, feinkörnig	nur gelegentlich	selten
II intermediär	weder Kerngrad I noch III				
III hoch	deutlich pleomorph	gewöhnlich > 2,5 Erythrozyten- oder Gangepithelzellkern-Durchmesser	gewöhnlich vesikulär bzw. unregelmäßig	prominent, häufig multipel	evtl. auffällig

Ausdehnung und Verteilungsmuster der DCIS

Die Bestimmung der Größe eines DCIS ist obligat, speziell für die chirurgische Therapieplanung. Es besteht eine Korrelation zwischen Größe und Rezidivrisiko sowie dem Vorhandensein einer Invasion. Da der Großteil der DCIS nicht palpabel ist und die Mikroverkalkungen heterogen sein können oder manchmal fehlen, kann die Größe nur nach vollständiger Exzision des befallenen Mammasegments und i. d. R. vollständiger pathologischer Aufarbeitung bestimmt werden. Ein DCIS ist fast immer unizentrisch (98 %), zeigt aber häufig ein multifokales, diskontinuierliches ante- und retrogrades duktales Wachstum (ca. 50 %), wobei die Abstände in > 80 % maximal 10 mm betragen und in > 60 % weniger als 5 mm. Dementsprechend treten über 90 % der Lokalrezidive nach brusterhaltender Therapie im gleichen Quadranten auf (Faverly et al. 1994).

Dokumentation des DCIS

Dokumentation

Die WHO-Klassifikation empfiehlt die Dokumentation folgender Parameter:
- nukleäres Grading, Vorhandensein von Nekrosen, Architektur
- Resektionsränder
  - falls positiv: Angabe, ob fokaler oder diffuser Befall
  - falls negativ: Sicherheitsabstand des DCIS (in mm) von jedem definierten Absetzungsrand
- Größe (Ausdehnung, Verteilungsmuster – kontinuierlich/diskontinuierlich)
- Mikrokalk (Einzelkalk > 70–150 µm) assoziiert mit DCIS
- Korrelation der pathologisch-anatomischen Befunde mit dem mammografischen Befund (ggf. Präparatradiografie)

Bestimmung der Hormonrezeptorexpression

therapeutische Konsequenzen

Die Bestimmung der Hormonrezeptoren (Östrogen- und Progesteronrezeptor) im DCIS ist erforderlich, da sich hieraus therapeutische Konsequenzen ergeben. Grundlage sind die Ergebnisse der NSABP-B-24-Studie, die unter Tamoxifen eine Reduktion der Rezidivrate beim Östrogenrezeptor-positiven DCIS belegen. In dieser Studie wurde für Rezeptor-positive DCIS ein Schwellenwert > 10 % definiert (Allred et al. 2002) (siehe hierzu auch Kapitel *In-situ-Karzinome*).

© Tumorzentrum München und Zuckschwerdt Verlag | DOI 10.4486/395.04

Invasive Karzinome

Die histologische Typisierung invasiver Mammakarzinome folgt den Vorgaben der aktuellen WHO-Klassifikation 2019. Einzelne spezielle histologische Typen zeigen einen günstigeren Verlauf (Silverstein et al. 1996; Silverstein 2003):

- tubuläres Karzinom
- kribriformes Karzinom
- muzinöses Karzinom
- adenoid-zystisches Karzinom

Weitere sehr seltene Typen mit günstiger Prognose existieren.

„Reine" und „gemischte" Tumortypen

Speziell bei den o. g. Tumoren mit günstiger Prognose ist es wichtig, streng zwischen einem reinen Tumortyp und einem gemischten Typ zu unterscheiden. Die o. g. Tumoren günstiger Prognose sind als „rein" zu typisieren, wenn über 90 % dem spezifischen Typ entsprechen:

- tubuläres
- kribriformes
- mikropapilläres
- muzinöses
- adenoid-zystisches
- Alle Tumoren, die weniger als 90 % bzw. 100 % des spezialisierten Anteils haben, sind als Mischtypen zu klassifizieren (z. B.: gemischter duktaler (40 %) und tubulärer Typ (60 %)).

Komponenten der Mischtypen

Die häufigsten Komponenten bei den Mischtypen sind duktale und lobuläre Anteile.

Hier gilt: Ein „rein duktaler" Typ (= duktal NOS/nicht weiter spezifizierbar) liegt vor, wenn der duktale Anteil > 50 % beträgt, d. h., in diesen Fällen würde der tubuläre bzw. spezialisierte Anteil nicht genannt werden (Lakhani et al. 2012; Silverstein et al. 1995). Die Systematik ist in Tabelle 5 wiedergegeben.
Das invasive Karzinom „no special type (NST)" ist mit 40–75 % der häufigste histopathologische Tumortyp unter den Mammakarzinomen. In der Häufigkeit folgen das invasive lobuläre Karzinom mit seinen Subtypen (5–15 %), das tubuläre (1–2 %), das muzinöse (1–2 %) und das mikropapilläre Karzinom (0,9–2 %). Die weiteren Karzinomtypen treten in einer Häufigkeit von unter 1 % auf.
Das *invasive lobuläre Karzinom* ist häufig mit einer LN assoziiert, speziell LCIS vom pleomorphen Typ (Lakhani et al. 2012).

Unterscheidung der Subtypen

Es werden je nach Wachstumsmuster und Zytologie Subtypen unterschieden: klassisch, alveolär, solide, siegelringzellig, pleomorph (und histiozytoid sowie apokrin). Meist liegt ein gemischter Typ klassisch und alveolär vor. Für die Subtypen wurden unterschiedliche Prognosen beobachtet (Rosen et al. 1993; Fisher et al. 1993; DiCostanzo et al. 1990; Dixon et al. 1982).
Charakteristisch für die lobulären Karzinome ist der Funktionsverlust des E-Cadherins durch eine somatische Mutation im *CDH1*-Gen (Sørlie et al. 2001). In ca. 90 %

© Tumorzentrum München und Zuckschwerdt Verlag | DOI 10.4486/395.04

ist dieser immunhistochemisch durch einen Expressionsverlust (Negativität) nachweisbar. In den anderen Fällen liegen wahrscheinlich CDH1-Funktionsverluste vor, die auf anderen Mechanismen beruhen. In diesen Fällen bleiben derzeit nur morphologische Kriterien für die Typisierung, ein kleiner Teil bleibt indifferent (Lakhani et al. 2012). Liegen zusätzlich eine LN sowie Multifokalität vor, sind dies weitere Kriterien, die die Diagnose stützen können (Da Silva et al. 2008).

Ein *reines muzinöses Karzinom* muss nach der WHO-Klassifikation mehr als 90 % muzinös differenziert sein, alle anderen sind als Mischtypen zu klassifizieren. Es gibt zellreiche und zellarme Varianten (Typ A und B). Die Patientinnen haben einen etwas höheren Altersdurchschnitt als Patientinnen mit invasiven duktalen Karzinomen.

In der aktuellen WHO-Klassifikation von 2019 wurde das medulläre Karzinom wieder als NST, medullary features klassifiziert.

Tabelle 7 WHO-Klassifikation der invasiven Mammakarzinome (2019)

invasives Karzinom, no special type (NST) • mit medullärem Wachstumsmuster • mit neuroendokriner Differenzierung • mit osteoklastenartigen stromalen Riesenzellen • mit pleomorphem Wachstumsmuster • mit chorionkarzinomartigem Wachstumsmuster • mit melanotischen Merkmalen • mit onkozytärem Wachstumsmuster • mit glykogenreichem hellzelligen Wachstumsmuster • mit talgdrüsenartigem Wachstumsmuster
mikroinvasives Karzinom
invasives lobuläres Karzinom
tubuläres Karzinom
kribriformes Karzinom
muzinöses Karzinom
muzinöses Zystadenokarzinom
Karzinom mit apokriner Differenzierung
invasives mikropapilläres Karzinom
metaplastisches Karzinom • low-grade adenosquamöses Karzinom • fibromatoseartiges metaplastisches Karzinom • Plattenepithelkarzinom • Spindelzellkarzinom • metaplastisches Karzinom mit heterologer mesenchymaler Differenzierung • gemischtes metaplastisches Karzinom
neuroendokrine Neoplasien (NEN) • neuroendokriner Tumor, gut differenziert (NET) • neuroendokrines Karzinom, schlecht differenziert (kleinzelliges Karzinom) (NEC)

© Tumorzentrum München und Zuckschwerdt Verlag | DOI 10.4486/395.04

Tabelle 7 WHO-Klassifikation der invasiven Mammakarzinome (2019)

Speicheldrüsenartige Tumortypen: • Azinuszellkarzinom • Adenoid-zystisches Karzinom • Sekretorisches Karzinom • Mucoepidermoid Karzinom • Polymorphes Adenokarzinom • Tall-cell Karzinom mit reverser Polarität

Karzinom mit medullären Wachstumsmuster

Das NST mit medullärem Wachstumsmuster (expansive Tumorgrenzen, synzytiale Tumorzellkomplexe, hohe Kernpleomorphie, prominente Tils) hat eine relativ schlechte Interobserver-Reproduzierbarkeit . Deshalb wurde wieder von einer Klassifikation als eigener Typ abgesehen. Tumoren dieser Gruppe sind häufig negativ für Östrogen und Progesteron sowie für HER2.
Der große Teil der *BRCA1*-mutierten Karzinome gehört in diese Gruppe, hingegen zeigen nur ca. 13 % der Karzinome mit medullären Eigenschaften eine *BRCA1*-Mutation (Palacios et al. 2008; Honrado et al. 2006a/b).
Früher wurde das medulläre Karzinom als ein Karzinom mit besserer Prognose angesehen; die jedoch schlechte Reproduzierbarkeit der Diagnose spiegelt sich in dem häufigeren Gebrauch der Diagnose „Karzinom mit medullären Eigenschaften" wider und die Behandlung gleicht der der dreifach-negativen Karzinome NST.

invasives tubuläres Karzinom

Tubuläre Karzinome machen nach alten Statistiken weniger als 2 % der Mammakarzinome aus, sie werden in Mammografie-Screening-Populationen aber häufiger gefunden, da ihr Anteil unter den Tumoren < 1 cm höher ist (ca. 8 %).

invasives kribriformes Karzinom

Das *invasive kribriforme Karzinom* weist ein Wachstumsmuster auf, das dem des intraduktalen kribriformen Karzinoms ähnelt. Es hat ebenfalls eine exzellente Prognose. Eine tubuläre Komponente von 10–50 % ist bei einem klassischen invasiven kribriformen Karzinom zulässig, vorausgesetzt das kribriforme Muster herrscht vor. Fälle mit einer andersartigen Komponente sollten als gemischte Typen bezeichnet und entsprechend spezifiziert werden.

metaplastisches Karzinom

Das *metaplastische Karzinom* macht zwischen 0,2 % und 5 % aller Mammakarzinome aus und weist eine squamöse und/oder mesenchymale Differenzierung auf. Es handelt sich um eine heterogene Tumorgruppe, die in mehr als 90 % triple-negativ ist und seltener Lymphknotenmetastasen (Carter et al. 2006; Hennessy et al. 2006), jedoch Fernmetastasen (Gehirn, Lunge) auch ohne Lymphknotenmetastasen aufweist. Tumoren dieser Gruppe zeigen ein schlechteres Ansprechen auf konventionelle Chemotherapie als andere triple-negative Karzinome (Lee et al. 2012).
Unterteilt werden sie in:

- low-grade adenosquamöse Karzinome, bestehend aus Drüsen mit Plattenepithelnestern (Van Hoeven et al. 1993),
- fibromatoseartige metaplastische Karzinome aus faszikulär angeordneten, relativ blande aussehenden Spindelzellen mit manchmal epitheloiden Zellen oder Plattenepithelzellen (Sneige et al. 2001),
- reine Plattenepithelkarzinome,
- reine Spindelzellkarzinome aus faszikulär oder storiform angeordneten atypischen Spindelzellen,

- Karzinome mit heterologer mesenchymaler Differenzierung (chondroide, ossäre, rhabdomyoide oder neuroide Differenzierung),
- mixed metaplastic carcinomas und
- myoepitheliale Karzinome.

Innerhalb dieser Gruppe haben „low-grade" fibromatoseartige Karzinome und „low-grade" adenosquamöse Karzinome einen günstigeren klinischen Verlauf. Das reine Plattenepithelkarzinom stellt sich häufig als eine zystische Läsion dar. Hier muss klinisch immer eine Plattenepithelkarzinom-Metastase einer anderen Primärlokalisation ausgeschlossen werden (Wargotz und Norris 1990). Eine plattenepitheliale Komponente kann auch bei NST-Karzinomen sowie bei NST-Karzinomen mit medullären Eigenschaften auftreten. In diesen Fällen sollte die Komponente in die Klassifikation mit aufgenommen werden (z. B. NST mit plattenepithelialer Komponente); diese Tumoren gehören aber nicht in die Gruppe der metaplastischen Karzinome!

neuroendokrine Neoplasien (NEN)

Neuroendokrine Neoplasien (NEN) umfassen alle Tumoren unabhängig von der Primärlokalisation mit prädominanter neuroendokriner Differenzierung (Rindi et al. 2018). Dabei wird zwischen gut differenzierten NETs (< 1 % der Mammakarzinome) und schlecht differenzierten NECs unterschieden. Anders als NETs im Gastrointestinaltrakt, die nach Mitosenzahl/Ki67 in NET G1-G3 eingeteilt werden (Rindi et al. 2018), werden NETs der Mamma nach Elston und Ellis graduiert. Bei den NECs werden kleinzellige und großzellige neuroendokrine Karzinome unterschieden. Primäre NECs oder NETs der Mamma sind extrem selten (Hare et al. 2015). Die Metastase eines NECs anderer Primärlokalisation sollte ausgeschlossen sein.
Nur Tumore mit > 90 % sollten als NET oder NEC, Tumoren mit einem geringeren neuroendokrinen Anteil sollten als gemischte Karzinome klassifiziert werden mit Angabe der prozentualen neuroendokrinen Differenzierung.
Bestimmte Mammakarzinome wie das solid-papilläre Karzinom oder der hyperzelluläre Subtyp des muzinösen Mammakarzinoms, die eine neuroendokrine Differenzierung zeigen können, sollten nicht als NEN klassifiziert werden.
Bei allen anderen Entitäten handelt es sich um Raritäten.

Histologische Graduierung (Grading) invasiver Karzinome

Alle invasiven Mammakarzinome müssen graduiert werden (WHO Classification 2019). Die korrekte Graduierung ist bezüglich der prognostischen Aussage wichtiger als die Typisierung. Die Graduierung korreliert signifikant mit Lymphknotenstatus, Rezidivrate, Mortalitätsrate und Rezeptorstatus. Die histopathologische Graduierung erfolgt nach *Elston* und *Ellis* in der modifizierten Graduierung von *Bloom* und *Richardson* (Silverstein et al. 1996; Honrado et al. 2006b). Voraussetzung für eine exakte Graduierung ist eine gute Fixierung des Tumors, deshalb sollte die Bestimmung grundsätzlich an primär fixiertem und in Paraffin eingebettetem Tumorgewebe erfolgen. Grundlage der Beurteilung sind histologische und zytologische Kriterien, die semiquantitativ beurteilt werden: Tubulusbildung, Kernpleomorphie und Mitoserate (Tabelle 8).

© Tumorzentrum München und Zuckschwerdt Verlag | DOI 10.4486/395.04

Tabelle 8 Kriterien des Gradings für das Mammakarzinom nach Elston und Ellis (1991)

Merkmale	**Kriterien**		**Scorewerte**
Tubulusausbildung	> 75 %		1
	10–75 %		2
	< 10		3
Kernpolymorphie	gering		1
	mittelgradig		2
	stark		3
Mitoserate[a]	0–5/10 HPF		1
	6–11/10 HPF		2
	≥ 12/10 HPF		3
Summenscore:			3–9
Summenscore	**Malignitätsgrad**	**G-Gruppe**	**Definition**
3, 4, 5	gering	G1	gut differenziert
6, 7	mäßig	G2	mäßig differenziert
8, 9	hoch	G3	schlecht differenziert

[a] HPF = High Power Field; Berücksichtigung der individuellen Gesichtsfeldgröße für die Zuordnung der Scorewerte entsprechend *Elston* und *Ellis* (1991). Die hier angegebenen Kriterien gelten für einen Gesichtsfelddurchmesser von 0,45 mm, entsprechend einem einfachen Lichtmikroskop mit Sehfeldzahl 18 ohne Großfeldtubus.

korrekte Quantifizierung der Mitoserate

Für eine korrekte Quantifizierung der Mitoserate ist der individuelle Gesichtsfelddurchmesser jedes Mikroskops (Tabelle 9) zu berücksichtigen: Dieser Gesichtsfelddurchmesser (in mm) errechnet sich aus der Sehfeldzahl – nicht der Vergrößerung! – des Okulars, dividiert durch die Objektivvergrößerung. Mitosen werden in 10 High Power Fields (HPF, entspricht 400-facher Mikroskopvergrößerung) in tumorzellreichen Arealen mit der höchsten mitotischen Aktivität des Tumors bestimmt. Nur eindeutige Mitosefiguren werden gezählt.

Eine Graduierung ist grundsätzlich bei guter Formalinfixierung auch an Stanzbiopsien möglich und stimmt mit der am Operationspräparat in ca. 70 % überein. Diskrepanzen beruhen am ehesten auf einer möglichen Tumorheterogenität (Lakhani et al. 2005).

© Tumorzentrum München und Zuckschwerdt Verlag | DOI 10.4486/395.04

Anmerkung: Als Plausibilitätskontrolle zur Überprüfung der eigenen Graduierung ist es hilfreich zu bedenken, dass in Populationen mit symptomatischen Mammakarzinomen das Verhältnis von Tumoren der Grade 1, 2 und 3 bei etwa 2 : 3 : 5 liegt. In Screening-Populationen ist die Rate der Grad-1-Tumoren wesentlich höher und die Rate der Grad-3-Tumoren deutlich niedriger (Silverstein et al. 1995). Eine vorzügliche Zusammenfassung mit histologischen Referenzbildern zur nukleären Graduierung findet sich auf der Homepage des NHSBSP (https://assets.publishing.service.gov.uk/government/uploads/system/uploads/attachment_data/file/541524/breast_cancer_grading_poster.pdf).

Tabelle 9 Zuordnung der Punktwerte für die Mitosezahl in Abhängigkeit von der Gesichtsfeldgröße des verwendeten Mikroskops (Elston und Ellis 1991)

	Mikroskop:		
	Nikon Labophot	**Leitz Ortholux**	**Leitz Diaplan**
Objektiv	40	25	40
Gesichtsfelddurchmesser (mm)	0,44	0,59	0,63
Fläche des Gesichtsfelds (mm²)	0,152	0,274	0,312
Mitosezahl[a]			
1 Punkt	0–5	0–9	0–11
2 Punkte	6–10	10–19	12–22
3 Punkte	≥ 11	≥ 20	≥ 23

[a] in 10 Gesichtsfeldern der Tumorperipherie

Intraduktale Tumorkomponente

zusätzliche DCIS-Komponente

Besteht bei einem invasiven Mammakarzinom zusätzlich eine DCIS-Komponente, muss diese im Befundbericht angegeben werden (Perry et al. 2006). Überwiegt der DCIS-Anteil im Verhältnis zur invasiven Komponente, so liegt meist ein multifokales invasives duktales Karzinom vor. Dies wird häufiger bei jüngeren Patientinnen beobachtet und ist ein Risikofaktor für ein Lokalrezidiv – also ein therapieentscheidender Parameter (Elston und Ellis 1991).

Residualtumor(R)-Klassifikation und Sicherheitsabstände

Die pTNM-Klassifikation muss leitliniengemäß durch die Residualtumor(R)-Klassifikation (Harris et al. 2003) ergänzt werden. Der Pathologe definiert damit den Bezug des Tumors zu den definitiven Resektionsrändern des Präparates. Bei einem positiven Resektionsrand wird unterschieden, ob ein makroskopischer (R2) oder mikroskopischer Befall (R1) vorliegt. R0 bedeutet, dass weder makroskopisch noch mikroskopisch Tumorzellen am Resektionsrand nachweisbar sind.

© Tumorzentrum München und Zuckschwerdt Verlag | DOI 10.4486/395.04

Bei invasiven und intraduktalen Karzinomen (DCIS) wird bei tumorfreien Resektionsrändern (R0) der makroskopisch gemessene Abstand zu den Resektionsrändern am histologischen Präparat mikroskopisch überprüft. Eine mikroskopische Untersuchung muss dabei mindestens orientierend vorgenommen werden, abhängig von Tumortyp und Befundkonstellation. Beim DCIS ist bei brusterhaltendem Vorgehen meist eine komplette Einbettung des Präparates notwendig.

Sicherheitsabstand zum Resektionsrand

Der Sicherheitsabstand zu den Resektionsrändern (ventral, dorsal, medial, lateral, kranial, kaudal) ist in metrischen Maßen anzugeben. Dies bezieht sich bei invasiven Karzinomen normalerweise auf die infiltrierende Komponente. Dabei dürfte der Sicherheitsabstand zum Resektionsrand (RR) von entscheidender Bedeutung für das Rezidivrisiko nach brusterhaltender Therapie sein (Schnitt et al. 1987). Es sollten daher die Sicherheitsabstände zu den orientierbaren Resektionsrändern immer getrennt für die invasive Komponente und die DCIS-Komponente angegeben werden.

Die Diskussion um die Sicherheitsabstände ist nach wie vor nicht abgeschlossen (Dunne et al. 2009; NCCN 2011). Gemäß der S3-Leitlinie zur Diagnostik, Therapie und Nachsorge des Mammakarzinoms ist die komplette Exstirpation des Tumors mit einem histologisch tumorfreien Resektionsrand (R0) die Basis der Therapie aller nicht fortgeschrittenen Mammakarzinome. Als R0 gilt, wenn keine Tumorzelle am tuschemarkierten Resektionsrand nachweisbar ist. Beim invasiven Karzinom kann das Vorliegen einer intraduktalen Komponente, insbesondere, wenn diese mehr als 25 % der Gesamtfläche einnimmt, das Lokalrezidivrisiko steigern (Connolly et al. 1998). Für das reine intraduktale Karzinom (DCIS) sollte der Sicherheitsabstand 2 mm oder mehr betragen (Connolly et al. 1998), wobei in den aktuellen Leitlinien der AGO 2021 zu lesen ist, dass bei einem freien Resektionsrand < 2 mm eine Nachresektion unter Berücksichtigung individueller Risikofaktoren durchzuführen sei. Unbestritten ist in jedem Fall, dass ein befallener Resektionsrand inakzeptabel ist (Schnitt et al. 1994; NCCN 2011).

Bei lobulären Neoplasien (LN) ist die Berücksichtigung des Resektionsrands nach WHO-Klassifikation (Lakhani et al. 2012) nur für das pleomorphe LCIS relevant (vgl. dazu oben), für das klassische LCIS mit komedoartigen Nekrosen ist dies nach wie vor unklar und sollte interdisziplinär diskutiert werden.

Peritumorale Lymphgefäßinvasion

Nachweis einer Lymphgefäßinvasion

Der Nachweis einer Lymphgefäßinvasion (L1) ist ein prognostisch signifikanter Parameter für das Risiko eines lokalen Tumorrezidivs. Allerdings ist die Diagnostik der Lymphgefäßinvasion rein morphologisch nicht nur schlecht reproduzierbar, sondern auch nicht trainierbar (Mohammed et al. 2011). Es wird empfohlen, eine Lymphgefäßinvasion morphologisch anzunehmen, wenn nicht mehr als 75 % der Querschnittsfläche eines von Endothel ausgekleideten Gefäßes Tumorzellverbände enthalten. Die Immunhistochemie (CD31, CD34, D2–40/Podoplanin) verbessert die Diagnostik, ist aber derzeit nicht Standard und zudem zeit- und kostenintensiv (Mohammed et al. 2011). Nur das peritumorale Gewebe außerhalb des invasiven Tumors sollte bei der Frage nach einer Lymphgefäßinvasion beurteilt werden, da nur dies ein relevanter histopathologischer Befund ist (Lee et al. 2006). Nur eine peritumorale Lymphgefäßinvasion, die mindestens 5 mm über die Invasionsfront des Tumors hinausreicht und in multiplen, ektatischen Lymphgefäßen nachzuwei-

© Tumorzentrum München und Zuckschwerdt Verlag | DOI 10.4486/395.04

sen ist, sollte als „Lymphangiosis carcinomatosa" bezeichnet werden. In allen übrigen Fällen ist die Bezeichnung „peritumorale Lymphgefäßinvasion" vorzuziehen. Aus Gründen der Vereinheitlichung der Tumordokumentation ist es sinnvoll, nicht nur das Vorhandensein einer Lymphgefäßinvasion (L1) zu dokumentieren, sondern auch deren fehlenden Nachweis (L0).

Besonderheiten bei Stanz- und Vakuumbiopsien

Die Gewebszylinder sind vollständig einzubetten und Schnittstufen histologisch nach Paraffineinbettung zu untersuchen. Eine Schnellschnittdiagnostik an den Gewebszylindern ist nach den Leitlinien der NHSBSP ungeeignet und bei Screening-Läsionen kontraindiziert (Non-operative Diagnosis Subgroup of the National Coordinating Group for Breast Screening Pathology 2001; Heywang-Kobrunner et al. 2003; Rosen 2009). Insbesondere bei der Untersuchung von stereotaktisch gewonnenem Material nicht palpabler Läsionen empfiehlt sich die Anfertigung von mindestens vier H&E-Schnittstufen (Ellis et al. 2006).

mindestens vier H&E-Schnittstufen

Aus Gründen der Vereinheitlichung der Befunde empfiehlt es sich grundsätzlich, alle Stanz-/Vakuumbiopsien ergänzend zur Klartextdiagnose entsprechend der sog. B-Klassifikation zu kategorisieren. Im Rahmen des Mammografie-Screenings ist dies obligat erforderlich. Dabei erfolgt eine Klassifikation entsprechend der jeweiligen pathologisch-anatomischen Diagnose in eine der fünf Kategorien B1 bis B5. Das Beurteilungsschema wurde von der *National Coordinating Group for Breast Screening Pathology* (NHSBSP) und der *E. C. Working Group on Breast Screening Pathology* empfohlen (ausführliche Erläuterung der Bewertungskriterien im Internet auf der Homepage des NHSBSP (www.cancerscreening.nhs.uk/breastscreen/publications/nhsbsp50.pdf): *Guidelines for non-operative diagnostic procedures and reporting in breast cancer*; Kurzfassung bei Rosen 2009).

Kategorien B1 bis B5

- B1: Nicht verwertbar oder ausschließlich Normalgewebe: Die B1-Kategorie sollte zur Dokumentation der Qualität der übersandten Stanzbiopsien gemäß den Vorgaben des Mammografie-Screening-Programms untergliedert werden in B1-a: nicht verwertbar und B1-b: ausschließlich Normalgewebe. Der ausschließliche Nachweis von Normalgewebe kann ein Hinweis dafür sein, dass die auffällige Läsion nicht repräsentativ erfasst wurde (Ausnahme: Hamartom, Lipom).
- B2: Benigne: u. a. fibrös-zystische Mastopathie, Fibroadenom, sklerosierende Adenose, periduktale Mastitis
- B3: Benigne, aber mit unsicherem biologischem Potenzial: Läsionen, die in der Biopsie eine benigne Histologie zeigen können, die aber heterogen sein können oder bei denen das Risiko für assoziierte maligne Läsionen besteht. Dazu zählen u. a. radiäre Narbe, Papillom, lobuläre Neoplasie (ALH, klassisches LCIS), FEA, Phylloides-Tumor. Ebenso zählen zur B3-Kategorie Läsionen, bei denen die Abgrenzung benigne versus maligne aufgrund quantitativer Kriterien nicht möglich ist (ADH vs. DCIS).
- B4: Malignitätsverdächtig: Gewebsproben, bei denen der dringende Verdacht auf ein Karzinom besteht (DCIS oder invasiv), die aber – etwa technisch bedingt (z. B. Quetsch- oder Fixierungsartefakte) – nicht eindeutig diagnostisch beurteilt werden können, werden am besten unter B4 klassifiziert. In diesem Sinn sollten auch atypische, offensichtlich neoplastische Zellen, die in Blutkoageln

© Tumorzentrum München und Zuckschwerdt Verlag | DOI 10.4486/395.04

liegen oder dem äußeren Rand der Stanzzylinder angelagert sind, unter B4 klassifiziert werden. Auch Befunde, die technisch bedingt nicht weiter immunhistochemisch differenziert werden können, sollten bei entsprechendem Verdachtsgrad unter B4 klassifiziert werden. Ist eine Unterscheidung zwischen LCIS und DCIS nicht sicher möglich oder liegt nach Immunhistochemie eine Hybridläsion vor, ist die Klassifikation unter B4 möglich.

- B5: Maligne: in dieser Kategorie werden eindeutig maligne Läsionen wie Mammakarzinome oder nichtepitheliale Neoplasien der Mamma (Sarkome, selten maligne Lymphome oder Metastasen) aufgeführt. Hierbei gilt:
  - B5a für DCIS
  - B5b für invasives Karzinom
  - B5c für unsicher, ob DCIS oder invasiv
  - B5d für andere Malignome

    Daneben können auch lobuläre Neoplasien (LCIS) in dieser Gruppe klassifiziert werden.

In Stanzbiopsien kann es zur artefiziellen Verlagerung von benignen oder malignen Epithelzellverbänden in das Stroma und/oder die Gefäße kommen. Im Einzelfall kann es schwierig sein, dies von einer echten Stroma- und/oder Gefäßinvasion zu unterscheiden. Trotzdem sollte das Auftreten von Tumorzellkomplexen in peritumoralen Gefäßen in Stanzbiopsien und/oder konsekutiven Exzidaten im Befund aufgeführt werden.

Bearbeitung von Operationspräparaten

Voraussetzungen

Die interdisziplinäre Zusammenarbeit mit anderen diagnostischen und klinischen Fächern ist für das Gelingen der Gewebeaufarbeitung von sehr großer Bedeutung. Angaben zu auswärtigen Vorbefunden, stattgehabten Vortherapien oder anderen Besonderheiten sollten daher unbedingt vorher interdisziplinär besprochen worden sein.

Gewebeaufarbeitung

Die korrekte pathologisch-anatomische Beurteilung setzt eine sorgfältige und standardisierte Bearbeitung der Operationspräparate voraus. Dabei hängen Umfang und Aufwand von der Art der vorliegenden Läsion ab. Ein palpabler, makroskopisch erkennbarer Tumor erfordert i. d. R. nur die Einbettung eines Tumorquerschnitts einschließlich der Resektionsränder für eine adäquate histopathologische Begutachtung.

Demgegenüber ist der Aufwand bei der Untersuchung einer nicht palpablen Läsion (z. B. nach MR-gestützter Drahtmarkierung) in der Regel viel höher. Dazu gehören auch mikrokalkassoziierte Läsionen. Sie erfordern meist die komplette Einbettung eines Segmentexzidates und u. U. die gezielte vollständige Aufarbeitung einzelner Paraffinblöcke nach Präparatradiografie.

Eine exakte, leitliniengerechte Bearbeitung und pathologisch-anatomische Begutachtung ist nur möglich, wenn die Operationspräparate bestimmte Voraussetzungen erfüllen:

- Die Operationspräparate sind vom Operateur eindeutig topografisch zu markieren (z. B. mit verschiedenfarbigen Fäden).

Voraussetzungen der Operationspräparate

© Tumorzentrum München und Zuckschwerdt Verlag | DOI 10.4486/395.04

- Das Operationsmaterial ist ohne vorherige Gewebeentnahme an den Pathologen zu übersenden.
- Wird von dem Tumor (oder anderem Gewebe) Material entnommen, sollte dies i. d. R. durch den Pathologen erfolgen. Bei der Materialentnahme ist zu berücksichtigen, dass die pathologische Diagnostik und Klassifikationen eines Tumors (pTNM, R-Status etc.) keinesfalls beeinträchtigt werden dürfen.

Schnellschnittuntersuchung

Die intraoperative Schnellschnittuntersuchung an Gefrierschnitten kann eine anschließende ausführliche Untersuchung anhand von Paraffinschnitten nicht ersetzen, da diagnostische Qualität und Aussagefähigkeit des Schnellschnittmaterials gegenüber dem Paraffinmaterial eingeschränkt sind (z. B. Diagnose eines DCIS, Graduierung). Bei Verdacht auf ein DCIS allein aufgrund mammografischer Befunde ist wegen der notwendigen ausgedehnten Untersuchung an zahlreichen Schnitten eine Schnellschnittuntersuchung i. d. R. nicht angebracht (s. a. Kapitel *In-situ-Karzinome*). In diesem Fall sollte auch auf die Entnahme von Gewebe für biochemische Untersuchungen verzichtet werden, um alles Gewebe für die Paraffinschnittuntersuchung etwa auch zum Nachweis mikroinvasiver Herde zur Verfügung zu haben.

Indikation zur Schnellschnittuntersuchung

Die *Indikation zur Schnellschnittuntersuchung* ist zurückhaltend und i. d. R. nur bei intraoperativen Konsequenzen zu stellen. Voraussetzungen für einen Schnellschnitt sind:

- Die Läsion ist palpabel oder markiert.
- Die Läsion ist groß genug (im Allgemeinen > 10 mm).
- Läsionen, die im Mammografie-Screening entdeckt wurden, sind grundsätzlich nicht für eine Schnellschnittuntersuchung geeignet (Silverstein et al. 1995).

Ziel der Schnellschnittuntersuchung

Ziel der Schnellschnittuntersuchung ist die intraoperative Beurteilung der Parameter, die das primäre operative Vorgehen unmittelbar beeinflussen:

- die Dignität der Läsion (benigne oder maligne); wenn möglich Unterscheidung zwischen nichtinvasivem und invasivem Karzinom
- die Größe eines Tumors
- die Erkennung multipler Tumorherde
- die vorläufige, orientierende Beurteilung des Abstands eines Tumors zum nächstgelegenen Resektionsrand (Cabioglu et al. 2007)

Die im Rahmen der Schnellschnittuntersuchung durchgeführten Frischgewebsentnahmen für Gewebebanken müssen durch den Pathologen erfolgen.

Tumorexzisionsbiopsien und Segmentexzidate

Im Hinblick auf eine brusterhaltende Therapie sind die im Folgenden aufgeführten Befunde wichtig:

© Tumorzentrum München und Zuckschwerdt Verlag | DOI 10.4486/395.04

- *Beurteilung der Resektionsränder:* Die topografische Markierung der Oberfläche des Exzidates erfolgt durch geeignete Farbstoffe, bevor das Präparat aufgeschnitten und Material für die histologische Untersuchung (zum Schnellschnitt oder zur Paraffineinbettung) entnommen wird. Sowohl am Schnellschnitt als auch an zusätzlich immer angefertigten Paraffinschnitten lässt sich der Resektionsrand darstellen und der Abstand zum Tumor messen (s. o.).

Beurteilung der Resektionsränder

- *Zuschnitt und Gewebsentnahme:* Die Lamellierung des Resektats sollte immer senkrecht zur Längsachse erfolgen. Die orientierende Gewebsentnahme folgt der makroskopischen Begutachtung, jeweils in Richtung aller Resektionsränder. Die Gewebsentnahme wird dokumentiert (Fotodokumentation, Skizze etc.).

Zuschnitt und Gewebsentnahme

- *Intraduktaler Tumoranteil:* Es hat sich gezeigt, dass Tumoren mit einer extensiven intraduktalen Komponente (s. o.) ein erhöhtes Lokalrezidivrisiko nach Tumorexzision und primärer Radiotherapie aufweisen, wobei auch hier die Frage des Abstands zum Resektionsrand die wesentliche Rolle spielen dürfte (s. o.). Soweit es der Tumortyp des DCIS und die Qualität des Schnellschnittpräparates erlauben, sollte dieser Befund deshalb möglichst bereits bei der intraoperativen Schnellschnittuntersuchung angegeben werden, wobei die Rate falschnegativer Schnellschnittbefunde für DCIS signifikant höher ist als für invasive Karzinome (Heywang-Kobrunner et al. 2003).

intraduktaler Tumoranteil

- *Multifokalität/Multizentrizität:* Der Begriff der Multifokalität bezeichnet das Auftreten getrennter Karzinomherde in einem Quadranten, der Begriff der Multizentrizität das Auftreten getrennter Karzinomherde in verschiedenen Quadranten, wobei nach wie vor keine international einheitliche Definition dieser Begriffe vorliegt. Da eine solche topografische Grenzziehung in der Praxis keinen anatomischen Grenzen folgt, ist die Multifokalität als Auftreten getrennter Herde in einem Abstand von weniger als 4 cm, die seltenere Multizentrizität als Auftreten getrennter Herde in einem Abstand von mindestens 4 cm definiert. Da besonders häufig bei Karzinomen mit ausgedehnter DCIS-Komponente multiple invasive Herde vorliegen und In-situ-Anteile auch auf andere Segmente (retrograd) ausgedehnt sein können, ist darauf besonders zu achten. Eine Korrelation mit der Bildgebung ist auch hier grundlegend. Die Unterscheidung zwischen Multifokalität und Multizentrizität ist für die weitere operative Therapieentscheidung wichtig.

Multifokalität/Multizentrizität

Mastektomiepräparate

An Mastektomiepräparaten werden außer dem Haupttumor bzw. ggf. den Exzisionshöhlenrändern nach Voroperation alle palpatorisch und/oder makroskopisch malignitätsverdächtigen Areale sowie die Beziehung zu den Weichgewebsresektionsrändern untersucht (die retroareoläre Region wird immer und speziell bei subkutaner Mastektomie wegen der Bedeutung für die mögliche Erhaltung des Mamillenkomplexes untersucht). Ausgedehntere Gewebeentnahmen werden bei prophylaktischen Mastektomien von *BRCA1*-mutationspositiven Patientinnen empfohlen. Bei Präparaten einer modifiziert-radikalen Mastektomie erbringt die histologische Untersuchung makroskopisch und palpatorisch unauffälliger Quadranten oder der Mamille i. d. R. keine therapierelevanten Befunde und ist deshalb, abhängig von den Ressourcen, nicht unbedingt notwendig (Sikand et al. 2005).

© Tumorzentrum München und Zuckschwerdt Verlag | DOI 10.4486/395.04

Lymphknoten

Axilläre Lymphknotendissektate

Die Lymphknoten sollten möglichst getrennt nach Level untersucht werden (falls klinisch entsprechend markiert). Die Ausdehnung der größten Metastase sollte angegeben werden. Alle makroskopisch negativen Lymphknoten sollten vollständig eingebettet werden; es wird empfohlen, Lymphknoten mit einer Größe über 5 mm zu halbieren bzw. zu lamellieren (Scheibendicke 3–5 mm). Bei makroskopisch nicht befallenen Lymphknoten sollten mindestens zwei Schnittstufen angefertigt werden (Silverstein et al. 1995), um die genaue Zahl der untersuchten und der tumorbefallenen Lymphknoten zu bestimmen und ggf. auch Mikrometastasen (entsprechend pN1mi) oder isolierte Tumorzellen (pN0(i+)) erfassen zu können. Ein diagnostizierter Kapseldurchbruch sollte angegeben werden.

Sentinel-Lymphknoten-Biopsien (SLNB)

Der Nodalstatus der/des Sentinel-Lymphknoten(s) (SLN) hat einen hohen prädiktiven Wert für den axillären Lymphknotenstatus (Sandrucci et al. 1999). Die Anforderungen an die qualitätsgesicherte Durchführung der SLNB wurden von der *Deutschen Gesellschaft für Senologie* in einer interdisziplinären Konsensusempfehlung formuliert (Kuehn et al. 2004). Dieser Konsensus enthält auch eine Empfehlung zur pathologisch-anatomischen Aufarbeitung der SLN.

Alle makroskopisch negativen SLN müssen vollständig eingebettet werden, SLN von einer Größe über 5 mm werden halbiert bzw. lamelliert (Scheibendicke 3–5 mm). Makroskopisch befallene SLN werden nur repräsentativ untersucht, alle makroskopisch nicht befallenen SLN werden in mindestens 6 Schnittstufen z. B. im Abstand von 500 µm gestuft. Die SLN werden routinemäßig nur mit H&E-Färbung untersucht. Immunhistochemische oder molekularpathologische Zusatzuntersuchungen zum Nachweis von Mikrometastasen oder isolierten Tumorzellen sind fakultativ, da die prognostische Bedeutung dieser Befunde nach wie vor offen bzw. umstritten ist (Kuehn et al. 2004; Schwartz et al. 2002; Youssef et al. 2016; Nair et al. 2018).

Relevanz von Mikrometastasen und isolierten Tumorzellen

Derzeit besteht generell noch kein Konsens zur prognostischen und therapeutischen Relevanz von Mikrometastasen und isolierten Tumorzellen in axillären Lymphknoten beim Mammakarzinom (Rovera et al. 2010; www.ago-online.de). Die Rationale für die Mindestanforderungen der Konsensusempfehlung der *Deutschen Gesellschaft für Senologie* ist der Nachweis der prognostisch relevanten Makrometastasen (> 2 mm), auf deren Basis die pT-Klassifikation beruht. Eine systematische Suche nach Metastasen < 2 mm (Mikrometastasen) sei angesichts des hohen Aufwands und des nur geringen Vorteils aus Sicht der Autoren nicht zu empfehlen, das Protokoll gewährleiste aber den Nachweis von 70 % der Mikrometastasen (250 µm Größe). In der aktuellen AGO wird hingegen darauf hingewiesen, dass durch eine gezielte Entfernung von > 2 Sentinel-Lymphknoten und die immunhistochemische Detektion für eine Verbesserung der Falsch-Negativ-Rate des operativen Vorgehens hilfreich sein kann (www.ago-online.de).

Es besteht eine positive Korrelation zwischen pT- und SLN-Status sowie auch zwischen der Größe der SLN-Metastasen und dem Befall der Restaxilla (Schwartz et al. 2002). Die intraoperative Untersuchung der SLN ist üblich und wird bei entsprechenden logistischen Voraussetzungen heute routinemäßig durchgeführt. Sie er-

© Tumorzentrum München und Zuckschwerdt Verlag | DOI 10.4486/395.04

folgt meist orientierend, z. B. ein H&E-Schnitt pro Lamelle/Lymphknotenhälfte, damit diagnostisches Gewebe in möglichst geringem Umfang technisch bedingt verloren geht und ggf. für die qualitativ bessere zusätzliche Untersuchung am Paraffinmaterial verbleibt. Auch der höhere Zeitaufwand des Schnellschnitts ist zu berücksichtigen. Die Rate falschnegativer Befunde beträgt bis zu 20 % bei nachfolgender Fixierung des Restmaterials und Bearbeitung nach Paraffineinbettung in Schnittstufen (s. o.). Immerhin kann aber auf diese Art der Mehrheit der Patientinnen eine zweizeitige Axilladissektion erspart werden.
Die Nomenklatur richtet sich nach den Vorgaben der aktuellen pTNM-Klassifikation der UICC (2009) (Sobin et al. 2009). Sie definiert erstmalig einheitlich die Begriffe „Mikrometastasen" und „isolierte Tumorzellen". Basiert die pN-Klassifikation alleine auf dem Befund einer SLNB, wird dies mit dem Zusatz (sn) gekennzeichnet (pN0(sn)).
Wird ein Sentinel-Lymphknoten vor neoadjuvanter Therapie untersucht, so ist er nach der aktuellen UICC pathologisch als cN zu klassifizieren! Dies wird damit begründet, dass eine pN-Klassifikation nur in Zusammenhang mit einem bekannten Primärtumor (also mit pT) erfolgen kann (Sinn et al. 2010). Die AGO sieht dies anders und nennt sowohl das cN- wie auch das pN-Stadium vor Therapie.

Beurteilung und pathologisch-anatomische Befunde nach neoadjuvanter Tumortherapie

Die Bestimmung der Ausdehnung und Art eines Tumorrestes nach primärer/neoadjuvanter Therapie ist nur durch die Pathologie definitiv möglich, sie ist Voraussetzung für die weitere Therapieplanung (Farshid et al. 2000; van der Hage et al. 2001; Kuerer et al. 1999; Fisher et al. 1998; Chevallier et al. 1993).
Die Information über eine vorausgegangene neoadjuvante Therapie ist für die pathologische Untersuchung essenziell. Das Präparat muss vom Operateur wie üblich orientiert und markiert werden. Es sollten unbedingt detaillierte Informationen über die prätherapeutische Tumorausdehnung vorliegen. Ggf. ist vor Therapiebeginn oder präoperativ eine geeignete Markierung (z. B. Drahtmarkierung) des Tumorlagers erfolgt.

Markierung der Resektionsränder

Die Resektionsränder müssen vom Pathologen mit Tusche oder einer anderen zuverlässigen Methode markiert werden. Ein Präparatradiogramm des Resektates kann meist hilfreich sein und sollte, wenn möglich, vorliegen, um die Ausdehnung des Tumorlagers besser zu bestimmen.
Die Bearbeitung der Operationspräparate erfolgt in Analogie zum Vorgehen bei primärer Operation, wobei die Anzahl der einzubettenden Gewebsproben erfahrungsgemäß den Aufwand erheblich übersteigt, der bei Operationspräparaten ohne vorhergehende Chemotherapie notwendig ist. Die pathologische Beurteilung des Tumorlagers kann insbesondere bei ausgedehnter Fibrose wegen einer Mastopathie oder/und einer Regression schwierig sein.

makroskopische Beschreibung

Die makroskopische Beschreibung beinhaltet standardmäßig die Angabe der Größe der/des tumorverdächtigen Areale/s mit Abstand zu allen Absetzungsrändern (ventral, dorsal, medial, lateral, kranial und kaudal). Die Anfertigung von Skizzen zur Orientierung und Rekonstruktion ist hier dringend zu empfehlen! Bei brusterhaltendem Vorgehen sollte, wenn möglich, das gesamte Resektat nach Lamellierung in 3–5 mm dicke Scheiben aufgearbeitet werden. Wenn das Präparat dafür zu groß ist, dann muss mindestens das makroskopisch/palpatorisch und ggf. radiologisch auffällige, u. U. markierte Areal orientierend eingebettet werden.

© Tumorzentrum München und Zuckschwerdt Verlag | DOI 10.4486/395.04

In Fällen, in denen pathologisch-anatomisch eine komplette Tumorregression vorliegt, sollte das Tumorbett (ggf. in der Ausdehnung vor neoadjuvanter Tumortherapie!) sehr sorgfältig untersucht werden, um jeden noch so kleinen Residualtumor zu erkennen. Gegebenenfalls müssen ergänzende Nacheinbettungen erfolgen.
Charakteristische *histopathologische Regressionszeichen* und damit auch Zeichen, dass Entnahmen aus dem Tumorlager vorliegen, sind narbenartiges, fibröses Gewebe (meist ohne Drüsengewebe), herdförmige Schaumzellen und auch lymphozytäre Infiltrate, Blutungsresiduen (Siderin), Fremdkörpergranulome sowie fibrosierte und obliterierte Gänge mit Mikrokalk bei Regression einer DCIS-Komponente.
Die Präparation und Isolierung aller Lymphknoten bzw. palpabler oder sichtbarer Herdbefunde mit üblicher Beschreibung ist erforderlich. Alle Lymphknoten werden komplett eingebettet, dabei wird die Befundung von mindestens 3 Schnittstufen gefordert – bei eindeutig positivem Befund weniger, bei Regression ggf. mehr. Außerhalb von Studien erfolgt in der Regel keine immunhistochemische Zusatzuntersuchung auf isolierte Tumorzellen in Lymphknoten. Falls ein Sentinel-Lymphknoten entfernt wurde, erfolgt die Aufarbeitung entsprechend den Leitlinien der *Deutschen Gesellschaft für Senologie* und der *Deutschen Krebsgesellschaft* (s. o.).

Pathologischer Befundbericht

Der Befundbericht muss dieselben Informationen enthalten wie der Bericht primär operierter Karzinome (s. o. Kapiteleinleitung). Die neoadjuvanten Therapien induzieren im unterschiedlichen Ausmaß eine Tumorregression, die sich im Wesentlichen in drei unterschiedlichen Mustern manifestieren kann:

- keine Regression
- komplette Regression (bezüglich des invasiven Karzinoms – eine DCIS-Komponente kann u. U. in den alten Tumorgrenzen persistieren)
- partielle Regression, entweder in den alten Tumorgrenzen oder in einem kleineren (geschrumpften) Tumorlager; der Tumor kann dabei nach neoadjuvanter Therapie sekundär auch in multiplen kleinen Herden vorliegen, ohne dass ein multifokales Wachstum im eigentlichen Sinne besteht (es gilt dann der Gesamtdurchmesser des Tumorlagers als endgültige Tumorgröße für die ypT-Klassifikation); liegt lediglich eine Lymphangiosis carcinomatosa und kein solider invasiver Resttumor vor, dann erfolgt die T-Klassifikation nach UICC als „ypT0, L1"

Tumorregression

Unabhängig von der Definition der Tumorregression wurde gezeigt, dass der Nachweis multifokaler mikroskopischer Tumorresiduen mit einer höheren Lokalrezidivrate nach brusterhaltender Therapie einhergeht (Schwartz et al. 2004). Folglich sollte das Vorliegen solcher unregelmäßig verstreuter Tumorresiduen im ursprünglichen Tumorbett dokumentiert werden. Bei der pTNM-Klassifikation ist das Präfix y (ypT) voranzustellen, um deutlich zu machen, dass die Klassifikation nach neoadjuvanter Therapie erfolgte.
Patientinnen mit einer pathologisch-anatomischen Komplettremission (pCR), d. h. einer Remission des Primärtumors und auch ggf. vorliegender Lymphknotenmetastasen nach neoadjuvanter Chemotherapie, haben eine signifikant bessere

© Tumorzentrum München und Zuckschwerdt Verlag | DOI 10.4486/395.04

Überlebenschance als solche mit partieller Remission (Viale et al. 2005; Moore et al. 2004; Chen et al. 2004; Sinn et al. 1994; Wolmark et al. 2001; van der Hage et al. 2001; Kuerer et al. 1999; Fisher et al. 1998; Spring et al. 2020). Die Bestimmung von Tumorgröße, Tumormorphologie (Regressionsmuster), Lymphgefäßinvasion und Resektionsstatus ermöglicht die Identifikation von Patientinnen mit einem erhöhten Risiko für ein lokoregionäres Rezidiv (van der Hage et al. 2001; Ogston et al. 2003).
Die Beurteilung der Tumorregression sollte entsprechend einer etablierten pathologischen Klassifikation erfolgen, z. B. nach *Sinn* (Tabelle 10). Nach der UICC-Klassifikation liegt eine komplette Remission (pCR) nur vor, wenn Primärtumor und Lymphknoten tumorfrei bezüglich eines invasiven Karzinoms sind. In Deutschland bezieht sich die totale pCR auf ein vollständiges Ansprechen in der Brust und in den Lymphknoten.

Tabelle 10 Regressionsgrad nach Sinn et al. (1994)

Regressionsgrad	**Beobachteter Effekt**
0	kein Effekt
1	vermehrte Tumorsklerose mit herdförmiger resorptiver Entzündung und/oder deutliche zytopathische Effekte
2	weitgehende Tumorsklerose mit nur noch fokal nachzuweisendem, evtl. auch multifokalem, minimalinvasivem Resttumor (≤ 0,5 cm), häufig ausgedehnte intraduktale Tumorausbreitung
3	kein invasiver Resttumor
4	kein Resttumor

Residual Cancer Burden (RCB)
Der RCB ist eine vierstufige Klassifikation: pCR, RCB-I, RCB-II, RCB III. Der RCB-Kalkulator (http://www3.mdanderson.org/app/medcl/index.cmf?pagename=jsconvert3) errechnet den Score anhand folgender Parameter:

Max. Ausdehnung des residuellen Tumorbettes	Größtes Tumorbett in mm
Gesamttumorzellularität	Prozentualer Anteil der Tumorbettfläche mit Karzinom (invasiv oder in situ)
In-situ-Karzinom-Anteil	In Relation zum Gesamttumor
Anzahl positiver Lymphknoten	
Durchmesser der größten LK-Metastase	

© Tumorzentrum München und Zuckschwerdt Verlag | DOI 10.4486/395.04

Formal zählt auch eine endokrine Induktionstherapie als neoadjuvante Therapie. Somit ist auch hier bei der TNM-Klassifikation das Präfix y voranzustellen. Um derartige Fälle von denen mit primär systemischer Chemotherapie zu unterscheiden, ist es empfehlenswert, bei der TNM-Klassifikation eine entsprechende Anmerkung hinzuzufügen, dass es sich in dem Fall um eine endokrine Antherapie handelt.

Zusatzuntersuchungen

Hormonrezeptorbestimmung und humaner epidermaler Wachstumsfaktorrezeptor 2 (HER2)

Hormonrezeptor- und HER2-Status

Die Bestimmung des Hormonrezeptorstatus und des HER2-Status erfolgt i. d. R. am Paraffinmaterial, vorzugsweise bereits am Stanzmaterial. Die Immunhistochemie und FISH/CISH/SISH sind methodisch gleichermaßen abhängig von der Qualität des Paraffinmaterials. Voraussetzung für eine qualitativ und quantitativ zuverlässige Bestimmung ist an erster Stelle die optimale Fixierung sowie Fixierungszeit (s. o. *Histopathologische Klassifikation und Graduierung*). Schnellschnittmaterial ist grundsätzlich weniger gut geeignet. Vorgefertigte Paraffinschnitte sollten nicht länger als 6 Wochen bis zur Untersuchung gelagert werden (Werner et al. 2000).

Zuverlässigkeit der angewandten Verfahren

Die Zuverlässigkeit der angewandten Verfahren muss sichergestellt sein. Daher wird die Verwendung standardisierter Testkits nach Angaben der Hersteller empfohlen (s. u.), ebenso die Verwendung standardisierter Protokolle, interne Kontrollen und Testvalidierungen sowie die regelmäßige Teilnahme an externen Qualitätssicherungsmaßnahmen (z. B. im Rahmen der Qualitätssicherungsinitiative in der Pathologie (QuiP) der *Deutschen Gesellschaft für Pathologie* und des *Bundesverbands Deutscher Pathologen*). Eine ständige interne Qualitätskontrolle, z. B. auch in Form von Plausibilitätskontrollen (z. B. Rate positiver und negativer HER2-Fälle), ist eine einfache Routinemaßnahme, die auch vom technischen Personal durchgeführt werden kann. Die Zertifizierung oder Akkreditierung eines Labors ist sicher ein Schritt zu einer Qualitätskontrolle (Werner et al. 2000; Wolff et al. 2007; van de Vijver et al. 2003; Rüdiger et al. 2003; von Wasielewski et al. 2002).

Ergebnisse im Grenzwertbereich sollten am Operationsresektat überprüft werden (Rüdiger et al. 2003; Striebel et al. 2008). Jeder diagnostische Fall muss von einem spezialisierten Facharzt gesehen und überprüft werden.

Hormonrezeptorbestimmung

Östrogenrezeptor (-alpha) (ER) und Progesteronrezeptor (PR)

Bei allen invasiven Mammakarzinomen, Rezidiven und Metastasen und i. d. R. auch bei den DCIS (vgl. obigen Abschnitt DCIS) ist im Rahmen der Primärdiagnostik die Bestimmung des Östrogenrezeptors(-alpha) (ER) und Progesteronrezeptors (PR) obligat durchzuführen. Dieser Hormonrezeptorstatus ist prädiktiv für das Ansprechen auf eine adjuvante endokrine Therapie, auch im Vergleich zu früher üblichen Extraktionsassays (Regan et al. 2006).

Als Ergebnis der immunhistologischen Untersuchung wird obligatorisch der Prozentsatz der positiven Tumorzellkerne getrennt für den Östrogen- und den Progesteronrezeptor angegeben (Goldhirsch et al. 2003).

Gemäß ASCO/CAP-Guidelines 2010 (Hammond et al. 2010) und St.-Gallen-Konsens 2011 (Goldhirsch et al. 2011) wird zwischen dem hormonsensitiven und nicht hormonsensitiven Mammakarzinom unterschieden. Als Schwellenwert der Rezep-

© Tumorzentrum München und Zuckschwerdt Verlag | DOI 10.4486/395.04

tor-positiven (hormonsensitiven) Tumoren wird mittlerweile die Anfärbung von mindestens 1(!) % der Zellkerne für den Östrogenrezeptor festgelegt. Der Progesteronrezeptor gilt als positiv bei ≥ 10 % (www.ago-online.de). Rezeptornegative Tumoren (< 1 % Kernanfärbung) werden als endokrin nicht ansprechbar angesehen (Goldhirsch et al. 2005).
Eine Östrogenrezeptor-Positivität zwischen 1 und 10 % (niedrig positiv) sollte nach den aktuellen Leitlinien der AGO 2021 bei triple-negativen Tumoren oder unklarem Befund am Operationspräparat reevaluiert werden (www.ago-online.de).
Neben der Angabe des Prozentwertes kann optional der bisher übliche sog. „immunreaktive Score" (IRS) zusätzlich, jedoch nicht ausschließlich, angegeben werden (nach Allred (2002) oder als Remmele-Score (Remmele und Stegner 1987)). Dieser Score ist das Produkt aus der Färbeintensität (Score 0–3) und dem Prozentsatz positiver Zellen (Score 0–4), ergibt also Score-Werte zwischen 0 und 12 (Tabelle 11). Bei der Färbeintensität ist der vorherrschende Intensitätsgrad maßgebend.

Tabelle 11 Immunreaktiver Score (IRS) nach Remmele und Stegner (1987)

Prozentsatz positiver Tumorzellkerne		**× Färbeintensität**		**= IRS**
keine positiven Kerne	0 Punkte	keine Farbreaktion	0 Punkte	0–12 Punkte
< 10 % positive Kerne	1 Punkt	schwache Färbereaktion	1 Punkt	
10–50 % positive Kerne	2 Punkte	mäßige Färbereaktion	2 Punkte	
51–80 % positive Kerne	3 Punkte	starke Färbereaktion	3 Punkte	
> 80 % positive Kerne	4 Punkte			

ESR1 kodiert für den Östrogenrezeptor alpha. Mutationen führen zu einer Östrogenunabhängigen Aktivierung und damit zur endokrinen Resistenz, die alternative endokrine Therapien erfordert (Dustin et al. Cancer 2019). Eine Mutationsanalyse mittels PCR kann am archivierten FFPE Tumorgewebe durchgeführt werden.

Bestimmung des HER2-Status

HER2-Status

Eine Bestimmung des HER2-Status ist Routinestandard beim neu diagnostizierten Mammakarzinom, Rezidiven und Metastasen. Der HER2-Status ist ein prädiktiver Parameter für das Ansprechen auf Trastuzumab. Der HER2-Status wird immunhistochemisch (IHC) und/oder mit Fluoreszenz-in-situ-Hybridisierung (FISH), Chromogen-in-situ-Hybridisierung (CISH) oder Silber-in-situ-Hybridisierung (SISH) am Paraffinmaterial bestimmt.

Immunhistochemie

Das semiquantitative Bewertungssystem, der sog. DAKO-Score, wurde an die Leitlinien der *American Society of Clinical Oncology* (ASCO), des *National Comprehensive Cancer Network* (NCCN) und des *College of American Pathologists* (CAP) angepasst, immer wieder überarbeitet (Wolff et al. 2007, 2013, 2015, 2018; Rakha et al.

2015) und wird aktuell für die quantitative Beurteilung der HER2-Immunhistochemie empfohlen (*Abb. 1*).

Fluoreszenz-in-situ-Hybridisierung, Chromogen-in-situ-Hybridisierung und Silber-in-situ-Hybridisierung

Zum Nachweis der Genamplifikation sind neben der FISH auch die CISH und SISH zugelassen. Auch hier wurden die bisher bestehenden Kriterien an die Leitlinien der *American Society of Clinical Oncology* (ASCO), des *National Comprehensive Cancer Network* (NCCN) und des *College of American Pathologists* (CAP) angepasst und weiter überarbeitet (Wolff et al. 2007, 2013, 2015, 2018; Goldhirsch et al. 2005; Rakha et al. 2015; Voorwerk et al. 2019).

Hierbei wird die Anzahl an HER2-Genkopien in Relation zur gleichzeitig ermittelten Kopienzahl des Chromosoms 17 (CEP17) sowie pro Tumorzellkern bewertet. Derzeit wird der Test mit (F)ISH als positiv gewertet, wenn die HER2/CEP17-Ratio ≥ 2 beträgt, unter der Voraussetzung, dass mindestens 4 Genkopien pro Tumorzellkern vorliegen. Eine HER2/CEP17-Ratio < 2,0 und < 4 Genkopien pro Tumorzellkern wird als negativ gewertet. Unklar bzw. zweifelhaft bleiben Fälle mit einer HER2/CEP17-Ratio < 2,0 und 4 bis < 6 Genkopien pro Tumorzellkern. In diesen Fällen wird die Auszählung weiterer Tumorzellen, eine Wiederholung der Untersuchung, eine Ergänzung des CEP17 oder, falls noch nicht erfolgt, die Durchführung der Immunhistochemie empfohlen.

Bleibt der Amplifikationsstatus auch nach Wiederholung und Auszählung durch einen anderen Untersucher und/oder Ergänzungsuntersuchungen unklar, wird das Tumorgewebe als negativ gewertet. Bei HER2/neu-heterogenen Fällen in der In-situ-Hybridisierung, die ein Areal mit > 10 % der Tumorzellen mit erhöhten HER2-Signalen aufweisen, sollten jeweils mindestens 20 benachbarte Tumorzellen in jeder Population ausgezählt werden. Enthält ein Tumor ein amplifiziertes Areal, wird er als HER2/neu-positiv gewertet. Der amplifizierte Anteil sollte in Prozent angegeben werden (Wolff et al. 2018).

Testwiederholung

Testwiederholung: Histologische Befunde, die in einem Widerspruch zum HER2-Ergebnis stehen, sollten zu einer HER2-Testwiederholung veranlassen. Hierzu gehören HER2-positive Fälle mit einem G1-Karzinom vom tubulären, muzinösen, kribriformen oder adenoid-zystischen Typ. Gleiches gilt für invasive oder lobuläre hormonrezeptorpositive G1-Karzinome. Ebenso sollten HER2-negative Fälle am Stanzmaterial anschließend am Resektat nochmals getestet werden, wenn es sich um G3-Karzinome handelt, wenn im Stanzmaterial nur wenig invasive Tumoranteile erfasst waren oder wenn das Ergebnis der Stanze auch nach Wiederholung immunhistochemisch und molekularpathologisch zweifelhaft bleibt (Wolff et al. 2013).

Bis zu 15 % der getesteten Mammakarzinome entsprechen immunhistochemisch dem Score 2+ und sind damit nicht sicher einzuordnen, aber nur in etwa 24 % dieser Fälle ist eine Genamplifikation nachzuweisen (Rüdiger et al. 2003).

© Tumorzentrum München und Zuckschwerdt Verlag | DOI 10.4486/395.04

Tabelle 12 Bewertung FISH und CISH

FISH/CISH/SISH-Analyse		
	HER2/CEP17-Quotient ≥ 2,0 oder ≥ 6 Gensignale pro Tumorzellkern (bei Einfachsonde: ≥ 6 Gensignale pro Tumorzellkern)	positiv
	HER2/CEP17-Quotient < 2,0 und 4 bis < 6 Gensignale pro Tumorzellkern	zweifelhaft
	HER2/CEP17-Quotient < 2,0 und < 4 Gensignale pro Tumorzellkern	negativ

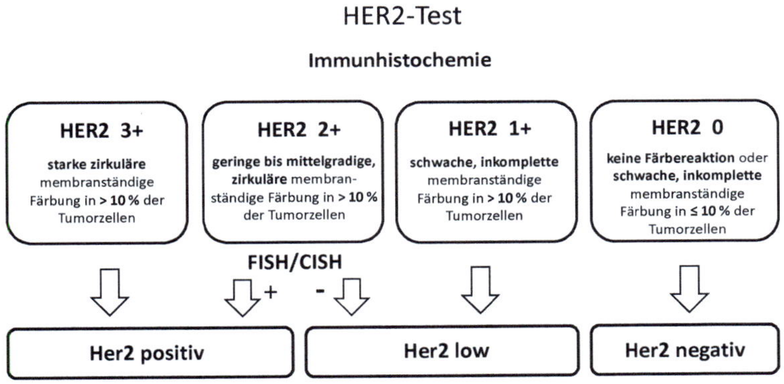

Abbildung 1 Algorithmus zur HER2 Auswertung

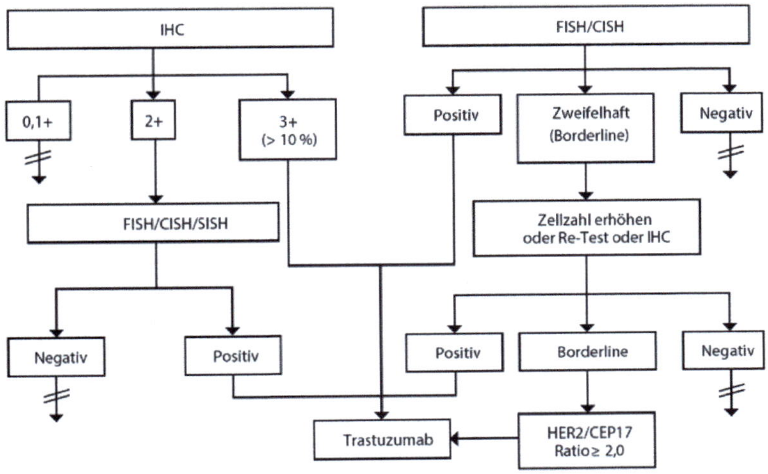

Abbildung 2 Testalgorithmus zur HER2-Bestimmung (nach Kreienberg et al. 2008; Wolff et al. 2013, 2015, 2018; Rakha et al. 2015).

© Tumorzentrum München und Zuckschwerdt Verlag | DOI 10.4486/395.04

Etwa 60 % der hormonrezeptorpositiven und 30 % der TBNC zeigen eine schwache HER2-Expression: „**HER2-low**", definiert als IHC Score 1+ oder 2+ mit negativer ISH. Bestimmte Antikörper-Wirkstoff-Konjugate zeigen Wirkung auch bei HER2-low-Status (Modi S et al. 2022). Die histologische Diagnostik basiert auf den aktuellen ASCO/CAP-Leitlinien.

Bei der Befundung der HER2/neu Immunhistochemie sind Formulierungen wie HER2/neu negativ oder positiv zu vermeiden. Angegeben werden sollte der **HER2-immunhistochemische- Score**, auch mit Angabe des Prozentsatzes der den diagnostischen Score definierenden Tumorzellen (Denkert C et al. 2022)

Molekulare Typisierung invasiver Mammakarzinome

(siehe auch Kapitel *Hereditäre Mammakarzinome*)

immunhistochemische Signaturen

Anhand von Gensignaturen bzw. Expressionsprofilen wurden vier verschiedene Karzinomsubtypen definiert (Perou et al. 2000), welche sich in ihrem klinischen Verlauf und Therapieansprechen unterscheiden (Badve et al. 2011; Meindl et al. 2011): Basal-like (BRCA und sporadisch), HER2+, Luminal A und Luminal B. In der Folge wurden als Surrogatmarker dieser Expressionsprofile immunhistochemische Signaturen beschrieben, die diese analog unterscheiden sollen. Diese genetische Typisierung ist in der Literatur bezüglich der Schwellenwerte für die Positivität und Negativität immunhistochemischer Marker uneinheitlich definiert. Die Daten der immunhistochemischen Surrogatmarker wurden nie unabhängig und prospektiv evaluiert:

- Triple-negativer, Basal-like (BRCA bzw. sporadischer) Typ: ER/PR–, Proliferationsrate (Ki-67) 50–60 %, HER2–/EGFR+, BRCA1/2+ bzw. –, p53/cMYC+
- HER+ Typ: ER/PR–/+, HER2+
- Luminal-A-Typ: ER+/PR+, Proliferationsrate (Ki-67) < 14 %, HER2– (als Prototyp des Luminal-A-Typs kann damit das invasiv-lobuläre Karzinom angesehen werden)
- Luminal-B-Typ: ER+/PR–, Proliferationsrate (Ki-67) > 14 %, HER2–/+

Ki-67

Gewinnung von Zusatzinformationen

Durch immunhistochemische Bestimmung der Proliferation mit Ki-67 können prognostische und prädiktive Zusatzinformationen gewonnen werden. Durch Studien und Metaanalysen zeigte sich ein Zusammenhang zwischen Ki-67 und dem Gesamt- sowie krankheitsfreien Überleben (de Azambuja et al. 2007; Stuart-Harris et al. 2008; von Wasielewski et al. 2006). Beim hormonrezeptorpositiven, HER2/neu-negativen Mammakarzinom kann zusätzlich zu den Prognosefaktoren Alter, T- und N-Status sowie Grading durch Bestimmung von Ki-67 die Prognoseabschätzung bzgl. der Entscheidung zur adjuvanten Chemotherapie verbessert werden (Petrelli et al. 2015; Sonnenblick et al. 2015; Gluz et al. 2016; Nitz et al. 2014). Es wird empfohlen, mindestens 3 Gesichtsfelder bei stärkster Vergrößerung an der Invasionsfront bzw. im Bereich der höchsten Markierungsdichte auszuwerten (Dowsett et al. 2011). Für die Auswertung sollten laborinterne Standards und Schwellenwerte etabliert sein. Sie kann semiquantitativ geschätzt werden oder durch Auszählen erfolgen. Die Positivität sollte in %-Schritten angegeben werde, berück-

© Tumorzentrum München und Zuckschwerdt Verlag | DOI 10.4486/395.04

sichtigt werden auch schwach positive Zellen. Im niedrigen (≤ 10 %) und hohen (≥ 25 %) Bereich wird eine befriedigende Reproduzierbarkeit erreicht. Die Ki-67-Bestimmung wird inzwischen sowohl von der AGO als auch von der S3-Leitlinie als nützlicher Marker empfohlen (Sinn und Maass 2019).

Molekulargenetische Typisierung mittels Oncotype DX®, EndoPredict®, MammaPrint® oder Prosigna®

heterogene Erkrankung

Brustkrebs ist eine heterogene Erkrankung mit verschiedenen Subtypen bezüglich der Prognose und Therapie. Diese Subtypen zeichnen sich durch distinkte Genexpressionsprofile aus. Die Untersuchung erfolgt am formalinfixierten Paraffingewebe (FFPM) (Mamounas et al. 2010). Dieser nicht neue Ansatz unterstreicht die Bedeutung der optimalen und standardisierten Gewebsfixierung für zukünftige Therapiestudien.

Bei den hormonrezeptorpositiven, HER2-negativen Tumoren nodal-negativ ohne Fernmetastasen können zusätzlich Genexpressionstests für die Prognoseeinschätzung und zur Frage der Indikation einer Chemotherapie hilfreich sein. Aufgrund von Studien oder der Frage nach einer endokrinen Induktionstherapie werden diese Tests immer häufiger bereits an der Stanzbiopsie durchgeführt.

Seit 2021 sind bei Patientinnen mit cN0 vier kommerzielle molekulare Tests (Oncotype® DX, EndoPredict®, PAM50 ROR (Prosigna®)) zur Kostenübernahme genehmigt. Unter dem Kapitel *Prognostische und prädiktive Faktoren* wurden diese Tests in den aktuellen Empfehlungen der AGO (www.ago-online.de) gegenübergestellt und die aktuellen Studienergebnisse präsentiert.

NGS-Multigenanalyse

Für die Planung einer zielgerichteten oder immunbasierten Therapie stehen inzwischen NGS-Multigenanalysen für ausgewählte Fälle zur Verfügung. Nach einem positiven Beschluss des interdisziplinären Tumorboards können mit einem standardisierten Multigen-Panel (z. B. Oncomine™ Comprehensive Assay, Foundation One) alle therapierelevanten genetischen Veränderungen eines Tumors in einer Analyse erfasst werden. Dabei werden Hunderte von Onkogenen mit klinischer Therapierelevanz auf tumorgenetische Alterationen überprüft. Die nachgewiesenen Mutationen können als prädiktive Biomarker für die Auswahl zielgerichteter und immunbasierter Therapien auf der Grundlage zugelassener Medikamente oder in aktuell verfügbaren Therapiestudien dienen.

Tumormutationslast

Die Tumormutationslast (TMB) bewertet das gesamte Ausmaß der genomischen Instabilität (TMB low, intermediate, high), die nach neuesten Untersuchungen als Biomarker mit einem Ansprechen auf Immuntherapien assoziiert ist (Maruvka et al. 2019). Tumoren mit hoher TMB weisen offenbar eine hohe Immunogenität auf, dies führt zu einer stärkeren Immunantwort und damit zu einer höheren Wahrscheinlichkeit des Nutzens einer Immuntherapie (Maruvka et al. 2019; Vitale et al. 2019; Barrett et al. 2018).

Die letztendliche klinische Therapierelevanz, d. h. die daraus resultierende therapeutische Konsequenz der molekularen Ergebnisse, wird in einem molekularen Tumorboard beurteilt, siehe Kapitel *Metastasiertes Mammakarzinom*.

© Tumorzentrum München und Zuckschwerdt Verlag | DOI 10.4486/395.04

Tumor-infiltrierende Lymphozyten (TILs)

TILs Tumor-infiltrierende Lymphozyten (TILs) stellen insbesondere für triple-negative und HER2/neu-positive Mammakarzinome einen prognostischen Parameter dar. Weiterhin werden TILs auch als potenzieller prädiktiver Faktor für das Ansprechen auf eine neoadjuvante Therapie diskutiert (Salgado et al. 2015a, b). Die Auswertung erfolgt am H&E-Schnittpräparat. Lymphozyten und Plasmazellen werden als TILs gewertet, Granulozyten sind ausgeschlossen. Geschätzt wird der prozentuale Anteil der TILs im Tumorstroma (sogenannte stromale TILs), bezogen auf die Stromafläche (% TILs/Stromafläche). Die Auswertung erfolgt innerhalb der Tumorgrenzen. Ermittelt werden soll der durchschnittliche Gehalt an TILs, Hotspot-Areale werden nicht fokussiert ausgewertet und es erfolgt keine Auswertung in Nekrosen, gequetschten Arealen oder in Bereichen einer vorangegangenen Biopsie. Empfohlen wird die Angabe eines kontinuierlichen Wertes in 5- oder 10-%-Schritten (Salgado et al. 2015b; Denkert et al. 2016). Mammakarzinome mit einem Anteil von > 50 % TILs können als lymphozytenprädominant bezeichnet werden. Ein klinisch relevanter Grenzwert existiert jedoch derzeit nicht.

PIK3CA

Der PI3K-Pathway ist insgesamt in ca. 30–40 % der Mammakarzinome durch aktivierende Mutationen in der PIK3CA (der katalytischen Untereinheit α der PI3K) angeschaltet, die zu einer konstitutionellen Aktivierung der genannten Kinaseeinheit führt. Die Aktivierung dieses Signalweges ist mit einem aggressiveren Tumorwachstum und einer schlechteren Prognose assoziiert.
In der Phase III Studie SOLAR 1 (André et al. 2019) konnte die Kombination von Alpelisib und Fulvestrant eine deutliche Verlängerung des medianen progressionsfreien Intervalls (5,7 vs. 11,0 Monate) erzielen (Massacesi et al. 2016).
In Deutschland ist die Kombinationstherapie mit Alpelisib bei postmenopausalen Frauen oder Männern mit HR + HER2 – lokal fortgeschrittenem oder metastasiertem Mammakarzinom unter bestimmten Bedingungen zugelassen; Voraussetzung ist der Nachweis einer aktivierenden Mutation in dem für die PIK3CA codierenden Gen (Hotspots in Exon 7, 9, 20). Die Analyse kann am Tumorgewebe oder Blut durchgeführt werden, entweder im Rahmen einer Paneluntersuchung oder auch als Einzelanalyse.

Programmed death-ligand 1 (PD-L1)

PD-L1 Der Programmed death-ligand 1 (PD-L1) ist ein wichtiger prädiktiver Biomarker für die Wirksamkeit von Checkpoint-Inhibitoren. In Mammakarzinomen stellen Checkpoint-Inhibitoren vor allem für die prognostisch ungünstigen triple-negativen Mammakarzinome (TNBC) neben Angiogenesehemmern (z. B. Bevacizumab) und PARP-Inhibitoren eine weitere Therapieoption dar, wobei derzeit in der Erstlinientherapie die Bestimmung des PD-L1-Status für die Zulassung gefordert wird. Eine routinemäßige Testung der PD-L1-Expression ist insbesondere bei primär metastasierten oder nicht resektablen TNBC zu empfehlen.
Grundsätzlich kann PD-L1 sowohl von Tumorzellen als auch von intratumoralen oder stromalen Immunzellen exprimiert werden. Die Auswertekriterien richten sich hierbei zum einen nach der jeweiligen Tumorentität, zum anderen aber auch nach dem jeweiligen Checkpoint-Inhibitor. Da Mammakarzinome nur zu einem

© Tumorzentrum München und Zuckschwerdt Verlag | DOI 10.4486/395.04

sehr kleinen Anteil eine PD-L1-Expression in Tumorzellen aufweisen, hat sich bislang hier die Beurteilung des Immunzellen-Scors (IC) durchgesetzt. Der IC ist ein Flächenscore und errechnet sich aus der Fläche der PD-L1-positiven stromalen Immunzellen (Lymphozyten, Makrophagen, dendritischen Zellen und Granulozyten) geteilt durch das ausgewertete Tumoreal. Das Ergebnis wird in Prozent angegeben. Mammakarzinome mit einem IC Score ≥ 1 % gelten als IC-positiv.
Dabei hat sich für das TNBC gezeigt, dass jene Patienten mit ≥ 1 % PD-L1-Expression in Immunzellen von einer Erstlinientherapie mit Atezolizumab + nab-Paclitaxel bezüglich des progressionsfreien Überlebens wie auch des Gesamtüberlebens profitieren (Schmid et al. 2018). Eine Expression von PD-L1 in Tumorzellen findet sich nur in sehr wenigen Fällen des TNBC, die dann mehrheitlich auch eine Expression in Immunzellen aufweisen (Schmid et al. 2018). Die Expression von PD-L1 in metastasierten TNBCs kann aber sehr wahrscheinlich nach Vorbehandlung mit Cisplatin oder Doxorubicin gesteigert werden (Voorwerk et al. 2019).
Für die Therapie des TNBC ist auch der PD-L1-Inhibitor Pembrolizumab seit 2022 zugelassen (Keynote-Studie 522). Für die Anwendung ist hier der Combined Positivity Score (CPS) erforderlich. Dieser errechnet sich aus der Anzahl aller gefärbten Tumorzellen und Immunzellen, geteilt durch die Anzahl aller Tumorzellen und diese Zahl mit 100 multipliziert. Somit kann der CPS maximal 100 erreichen. Dieser Wert wird nicht in Prozent angegeben.

Zirkulierende Tumorzellen (CTCs)

Suche nach disseminierten Karzinomzellen

Eine Untersuchung von Knochenmarkaspiraten erfolgt in manchen Zentren im Rahmen von Studien zur Suche nach disseminierten Karzinomzellen. Die derzeit vorliegenden Daten über Patientinnen mit sog. Mikrometastasen bzw. Nachweis isolierter Tumorzellen im Knochenmark geben entgegen älteren Daten inzwischen Hinweise auf eine schlechtere Prognose, dies aber ohne Prädiktion für einen Therapieansatz (Diel et al. 1996; Hofmann et al. 2004; Janni et al. 2011; Molloy et al. 2011; Mathiesen et al. 2012).

BRCA-Testung

Noch gibt es keine Datengrundlage, die eine Indikation zur Testung von *BRCA1/2* im Mammakarzinom (Testung auf somatische Mutation) rechtfertigt.

Archivierung

Aufbewahrungspflicht von Tumorparaffinblöcken

Eine Aufbewahrungspflicht von Tumorparaffinblöcken über mindestens 10 Jahre wird in den Leitlinien für die Zertifizierung von Brustzentren durch die *Deutsche Krebsgesellschaft* und die *Deutsche Gesellschaft für Senologie* zwingend gefordert. Grundsätzlich ist dringend empfohlen, tumorhaltige Gewebeblöcke zu archivieren und für eventuelle spätere Untersuchungen aufzubewahren, auch wenn derzeit keine gesetzliche Aufbewahrungspflicht für Gewebeblöcke besteht.

© Tumorzentrum München und Zuckschwerdt Verlag | DOI 10.4486/395.04

pTNM-Klassifikation

Die pTNM-Klassifikation der Karzinome erfolgt am Operationspräparat anhand der pathologisch-anatomischen bzw. histopathologischen Befunde. Die definitive pathologische Klassifikation des Primärtumors (pT) setzt die Untersuchung eines exzidierten Tumors voraus, der makroskopisch im Gesunden entfernt wurde (R0 oder R1). Bei mikroskopischem Befall eines oder mehrerer Resektionsränder ist eine pT-Klassifikation zulässig (Sobin et al. 2009). Die pTNM-Klassifikation des Mammakarzinoms ist in Tabelle 13 zusammengefasst.
Die pTNM-Klassifikation eines Karzinoms nach neoadjuvanter Chemotherapie wird mit dem Präfix y(p) gekennzeichnet. Tumorrezidive werden mit dem Präfix r(p) bezeichnet.

pT-Klassifikation

Mikroinvasion

Mikroinvasion: Die Mikroinvasion (pT1mic) ist auch nach der aktuellen UICC-Klassifikation (Sobin et al. 2009) definiert als Invasion ≤ 1 mm, unabhängig von der Zahl der invasiven Herde. Die Größe der Herde wird nicht addiert, die Anzahl der Herde wird in Klammern angegeben (z. B. pT1mic(3)). Die Graduierung eines mikroinvasiven Karzinoms ist kritisch zu sehen, da sie nicht nach den erforderlichen Kriterien möglich ist. Es wird deshalb von manchen Autoren empfohlen, darauf zu verzichten (Sinn et al. 2010).

multiple invasive Karzinome

Multiple invasive Karzinome: Ein Mindestabstand wird nicht gefordert, um multiple Tumoren zu diagnostizieren, ein makroskopischer Abstand unter 5 mm entspricht aber häufig einer asymmetrischen, z. B. länglichen Tumorform und erfordert die histologische und ggf. bildgebende Korrelation. Die Stadien pT1–4 basieren auf der Tumorgröße der invasiven Komponente des Mammakarzinoms, auch wenn eine größere In-situ-Komponente vorliegt. Bei multiplen simultanen Tumoren in einer Brust wird der Tumor mit der höchsten pT-Kategorie klassifiziert und die Multiplizität oder Zahl der Tumoren in Parenthese aufgeführt, z. B. „pT2(m)" oder „pT2(5)". Simultane bilaterale Karzinome werden separat klassifiziert. Wenn ein neuer Primärtumor innerhalb von zwei Monaten diagnostiziert wird, wird dieses neue Karzinom als synchron aufgefasst (Kriterien des SEER-Programms, *National Cancer Institute*, USA (Adamo et al. 2015)).

Tumorinfiltration von Haut und Brustwand

Tumorinfiltration von Haut und Brustwand: Ein pT4a-Stadium liegt erst vor, wenn eine Infiltration der Rippen oder Interkostalmuskulatur vorliegt, dies gilt nicht für die Infiltration der Pektoralismuskulatur! Die pT4b-Kategorie gilt nur in Zusammenhang mit den klinischen Befunden Ödem der Brust(haut) oder Ulzeration oder Satellitenknoten, sie gilt nicht für die isolierte Infiltration der Dermis.
Der alleinige histologische Nachweis einer Infiltration von Haut oder Mamille ohne makroskopischen Nachweis eines Ödems, einer Ulzeration oder von Satellitenknoten der Haut reicht nicht für die Klassifikation pT4 aus! Da zum Zeitpunkt der pathologischen Untersuchung am Mastektomiepräparat ein Ödem der Haut eventuell nicht zu erkennen ist, sollte die Klassifikation unter Berücksichtigung entsprechender Informationen von klinischer Seite erfolgen.

© Tumorzentrum München und Zuckschwerdt Verlag | DOI 10.4486/395.04

pN-Klassifikation

pathologische Klassifikation der regionären Lymphknoten

Eine pathologische Klassifikation der regionären Lymphknoten (pN) erfordert mindestens die Entfernung und Untersuchung der unteren axillären Lymphknoten (Level I). Es sollten mindestens 6 Lymphknoten entfernt werden, eine pN-Klassifikation ist aber unabhängig von der Zahl entfernter Lymphknoten immer möglich (Sentinel-Lymphknoten!). Wurden zwei Level untersucht, beträgt die Mindestanzahl 10 Lymphknoten. Die Untersuchung von Sentinel-Lymphknoten wird durch das Suffix „(sn)" bezeichnet: „pN0(0/2)(sn)" (nur SLN wurde untersucht) oder „pN1a(1/15), pN(sn)(1/2)" (SLN und Axilla wurden untersucht, nur 1 SLN enthielt eine Makrometastase).

Die Untersuchung von Lymphknoten mittels Immunhistochemie ist optional, molekularpathologische Methoden sind experimentell und nur im Rahmen von Studien vorzunehmen. Die Bedeutung des Nachweises von isolierten Tumorzellen oder Tumorzell-RNA/DNA ist derzeit nicht gesichert. Gemäß den Vorgaben der UICC (Sobin et al. 2009) sind isolierte Tumorzellen oder kleine Tumorzellcluster (< 0,2 mm), die morphologisch (H&E-Färbung) oder auch mittels Immunhistochemie nachgewiesen wurden, als pN0(i+) zu klassifizieren.

Wie bereits in der vorausgehenden 6. Auflage der UICC-Klassifikation werden auch in der aktuellen Klassifikation ipsilaterale supraklavikuläre Lymphknoten noch als regionäre Lymphknoten (pN1-Station) definiert. Zervikale Lymphknoten gelten, wie bereits in der vorhergehenden Auflage, als Fernmetastasen (Spring et al. 2020), ebenso kontralaterale Lymphknotenmetastasen an der Arteria mammaria interna und jede andere Lymphknotenmetastase. Es sind nach UICC-Klassifikation üblicherweise 6 oder mehr Lymphknoten zu untersuchen, die pN-Klassifikation erfolgt unabhängig von ihrer Anzahl.

Mikrometastasen (pN1mi)

Mikrometastasen (pN1mi): Mikrometastasen sind definiert als Tumorzellverbände, die über 0,2 mm, aber maximal 2 mm groß sind. Die Stromadesmoplasie ist kein Unterscheidungskriterium, lediglich die Tumorgröße im Lymphknoten, auch wenn die Tumorzellen im Randsinus liegen. Multiple Mikrometastasen in einem Lymphknoten werden nicht addiert.

Isolierte Tumorzellen pN0(i+)

Isolierte Tumorzellen pN0(i+): Isolierte Tumorzellen sind Einzelzellen oder Cluster unter 0,2 mm. Liegt eine ausgedehnte Infiltration von solchen Einzelzellen (z. B. ein lobuläres Karzinom) vor, so wird nach UICC-Klassifikation eine Höchstzahl von 200 Tumorzellen in einer Schnittebene definiert, bis zu der die Klassifikation als pN0(i+) erfolgt. Eine über 200 Zellen hinausgehende Anzahl von Tumorzellen wird als Mikrometastase definiert (pN1(mi)).

Tabelle 13 pTNM-Klassifikation des Mammakarzinoms (7. Auflage 2009; Sobin et al. 2009)

pT – Primärtumor	
pTX	Primärtumor kann nicht beurteilt werden
pT0	kein Anhalt für Primärtumor
TiS	Carcinoma in situ
pTiS (DCIS)	duktales Carcinoma in situ
pTis (LCIS)	lobuläres Carcinoma in situ

© Tumorzentrum München und Zuckschwerdt Verlag | DOI 10.4486/395.04

Tabelle 13 pTNM-Klassifikation des Mammakarzinoms (7. Auflage 2009; Sobin et al. 2009)

pTiS (Paget)[a]	Paget-Erkrankung der Brustwarze ohne nachweisbaren Tumor
pT1	Tumor 2 cm oder weniger in größter Ausdehnung
pT1mic	Mikroinvasion von 0,1 cm oder weniger in größter Ausdehnung
pT1a	mehr als 0,1 cm, aber nicht mehr als 0,5 cm in größter Ausdehnung
pT1b	mehr als 0,5 cm, aber nicht mehr als 1 cm in größter Ausdehnung
pT1c	mehr als 1 cm, aber nicht mehr als 2 cm in größter Ausdehnung
pT2	Tumor mehr als 2 cm, aber nicht mehr als 5 cm in größter Ausdehnung
pT3	Tumor mehr als 5 cm in größter Ausdehnung
pT4	Tumor jeder Größe mit direkter Ausdehnung auf Brustwand[b] oder Haut
pT4a	mit Ausdehnung auf die Brustwand[b]
pT4b	mit Ödem (einschließlich Apfelsinenhaut), Ulzeration der Brusthaut oder Satellitenmetastasen der Haut derselben Brust
pT4c	Kriterien 4a und 4b gemeinsam
pT4d	entzündliches (inflammatorisches) Karzinom

[a] Die Paget-Erkrankung, kombiniert mit einem nachweisbaren Tumor, wird entsprechend der Größe des Tumors klassifiziert.
[b] Die Brustwand schließt die Rippen, die interkostalen Muskeln und den vorderen Serratusmuskel ein, nicht aber die Pektoralismuskulatur.

pN – Regionäre Lymphknoten	
pNX	regionäre Lymphknoten können nicht beurteilt werden (zur Untersuchung nicht entnommen oder früher entfernt)
pN0	keine regionalen Lymphknotenmetastasen[c]
pN1mic	Mikrometastase (größer als 0,2 mm, aber nicht größer als 2 mm in max. Ausdehnung)
pN1	Metastase(n) in 1–3 ipsilateralen axillären Lymphknoten und/oder ipsilaterale Lymphknoten entlang der A. mammaria interna mit mikroskopischer/en Metastase(n), die bei der Sentinel-Lymphknoten-Dissektion entdeckt wurde(n), aber nicht klinisch erkennbar[d] war(en)
pN1a	Metastase(n) in 1–3 ipsilateralen axillären Lymphknoten, zumindest eine größer als 2 mm in max. Ausdehnung
pN1b	Lymphknoten entlang der A. mammaria interna mit mikroskopischer/en Metastase(n), die bei der Sentinel-Lymphknoten-Dissektion entdeckt wurde(n), aber nicht klinisch erkennbar war(en)
pN1c	Metastasen in 1–3 ipsilateralen axillären Lymphknoten und ipsilaterale Lymphknoten entlang der A. mammaria interna mit mikroskopischer/en Metastase(n), die bei der Sentinel-Lymphknoten-Dissektion entdeckt wurde(n), aber nicht klinisch erkennbar war(en)
pN2	Metastase(n) in 4–9 ipsilateralen axillären Lymphknoten oder in klinisch erkennbaren[e] ipsilateralen Lymphknoten entlang der A. mammaria interna ohne axilläre Lymphknotenmetastasen

© Tumorzentrum München und Zuckschwerdt Verlag | DOI 10.4486/395.04

Tabelle 13 pTNM-Klassifikation des Mammakarzinoms (7. Auflage 2009; Sobin et al. 2009)

pN2a	Metastasen in 4–9 ipsilateralen axillären Lymphknoten, zumindest eine größer als 2 mm in max. Ausdehnung
pN2b	Metastase(n) in klinisch erkennbaren ipsilateralen Lymphknoten entlang der A. mammaria interna ohne axilläre Lymphknotenmetastasen
pN3	Metastasen in mindestens 10 ipsilateralen axillären Lymphknoten; oder in ipsilateralen infraklavikulären Lymphknoten; oder in klinisch erkennbaren Lymphknoten entlang der A. mammaria interna mit mindestens einer axillären Lymphknotenmetastase; oder mehr als 3 axilläre Lymphknotenmetastasen mit klinisch nicht erkennbarer/en, mikroskopisch nachweisbarer/en Metastase(n) in Lymphknoten entlang der A. mammaria interna; oder Metastase(n) in ipsilateralen supraklavikulären Lymphknoten
pN3a	Metastase(n) in mindestens 10 ipsilateralen axillären Lymphknoten (zumindest eine größer als 2 mm in max. Ausdehnung) oder in ipsilateralen infraklavikulären Lymphknoten
pN3b	Metastase(n) in klinisch erkennbarem/en Lymphknoten entlang der A. mammaria interna bei Vorliegen von mindestens einer axillären Lymphknotenmetastase; oder Metastasen in mehr als 3 axillären Lymphknoten und in Lymphknoten entlang der A. mammaria interna, nachgewiesen durch Sentinel-Lymphknoten-Dissektion, aber nicht klinisch erkennbar
pN3c	Metastase(n) in ipsilateralen supraklavikulären Lymphknoten

Anmerkungen:

[c] Fälle, bei denen nur isolierte Tumorzellen in regionalen Lymphknoten nachgewiesen werden, werden als pN0(i+) klassifiziert. Isolierte Tumorzellen sind definiert als einzelne Tumorzellen oder kleine Ansammlungen von Zellen, die in ihrer größten Ausdehnung 0,2 mm nicht überschreiten und gewöhnlich mittels Immunhistochemie oder molekularen Methoden entdeckt werden. Manchmal können sie mittels H&E-Färbung verifiziert werden. Isolierte Tumorzellen zeigen typischerweise keine Hinweise auf eine metastatische Aktivität, d. h. Proliferation oder Stromareaktion.

[d] nicht klinisch erkennbar = nicht entdeckt im Rahmen der klinischen Untersuchung oder mit bildgebenden Untersuchungsverfahren (ausgenommen Lymphszintigrafie)

[e] klinisch erkennbar = entdeckt im Rahmen der klinischen Untersuchung oder mit bildgebenden Untersuchungsverfahren (ausgenommen Lymphszintigrafie) oder makroskopisch vom Pathologen erkannt

pM – Fernmetastasen	
pMX	Vorliegen von Fernmetastasen kann nicht beurteilt werden
pM0	keine Fernmetastasen
pM1	Fernmetastasen

Inflammatorisches Karzinom: Nach UICC wird das inflammatorische Karzinom (als Stadium pT4d) als klinisch-pathologisches Krankheitsbild gesehen und erfordert das Vorliegen von Erythem, Ödem und i. d. R. einer kutanen Lymphgefäßinvasion. Zu unterscheiden ist es, soweit möglich, von dem lokal fortgeschrittenen Mammakarzinom mit Ödem, aber ohne Inflammation. In Abgrenzung zum Stadium pT4b wird beim inflammatorischen Karzinom eine diffuse Ausdehnung auf mindestens ein Drittel der Brusthaut definiert.

© Tumorzentrum München und Zuckschwerdt Verlag | DOI 10.4486/395.04

pM-Klassifikation

Die pM-Kategorie erfordert die histopathologische Bestätigung einer Fernmetastase. Das Skelett ist in Abhängigkeit von Tumorstadium und Rezeptorstatus das am häufigsten befallene Organsystem, wobei bis zu 20% der Patientinnen mit Mammakarzinom Knochenmetastasen entwickeln.

Nachweis Zytokeratin-positiver Zellen

Der Nachweis von Zytokeratin-positiven Zellen im Knochenmarkaspirat stellt per se keine Metastasierung dar (pM0(i+)).

Resektionsstatus

R-Klassifikation

Die R-Klassifikation ist nach den Leitlinien möglichst immer anzugeben. Unabhängig davon sollten die Sicherheitsabstände zu allen bezeichneten Absetzungsrändern (ventral, dorsal, kranial, kaudal, medial, lateral) metrisch angegeben werden (siehe ausführliche Darstellung im Abschnitt *Residualtumor(R)-Klassifikation und Sicherheitsabstände*).

Bei Nachweis eines DCIS oder LCIS wird dies nach UICC-Klassifikation als „R1 (DCIS)" bzw. „R1 (LCIS)" kodiert, um es von dem R1-Status des invasiven Karzinoms zu unterscheiden. Eine Lymphgefäßinvasion am zirkulären Resektatrand, z. B. auch der Haut, qualifiziert ebenfalls als R1.

Hereditäre Mammakarzinome

Gemäß S3-Leitlinien sollte im Pathologiebefund auf die Möglichkeit eines hereditären Mammakarzinoms hingewiesen werden, wenn sich dies aus der Morphologie ergibt. Dies betrifft speziell Patientinnen mit einem hereditären Mamma- und Ovarialkarzinom-Syndrom bei Mutationen von *BRCA1*, *BRCA2* und auch *PALB2*. Diese und weitere Gene, wie *CDH1*, *TP53*, *STK11/LKB1* und *PTEN*, haben eine hohe Penetranz als Brustkrebsrisiko-Gene. Letztere zeigen jedoch sehr selten Mutationen in familiären oder frühen Fällen. Unter diesen Genen haben nach bisherigem Kenntnisstand nur die Tumoren mit *BRCA1*-Mutation einen morphologisch auffälligen Phänotyp, der den Kriterien des Karzinoms mit medullären Eigenschaften am nächsten kommt. Es muss aber betont werden, dass die Sensitivität und Spezifität für die Vorhersage selbst eines *BRCA1*-assoziierten Mammakarzinoms ohne den klinischen Kontext niedrig ist (< 20 %). Bei den anderen genetischen Konstellationen gibt es derzeit keine stichhaltigen morphologischen Merkmale. Entscheidende Hinweise auf ein hereditäres Mammakarzinom können das Erkrankungsalter, familiäre Häufung und eine Kombination an Tumoren sein. Auch zusätzliche immunhistochemische Untersuchungen können einen genetischen Hintergrund nicht sicher erhärten. Hinweise auf einen *BRCA1*-Hintergrund können sein:

- makroskopisch relativ gut umschriebener Tumor
- hoher Malignitätsgrad, meist G3, aber auch G2
- fehlende oder minimale Tubulusbildung

© Tumorzentrum München und Zuckschwerdt Verlag | DOI 10.4486/395.04

- hohe Mitoserate
- ausgedehnte Nekrosen
- begleitendes lymphozytäres Infiltrat

Weitere immunhistochemische Kriterien können sein:

- Negativität für Östrogenrezeptor, Progesteronrezeptor und HER2 (sog. triple-negatives Karzinom)
- EGFR-Positivität
- Positivität für basale Zytokeratine (CK5/6, CK14)
- p53-Überexpression (starke Färbeintensität > 90 %) oder kompletter Ausfall

Damit gehören diese Tumoren morphologisch und immunhistochemisch zum sog. „basalen Phänotyp"; allerdings ist hier ebenfalls hervorzuheben, dass dessen genetische Typisierung in der Literatur uneinheitlich definiert ist, sowohl bezüglich der Daten der cDNA-Expressionsprofile als auch der Daten der immunhistochemischen Surrogatmarker, die auch nie unabhängig oder prospektiv evaluiert wurden. Eine EU-Expertengruppe von Pathologen hat sich deshalb dagegen ausgesprochen, den Begriff des „basalen Phänotyps" im klinischen Kontext zu verwenden (DiCostanzo et al. 1990; Badve et al. 2011).

Noch weniger als bei *BRCA1* ist für *BRCA2* und *BRCA3* die morphologische Definition eines charakteristischen *BRCA2*- oder -*3*-Phänotyps möglich. Die *BRCA2*-assoziierten Karzinome entsprechen dem Spektrum der Karzinome vom invasiv-duktalen Typ (NOS). Die Vorhersage einer genetischen Konstellation bei Vorliegen von In-situ-Karzinomen ist morphologiebasiert gänzlich unmöglich (Dixon et al. 1982; Sørlie et al. 2001; Palacios et al. 2008; Honrado et al. 2006a).

Bezüglich der klinischen Kriterien einer Indexperson siehe S3-Leitlinie 2008 (Meindl et al. 2011).

Erklärung zu Interessenkonflikten

D. Mayr hat in den vergangenen drei Jahren persönliche Forschungsunterstützung von DFG erhalten und hat Honorare oder Kostenerstattungen von Roche, AstraZeneca, BMS, GSK und MSD sowie andere Zuwendungen oder Leistungen von Medizin mgo Fachverlage erhalten. A. Hester hat in den vergangenen drei Jahren persönliche Forschungsunterstützung von der Walter-Schulz-Stiftung und Honorare oder Kostenerstattungen von Pfizer und Gilead erhalten. E. Schmoeckel, V. Kanitz und M. Beer geben keine Interessenkonflikte an.

Zusammenfassung

- Die pathologische Tumorklassifikation (TNM) nach der aktuellen WHO ist die Grundlage für die weitere Behandlung des Mammakarzinoms.
- Die Bestimmung des Hormonrezeptorstatus (Östrogenrezeptor/Progesteronrezeptor) beim DCIS und zusätzlich des HER2-Status ist an allen Erstkarzinomen, neu aufgetretenen Metastasen und Rezidiven durchzuführen. Dabei ist insbesondere die neue Klassifikation der HER2-low Tumoren zu berücksichtigen.
- ESR1 kodiert für den Östrogenrezeptor alpha. Mutationen führen zu einer Östrogenunabhängigen Aktivierung und damit zur endokrinen Resistenz, die alternative endokrine Therapien erfordert.
- Die Bestimmung des Proliferationsmarkers Ki-67 als weiterer prognostischer Faktor wird sowohl von der AGO als auch in den S3-Leitlinien empfohlen.
- Nach Neoadjuvanz erfolgt standardmäßig die Bestimmung des Therapieerfolges, die sog. therapieinduzierte Tumorregression (pCR-Rate).
- Zusätzliche Genexpressionsanalysen können insbesondere bei Hormonrezeptor-Positivität und HER2-Negativität zur Abschätzung des Metastasierungsrisikos und der individuellen Prognose herangezogen werden.
- NGS-Multigenanalysen stehen für die Planung einer zielgerichteten oder immunbasierten Therapie für ausgewählte Fälle zur Verfügung. Die klinische Relevanz und therapeutische Konsequenz der molekularen Ergebnisse wird in einem zuständigen (molekularen) Tumorboard beurteilt.
- Tumor-infiltrierende Lymphozyten (TILs) werden bei triple-negativen und bei HER2/neu-positiven Mammakarzinomen als prognostische Parameter und auch als potenzieller prädiktive Marker für das Ansprechen auf eine neoadjuvante Therapie diskutiert, wobei klinisch relevante Grenzwerte zum gegenwärtigen Zeitpunkt nicht existieren.
- Eine Kombinationstherapie mit dem spezifischen PI3K-Inhibitor Alpelisib kann bei Patientinnen mit aktivierender PIK3CA-Mutation und fortgeschrittenem oder metastasierten Tumorstadium ein längeres progressionsfreies Überleben ermöglichen.
- Der Programmed death-ligand 1 (PD-L1) wird derzeit als prädiktiver Biomarker für die Wirksamkeit von Checkpoint-Inhibitoren verwendet.

© Tumorzentrum München und Zuckschwerdt Verlag | DOI 10.4486/395.04

Literatur

Adamo M, Dickie L, Ruhl J (2015) SEER Program Coding and Staging Manual 2015. Bethesda/MD: National Cancer Institute; http://seer.cancer.gov/manuals/2015/SPCSM_2015_maindoc.pdf

Arbeitsgemeinschaft Gynäkologische Onkologie (AGO) (2019) Diagnostik und Therapie früher und fortgeschrittener Mammakarzinome; https://www.ago-online.de/fileadmin/downloads/leitlinien/mamma/2019-03/DE/Alle_aktuellen_Empfehlungen_2019.pdf)

Albain KS, Barlow WE, Shak S; Breast Cancer Intergroup of North America (2010) Prognostic and predictive value of the 21-gene recurrence score assay in postmenopausal women with node-positive, oestrogen-receptor-positive breast cancer on chemotherapy: a retrospective analysis of a randomised trial. Lancet Oncol 11: 55–65

Albert US; für die Mitglieder der Planungsgruppe und Leiter der Arbeitsgruppen Konzertierte Aktion Brustkrebs-Früherkennung in Deutschland (2008) Stufe-3-Leitlinie Brustkrebs-Früherkennung in Deutschland. München: Zuckschwerdt; https://www.senologie.org/fileadmin/media/documents/pdf/Leitlinien%20der%20Deutschen%20Gesellschaft%20f%C3%BCr%20Senologie/s3_brustkrebs-frueherkennung_2008.pdf

Allred DC, Bryant J, Land S et al (2002) Estrogen receptor expression as a predictive marker of the effectiveness of tamoxifen in the treatment of DCIS: Findings from NSABP protocol B-24. Breast Cancer Res Treat 76(Suppl 1): S36

Amendoeira I (2006a) Quality assurance guidelines for pathology: Cytological and histological non-operative procedures. In: Perry NM, Broeders M, de Wolf C et al (eds) European guidelines for quality assurance in breast cancer screening and diagnosis. Luxembourg: Office for Official Publications of the European Communities, pp 221–56

Amendoeira I (2006b) Quality assurance guidelines for pathology: Open biopsy and resection specimens. In: Perry NM, Broeders M, de Wolf C et al (eds) European guidelines for quality assurance in breast cancer screening and diagnosis. Luxembourg: Office for Official Publications of the European Communities, 256–311

American Society of Clinical Oncology and College of American Pathologists. ASCO guidelines. 2018. www.asco.org/breast-cancer-guidelines

Andersen JA (1974) Lobular carcinoma in situ. A long-term follow-up in 52 cases. Acta Pathol Microbiol Scand A 82: 519–33

André F et al (2019) Alpelisib for PIK3CA-Mutated, Hormone-Receptor-Positive Advanced Breast Cancer. N Eng J Med 380: 1929–1940. European Commission, Public Health – Union Register of medicinal products. https://ec.europa.eu/health/documents/community-register/html/h1455.htm

Badve S, A'Hern RP, Ward AM et al (1998) Prediction of local recurrence of ductal carcinoma in situ of the breast using five histological classifications: a comparative study with long follow-up. Hum Pathol 29: 915–23

Badve S, Dabbs DJ, Schnitt SJ et al (2011) Basal-like and triple-negative breast cancers: a critical review with an emphasis on the implications for pathologists and oncologists. Mod Pathol 24: 157–67

Barrett M, Lenkiewicz E, Malasi S et al (2018) The association of genomic lesions and PD-1/PD-L1 expression in resected triple-negative breast cancers. Breast Cancer Res 20(1): 71

Bartlett JM, Bayani J, Marshall A (2016) Comparing breast cancer multiparameter tests in the OPTIMA Prelim trial: no test is more equal than the others. J Natl Cancer Inst 108: djw050

Bilous M, Morey A, Armes J et al (2006) Chromogenic in situ hybridisation testing for HER2 gene amplification in breast cancer produces highly reproducible results concordant with fluorescence in situ hybridisation and immunohistochemistry. Pathology 38: 120–4

Bodian CA, Perzin KH, Lattes R (1996) Lobular neoplasia. Long term risk of breast cancer and relation to other factors. Cancer 78: 1024–34

Boyages J, Delaney G, Taylor R (1999) Predictors of local recurrence after treatment of ductal carcinoma in situ: a meta-analysis. Cancer 85: 616–28

Bratthauer GL, Moinfar F, Stamatakos MD et al (2002) Combined E-cadherin and high molecular weight cytokeratin immunoprofile differentiates lobular, ductal, and hybrid mammary intraepithelial neoplasias. Hum Pathol 33: 620–7

Bratthauer GL, Tavassoli FA (2002) Lobular intraepithelial neoplasia: previously unexplored aspects assessed in 775 cases and their clinical implications. Virchows Arch 440: 134–8

Buus R, Sestak I, Kronenwett R et al (2016) Comparison of EndoPredict and EPclin with Oncotype DX recurrence score for prediction of risk of distant recurrence after endocrine therapy. J Natl Cancer Inst 108: djw 149

Cabioglu N, Hunt KK, Sahin AA et al (2007) Role for intraoperative margin assessment in patients undergoing breast-conserving surgery. Ann Surg Oncol 14: 1458–71

Cardoso F, van't Veer LJ, Bogaerts J (2016) 70 gene signature as an aid to treatment decisions in early stage breast cancer. New Engl J Med 375: 717–29

Carter MR, Hornick JL, Lester S, Fletcher CD (2006) Spindle cell (sarcomatoid) carcinoma of the breast: a clinicopathological and immunohistochemical analysis of 29 cases. Am J Surg Pathol 30: 300–9

Chen AM, Meric-Bernstam F, Hunt KK et al (2004) Breast conservation after neoadjuvant chemotherapy: the MD Anderson cancer center experience. J Clin Oncol 22: 2303–12

Chevallier B, Roche H, Olivier JP et al (1993) Inflammatory breast cancer. Pilot study of intensive induction chemotherapy (FEC-HD) results in a high histologic response rate. Am J Clin Oncol 16: 223–8

Coates AS, Winer EP, Goldhirsch A et al (2015) Tailoring therapies – improving the management of early breast cancer: St Gallen International Expert Consensus on the Primary Therapy of Early Breast Cancer 2015. Ann Oncol 26: 1533–46

Collins LC, Tamimi RM, Baer HJ et al (2005) Outcome of patients with ductal carcinoma in situ untreated after dia-

© Tumorzentrum München und Zuckschwerdt Verlag | DOI 10.4486/395.04

gnostic biopsy: results from the Nurses' Health Study. Cancer 103: 1778–84

Collins LC, Carlo VP, Hwang H, et al (2006) Intracystic papillary carcinomas of the breast: a reevaluation using a panel of myoepithelial cell markers. Am J Surg Pathol 30(8): 1002–7. doi: 10.1097/00000478-200608000-00011. PMID: 16861972

Connolly JL, Boyages J, Nixon AJ et al (1998) Predictors of breast recurrence after conservative surgery and radiation therapy for invasive breast cancer. Mod Pathol 11: 134–9

Da Silva L, Parry S, Reid L et al (2008) Aberrant expression of E-cadherin in lobular carcinomas of the breast. Am J Surg Pathol 32: 773–83

de Azambuja E, Cardoso F, de Castro G Jr et al (2007) Ki-67 as prognostic marker in early breast cancer: a meta-analysis of published studies involving 12,155 patients. Br J Cancer 96: 1504–13

Denkert C, Lebeau A, Schildhaus HU et al (2022) Neue Therapiemöglichkeiten beim metastasierten HER2-low-Mammakarzinom. Pathologie 43: 457–66

Denkert C, Wienert S, Poterie A et al (2016) Standardized evaluation of tumor-infiltrating lymphocytes in breast cancer: results of the ring studies of the international immuno-oncology biomarker working group. Mod Pathol 29: 1155–64

DiCostanzo D, Rosen PP, Gareen I et al (1990) Prognosis in infiltrating lobular carcinoma. An analysis of "classical" and variant tumors. Am J Surg Pathol 14: 12–23

Diel IJ, Kaufmann M, Costa SD et al (1996) Micrometastatic breast cancer cells in bone marrow at primary surgery: prognostic value in comparison with nodal status. J Natl Cancer Inst 88: 1652–8

Dixon JM, Anderson TJ, Page DL et al (1982) Infiltrating lobular carcinoma of the breast. Histopathology 6: 149–61

Dowsett M, Cuzick J, Wale C et al (2010) Prediction of risk of distant recurrence using the 21-gene recurrence score in node-negative and node-positive postmenopausal patients with breast cancer treated with anastrozole or tamoxifen: a TransATAC study. J Clin Oncol 28: 1829–34

Dowsett M, Nielsen TO, A'Hern R et al (2011) Assessment of Ki67 in breast cancer: recommendations from the International Ki67 in Breast Cancer working group. J Natl Cancer Inst 103: 1656–64

Dowsett M, Sestak I, Lopez-Knowels et al (2013) Comparison of PAM50 risk of recurrence score with oncotype DX and IHC4 for predicting risk of distant recurrence after endocrine therapy. J Clin Oncol 31: 2783–90

Dubsky P, Brase JC, Jakesz R et al; Austrian Breast and Colorectal Cancer Study Group (ABCSG) (2013) EndoPredict improves the prognostic classification derived from common clinical guidelines in ER-positive, HER2-negative early breast cancer. Ann Oncol 24: 640–7

Dubsky P, Brase JC, Jakesz R et al; Austrian Breast and Colorectal Cancer Study Group (ABCSG) (2013) The EndoPredict score provides prognostic information on late distant metastases in ER+/HER2- breast cancer patients. Br J Cancer 109: 2959–64

Dunne C, Burke JP, Morrow M, Kell MR (2009) Effect of margin status on local recurrence after breast conservation and radiation therapy for ductal carcinoma in situ. J Clin Oncol 27: 1615–20

Ellis IO, Humphreys S, Michell M et al; UK National Coordinating Commmittee for Breast Screening Pathology; European Commission Working Group on Breast Screening Pathology (2004) Best Practice No 179. Guidelines for breast needle core biopsy handling and reporting in breast screening assessment. J Clin Pathol 57: 897–902

Ellis IO, Coleman D, Wells C et al (2006) Impact of a national external quality assessment scheme for breast pathology in the UK. J Clin Pathol 59: 138–45

Elston CW, Ellis IO (1991) Pathological prognostic factors in breast cancer. I. The value of histological grade in breast cancer: experience from a large study with long-term follow-up. Histopathology 19: 403–10

Falck AK, Bendahl PO, Chebil G et al (2013a) Biomarker expression and St Gallen molecular subtype classification in primary tumours, synchronous lymph node metastases and asynchronous relapses in primary breast cancer patients with 10 years' follow-up. Breast Cancer Res Treat 140: 93–104

Falck AK, Fernö M, Bendahl PO, Rydén L (2013b) St Gallen molecular subtypes in primary breast cancer and matched lymph node metastases--aspects on distribution and prognosis for patients with luminal A tumours: results from a prospective randomised trial. BMC Cancer 13: 558

Farshid G, Pradhan M, Kollias J et al (2000) Computer simulations of lymph node metastasis for optimizing the pathologic examination of sentinel lymph nodes in patients with breast carcinoma. Cancer 89: 2527–37

Faverly DR, Burgers L, Bult P et al (1994) Three dimensional imaging of mammary ductal carcinoma in situ: clinical implications. Semin Diagn Pathol 11: 193–8

Filipits M, Nielsen TO, Rudas M et al; Austrian Breast and Colorectal Cancer Study Group (ABCSG) (2014) The PAM50 risk-of-recurrence score predicts risk of late recurrence after endocrine therapy in postmenopausal women with endocrine-responsive early breast cancer. Clin Cancer Res 20: 1298–1305

Filipits M, Rudas M, Jakesz R et al (2011) A new molecular predictor of distant recurrence in ER-positive, HER2-negative breast cancer adds independent information to conventional clinical risk factors. Clin Cancer Res 17: 6012–20

Fisher ER, Anderson S, Redmond C et al (1993) Pathologic findings from the National Surgical Adjuvant Breast Project protocol B-06. 10-year pathologic and clinical prognostic discriminants. Cancer 71: 2507–14

Fisher B, Bryant J, Wolmark N et al (1998) Effect of preoperative chemotherapy on the outcome of women with operable breast cancer. J Clin Oncol 16: 2672–85

Fisher ER, Dignam J, Tan-Chiu E et al (1999) Pathologic findings from the National Surgical Adjuvant Breast Project (NSABP) eight-year update of Protocol B-17: intraductal carcinoma. Cancer 86: 429–38

Flanagan MB, Dabbs DJ, Brufsky AM et al (2008) Histopathologic variables predict Oncotype DX™ Recurrence Score. Mod Pathol 21: 1255–61

Gluz O, Nitz U, Christgen M (2016a) Prognostic impact of 21-gene Recurrence Score, IHC4 and central grade in high-risk HR+/HER2- early breast cancer (EBC): 5-year results of the prospective phase III WSG PlanB trial. J Clin Oncol 34(suppl): Abstract 556

© Tumorzentrum München und Zuckschwerdt Verlag | DOI 10.4486/395.04

Gluz O, Nitz U, Christgen M et al (2016b) West German Study Group Phase III PlanB trial: first prospective outcome data for the 21-gene Recurrence Score assay and concordance of prognostic markers by central and local pathology assessment. J Clin Oncol 34: 2341–49

Gnant M, Filipits M, Greil R et al; Austrian Breast and Colorectal Cancer Study Group (2014) Predicting distant recurrence in receptor-positive breast cancer patients with limited clinicopathological risk: using the PAM50 Risk of Recurrence score in 1478 postmenopausal patients of the ABCSG-8 trial treated with adjuvant endocrine therapy alone. Ann Oncol 25: 339–45

Goldhirsch A, Wood WC, Gelber RD et al (2003) Meeting highlights: updated international expert consensus on the primary therapy of early breast cancer. J Clin Oncol 21: 3357–65

Goldhirsch A, Glick JH, Gelber RD et al (2005) Meeting highlights: international expert consensus on the primary therapy of early breast cancer 2005. Ann Oncol 16: 1569–83

Goldhirsch A, Wood WC, Gelber RD et al (2007) 10th St. Gallen conference. Progress and promise: highlights of the international expert consensus on the primary therapy of early breast cancer 2007. Ann Oncol 18: 1133–44

Goldhirsch A, Wood WC, Coates AS et al (2011) strategies for subtypes – dealing with the diversity of breast cancer: highlights of the St Gallen international expert consensus of the primary therapy of early breast cancer 2011. Ann Oncol 22: 1736–47

Goldstein NF, Kestin L, Vicini F (2000) Intraductal carcinoma of the breast: pathologic features associated with local recurrence in patients treated with breast-conserving therapy. Am J Surg Pathol 24: 1058–67

Guo S, Wang Y, Rohr J et al (2016) Solid papillary carcinoma of the breast: A special entity needs to be distinguished from conventional invasive carcinoma avoiding over-treatment. Breast 26: 67–72. doi: 10.1016/j.breast.2015.12.015. Epub 2016 Jan 29. PMID: 27017244

Haagensen CD, Lane N, Lattes R et al (1978) Lobular neoplasia (so called lobular carcinoma in situ) of the breast. Cancer 42: 737–69

Hammond ME, Hayes DF, Dowsett M et al (2010) American Society of Clinical Oncology/College of American Pathologists guideline recommendations for immunohistochemical testing of estrogen and progesterone receptors in breast cancer. J Clin Oncol 112: 2784–95

Harbeck N, Wuerstlein R (2013) Mammakarzinom – individualisierte Therapiekonzepte. Internist 54: 194–200

Harbeck N, Schmitt M, Meisner C et al (2009) Final 10-year analysis of prospective multicenter Chemo N0 trial for validation of ASCO-recommended biomarkers uPA/PAI-1 for therapy decision making in node-negative breast cancer. J Clin Oncol 27: 15S, Abstract 511

Hare F, Giri S, Patel JK et al (2015) A population-based analysis of outcomes for small cell carcinoma of the breast by tumor stage and the use of radiation therapy. Springerplus 21; 4: 138

Harris GC, Denley HE, Pinder SE et al (2003) Correlation of histologic prognostic factors in core biopsies and therapeutic excisions of invasive breast carcinoma. Am J Surg Pathol 27: 11–15

Harris L, Fritsche H, Mennel R et al (2007) American Society of Clinical Oncology 2007 updates of recommendations for the use of tumor markers in breast cancer. J Clin Oncol 25: 5287–5312

Harris LN, Ismaila N, McShane LM (2016) Use of biomarkers to guide decisions on adjuvant systemic therapy for women with early-stage invasive breast cancer: American Society of Clinical Oncology clinical practice guideline. J Clin Oncol 34: 1134–50

Hennessy BT, Giordano S, Broglio K et al (2006) Biphasic metaplastic sarcomatoid carcinoma of the breast. Ann Oncol 17: 605–13

Heywang-Kobrunner SH, Schreer I, Decker T et al (2003) Interdisciplinary consensus on the use and technique of vacuum-assisted stereotactic breast biopsy Eur J Radiol 47: 232–6

Hofmann M, Gaiser T, Kneitz H et al (2004) HER2-Status asessment by chromogenic in situ-hybridization (CISH) demonstrates high sensitivity for predicting response to Herceptin. San Antonio Breast Cancer Symposium. San Antonio/TX, December 4–8, 2004: Abstract 1037

Honrado E, Benitez J, Palacios J (2006a) Histopathology of BRCA1- and BRCA2-associated breast cancer. Oncol Hematol 59: 27–39

Honrado E, Osorio A, Palacios J et al (2006b) Pathology and gene expression of hereditary breast tumors associated with BRCA1, BRCA2 and CHEK2 gene mutations. Oncogene 25: 5837–45

Janni W, Vogl FD, Wiedswang G et al (2011) Persistence of disseminated tumor cells in the bone marrow of breast cancer patients predicts increased risk for relapse--a European pooled analysis. Clin Cancer Res 17: 2967–76

Kreienberg R, Kopp I, Albert U et al; Deutsche Krebsgesellschaft e. V. (2008) Interdisziplinäre S3-Leitlinie für die Diagnostik, Therapie und Nachsorge des Mammakarzinoms. 1. Aktualisierung 2008. München: Zuckschwerdt

Kuehn T, Bembenek A, Büchels H et al (2004) Wächterlymphknotenbiopsie beim Mammakarzinom: Interdisziplinärer Konsensus der Deutschen Gesellschaft für Senologie für eine qualitätsgesicherte Anwendung in der klinischen Routine. Nuklearmedizin 43: 4–9

Kuerer HM, Newman LA, Smith TL et al (1999) Clinical course of breast cancer patients with complete pathologic primary tumor and axillary lymph node response to doxorubicin-based neoadjuvant chemotherapy. J Clin Oncol 17: 460–9

Lagios MD (1995) Heterogeneity of duct carcinoma in situ (DCIS): relationship of grade and subtype analysis to local recurrence and risk of invasive transformation. Cancer Lett 90: 97–102

Lagios MD (1997) Microinvasion of ductal carcinoma in situ. In: Silverstein MJ (ed) Ductal carcinoma in situ. Baltimore: Williams & Wilkins, 241–6

Lakhani SR, Reis-Filho JS, Fulford L et al (2005) Prediction of BRCA 1 status in patients with breast cancer using estrogen receptor and basal phenotype. Clin Cancer Res 11: 5175–81

Lakhani SR, Ellis IO, Schnitt SJ et al (eds) (2012) World Health Organization Classification of Tumours of the Breast. Lyon: IARC Press

Lee A, Pinder S, Macmillan R et al (2006) Prognostic value of lymphovascular invasion in women with lymph node negative invasive breast carcinoma. Eur J Cancer 42: 357–62

Lee H, Jung SY, Ro JY et al (2012) Metaplastic breast cancer: clinicopathological features and its prognosis. J Clin Pathol 65: 441–6

Leibl S, Regitnig P, Moinfar F (2007) Flat epithelial atypia (DIN 1a, atypical columnar change): an underdiagnosed entity very frequently coexisting with lobular neoplasia. Histopathology 50: 859–65

Leitlinienprogramm Onkologie (Deutsche Krebsgesellschaft, Deutsche Krebshilfe, AWMF) (2018) S3-Leitlinie Früherkennung, Diagnose, Therapie und Nachsorge des Mammakarzinoms, Version 4.2, 2019, AWMF Registernummer 032–045OL; https://www.leitlinienprogramm-onkologie.de/Leitlinien/Mammakarzinom

Liberman L, Cohen MA, Dershaw DD et al (1995) Atypical ductal hyperplasia diagnosed at stereotaxic core biopsy of breast lesions: an indication for surgical biopsy. AJR Am J Roentgenol 164: 1111–3

Mamounas EP, Tang G, Fisher B et al (2010) Association between the 21-Gene recurrence score assay and risk of locoregional recurrence in node-negative, estrogen receptor-positive breast cancer: Results from NSABP B-14 and NSABP B-20. J Clin Oncol 28: 1677–83

Martin M, Brase JC, Perou CM et al (2013) Comparison of PAM50 risk of recurrence (ROR) scores with EndoPredict for predicting risk of distant metastasis in ER+/HER2-, early node-positive breast cancer patients treated with adjuvant chemotherapy – a GEICAM/9906 substudy. San Antonio Breast Cancer Symposium, San Antonio/TX, December 9–13, 2014: Abstract P2–11–06

Martin M, Brase JC, Calvo L et al (2014) Clinical validation of the EndoPredict test in node-positive, chemotherapy-treated ER+/HER2- breast cancer patients: results from the GEICAM 9906 trial. Breast Cancer Res 16: R38

Maruvka Y, Haradhvala N, Getz G (2019) Analyzing frequently mutated genes and the association with tumor mutation load. JAMA Oncol 5(4): 577

Massacesi C, Di Tomaso E, Urban P, et al (2016) PI3K inhibitors as new cancer therapeutics: implications for clinical trial design. Onco Targets Ther. 9:203–210. doi:10.2147/OTT.S89967

Mathiesen RR, Borgen E, Renolen A et al (2012) Persistence of disseminated tumor cells after neoadjuvant treatment for locally advanced breast cancer predicts poor survival. Breast Cancer Res 14(4): R117

McLaren B, Schuyler P, Sanders M (2006) Excellent survival, cancer type, and Nottingham grade after lobular hyperplasia on initial breast biopsy. Cancer 107: 1227–33

Meindl A, Ditsch N, Kast K et al (2011) Hereditary breast and ovarian cancer: new genes, new treatments, new concepts. Dtsch Ärztebl Int 108: 323–30

Modi S, Jacot W, Yamshita T et al (2022) Trastuzumab deruxtecan in previously treated HER2-low advanced breast cancer. N Engl J Med 387: 9–20

Mogal H, Brown DR, Isom S et al (2016) Intracystic papillary carcinoma of the breast: A SEER database analysis of implications for therapy. Breast 27: 87–92. doi: 10.1016/j.breast.2016.01.003. Epub 2016 Apr 4. PMID: 27054753; PMCID: PMC4959265

Mohammed RA, Martin SG, Mahmmod AM et al (2011) Objective assessment of lymphatic and blood vascular invasion in lymph node-negative breast carcinoma: findings from a large case series with long-term follow-up. J Pathol 223: 358–65

Moinfar F (2007) Low-grade ductal intraepithelial neoplasia (WHO: DIN1b, Atypical Ductal Hyperplasia). In: Moinfar F (ed) Essentials of Diagnostic Breast Pathology. Berlin–Heidelberg–New York–Tokyo: Springer, 74–6

Molloy TJ, Bosma AJ, Baumbusch LO et al (2011) The prognostic significance of tumour cell detection in the peripheral blood versus the bone marrow in 733 early-stage breast cancer patients. Breast Cancer Res 13(3): R61

Moore KH, Thaler HT, Tan LK et al (2004) Immunohistochemically detected tumor cells in the sentinel lymph nodes of patients with breast carcinoma: biologic metastasis or procedural artifact? Cancer 100: 929–34

Nährig J (2008) Practical problems in breast screening. Columnar cell lesions including flat epithelial atypia and lobular neoplasia. Pathologe 29 (Suppl 2): 172–7

Nair IR, Mathew AJ, Kottarathil VD (2018) Detection of micrometastasis in axillary lymph nodes of breast carcinoma patients and its association with clinical outcome. Indian J Pathol Microbiol 61(3): 330–3

NanoString Technologies, Inc. (2013) Prosigna Breast Cancer Prognostic Gene Signature Assay (package insert – EU version 03, 2013–11)

Nassar H, Qureshi H, Adsay NV, Visscher D (2006) Clinicopathologic analysis of solid papillary carcinoma of the breast and associated invasive carcinomas. Am J Surg Pathol 30(4): 501–7. doi: 10.1097/00000478–200604000–00011. Erratum in: Am J Surg Pathol. 2011

National Comprehensive Cancer Network (NCCN) (2011) NCCN Guidelines™. Breast cancer, version 2.2011; www.nccn.org

National Coordinating Group for Breast Screening Pathology (1995) Pathology Reporting in Breast Screening. Sheffield, U. K.: Breast Screening Publications

Nicolas MM, Wu Y, Middleton LP, Gilcrease MZ (2007) Loss of myoepithelium is variable in solid papillary carcinoma of the breast. Histopathology 51(5): 657–65. doi: 10.1111/j.1365–2559.2007.02849.x. PMID: 17927587

Nitz U, Gluz O, Huober J et al (2014) Final analysis of the prospective WSG-AGO EC-Doc versus FEC phase III trial in intermediate-risk (pN1) early breast cancer: efficacy and predictive value of Ki67 expression. Ann Oncol 25(8): 1551–7

Non-operative Diagnosis Subgroup of the National Coordinating Group for Breast Screening Pathology (2001) Guidelines for Non-Operative Diagnostic Procedures and Reporting in Breast Cancer Screening. NHSBP Publication No. 50. Sheffield: NHS Cancer Screening Programmes; www.cancerscreening.nhs.uk/breastscreen/publications/nhsbsp50.pdf

Ogston KN, Miller ID, Payne S et al (2003) A new histological grading system to assess response of breast cancers to primary chemotherapy: prognostic significance and survival. Breast 12: 320–7

Otsuki Y, Yamada M, Shimizu S et al (2007) Solid-papillary carcinoma of the breast: clinicopathological study of 20 ca-

© Tumorzentrum München und Zuckschwerdt Verlag | DOI 10.4486/395.04

ses. Pathol Int 57(7):421–9. doi: 10.1111/j.1440–1827.2007.02118.x. PMID: 17587241

Otterbach F, Bankfalvi A, Bergner S et al (2000) Cytokeratin 5/6 immunohistochemistry assists the differential diagnosis of atypical proliferations of the breast. Histopathology 37: 232–40

Page DL, Dupont WD, Rogers LW et al (1985) Atypical hyperplastic lesions of the female breast. A long-term follow-up study. Cancer 55: 2698–2708

Paik S, Shak S, Tang G et al (2004) A multigene assay to predict recurrence of tamoxifen-treated, node-negative breast cancer. N Engl J Med 351: 2817–26

Paik S, Tang G, Shak S et al (2006). Gene expression and benefit of chemotherapy in women with node-negative, estrogen receptor-positive breast cancer. J Clin Oncol 24: 3726–34

Palacios J, Robles-Frias MJ, Castilla MA et al (2008) The molecular pathology of hereditary breast cancer. Pathobiology 75: 85–94

Pectasides D, Gaglia A, Arapantoni-Dadioti P et al (2006) HER2/new status of primary breast cancer and corresponding metastatic sites in patients with advanced breast cancer treated with trastuzumab-based therapy. Anticancer Res 26: 647–53

Perez AA, Balabram D, Salles Mde A, Gobbi H (2014) Ductal carcinoma in situ of the breast: correlation between histopathological features and age of patients. Diagn Pathol 9:227. doi: 10.1186/s13000–014–0227–3. PMID: 25471940; PMCID: PMC4260240

Perou, C.M., et al (2000) Molecular portraits of human breast tumours. Nature 406(6797): 747–52

Perry N, Broeders M, de Wolf C et al (eds) (2006) European guidelines for quality assurance in breast cancer screening and diagnosis, 4th ed, Luxembourg: Office for Official Publications of the European Communities; https://ec.europa.eu/health/ph_projects/2002/cancer/fp_cancer_2002_ext_guid_01.pdf

Petrelli F, Viale G, Cabiddu M et al (2015) Prognostic value of different cut-off levels of Ki-67 in breast cancer: a systematic review and meta-analysis of 64,196 patients. Breast Cancer Res Treat 153: 477–91

Pinder SE, Reis-Filho JS (2006) Non operative breast pathology: columnar cell lesions. J Clin Pathol 60: 1307–1312

Piscuoglio S, Geyer FC, Burke KA et al (2016) Massively parallel sequencing analysis of synchronous fibroepithelial lesions supports the concept of progression from fibroadenoma to phyllodes tumor. NPJ Breast Cancer 2: 16035. doi: 10.1038/npjbcancer.2016.35. PMID: 28721388; PMCID: PMC5515337

Rakha EA, Pigera M, Shaaban A et al (2015) National guidelines and level of evidence: comments on some of the new recommendations in the American Society of Clinical Oncology and the College of American Pathologists human epidermal growth factor receptor 2 guidelines for breast cancer. J Clin Oncol 33: 1301–2

Rakha EA, Varga Z, Elsheik S, Ellis IO (2015) High-grade encapsulated papillary carcinoma of the breast: an under-recognized entity. Histopathology 66(5): 740–6. doi: 10.1111/his.12591. Epub 2014 Dec 22. PMID: 25382726

Regan MM, Viale G, Mastropasqua MG et al (2006) Re-evaluating adjuvant breast cancer trials: assessing hormone receptor status by immunohistochemical versus extraction assays. J Natl Cancer Inst 98: 1571–81

Regitnig P, Schippinger W, Lindbauer M et al (2004) Change of HER2/new status in a subset of distant metastases from breast carcinomas. J Pathol 203: 918–26

Reis-Filho JS, Lakhani SR (2003) The diagnosis and management of pre-invasive breast disease: genetic alterations in pre-invasive lesions. Breast Cancer Res 5: 313–9

Remmele W, Stegner HE (1987) Vorschlag zur einheitlichen Definition eines Immunreaktiven Scores (IRS) für den Östrogenrezeptornachweis (ER-ICA) im Mammacarcinomgewebe. Pathologe 8: 138–40

Rindi G, Klimstra DS, Abedi-Ardekani B et al (2018) A common classification framework for neuroendocrine neoplasms: an International Agency for Research on Cancer (IARC) and World Health Organization (WHO) expert consensus proposal. Mod Pathol. 12: 1770–86

Rosen PP (2009) Rosen's breast pathology, 3rd edition. Philadelphia: Lippincott Williams & Wilkins

Rosen PP, Senie R, Schottenfeld D et al (1979) Noninvasive breast carcinoma: frequency of unsuspected invasion and implications for treatment. Ann Surg 189: 377–82

Rosen PP, Groshen S, Kinne DW et al (1993) Factors influencing prognosis in node-negative breast carcinoma: analysis of 767 T1N0M0/T2N0M0 patients with long-term follow-up. J Clin Oncol 11: 2090–2100

Rovera F, Frattini F, Chiappa C et al (2010) The role of micrometastatic disease in sentinel lymph node in breast cancer. Breast J 16(Suppl 1): S26–8

Rüdiger T, Höfler H, Kreipe HH et al (2003) Ringversuch 2000 "Immunhistochemie" der Deutschen Gesellschaft für Pathologie und des Berufsverbandes der Deutschen Pathologen. Pathologe 24: 70–8

Rutgers E, Piccart-Gebhart MJ, Bogaerts J (2011) The EORTC 10041/BIG 03–04 MINDACT trial is feasible: results of the pilot phase. Eur J Cancer 47: 2742–9

Salgado R, Denkert C, Campbell C et al (2015a) Tumor-infiltrating lymphocytes and associations with pathological complete response and event-free survival in HER2-positive early-stage breast cancer treated with lapatinib and trastuzumab: a secondary analysis of the NeoALTTO trial. JAMA Oncol 2015(a) 1: 448–54

Salgado R, Denkert C, Demaria S et al (2015b) The evaluation of tumor-infiltrating lymphocytes (TILs) in breast cancer: recommendations by an International TILs Working Group 2014. Ann Oncol 26: 259–71

Sandrucci S, Casalegno PS, Percivale P et al (1999) Sentinel lymph node mapping and biopsy for breast cancer: a review of the literature relative to 4791 procedures. Tumori 85: 425–34

Schmid P, Adams S, Rugo HS et al (2018) Atezolizumab and nab-paclitaxel in advanced triple-negative breast cancer. N Engl J Med 379(22): 2108–21

Schmid P, Salgado R, Park YH et al (2020) Pembrolizumab plus chemotherapy as neoadjuvant treatment of high-risk, early-stage triple-negative breast cancer: results from the phase 1b open-label, multicohort KEYNOTE-173 study. Ann Oncol 31(5): 569–581. doi: 10.1016/j.annonc.2020.01.072

Schnitt SJ (2003) The diagnosis and management of pre-invasive breast disease: Flat epithelial atypia – classification,

pathologic features and clinical significance. Breast Cancer Res 5: 263–68
Schnitt SJ, Connolly JL, Khettry U et al (1987) Pathologic findings on re-excision of the primary site in breast cancer patients considered for treatment by primary radiation therapy. Cancer 59: 675–81
Schnitt SJ, Abner A, Gelman R et al (1994) The relationship between microscopic margins of resection and the risk of local recurrence in patients with breast cancer treated with breast-conserving surgery and radiation therapy. Cancer 74: 1746–51
Schwartz GF, Giuliano AE, Veronesi U; Consensus Conference Committee (2002) Proceedings of the consensus conference on the role of sentinel lymph node biopsy in carcinoma of the breast, April 19–22, 2001, Philadelphia, Pennsylvania. Cancer 94: 2542–51
Schwartz GF, Hortobagyi GN, Masood S et al; Consensus Conference Committee (2004) Proceedings of the consensus conference on neoadjuvant chemotherapy in carcinoma of the breast, April 26–28, 2003, Philadelphia, PA. Hum Pathol 35: 781–84
Sestak I, Cuzick J, Dowsett M (2015) Prediction of late distant recurrence after 5 years of endocrine treatment: a combined analysis of patients from the Austrian breast and colorectal cancer study group 8 and arimidex, tamoxifen alone or in combination randomized trials using PAM50 risk of recurrence score. J Clin Oncol 33: 916–22
Sikand K, Lee AHS, Pinder SE et al (2005) Sections of the nipple and quadrants in mastectomy specimens for carcinoma are of limited value. J. Clin Pathol 58: 543–5
Silverstein MJ (2003) The University of Southern California/Van Nuys prognostic index for ductal carcinoma in situ of the breast. Am J Surg 186: 337–43
Silverstein MJ, Poller DN, Waisman JR et al (1995) Prognostic classification of breast ductal carcinoma-in-situ. Lancet 345: 1154–7
Silverstein MJ, Lagios MD, Craig PH et al (1996) A prognostic index for ductal carcinoma in situ of the breast. Cancer 77: 2267–74
Silverstein MJ, Lagios MD, Groshen S et al (1999) The influence of margin width on local control of ductal carcinoma in situ of the breast. N Engl J Med 340: 1455–61
Simpson PT, Gale T, Reis-Filho JS et al (2005) Columnar cell lesions of the breast: the missing link in breast cancer progression? A morphological and molecular analysis. Am J Surg Pathol 29: 734–46
Sinn HP, Schmid H, Junkermann H et al (1994) Histologische Regression des Mammakarzinoms nach primärer (neoadjuvanter) Chemotherapie. Geburtsh Frauenheilk 54: 552–8
Sinn HP, Helmchen B, Wittekind CH (2010) TNM-Klassifikation beim Mammakarzinom: Neuerungen und Anmerkungen zur 7. Auflage. Pathologe 31: 361–66
Sinn HP, Maass N (2019) Pathologie. In: Janni W; Kommission Mamma der AG Gynäkologische Onkologie e. V. in der Deutschen Gesellschaft für Gynäkologie und Geburtshilfe e. V. sowie in der Deutschen Krebsgesellschaft (Hrsg). Diagnostik und Therapie früher und fortgeschrittener Mammakarzinome; https://www.ago-online.de/fileadmin/downloads/leitlinien/mamma/2019-03/DE/Alle_aktuellen_Empfehlungen_2019.pdf
Sobin LH, Gospodarowicz MK, Wittekind C (eds); in affiliation with UICC (2009) TNM Classification of Malignant Tumours. New York: Wiley-Blackwell
Sonnenblick A, Francis PA, Azim HA Jr et al (2015) Final 10-year result of the Breast International Group 2–98 phase III trial and the role of Ki67 in predicting benefit of adjuvant docetaxel in patients with oestrogen receptor positive breast cancer. Eur J Cancer 51: 1481–9
Soomro R, Beg MA, ur Rahman SS (2014) Discordance of biomarker status in recurrent breast cancer. J Pak Med Assoc 64: 163–5
Sørlie T, Perou CM, Tibshirani R et al (2001) Gene expression patterns of breast carcinomas distinguish tumor subclasses with clinical implications. Proc Natl Acad Sci U S A. 98: 10869–74
Sparano JA (2006) TAILORx: trial assigning individualized options for treatment (Rx). Clin Breast Cancer 7: 347–50
Sparano JA, Gray RJ, Makower DF et al (2015) Prospective validation of a 21-gene expression assay in breast cancer. N Engl J Med 373: 2005–14
Spring LM, Fell G, Arfe A et al (2020) Pathologic Complete Response after Neoadjuvant Chemotherapy and Impact on Breast Cancer Recurrence and Survival: A Comprehensive Meta-analysis. Clin Cancer Res 26(12): 2838–48
Striebel JM, Bhargava R, Horbinski C et al (2008) The equivocally amplified HER2 FISH result on breast core biopsy: indications for further sampling do affect patient management. Am J Clin Pathol 129: 383–90
Stuart-Harris R, Caldas C, Pinder SE, Pharoah P (2008) Proliferation markers and survival in early breast cancer: a systematic review and meta-analysis of 85 Studies in 32,825 patients. Breast 17: 323–34
Sztupinski Z, Diossy M, Krystanek M (2018) Migrating the SNP array-based homologous recombination deficiency measures to next to next generation sequencing data of breast cancer. Breast Cancer 4:16
Tang G, Shak S, Paik S et al (2011) Comparison of the prognostic and predictive utilities of the 21-gene Recurrence Score assay and Adjuvant! for women with node-negative, ER-positive breast cancer: results from NSABP B-14 and NSABP B-20. Breast Cancer Res Treat 127: 133–42
Tavassoli FA, Eusebi V (2009) Tumors of the Mammary Gland. AFIP Atlas of Tumor Pathology: Series 4. Rockville/MD: American Registry of Pathology
Tavassoli FA, Norris HJ (1990) A comparison of the results of long-term follow-up for a typical intraductal hyperplasia and intraductal hyperplasia of the breast. Cancer 65: 518–29
Thomas J, Evans A, Macartney J et al; Sloane Project Steering Group (2010) Radiological and pathological size estimations of pure ductal carcinoma in situ of the breast, specimen handling and the influence on the success of breast conservation surgery: a review of 2564 cases from the Sloane Project. Br J Cancer 102: 285–93
van de Vijver M, Rueschoff J, Penault-Llorca F et al (2003) Chromogenic in-situ hybridisation (CISH) compared with FISH and IHC for detection of HER2 gene amplification: an international validation ring study. San Antonio Breast Cancer Symposium. San Antonio/TX, December 3–6, 2003: Abstract 324. Breast Cancer Res Treat 82(Suppl 1): S75

© Tumorzentrum München und Zuckschwerdt Verlag | DOI 10.4486/395.04

van der Hage JA, van de Velde CJ, Julien JP et al (2001) Preoperative chemotherapy in primary operable breast cancer: results from the European Organization for Research and Treatment of Cancer trial 10902. J Clin Oncol 19: 4224–37

Van Hoeven KH, Drudis T, Cranor ML et al (1993) Low-grade adenosquamous carcinoma of the breast. A clinicopathological study of 32 cases with ultrastructural analysis. Am J Surg Pathol 17: 248–58

Viale G, Zurrida S, Maiorano E et al (2005) Predicting the status of axillary sentinel lymph nodes in 4351 patients with invasive breast carcinoma treated in a single institution. Cancer 103: 492–500

Vitale I, Sistigu A, Manic G et al (2019) Mutational and antigenic landscape in tumor progression and cancer immunotherapy. Trends Cell Biol 29(5): 396–416

von Wasielewski R, Mengel M, Wiese B et al (2002) Tissue array technology for testing interlaboratory and interobserver reproducibility of immunohistochemical estrogen receptor analysis in a large multicenter trial. Am J Clin Pathol 118: 675–82

von Wasielewski R, Klöpper K, Lück HJ, Kreipe H (2006)Mammakarzinomgraduierung an Gewebestanzen. Objektivierung mit dem Proliferationsmarker Ki-67. Pathologe 27: 337–45

Voorwerk L, Slagter M, Horlings HM et al (2019) Immune induction strategies in metastatic triple-negative breast cancer to enhance the sensitivity to PD-1 blockade: the TONIC trial. Nat Med 25(6): 920–8

Wargotz ES, Norris HJ (1990) Metaplastic carcinomas of the breast. IV. Squamous cell carcinoma of ductal origin. Cancer 65: 272–6

Werner M, Chott A, Fabiano A et al (2000) Effect of formalin tissue fixation and processing on immunohistochemistry. Am J Surg Pathol 24: 1016–9

WHO Classification of Tumors Editorial Board, World Health Organization (2019) Classification of Tumours of the Breast. Lyon: IARC Press

Wolff AC, Hammond MEH, Schwartz JN et al (2007) American Society of Clinical Oncology/College of American Pathologists Guideline Recommendations for Human Epidermal Growth Factor Receptor 2 Testing in Breast Cancer. J Clin Oncol 25: 118–45

Wolff AC, Hammond ME, Hicks DG et al; American Society of Clinical Oncology; College of American Pathologists (2013) Recommendations for human epidermal growth factor receptor 2 testing in breast cancer: American Society of Clinical Oncology/College of American Pathologists clinical practice guideline update. J Clin Oncol 31: 3997–4013

Wolff AC, Hammond ME, Hicks DG et al (2015) Reply to E. A. Rakha et al J Clin Oncol 33: 1302–4

Wolff AC, Hammond MEH, Allison KH et al (2018) HER2 testing in breast cancer: American Society of Clinical Oncology/College of American Pathologists clinical practice guideline focused update summary. J Oncol Pract 14(7): 437–41

Wolmark N, Wang J, Mamounas E et al (2001) Preoperative chemotherapy in patients with operable breast cancer: nine-year results from National Surgical Adjuvant Breast and Bowel Project B-18. J Natl Cancer Inst Monogr 30: 96–102

Youssef MMG, Cameron D, Pucher PH, Olsen S, Ferguson D (2016) The significance of sentinel lymph node micrometastasis in breast cancer: Comparing outcomes with and without axillary clearance. Breast 30: 101–4

Zujewski JA, Kamin L (2008) Trial assessing individualized options for treatment for breast cancer: the TAILORx trial. Future Oncol 4: 603–10

© Tumorzentrum München und Zuckschwerdt Verlag | DOI 10.4486/395.04

Operative Therapie und Rekonstruktionsverfahren bei primärem Mammakarzinom inkl. DCIS

D. Dian, A. Andrulat, B. Baier, I. Bauerfeind, E. Bensmann, F. Ebner, F. Hagemann, C. Hanusch, M. Kolben, M. Mosner, M. Pazos, G. Schmidt, M. Schwoerer, E. Weiß, C. Wolf

Schlagwörter

brusterhaltende Therapie (BET) • Mastektomie (ME) • skin-sparing mastectomy (SSM) • nipple-sparing mastectomy (NSM) • Sentinel-Lymphknoten-Biopsie (SLNB) • axilläre Lymphonodektomie (ALND) • TAD (Targeted axillary Dissection) • Expanderprothesen • Brustimplantate • freier mikrovaskulärer Gewebetransfer • autologe Fetttransplantation • azelluläre dermale Gewebematrix • anaplastisches großzelliges Lymphom (ALCL) • Sofortrekonstruktion

Operationsverfahren

Operative Verfahren sind essenzieller Bestandteil der Therapie des primären, nicht metastasierten Mammakarzinoms. Abhängig von der klinischen Untersuchung, der bildgebenden Diagnostik, der Tumorsignatur und -größe sowie unter Berücksichtigung des Patientinnenwunsches wird ein individuelles, leitliniengerechtes operatives Vorgehen interdisziplinär geplant.
Folgende loko-regionäre Eingriffe an der Brust sind möglich:

- brusterhaltende Operation (BEO) = lokale Tumorexzision in sano (ggf. in Kombination mit onkoplastischen Techniken)
- einfache Mastektomie (ME) oder einer modifiziert radikale Mastektomie (MRM) oder eine hautsparende Mastektomie mit oder ohne Mamillenerhalt (nipple-sparing mastectomy (NSM) bzw. skin-sparing mastectomy (SSM)), ggf. mit simultanem (oder sekundärem) Wiederaufbau
- Unabhängig von der Art der Operation und bei klinisch unauffälligem axillärem Lymphknotenstatus erfolgt eine Sentinel-Lymphonodektomie (SLNB, sentinel lymph node biopsy) oder – falls diese kontraindiziert oder nicht durchführbar ist – die axilläre Lymphonodektomie zur histopathologischen Klärung des axillären Lymphknotenstatus und postoperative Radiatio.

© Tumorzentrum München und Zuckschwerdt Verlag | DOI 10.4486/395.05

Stanzbiopsie bei allen Tumoren

Die Diagnose soll bei allen Tumoren präoperativ histologisch gesichert sein. Nach einer Stanzbiopsie treten Lokalrezidive- oder Fernmetastasierungen nicht vermehrt auf. Die primäre Operation sollte innerhalb von 8 Wochen nach der Stanzbiopise erfolgen (Wiener et al. 2023) Die offene Exzisionsbiopsie sollte nur in begründeten Einzelfällen angewendet werden, bei denen eine minimalinvasive bioptische Abklärung nicht möglich ist. Die intraoperative Sonografie bzw. Präparateradiographie kann zur Beurteilung Abschätzung der In-sano-Resektion erfolgen und senkt die sekundäre Nachresektionsrate. Die intraoperative Schnellschnittuntersuchung kann zur Beurteilung der In-sano-Resektion erfolgen, ist aber nicht verpflichtend.

Resektabstände

Resektionsabstand eine Zelllage im Gesunden – für das alleinige DCIS mindestens 2 mm

Die histopathologische Angabe der Resektabstände sowohl für den invasiven Tumor als auch für das DCIS ist unabdingbare Voraussetzung. Für das invasive Karzinom mit und ohne duktale In-situ-Komponente genügt die Entfernung mit einer Zelllage im Gesunden (Bodilsen et al. 2016).

Duktales Carcinoma in situ (DCIS)

Der Sicherheitsabstand bei alleinigem DCIS sollte ≥ 2 mm (Therapieleitlinie der DKG und AGO) am Paraffinschnitt betragen. Ein größerer Sicherheitsabstand führt nicht zu einer weiteren signifikanten Senkung der Lokalrezidivrate (Morrow et al. 2016) Dabei ist zu berücksichtigen, dass der Abstand zur Haut (nach ventral) und zur Faszie (nach dorsal) auch geringer sein darf, da es sich hier um anatomische Grenzen handelt.
Wenngleich die AGO-und S3-Leitlinie beim alleinigem DCIS einen minimalen Resektionsabstand von 2 mm empfiehlt, wird von einigen anderen Autoren (z. B. Fregatti et al.) auch für das DCIS die „no-ink-on-tumor policy" analog zum invasiven Karzinom gefordert. Dies stützt sich allerdings aktuell nur auf retrospektive Daten. Anderseits wird als wichtigster Prognosefaktor für das Lokalrezidiv der tumorfreie Sicherheitsabstand angesehen (Dunne et al. 2009; Schwartz 2001), gefolgt vom nukleären Differenzierungsgrad und dem Anteil der Komedonekrosen. Da es sich bei 40–66 % der Lokalrezidive um invasive Karzinome (Meijnen et al. 2008) handelt, ist die aktuelle Empfehlung von 2 mm nachvollziehbar.

Lobuläres Carcinoma in situ (LCIS)

Das pleomorphe LCIS und das LCIS mit Nekrose sowie extensiver Beteiligung der Lobuli werden als maligne Läsionen (B5a) eingestuft und sollten vollständig exzidiert werden. Hier erfolgt das Vorgehen in Anlehnung an ein DCIS.
Eine Exzision bei der stanzbioptisch gesicherter ALH oder einem klassischen LCIS ist abhängig mit der Korrelation zwischen Bildgebung und dem gesamten histopathologischen Befund. In der Regel wird bei B3-Läsionen die diagnostische Exzision empfohlen.
Bei Vorliegen eines LCIS am Resektionsrand, auch im Rahmen der Exzision eines malignen Befundes, ist eine Nachresektion nicht erforderlich.
Betroffene Patientinnen sollten über das mit der Erkrankung verbundene erhöhte Risiko eines invasiven Karzinoms aufgeklärt werden. Im weiteren Verlauf der Nachsorge sollten jährlich Mammografien erfolgen.

© Tumorzentrum München und Zuckschwerdt Verlag | DOI 10.4486/395.05

Brusterhaltende Therapie (BET)

Verschiedene Langzeitstudien haben hinsichtlich Rezidivfreiheit und Überlebenszeit gezeigt, dass die brusterhaltende Therapie (OP mit radioonkologischer Behandlung) der (modifiziert radikalen) Mastektomie onkologisch gleichwertig, aber kosmetisch deutlich günstiger ist.
Standard der brusterhaltenden Primärbehandlung ist die Kombination von chirurgischer Tumorentfernung (Tumorektomie, Segmentresektion, Quadrantenresektion jeweils mit Anwendung von onkoplastischen Techniken) mit operativer Entfernung nur des ipsilateralen Wächterlymphknotens und/oder der axillären Lymphknoten (SLNB und/oder ALND) im Level I und II und Bestrahlung des Drüsenkörpers und gegebenenfalls der regionären Lymphabflusswege (siehe Kapitel *Radioonkologische Behandlung*).

Indikation zur brusterhaltenden Behandlung (BET):

- Eine BET ist durchführbar, sofern tumorfreie Schnittränder (no ink on tumor) mit gutem ästhetischem Ergebnis möglich sind. Für das alleinige DCIS wird ein Resektionsabstand von mindestens 2 mm gefordert.

Kontraindikationen für die BET:

- Wunsch der Patientin nach Mastektomie trotz detaillierter Aufklärung
- ungünstige Relation von Tumorgröße zur Brustgröße
- Kontraindikation oder Ablehnung einer Bestrahlung (Ausnahme: wenn eine postop. RTX aufgrund mangelnden Benefits nicht indiziert ist – etwa bei hochbetagter Patientin –, kann dennoch lediglich eine Tumorektomie durchgeführt werden!)
- inkomplette Tumorentfernung auch nach (evtl. mehrmaliger) Nachresektion
- multizentrisches Karzinom mit diffusen Herden, ausgedehnten intraduktalen Anteilen, mammografisch und sonografisch schwer beurteilbare und postoperativ kontrollierbare Brust
- inflammatorisches Karzinom (Ausnahmen s. u.)

Relative Indikationen

- multizentrisches Karzinom (bei umschriebenen Tumoren, Fehlen einer ausgedehnten intraduktalen Komponente, guter Beurteilbarkeit der Brust in der Bildgebung)
- klinische und histologische Komplettremission nach primärer systemischer Therapie bei ursprünglich umschriebenem inflammatorischem Karzinom

Die genannten Schnittrandabstände und die Indikationen zur Brusterhaltung- oder -entfernung sind unabhängig vom molekularen Subtyp.
Im Einzugsgebiet des *Tumorregisters München* beträgt die Rate brusterhaltender Operationen über alle Tumorstadien und Altersgruppen 80 %.

BET ist mit 80 % die Standard-OP

Bei einer Entfernung von mehr als 20–30 % des Drüsengewebes ist mit einem eingeschränkten ästhetischen Ergebnis zu rechnen (z. B. Hauteinziehungen, Verziehung des Mamillen-Areola-Komplexes [MAK], Asymmetrie). Onkoplastische Techniken ermöglichen allerdings auch bei größeren Tumoren eine BEO ohne Einbuße an onkologischer Sicherheit. Das Resultat ist meist ein ästhetisch zufriedenstellendes Operationsergebnis und eine bessere Ausgangssituation für die Strahlentherapie durch Reduktion der inhomogenen Dosisverteilung bei voluminöser Brust (André et al. 2021). Die Schnittführungen sind abhängig von der Lage des Karzinoms. Schnittführungen sind so zu wählen, dass das Karzinom chirurgisch sicher entfernt werden kann, Ergebnis möglichst ästhetisch zufriedenstellend ist und im späteren Verlauf keine Beschwerden macht. Eine Schnittführung direkt über dem Tumor ist nicht zwingend erforderlich.

Bei Verdacht auf Hautinfiltration oder sehr hautnahem Tumorsitz kann zur Sicherung eines tumorfreien Resektionsrandes nach ventral eine Hautspindel mitentfernt werden.

Das Operationspräparat muss für die histopathologische Untersuchung eindeutig markiert werden, um bei unvollständiger Tumorentfernung die gezielte Nachresektion zu ermöglichen.

Um auch größere Tumoren mit gutem ästhetischem Ergebnis brusterhaltend operieren zu können, haben sich Drüsenkörperverschiebelappen mit Mobilisation und Rekonfiguration des Brustdrüsenkörpers bewährt. Die Clipmarkierung des Tumorbettes wird im Hinblick auf die Planung der nachfolgenden (Boost-)Radiatio empfohlen (S3-Leitlinie 2020, AGO 2023).

Behandlung bei Fernmetastasierung

Entfernung des Primärtumors kann sinnvoll sein

Zahlreiche prospektive Untersuchungen konnten zeigen, dass die Entfernung des Primärtumors in der M1-Situation keinen Überlebensvorteil für die Patientinnen bringt. Demgegenüber stehen mehrere retrospektive Untersuchungen, bei denen der Primärtumor komplett entfernt und trotz vorliegender M1-Situation eine bessere Überlebenschance gezeigt wurde als bei Patientinnen ohne Resektion des Primärtumors bzw. bei Resektion non in sano (Kolben et al. 2016; Khan et al. 2002; Rapiti et al. 2006; Soran 2021). Die vollständige Entfernung des Primärtumors bei Fernmetastasierung kann in ausgewählten Fällen sinnvoll sein (z. B. bei großen exulzerierenden/verjauchenden/blutenden Tumoren, um die lokale pflegerische Situation zu bessern). Auch psychologische Gründe können indikationsgebend sein. Voraussetzung ist allerdings eine vollständige Tumorresektion und eine zusätzliche leitliniengerechte Systemtherapie. Für die Brusterhaltung oder -entfernung gelten dann die Vorgaben wie im nicht metastasierten Zustand. Dabei ist der Brusterhalt möglichst anzustreben, da die Gesamtprognose nicht durch die Entfernung des Lokalbefundes bestimmt wird. Eine axilläre Lymphknotenentfernung solle nur in Ausnahmefällen (z. B. bei Beschwerden, Ulzeration, Gefäßeinengung mit Thrombosegefahr) erfolgen. Hierbei lediglich Bulki-Lymphonodektomie mit dem Ziel, die tumorfreien Lymphknoten in situ zu belassen.

Resektion nicht palpabler Gewebeveränderungen

Exstirpation nach präoperativer Markierung

Die Exstirpation nicht palpabler suspekter oder histologisch gesicherter Mammaveränderungen sollte nach präoperativer Markierung bildgebend (mammografisch, sonografisch oder kernspintomografisch) erfolgen. Bei ausgedehntem DCIS kann eine Mehrfachmarkierung an den Grenzen der Läsion hilfreich zu sein. Andere Markierungsoptionen wie Radarreflexion, Magnetische Seeds, Radiofrequenz-

© Tumorzentrum München und Zuckschwerdt Verlag | DOI 10.4486/395.05

Marker, Radionuklidmarkierung werden weiterhin in Studien untersucht und können in Einzelfällen eingesetzt werden.
Auch eine intraoperative sonografische Lokalisation von nicht tastbaren Tumoren ist als akzeptabel anzusehen (AGO). Voraussetzung hierfür ist, dass der ultraschallerfahrene Operateur den Ultraschall auch präoperativ selbst durchgeführt hat. Auf diese Weise und durch die intraoperative, sonografisch gestützte Schnittrandbeurteilung kann die Rate an Nachresektionen verringert werden.
Die Vollständigkeit der Exstirpation von Mikrokalzifikationen oder nicht tastbaren Herden wird durch die Präparatradiografie oder -sonografie überprüft. In diesem Fall sollten der radiologische Befund und das Präparatradio-/-sonogramm auch dem Pathologen zur Verfügung gestellt werden (siehe Kapitel „Bildgebende und interventionelle Diagnostik") (s. auch Krekel et al. 2013; Pan et al. 2013).

Die intraoperative Sonografie kann zur Beurteilung der In-sano-Resektion erfolgen und senkt die sekundäre Nachresektionsrate. Die intraoperative Schnellschnittuntersuchung kann zur Beurteilung der In-sano-Resektion erfolgen, ist aber nicht verpflichtend.

Mastektomie

Bei 20–30 % der Patientinnen ist die modifizierte radikale Mastektomie (MRM) oder hautsparende Mastektomie indiziert, wenn die Indikationen für eine BET nicht gegeben sind (siehe oben). Das Ausmaß einer axillären Intervention ist vom klinischen und bildgebenden Befund vor oder nach einer Systemtherapie abhängig. Die durch eine Mastektomie entstehende, erhebliche Belastung fast aller Frauen kann durch die simultane oder zweizeitige Wiederherstellung der Brust deutlich vermindert werden. Der Krankheitsverlauf wird nach kontrollierten Studien dadurch nicht negativ beeinflusst. Retromamilläre Probeentnahme ist in vielen Fällen zur Beurteilung der Tumorfreiheit der MAK (Mamillen-Areola-Komplex) sinnvoll sein.
Bei der Durchführung einer Mastektomie ist insbesondere darauf zu achten, dass das Fettgewebe Bestandteil der Haut ist und nicht der Drüse, sodass bei der Drüsenentfernung das Unterhautfettgewebe in situ belassen werden soll. Damit werden die Komplikationen wie die Hautnekrose reduziert und das Outcome der Rekonstruktion verbessert. Die Drüse soll auf jeden Fall vollständig entfernt werden.
Bei unilateralem Mammakarzinom kann die prophylaktische kontralaterale Mastektomie bei bestimmten Mutationen (z. B. BRCA 1-/2-Positivität) onkologisch sinnvoll sein.
Bei simultanem Wiederaufbau kann die Mastektomie auch hautsparend und z. B. über einen kosmetisch günstigen (z. B. periareolären oder inframammären) Zugang erfolgen. In Studien unterscheidet sich die Lokalrezidivrate der „skin-sparing mastectomy" (SSM) nicht von der MRM (in beiden Fällen bis zu 7 %) (Lanitis et al. 2010).

Lokalrezidivrate unterscheidet sich nicht bei SSM und MRM

De La Cruz et al. konnten im Rahmen einer Metaanalyse von 20 Studien mit 5594 Patientinnen zeigen, dass neben der Lokalrezidivrate auch das OS und DFS nach MRM und SSM vergleichbar sind (De La Cruz et al. 2015).
Bei der MRM wird der gesamte Brustdrüsenkörper einschließlich der Pektoralisfaszie mit den axillären Lymphknoten (Setinel-Node-Biopsie oder je nach Nodalstatus des Levels I und II) entfernt. Infiltriert der Tumor die Pektoralisfaszie, sollte auch der Muskel zumindest teilweise mit entfernt und das Areal zur besseren Bestrahlungsplanung clipmarkiert werden. SLNB, TAD (nach neoadjuvanter Systemtherapie) und axilläre LNE können über den Mastektomie-Zugang erfolgen.
Bei histologisch gesichertem ausreichendem Sicherheitsabstand ist ein Erhalt des MAK (nipple-sparing mastectomy, NSM) ohne Inkaufnahme eines erhöhten Risi-

nipple-sparing mastectomy, NSM

© Tumorzentrum München und Zuckschwerdt Verlag | DOI 10.4486/395.05

kos für die Patientin möglich. Die Autoren der o. g. Metaanalyse konnten zeigen, dass OS und DFS der NSM vergleichbar mit der MRM und der SSM sind (De La Cruz et al. 2015).
Die hautsparende Mastektomie wird mit einer Expander-, Prothesen- oder Eigengewebseinlage kombiniert.
Zur Strahlentherapie nach MRM siehe Kapitel „Radioonkologische Behandlung".

Interventionen der Axilla

SLNB oder ALND bei alten Patientinnen und cN0 nur dann, wenn aus dem pN1-Befund eine Konsequenz gezogen würde. Ansonsten Verzicht auf die Evaluation des ax. LK-Status möglich und sinnvoll.
Die Entfernung oder Stanzbiopsie axillärer Lymphknoten beim histologisch nachgewiesenen Mammakarzinom dient derzeit als diagnostische Maßnahme zur histopathologischen Klassifikation des Tumorstadiums, zur Prognoseabschätzung sowie als Entscheidungshilfe für die adjuvante bzw. neoadjuvante systemische Therapie. Bei klinisch ausgedehntem Lymphknotenbefall kann die Lymphonodektomie möglicherweise zur lokoregionären Tumorkontrolle beitragen.
Die SLNB ist ein minimalinvasives Operationsverfahren, bei dem der Nodalstatus allein durch die Entnahme von wenigen (durchschnittlich 2,4) Wächterlymphknoten (Sentinel-Lymphknoten, SLN) evaluiert wird. Die Methode kann die konventionelle Axilladissektion (ALND) ersetzen, wenn in dem/den Sentinel-Lymphknoten keine Metastasen oder nur geringgradige (s. u., Studie Z0011) Karzinominfiltrationen nachgewiesen werden. In diesem Fall liegt die axilläre Rezidivrate bei < 1 %. Die Entfernung von mehr als 5 Sentinel-Lymphknoten scheint die Genauigkeit der Methode nicht zu erhöhen. Die Indikationen für die SLNB sind in nachfolgender Tabelle 1 aufgeführt.
Als Voraussetzung zur Durchführung der SLNB gelten:

- klinisch und bildgebend kein Hinweis auf LK-Befall; bei Unsicherheit hierüber ist die präoperative Stanzbiopsie des suspekten Lymphknotens erforderlich
- präoperative radioaktive Markierung mit Technetium und intraoperativer Einsatz der Gammasonde

Bei fehlender szintigrafischer Darstellung des SN kann die Injektion von Lymphazurin (Isosulfan blau) oder Patentblau unter Inkaufnahme der etwas schlechteren Detektionsraten eingesetzt werden. Eine grundsätzliche Kombination beider Methoden ist aufgrund der Tätowierungsproblematik nicht indiziert. Alternative Sentinel-Markierungsoptionen wären: Indigocyaningrün (ICG) oder SPIO: Superparamagnetic Iron Oxide (jedoch eingeschränkte MRT-Sensitivität in der Nachsorge)
Das Ergebnis der SLNB reflektiert nach korrekter Indikation (Tabelle 1) und Durchführung mit etwa 90–95%iger Sensitivität den axillären Nodalstatus und hat Bedeutung bei der Entscheidung zur adjuvanten systemischen Therapie. Bei nicht detektierbarem SLN ist die Mehrzahl der o. g. Autoren entgegen der S3-Leitlinie gegen eine Axilladissektion.

© Tumorzentrum München und Zuckschwerdt Verlag | DOI 10.4486/395.05

Tabelle 1 Indikationen zur SLNB

	Literatur (GoR)	Indikation zur SLNB
T1	1a, GoR A	empfohlen
T2	2b, GoR B	empfohlen
T3/T4	3b, GoR B	möglich
Inflammatorisches Mammakarzinom		nicht empfohlen
DCIS und BET	3b, GoR B	nicht empfohlen
DCIS und Notwendigkeit zur Mastektomie	3b, GoR C	lt. AGO empfohlen, nach Ansicht der Autoren möglich
Mammakarzinom des Mannes	2b, GoR B	empfohlen
Multifokalität	2a, GoR B	empfohlen
Multizentrizität	2c, GoR C	empfohlen
Mammakarzinom in der Schwangerschaft	3, GoR C	empfohlen (nur Tc, keine Blaumarkierung)
nach offener Biopsie	2b, GoR B	empfohlen
„ältere Patientinnen"	3b, GoR B	empfohlen nur bei therapeutischer Konsequenz
vor neoadjuvanter Chemotherapie (NACT)	2b, GoR B	nicht empfohlen
nach neoadjuvanter Chemotherapie	2b, GoR B	s. Kapitel unten
lymphszintigrafische Anreicherung von Mammaria interna-SLN	2a, GoR B	nicht empfohlen, bei simultanem Befall axillärer Lymphknoten Radiatio retrosternal

GoR = Empfehlungsgrad (grade of recommendation)

Axilläre Lymphonodektomie (ALND)

operativer Standard bei suspekten oder befallenen Lymphknoten und bei Nachweis von > 2 befallenen Sentinel-Lymphknoten.

Bei klinisch oder bildgebend suspekten und stanzbioptisch gesicherten, befallenen Lymphknoten und bei Nachweis von mehr als zwei befallenen Sentinel-Lymphknoten gilt die axilläre Lymphonodektomie im Level I und II als operativer Standard (Hennings et al. 2019; Morrow et al. 2018). Die Axilladissektion hat eher diagnostischen Charakter, ein Einfluss auf das Gesamtüberleben ist bislang nicht nachgewiesen worden. Daher sollte von einer nicht notwendigen Radikalität Abstand genommen werden. Nachweis von isolierten Tumorzellen bzw. Mikrometastasen (< 2 mm) ergeben keine Indikation zur Vervollständigung der axillären Lymphonodektomie.

© Tumorzentrum München und Zuckschwerdt Verlag | DOI 10.4486/395.05

Die ALND beinhaltet die Entfernung der Lymphknoten im Level I. Nach vollständiger Dissektion des Fett-Lymphknoten-Pakets sollten folgende anatomische Strukturen und Begrenzungen dargestellt sein: kranial die V. axillaris, dorsal der laterale Rand des M. latissimus dorsi mit dem versorgenden Gefäß-Nerven-Bündel (A., V., N. thoracodorsalis) und der M. subscapularis, medial die Thoraxwand mit dem M. serratus anterior und dem N. thoracicus longus und ventral der laterale Rand der Mm. pectorales minor und major. Zudem sollten die Lymphknoten dorsal des M. pectoralis minor (Level II) reseziert werden. Eine Ausdehnung der ALND kranial der V. axillaris ist nicht indiziert, um eine Lymphabflussstörung entlang der V.-cephalica-Route zu vermeiden. Die Präparation wird unter Schonung des thorakodorsalen Gefäß-Nerven-Bündels, des N. thoracicus longus sowie möglichst der Thoracica-lateralis-Arkade durchgeführt. Nach Möglichkeit ist mindestens einer der Nn. intercostobrachiales zu erhalten, um Dysästhesien im Bereich des Oberarms zu vermeiden.
Die beschriebene „klassische" Axilladissektion (ALND) mit Entfernung von mindestens 10 Lymphknoten kann mit einer erheblichen akuten und chronischen Morbidität einhergehen. Die Zahl der entfernten Lymphknoten ist bei korrekter OP-Technik letztlich nicht entscheidend. Chronische Lymphödeme und Schmerzsyndrome, Dysästhesien und Bewegungseinschränkungen des gleichseitigen Arms treten ungefähr bei 40 % der Patientinnen auf.

Verzicht auf die axilläre Lymphonodektomie (ALND) bei positiver SLNB

In den letzten Jahren zeigten prospektive und retrospektive Studien, dass der Verzicht auf eine ALND bei positiver SLNB in gewissen Niedrigrisiko-Konstellationen keinen Überlebensnachteil bedeutet (Rudenstam et al. 2006; Veronesi et al. 2005; Martelli et al. 2005; Giuliano et al. 2010, 2011; Engel et al. 2006).

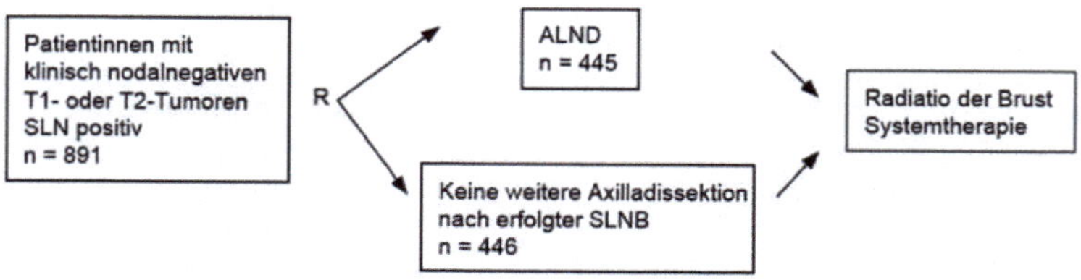

Abbildung 1 *Design der Studie Z0011 (ALND = axilläre Lymphknotendissektion; SLN(B) = Sentinel-Lymphknoten[-Biopsie])*

© Tumorzentrum München und Zuckschwerdt Verlag | DOI 10.4486/395.05

Eine Axilladissektion ist auch bei maximal zwei positiven Sentinel-Lymphknoten nicht erforderlich, wenn die Einschlusskriterien der Z0011-Studie erfüllt sind:

- klinisch unauffällige Axilla (Sonografie und Palpation)
- cT1- und cT2-Tumoren
- brusterhaltende Therapie mit postoperativer Bestrahlung
- tumorfreie Resektionsränder
- leitliniengerechte Systemtherapie

Verzicht auf eine ALND, unter Erfüllung o. g. Voraussetzungen, der der Patientin auch bei bis zu zwei befallenen SLN angeboten werden sollte. Eine Ausweitung der Z0011-Indikationen auf Patientinnen mit Mastektomie kann bei postoperativ indizierter Radiatio diskutiert werden.

Zum Thema Verzicht auf die Axillaintervention werden die Ergebnisse, u. a. der deutschen INSEMA-Studie, erwartet. Die Autoren stimmen daher überein, dass der Verzicht auf eine ALNE, unter Erfüllung dieser Voraussetzungen, der Patientin auch bei bis zu zwei befallenen SLN angeboten werden sollte.
Eine Ausweitung der Z0011-Indikationen auf Patientinnen mit Mastektomie kann bei postoperativ indizierter Radiatio der Brustwand unter Einschluss von Level 1 + 2 bis 5 mm unterhalb der Vena axillaris diskutiert werden. Ist nach Mastektomie eine Radiatio der Thoraxwand nicht geplant, ist die Radiotherapie der Axilla (analog AMAROS-Studie) indiziert (AGO-Empfehlung 2023).

SLNB und primäre systemische Chemotherapie

Die SLNB nach NACT hat folgende Vorteile:

SLNB nach NACT: zusätzlich 20–30 % Patientinnen, die keine ALND benötigen

- Es werden zusätzlich 20–30 % zunächst nodalpositive Patientinnen zu nodalnegativen konvertiert, die keine ALND benötigen (Downstaging).
- Die SLNB nach NACT ist sicher bei cN0 und ycN0. Die Falsch-negativ-Rate nach cN1 oder pN1 und ycN0 liegt durchschnittlich bei ca. 10 % und wird national und international als nicht sicher eingestuft. Da möglicherweise ein positiver Nodalstatus nach NACT eine andere Wertigkeit besitzt als nach primärer Operation, bleibt die Indikation zur weiteren Axilladissektion schwierig. Im Gegensatz zur SLNB bei primärer Operation sollte bei Nachweis von Mikrometastasen (in 60 % weitere Lymphknoten befallen) oder Befall auch nur eines Sentinel-Lymphknotens die ALND erfolgen. Bei Nachweis nur vereinzelter isolierter Tumorzellen (ITCs) kann auf eine weitere Intervention an den Lymphknoten verzichtet werden. Allerdings gibt es keine Daten, die einen Überlebensvorteil durch ein ALND nachweisen.

Die pCR ist definiert als komplette histologische Remission in der Brust *und* in den Lymphknoten.

© Tumorzentrum München und Zuckschwerdt Verlag | DOI 10.4486/395.05

Die Indikationen zur SLNB zeigt Abbildung 2.

Axilläre operative Interventionen bei NACT (cN0)							Oxford		
							LoE	GR	AGO
cN-Status (vor NACT)	pN-Status (vor NACT)	ycN-Status (nach NACT)	Axilläre operative Intervention (nach NACT)	AGO	ypN-Status (nach NACT und Operation)	Operative Konsequenz aus Histobefund			
cN0*	Keine OP vor NACT	ycN0	SLNE	++	ypN0 (sn)	Keine	2b	B	++
					ypN0 (i+) (sn)	ALND	2b	C	+/-
					ypN1mi (sn)	ALND	2b	C	+
					ypN1 (sn)	ALND	2b	C	++

* Studienbeteiligung an EUBREAST-01 empfohlen

Axilläre operative Interventionen bei NACT (cN+)							Oxford		
							LoE	GR	AGO
cN-Status (vor NACT)	pN-Status (vor NACT)	ycN-Status (nach NACT)	Axilläre operative Intervention (nach NACT)	AGO	ypN-Status (nach NACT und Operation)	Operative Konsequenz aus Histobefund			
cN+*	pN+ $_{CNB}$	ycN0	ALND	+	ypN0 / ypN+	Keine	2b	B	++
			TAD	+	ypN0	Keine	2b	B	+
					ypN0 (i+)	ALND	2b	B	+/-
					ypN+ inkl. ypN1mi	ALND	2b	B	+
			SLNE	+/-	ypN0	Keine	2b	B	+/-
					ypN0 (i+)	ALND	2b	B	+/-
					ypN+ inkl. ypN1mi	ALND	2b	B	+
			TLNE	+/-	ypN0	keine	2b	B	+/-
					ypN0 (i+)	ALND	3b	B	+/-
					ypN+ inkl. ypN1mi	ALND	3b	B	+
		ycN+**	ALND	++	ypN0 / ypN+	Keine	2b	B	++

* Studienbeteiligung an AXSANA empfohlen; **Cave: In 30,3% falsch-positive Befunde, ggf. CNB

Abbildung 2 Operatives Vorgehen in der Axilla und NACT (AGO 2023).

Targeted axillary Dissection

Die Targeted axillary Dissection (TAD, gezielte axilläre Lymphknotenentfernung) stellt eine neue Behandlungsoption bei bioptisch nachgewiesenem axillärem Lymphknotenbefall und Konversion auf cN0 nach neoadjuvanter Therapie dar. Sie impliziert die Kombination von SLNE und Entfernung des clipmarkierten positiven Target LK (TLN). Die Falsch-negativ-Rate ist damit signifikant reduzierbar (von 10,1 % Sentinel alleine auf 1,4 % TAD). In 23 % entspricht der SLN nicht dem Target-LN. Die AGO empfiehlt daher die TAD als Therapie der Wahl bei pN+/ycN0 (LOE 3b/C/+).

Inwieweit die TAD eine Alternative zur Axilladissektion unabhängig von der Anzahl der prätherapeutisch suspekten Lymphknoten darstellt, kann zum gegenwärtigen Zeitpunkt nicht abschließend beantwortet werden. Es gibt Hinweise darauf, dass mit zunehmender Anzahl der initial suspekten Lymphknoten sich die Falsch-

© Tumorzentrum München und Zuckschwerdt Verlag | DOI 10.4486/395.05

negativ-Rate der TAD erhöht. Hierbei ist jedoch unklar, inwieweit sich die Erhöhung der Falsch-negativ-Rate auf die Prognose der Patientinnen auswirkt. Derzeit empfiehlt die AGO maximal bis zu drei suspekte Lymphknoten zu stanzen und mit einem Clip zu markieren.

OP-Planung bei primärer systemischer Chemotherapie

Die OP-Planung beginnt immer bereits vor der primären systemischen Chemotherapie (neoadjuvante Chemotherapie, NACT). Durch die modernen Systemtherapien werden heute je nach Tumorbiologie hohe Raten an pathologischen Komplettremissionen erzielt. Daher muss das Mammakarzinom (und bis zu maximal 3 befallener Lymphknoten) vor Beginn der Systemtherapie clipmarkiert werden. Ausnahme sind Mikrokalkareale, die eine sichere Identifizierung des Tumors ermöglichen. Nur so kann das tumortragende Areal identifiziert und entfernt werden.
Bei deutlichen Remissionen nach einer primären Systemtherapie sollte auch bei multifokalen oder auch manchmal multizentrischen Mammakarzinomen eine BET-Operation erwogen werden. Ziel der Operation ist hierbei selbstverständlich die Entfernung aller vor Beginn der Systemtherapie markierten Karzinomherde. Die Clip- oder Coil-Markierung nur eines Herdes bei Vorliegen mehrerer Karzinomherde ist nicht ausreichend und kann eine komplette Resektion aller malignen Herde gefährden (Empfehlungsgrad: „good clinical practice").
Ein Verzicht der OP nach NACT und bildgebender kompletter Remission wird derzeit nicht empfohlen, da die falschnegative Rate der Stanzbiopsien zum operativ entfernten ehemaligen Tumorbett durchschnittlich 49 % betrug (Heil at al. 2015).

Clip- oder Coil-Markierung

Rekonstruktionsverfahren der Brust nach Mastektomie

Ziele der Brustrekonstruktion sind der Ersatz des resezierten Drüsengewebes, der Ausgleich des Hautdefizits, die Wiederherstellung der Brustkontur und der Symmetrie sowie die Rekonstruktion des Mamillen-Areola-Komplexes (MAK).
Das Rekonstruktionsverfahren wird durch den Mastektomiedefekt, die Erfordernisse für die Symmetrieherstellung, die individuelle anatomische Situation und den Wunsch der Patientin bestimmt. Prinzipiell stehen folgende Rekonstruktionsverfahren zur Verfügung:

- Expanderprothesen
- Brustimplantate
- freier mikrovaskulärer Gewebetransfer
- gestielter Gewebstranfer
- autologe Fetttransplantation

Bestimmend für die individuelle Empfehlung zur Verfahrenswahl und Zeitpunkt der Rekonstruktion sind der Allgemeinzustand, der Konstitutionstyp und der Wunsch der Patientin. Onkologisch ist die Sofortrekonstruktion unbedenklich, da hinsichtlich Lokalrezidivraten und Überlebenszeit in den bisherigen Studien keine Unterschiede zu entsprechenden Kontrollgruppen gefunden werden konnten. Aufgrund der herabgesetzten Dehnbarkeit von bestrahltem Gewebe ist bei einer

Onkologisch ist die Sofortrekonstruktion unbedenklich, da hinsichtlich Lokalrezidivraten und Überlebenszeit in den bisherigen Studien keine Unterschiede zu entsprechenden Kontrollgruppen gefunden werden konnten.

© Tumorzentrum München und Zuckschwerdt Verlag | DOI 10.4486/395.05

Rekonstruktion nach vorangegangener Bestrahlung der Wiederaufbau mit körpereigenem Gewebe gegenüber der Verwendung von Prothesen oder Expandern zu bevorzugen (Calabrese et al. 2001).
Allerdings sollte eine Sofortrekonstruktion kritisch diskutiert werden, wenn eine Radiatio trotz Mastektomie erforderlich zu werden scheint oder wenn sich intraoperativ zeigt, dass eine R1-Resektion nicht auszuschließen ist. Hier kann ggf. eine präpectorale Implantatlage zur Rekonstruktion oder als Platzhalter vor geplanter Eigengewebsrekonstruktion, nach Aufklärung bezüglich des erhöhten Kapselfibroserisikos (40–45 %), zum Erhalt des Hautmantels erwogen werden.
Aus medizinischer Sicht ist eine Kontraindikation für eine Brustrekonstruktion aus allgemeinen gesundheitlichen Gründen gegeben, die ein höheres Operationsrisiko bedingen oder mit einer gestörten Mikrozirkulation oder aufgrund von potenziellen Wundheilungsstörungen mit einer zeitlichen Verzögerung den Beginn einer notwendigen medikamentösen/strahlentherapeutischen (alternativ „neoadjuvanten") Behandlung einhergehen. Ein fortgeschrittenes Tumorleiden ist eine relative Kontraindikation.

Rekonstruktion mit Expander- und Silikonimplantaten

kurze Operationszeit und die Vermeidung zusätzlicher Hebedefekte

Vorteile einer implantatbasierten Wiederaufbauplastik der Brust sind eine kurze Operationszeit und die Vermeidung zusätzlicher Hebedefekte. Zu unterscheiden sind ein- und zweizeitige Verfahren.
Bei der einzeitigen Rekonstruktion wird eine Implantat-Rekonstruktion simultan mit der Mastektomie durchgeführt. Dieses Verfahren ist die am häufigsten verwendete Methode für die Brustrekonstruktion in Deutschland (1, 2, 3), während in den USA das zweizeitige Verfahren (Expander/Implantat) bevorzugt wird.
Bei der zweizeitigen Rekonstruktion erfolgt simultan mit der Mastektomie die Platzierung eines Dehnungs-Expanders der Brusthaut, der zu einem späteren Zeitpunkt durch ein Implantat ersetzt wird. Nach Erreichen des definitiven Füllvolumens wird die Expanderprothese in einer zweiten Operation gegen ein definitives Implantat (Silikongel, Kochsalz) ausgetauscht. Insgesamt sollte die Expanderprothese mit dem gewünschten Überdehnungsvolumen mindestens drei Monate in situ belassen werden, bevor der Austausch des temporären Expanders gegen das definitiv vorgesehene Implantat erfolgt. Nach einer erfolgten Strahlentherapie sollte der Austausch des Expanders zu einem Implantat nicht vor Ablauf von 6 Monaten erfolgen, da ansonsten mit einer erhöhten Rate an Rekonstruktionsversagen zu rechnen ist (Ricci et al. 2017).
Eine Sofortrekonstruktion kann auch direkt über eine netzgestützte Implantat-Rekonstruktion erfolgen. Bei einer subpektoralen Implantat-Rekonstruktion wird der abgelöste Pektoralismuskel mit einem (synthetischen oder biologischen) Netz oder einer azellulären dermalen Gewebematrix bis in die Inframammärfalte verlängert. Alternativ kann man bei ptotischen/großen Brüsten den unteren Pol als deepithelialisierten Coriumlappen verwenden. Als Vorteil wird hier die dickere Implantatabdeckung im oberen Brustpol angesehen, die seltener ein Wrinkling im Dekolleté verursacht. Außerdem ist die Kapselfibroserate bei subpektoraler Implantation geringer.
Als Nachteil einer retropectoralen Implantateinlage wird eine Muskelirritation und ein mögliches „Jumping-Breast-Syndrom" angesehen, eine Mitbewegung der Brusthaut bei Muskelanspannung des Brustmuskels (Kümmel et al. 2018). Ist dies

© Tumorzentrum München und Zuckschwerdt Verlag | DOI 10.4486/395.05

störend, sollte eine Korrekturoperation mit Rückverlagerung des Muskels an die Thoraxwand erfolgen (Sbitany 2017).
Die präpektorale Platzierung des Implantates im Rahmen der Rekonstruktion wird zunehmend favorisiert. Bei einer präpektoralen Implantat-Rekonstruktion wird das Implantat unter die verbliebene Brusthaut platziert. Zur Vermeidung einer Drehung kann das Implantat in eine sogenannte Netz-Pockettasche eingelegt werden und diese wird auf der Thoraxwand fixiert.

azelluläre dermale Gewebematrix

Der Einsatz azellulärer Matrixprodukte zur Verbesserung der Implantatabdeckung wird aktuell untersucht. Die bisherigen Daten sind vielversprechend, Langzeitergebnisse stehen aber noch aus. Dadurch ist die komplette Abdeckung der Implantate mit Muskulatur nach kaudal nicht mehr nötig und einzeitige Verfahren mit simultanem Einbringen des definitiven Silikongel-Implantates möglich (Salzberg et al. 2011; Ashikari et al. 2008). Obwohl gering erhöhte Raten an Hauterythemen, Seromen und Infektionen bei dem Einsatz dieser Materialien festgestellt wurden, rechtfertigen ein überlegenes ästhetisches Ergebnis, geringere Raten an Kapselfibrosen und nicht zuletzt das einzeitige Vorgehen dieses Verfahren (Sbitany und Serletti 2011; Liu et al. 2011; Hunsicker et al. 2017; Lardi et al. 2017). Aufgrund der hohen Preise der ADM (azelluläre dermale Matrix) ist eine präoperative Klärung der Kostenübernahme als Einzelfallentscheidung angeraten.
Hauptprobleme der Implantate sind lokale Komplikationen, v. a. Kapselfibrose, Implantatdislokation, Ruptur, Silikon-Bleeding, Infektion, Untergang des bedeckenden Weichgewebes mit konsekutiv freiliegendem Implantat und Schmerzen. Das Risiko eines Implantatdefekts steigt mit der Implantationszeit.
Die Kapselfibrose ist die häufigste Langzeitkomplikation von Brustimplantaten und tritt in Abhängigkeit von der Liegedauer des Implantates zunehmend häufig auf mit 30–50 % (Sullivan et al. 2008; Marques et al. 2010). Der stärkste Risikofaktor für eine Kapselfibrose bei implantatbasierten Brustrekonstruktionen ist die Radiatio und wird in der Literatur mit 15–50 % angegeben. Als therapeutische Konsequenz einer symptomatischen Kapselfibrose ergibt sich die Notwendigkeit einer erneuten Operation. Sinnott (Ann Surg Oncol 2018) konnte zeigen, dass die präpektorale Implantateinlage nach Radiation nur eine 16 % Kapselfibrose zur Folge hatte, bei retropektoraler Einlage jedoch bei 52 % lag (Sinnott et al. 2018).
Bei einer einseitigen Rekonstruktion mit Implantat oder Expander ist aufgrund der im Vergleich zur Gegenseite unterschiedlichen physikalischen Eigenschaften der Prothese eine lage- und bewegungsunabhängige Symmetrie häufig nicht zu erreichen. Über die potenzielle Notwendigkeit von Folgeeingriffen z. B. durch Kapselfibrose und einer eventuellen angleichenden Operation der Gegenseite soll aufgeklärt werden.
Bei einer präpektoralen Implantat-Sofortrekonstruktion kann über die eventuelle spätere Möglichkeit eines Lipofillings aufgeklärt werden, falls Implantatränder unter der Haut tastbar oder sichtbar werden oder ein Wrinkling im oberen Brustpol entsteht. Auch über einen Etagenwechsel auf eine subpectorale Implantatlage kann in diesen Fällen als Therapiealternative aufgeklärt werden.

seltene Komplikation nach Brustimplantaten – großzellige anaplastische Lymphome

Silikongel-Implantate haben sich in verschiedenen Studien als gesundheitlich unbedenklich erwiesen. Das anaplastische großzellige Lymphom (ALCL) ist eine seltene Komplikation nach Brustimplantaten. Es tritt bei ca. 0,6–1,2 : 100.000 Frauen pro Jahr und bei 1 : 3000–30.000 Frauen mit texturierten Implantaten auf. Es kündigt sich durch plötzliche Serombildung im Implantatlager, teilweise mit tumorösen Raumforderungen und axilläre Lymphadenopathie in der Regel ab 8 Jahre nach Implantation an (sog. Spätserome). Es handelt sich um ein CD30-positives

© Tumorzentrum München und Zuckschwerdt Verlag | DOI 10.4486/395.05

peripheres T-Zell-Lymphom, welches um texturierte Implantate im Rahmen von Brustaugmentationen, aber auch Brustrekonstruktionen entstehen kann.
Die FDA berichtet bis Januar 2020 über 733 BIA-ALCL-Fälle. Darunter wurden 36 Todesfälle identifiziert. 524 Fälle enthielten Informationen über die Implantatoberfläche. Darunter waren 496 texturierte und 28 glatte Oberflächen. Die Füllung war in 447 Fällen Silikon und in 248 Fällen Kochsalz (Medical Device Reports of Breast Implant-Associated Anaplastic Large Cell Lymphoma | FDA).
Aktuell wurden weltweit bisher ca. 800 ALCL-Fälle bei etwa 35 Millionen Implantierten dokumentiert, in Deutschland wurden Stand 1/2023 43 Fälle von BIA-ALCL an das BfArM gemeldet. Patientinnen mit Brustimplantaten haben dementsprechend nach aktueller Erkenntnislage ein sehr geringes, aber dennoch nicht auszuschließendes Risiko für die Entwicklung eines BIA-ALCL. Hierüber muss präoperativ aufgeklärt werden (European Taskforce on Breast Implant Associated ALCL 2019). Im Verdachtsfall sollte das Serom komplett aspiriert und ggf. mit einer Kapselbiopsie immunhistologisch auf CD30 untersucht werden. Im Falle eines BIA-ALCL empfiehlt das *National Comprehensive Cancer Network* (NCCN), das Implantat samt Kapsel und anhängenden knotigen Befunden zu entfernen (LOE 1B). BIA-ALCL-Fälle sollten mittels BfArM-Formular (www.bfarm.de/SharedDocs/Formulare/DE/Medizinprodukte/BIA-ALCL-Meldung.pdf?__blob=publicationFile&v=3) an das BfArM gemeldet werden. Präoperativ sollte ein PET-CT und ein MRT der Mammae durchgeführt werden.
Im Falle einer R0-Resektion wird keine weitere adjuvante Therapie empfohlen (LOE 2C). Die Prognose scheint in solchen Fällen sehr günstig zu sein. Im Falle einer R1-Resektion oder M1-Situation empfehlen die NCCN-Leilinien entweder eine antrazyklinbasierte Chemotherapie (CHOP) oder Brentuximab Vedotin als First-line-Therapie.
Da das Thema ALCL derzeit ständig aktualisiert wird, verweisen wir auf aktuelle Publikationen von BfArM und FDA.

Rekonstruktion mit Gewebetransfer

Die Entscheidung zur autologen Brustrekonstruktion muss unabhängig von der Erfahrung des Operateurs, aber abhängig vom Wunsch der Patientin, von den anatomischen Verhältnissen, vom Konstitutionstyp und der zu erwartenden Morbidität an der Entnahmestelle getroffen werden. Darüber hinaus sind bei der Indikationsstellung allgemeinmedizinische Faktoren wie eine vorliegende Gerinnungsstörung, Nikotinabusus oder andere Risikofaktoren, die zu Wundheilungsstörungen disponieren, zu berücksichtigen.

die besten Resultate

Der wesentliche Vorteil der verschiedenen Eigengeweberekonstruktionen besteht darin, dass sie hinsichtlich Form, Größe, Natürlichkeit und Haptik, Wärme und Mitaltern der rekonstruierten Mamma die besten Resultate erzielen. Die Rekonstruktion mit körpereigenem Gewebe bietet weiterhin den Vorteil eines „lebenslangen" Brustaufbaus. Bei der Planung ist zu berücksichtigen, dass es sich teilweise um aufwendige Verfahren handelt, die ein hohes Maß an operativer Erfahrung und ein routiniertes perioperatives Management voraussetzen. Diese Verfahren sind aufgrund ihrer Komplexität und größerer Wundflächen (Entnahme- und Empfängerstelle) mit einem anderen Komplikationsprofil als beispielsweise Implantat-Rekonstruktionen vergesellschaftet. Nachblutungen und akute Verschlüsse der Anastomosen müssen prompt revidiert werden, da dies ansonsten zu einem Verlust

© Tumorzentrum München und Zuckschwerdt Verlag | DOI 10.4486/395.05

des Gewebes führen kann und das Rekonstruktionsergebnis gefährdet ist. Dies bedingt auch eine routinierte frühe postoperative Kontrolle und Möglichkeit der jederzeitigen Revision. Demgegenüber sind aber Eigengewebsrekonstruktionen kaum mit Spätkomplikationen verbunden.
Die klassische autologe Brustrekonstruktion mit dem Latissimus-dorsi- oder dem gestielten TRAM(transverse rectus abdominis muscle)-Gewebetransfer ist in den vergangenen Jahren von muskulokutanen Gewebetransfers hin zu adipokutanen Gewebetransfers (Perforator-Gewebetransfer, SIEA-Gewebetransfer) erweitert worden, behalten aber bei korrekter Indikationsstellung ihr Stellenwert
Die Perforator-Gewebetransfers, speziell die DIEP(deep inferior epigastric artery perforator)-Lappenplastik, und die S-GAP(superior gluteal artery perforator)- oder I-GAP(inferior gluteal artery perforator)-Gewebetransfers sowie auch Gewebetransfers mit axialer Gefäßversorgung wie der FCI(fasciocutaneous infragluteal)- und SIEA-Gewebetransfer (superficial inferior epigastric artery) sind bei entsprechender Präparation als muskelerhaltend zu betrachten.
Bei ausreichendem Bauchgewebe sollte diesem Gewebetransfer der Vorzug gegeben werden, da das Unterbauchgewebe in seiner Haptik dem Brustgewebe am ähnlichsten ist und keine intraoperative Umlagerung nötig ist. Ebenfalls ermöglichen die Rekonstruktionsverfahren aus dem Unterbauchgewebe eine ästhetisch vorteilhafte Straffung der Bauchdecke. Als Nachteile gelten die Desensibilisierung der Bauchdecke und die deutliche Bauchnarbe.
Mit einem gestielten Latissimus-dorsi-Gewebetransfer können ebenfalls gute Rekonstruktionsergebnisse erzielt werden. Allerdings muss zum Volumenersatz häufig zusätzlich ein Implantat verwendet werden. Ein Vorteil des Verfahrens ist die hohe Operationssicherheit: Gewebsnekrosen kommen aufgrund der sicheren Gefäßversorgung über die A. und V. thoracodorsalis selten vor. Nachteilig ist die Kombination des Hebedefekts am Rücken und möglicher Implantatkomplikationen.
Der gestielte TRAM-Gewebetransfer bietet die Möglichkeit einer reinen Eigengewebsrekonstruktion der Brust ohne mikrochirurgische freie Gewebetransplantation, erfordert jedoch die (anteilige) Opferung des M. rectus abdominis und damit die Schwächung der vorderen Bauchwand mit dem Risiko einer Hernienbildung. Ein Verschluss der Faszie mit einem Netz kann Instabilitäten der Bauchwand reduzieren.
Die Rekonstruktion des Mamillen-Areola-Komplexes (MAK) erfolgt einige Monate nach dem Wiederaufbau der Brust durch lokale Gewebetransfers und Tätowierung.

Autologe Fetttransplantation

Die autologe Fetttransplantation zählt zu den neueren Verfahren der Brustrekonstruktion und umfasst die Entnahme von Fettgewebe durch Liposuction, die Bearbeitung und die Transplantation des entnommenen Gewebes.
Der komplette Wiederaufbau einer Brust nach Mastektomie mittels Eigenfetttransplantation (Khouri et al. 2013) hat bis dato keine breite Anwendung gefunden. Demgegenüber ist dieses Verfahren in der Optimierung und Symmetrisierung nach brusterhaltenden Operationen oder Wiederaufbau mit Implantaten oder Eigengewebe etabliert (Spear 2008; Kling et al. 2013).
Mögliche Komplikationen sind insbesondere Liponekrosen (häufig) und Fettembolien (sehr selten).

© Tumorzentrum München und Zuckschwerdt Verlag | DOI 10.4486/395.05

Bei der autologen Fetttransplantation (Lipofiling, AFT) könnten „im Prinzip" mittransplantierte Fettgewebsstammzellen („adipose derived stem cells", ADSC) und andere Bestandteile der sog. vaskulären stromalen Fraktion über Zytokine und Wachstumsfaktoren ein erhöhtes Tumorrisiko bedingen. Derzeit besteht jedoch keine eindeutige Evidenz für ein erhöhtes Brustkrebsrisiko nach autologer Fetttransplantation durch mittransplantierte ADSCs oder Abbauprodukte des Fettgewebes. Es sollte jedoch auf die Anreicherung von ADSCs vor Replantation verzichtet werden.

Bis dato wurden zu exakt dieser Fragestellung auch noch keine qualitativ und quantitativ entsprechende prospektiv randomisierte Studien durchgeführt. Solche Studien sind aus ethischen, finanziellen und damit praktischen Gründen derzeit nicht zu erwarten. Deshalb kann das Risiko über das AFT-verursachte Auftreten oder Wiederauftreten von Brustkrebserkrankungen nur aus vorliegenden retrospektiven Fall-Kontroll-Studien sowie von Kohortenstudien und idealerweise aus einer zusammenfassenden Bewertung aller infrage kommenden Publikationen zu diesem Thema ermittelt werden. Die bis dato aktuellste Metaanalyse wurde 2020 publiziert (Krastev et al. 2020).

Die gepoolten Daten von Patientinnen mit autologer Fetttransplantation versus der passenden Kontroll-Patientinnen zeigten keinen signifikanten Unterschied in der Häufigkeit des (Wieder-) Auftretens.

Die Metaanalyse berücksichtigte 41 Studien zum Thema. Sie umfasste insgesamt für alle Fragestellungen 4292 Brustkrebspatientinnen mit AFT im Vergleich zur Kontrollgruppe von 4499 Brustkrebspatientinnen ohne AFT. Da wie oben beschrieben prospektiv randomisierte Studien fehlen, sind diese Metaanalysen die beste zurzeit bestehende Evidenz.

Die gepoolten Daten von 1137 Patientinnen mit AFT versus 1874 passenden Kontroll-Patientinnen zeigten keinen signifikanten Unterschied in der Häufigkeit des (Wieder-)Auftretens in der Gruppe mit AFT, unabhängig von der Operation (Brusterhaltung versus Brustentfernung) und der Art des Brustkrebses („echtes" Karzinom versus Vorstufen).

Besonders strenge Indikationsstellung sollte bei bekannter BRCA1/2-Mutation erfolgen.

Eine besonders strenge Indikationsstellung sollte bei bekannter *BRCA1/2*-Mutation erfolgen (Gutkowski et al. 2009).

Die AGO empfiehlt die autologe Fetttransplantation nach brusterhaltender Therapie mit einem einfachem „plus", eine mit autologen Stammzellen (ACS) angereicherte autologe Fettgewebstransplantation wird nach wie vor nicht empfohlen.

Zeitwahl

Sofortrekonstruktion die Methode der Wahl

Bei Fehlen von Kontraindikationen ist die Sofortrekonstruktion die Methode der Wahl, da der Erhalt von Brusthaut und Submammärfalte die besten ästhetischen Ergebnisse ermöglicht (zur Indikation der SSM s. o.). Ebenso kann so ggf. das Postmastektomie-Syndrom vermieden werden.

Gegen eine Sofortrekonstruktion spricht die Indikation zur Nachbestrahlung der Thoraxwand. Dies gilt insbesondere bei Implantat-Rekonstruktionen, da hier die Kapselfibroserate erhöht ist. Dabei zeigte die Strahlentherapie bei Expandereinlage und vor dem Wechsel auf ein Implantat eine doppelt so hohe Komplikationsrate wie bei sofortiger Implantateinlage (32 % versus 16 %) (Cordeiro et al. 2015). Aber auch bei Eigengewebsrekonstruktionen können durch eine Nachbestrahlung Fibrosen, gehäufte Fettgewebsnekrosen und Radioderm verursacht werden. Darüber hinaus kann ein prolongierter Heilungsverlauf den Beginn der systemischen Therapie verzögern.

© Tumorzentrum München und Zuckschwerdt Verlag | DOI 10.4486/395.05

Um den ästhetischen Vorteil der hautsparenden Mastektomie dennoch zu nutzen, kann zunächst ein Implantat als Platzhalter eingesetzt werden. Im Anschluss an die Chemotherapie und Bestrahlung kann dann die Rekonstruktion mit verschiedensten Methoden durchgeführt werden.
Wenn der Wiederaufbau erst sekundär gewünscht oder indiziert ist, kann er nach Abschluss der Chemotherapie binnen 4–6 Wochen geplant werden. Nach einer Bestrahlung sollte jedoch mindestens 6–12 Monate (Strahlenreaktion der Haut) abgewartet werden. Nach einer postoperativen Bestrahlung ist die Fibrosierung des Gewebes zu beachten. Expander- und Silikonprothesen sind dann nicht mehr empfehlenswert.

Erklärung zu Interessenkonflikten

D. Dian war in den vergangenen drei Jahren Berater oder Beiratsmitglied der AWO-gyn. A. Andrulat hat in den vergangenen drei Jahren Honorare oder Kostenerstattungen von Roche, AstraZeneca, Lilly, Novartis und andere Zuwendungen oder Leistungen von ExactSciences erhalten. F. Ebner hat in den vergangenen drei Jahren persönliche Forschungsunterstützung von Helios Research und Honorare oder Kostenerstattungen von Gedeon Richter erhalten. F. Hagemann hat in den vergangenen drei Jahren Honorare oder Kostenerstattungen von Roche erhalten. C. Hanusch war in den vergangenen drei Jahren Berater oder Beiratsmitglied von AstraZeneca, Roche, Lilly, Novartis und Aristo und hat Honorare oder Kostenerstattungen von AstraZeneca, Roche, Lilly, Novartis und Aristo erhalten. C. Wolf hat in den vergangenen drei Jahren Honorare oder Kostenerstattungen von Lilly, Novartis, Genomic Health und Heraclin erhalten. B. Baier, I. Bauerfeind, E. Bensmann, M. Kolben, M. Mosner, M. Pazos, G. Schmidt, M. Schwoerer und E. Weiß geben keine Interessenkonflikte an.

© Tumorzentrum München und Zuckschwerdt Verlag | DOI 10.4486/395.05

Was ist neu?
Was sollte beachtet werden?

Das Mammakarzinom soll präoperativ mittels **Stanzbiopsie** histologisch gesichert sein.
Als **Sicherheitsabstand** für das Karzinom auch mit einem Begleit-DCIS gilt, dass es nicht an den Tuscherand heranreicht („no ink on tumor"). Für das alleinige DCIS gilt ein Resektionsabstand von mindestens 2 mm. Die genannten Schnittrandabstände und die Indikationen zur Brusterhaltung- oder -entfernung sind unabhängig vom molekularen Subtyp.
Die **intraoperative Sonografie** kann zur Beurteilung der Tumorlokalisation und der In-sano-Resektion erfolgen und senkt dadurch die sekundäre Nachresektionsrate.
Die vollständige Entfernung des Primärtumors bei **Fernmetastasierung** kann in speziellen Fällen sinnvoll sein.
Die Exstirpation nicht palpabler suspekter oder histologisch gesicherter Mammaveränderungen sollte nach **präoperativer stereotaktischer Markierung oder intraoperativer sonografischer Lokalisierung** erfolgen.
In Studien unterscheidet sich die Lokalrezidivrate der **„skin-sparing mastectomy" (SSM)** und der **„nipple-sparing mastectomy" (NSM)** nicht von der modifiziert radikalen Mastektomie (MRM).
Die **Sentinel-Lymphknoten-Biopsie (SLNB)** ist ein minimalinvasives Operationsverfahren, bei dem der Nodalstatus allein durch die Entnahme von Wächterlymphknoten (Sentinel-Lymphknoten, SLN) evaluiert wird.
Bei klinisch oder sonografisch suspekten oder stanzbioptisch gesichert befallenen Lymphknoten und bei Nachweis von mehr als zwei befallenen Sentinel-Lymphknoten gilt die **axilläre Lymphonodektomie** im Level I und II als operativer Standard, wenn nicht dann ohnehin eine primäre systemische Chemotherapie erfolgt (s. Targeted axillary Dissection).
Bei **primärer systemischer Chemotherapie** sollte die SLNB nach der NACT erfolgen. Dadurch werden zusätzlich 20–30 % zunächst nodalpositive Patientinnen zu nodalnegativen konvertiert, die keine ALND benötigen. Die SLNB nach NACT ist sicher bei cN0 und ycN0. Die Falsch-negativ-Rate nach cN1 oder pN1 und ycN0 liegt durchschnittlich bei ca. 10 % und wird national und international als nicht sicher eingestuft (s. Targeted axillary Dissection).
Targeted axillary Dissection (TAD, gezielte axilläre Lymphknotenentfernung) stellt eine neue Behandlungsoption bei bioptisch nachgewiesenem axillärem Lymphknotenbefall und Konversion auf cN0 nach neoadjuvanter Therapie dar. Sie kombiniert die SLNE mit der Entfernung des clipmarkierten positiven Target LK (TLN). Die Falsch-negativ-Rate nach NACT ist damit signifikant reduzierbar. Inwieweit die TAD eine Alternative zur Axilladissektion darstellt, kann zum gegenwärtigen Zeitpunkt nicht abschließend beantwortet werden. Es gibt Hinweise darauf, dass mit zunehmender Anzahl der initial suspekten Lymphknoten sich die Falsch-negativ-Rate der TAD erhöht. Hierbei ist jedoch unklar, inwieweit sich die Erhöhung der Falsch-negativ-Rate auf die Prognose der Patientinnen auswirkt. Derzeit existiert noch kein Konsens über die Anzahl der zu markierenden Lymphknoten.
Die **Clip- oder Coil-Markierung** des stanzbioptisch gesicherten Tumors, bzw. aller stanzbioptisch gesicherten Tumoren bei Multifokalität und Multizentrizität, wird vor der NACT empfohlen. Diese Markierung soll vor Beginn bzw. innerhalb der ersten beiden Zyklen der Systemtherapie erfolgen. Ausnahme sind Mikrokalkareale, die eine sichere Identifizierung des Tumors ermöglichen.
Ein **Verzicht der OP nach NACT** und bildgebender kompletter Remission wird derzeit nicht empfohlen, da die Falsch-negativ-Rate der Stanzbiopsien zum operativ entfernten ehemaligen Tumorbett durchschnittlich 49 % betrug!
Die Vorteile einer **implantatbasierten Wiederaufbauplastik** der Brust sind eine kurze Operationszeit und die Vermeidung zusätzlicher Hebedefekte.

© Tumorzentrum München und Zuckschwerdt Verlag | DOI 10.4486/395.05

Das **anaplastische großzellige Lymphom (ALCL)** ist eine seltene Komplikation vor allem nach Einlage von texturierten Brustimplantaten. Es tritt bei ca. **0,6–1,2: 100 000** Frauen pro Jahr auf und kündigt sich durch plötzliche Serombildung im Implantatlager an.

Der wesentliche Vorteil der verschiedenen **Eigengewebekonstruktionen** besteht darin, dass sie hinsichtlich Form, Größe, Natürlichkeit und Haptik, Wärme und Mitaltern der rekonstruierten Mamma die besten Resultate erzielen.

Eigenfetttransplantation ist in der Optimierung und Symmetrisierung nach brusterhaltenden Operationen oder Wiederaufbau mit Implantaten oder Eigengewebe heute kaum noch wegzudenken. Eine Metaanalyse mit knapp 9000 Brustkrebspatientinnen zeigte keinen signifikanten Unterschied in der Häufigkeit des Mammakarzinomrezidivs.

Bei Fehlen von Kontraindikationen ist die **Sofortrekonstruktion** die Methode der Wahl.

© Tumorzentrum München und Zuckschwerdt Verlag | DOI 10.4486/395.05

Literatur

Albornoz CR, Bach PB, Mehrara BJ et al (2013) A paradigm shift in U.S. breast reconstruction: increasing implant rates. Plast Reconstr Surg 131(1): 15–23

Allweis TM, Menes T, Rotbart N et al (2020) Uötrasound guided tatooing of axillary lymph nodes in breast cancer patientsa prior to neoadjuvant therapy and identification of tatooed nodes at the time of surgery. Eur J Surg Oncol 46: 1041–5

American Society of Plastic Surgeons (2015) Plastic surgery statistics report 2015; https://www.plasticsurgery.org/news/plastic-surgery-statistics

André C, Holsti C, Svenner A et al (2021) Recurrence and survival after standard versus oncoplastic breast-conserving surgery for breast cancer. BJS Open 2021;5:zraa013. doi: 10.1093/bjsopen/zraa013.

Arbeitsgemeinschaft Gynäkologische Onkologie (AGO) (2019) Diagnostik und Therapie früher und fortgeschrittener Mammakarzinome. https://www.ago-online.de/fileadmin/downloads/leitlinien/mamma/2019-03/DE/Alle_aktuellen_Empfehlungen_2019.pdf

Ashikari RH, Ashikari AY, Kelemen PR et al (2008) Subcutaneous mastectomy and immediate reconstruction for prevention of breast cancer for high-risk patients. Breast Cancer 15: 185–91

Bilimoria KY, Bentrem DJ, Hansen NM et al (2009) Comparison of sentinel lymph node biopsy alone and completion axillary lymph node dissection for node-positive breast cancer. J Clin Oncol 27: 2946–53

Bodilsen A, Bjerre K, Offersen BV et al (2016) Importance of margin width in breast-conserving treatment of early breast cancer. J Surg Oncol 113, 6: 609–15

Boileau JF, Easson A, Escallon JM et al (2008) Sentinel nodes in breast cancer: relevance of axillary level II nodes and optimal number of nodes that need to be removed. Ann Surg Oncol 15: 1710–6

Caudle AS, Yang WT, Krishnamurthy S et al (2016) Improved axillary evaluation following neoadjuvant therapy for patients with node-positive breast cancer using selective evaluation of clipped nodes: implementation of targeted axillary dissection. J Clin Oncol 34(10): 1072–8

Chevray PM (2004) Breast reconstruction with superficial inferior epigastric artery flaps: a prospective comparison with TRAM and DIEP flaps. Plast Reconstr Surg 114: 1077–83

Claro F, Figueiredo JC, Zampar AG et al(2012) Applicability and safety of autologous fat for reconstruction of the breast. Br J Surg 99: 768–80

Cordeiro PG, Albornoz CR, McCormick B et al (2015) What is the optimum timing of postmastectomy radiotherapy in two-stage prosthetic reconstruction: radiation tot he tissue expander or permanent implant? Plast Reconstr Surg 135: 1509–17

De La Cruz L, Moody AM, Tappy EE et al (2015) NSM: Overall survival, disease-free survival, local recurrence, and nipple-areolar recurrence in the setting of nipple-sparing mastectomy: a meta-analysis and systematic review. Ann Surg Oncol 22: 3241–9

Del Vecchio DA, Bucky LP (2011) Breast augmentation using preexpansion and autologous fat transplantation: a clinical radiographic study. Plast Reconstr Surg 127: 2441–50

Di Napoli A, Jain P, Duranti E et al (2018) Targeted next generation sequencing of breast implant-associated anaplastic large cell lymphoma reveals mutations in JAK/STAT signalling pathway genes, TP53 and DNMT3A. Br J Haematol 180(5): 741–4

Dunne C, Burke JP, Morrow M et al (2009) Effect of margin status on local recurrence after breast conservation and radiation therapy for ductal carcinoma in situ. J Clin Oncol 27: 1615–20

European Taskforce on Breast Implant Associated ALCL (2019) Oral contribution from the European Taskforce on Breast Implant Associated ALCL for FDA Hearing on Breast Implants, 25–26 March 2019; https://www.bfarm.de/SharedDocs/Downloads/DE/Medizinprodukte/Statement_EU_TaskForce.pdf?__blob=publicationFile&v=2

Galimberti V, Cole BF, Zurrida S et al (2013) Axillary dissection versus no axillary dissection in patients with sentinel-node micrometastases (IBCSG 23–01): a phase 3 randomised controlled trial. Lancet Oncol 14: 297–305

Gerber B, Krause A, Dieterich M et al (2009) The oncological safety of skin sparing mastectomy with conservation of the nipple-areola complex and autologous reconstruction: an extended follow-up study. Ann Surg 249: 461–8

Gidengil CA, Predmore Z, Mattke S et al (2015) Breast implant-associated anaplastic large cell lymphoma: a systematic review. Plastic Reconstr Surg 135: 713–20

Giuliano AE, McCall L, Beitsch P et al (2010) Locoregional recurrence after sentinel lymph node dissection with or without axillary dissection in patients with sentinel lymph node metastases: the American College of Surgeons Oncology Group Z0011 randomized trial. Ann Surg 252: 426–32

Giuliano AE, Hunt KK, Ballman KV et al (2011) Axillary dissection vs no axillary dissection in women with invasive breast cancer and sentinel node metastasis: a randomized clinical trial. JAMA 305: 569–75

Gutowski KA; ASPS Fat Graft Task Force (2009) Current applications and safety of autologous fat grafts: a report of the ASPS Fat Graft Task Force. Plast Reconstr Surg 124: 272–80

Hartmann S, Reimer T, Gerber B et al (2018) Wire localization of clip-marked lymph nodes in breast cancer patients treated with primary systemic therapy. Eur J Surg Oncol 44: 1307–11

Heil J, Kümmel S, Schaefgen B et al (2015) Diagnosis of pathological complete response to neoadjuvant chemotherapy in breast cancer by minimal invasive biopsy techniques, British Journal of Cancer 113: 1565–70

Hennings A, Köpke M, Feisst M et al (2019) Which patients with sentinel-positive breast cancer after breast conservation still receive completion axillary node dissection in routine clinical practice. Breast Cancer Res Treat 173(2): 429–38

Houssami N, Macaskill P, Marinovich ML et al (2010) Meta-analysis of the impact of surgical margins on local recurrence in women with early-stage invasive breast cancer

© Tumorzentrum München und Zuckschwerdt Verlag | DOI 10.4486/395.05

treated with breast-conserving therapy. Eur J Cancer 46: 3219–32

Houssami N, Macaskill P, Marionvich ML, Morrow M (2014) The association of surgical margins and local recurrence in women with early-stage invasive breast cancer treated with breast-conserving therapy: a meta-analysis. Ann Surg Oncol 21: 717–30

Hu H, Jacombs A, Vickery K et al (2015) Chronic biofilm infection in breast implants is associated with an increased T-cell lymphocytic infiltrate: implications for breast implant-associated lymphoma. Plast Reconstr Surg 135(2): 319–29

Hunsicker LM, Ashikari AY, Berry C et al (2017) Short-term complications associated with acellular dermal matrix-assisted direct-to-implant breast reconstruction. Ann Plast Surg 78: 35–40

Hwang RF, Gonzalez-Angulo AM, Yi M et al (2007) Low locoregional failure rates in selected breast cancer patients with tumor-positive sentinel lymph nodes who do not undergo completion axillary dissection. Cancer 110: 723–30

Illouz YG, Sterodimas A (2009) Autologous fat transplantation to the breast: a personal technique with 25 years of experience. Aesthetic Plast Surg 33: 706–15

Khan SA, Stewart AK, Morrow M (2002) Does aggressive local therapy improve survival in metastatic breast cancer? Surgery 132: 620–27

Khouri RK, Smit JM, Cardoso E et al (2013) Percutaneous aponeurotomy and lipofilling: a regenerative alternative to flap reconstruction? Plast Reconstr Surg 132: 1280–90

Kling RE, Mehrara BJ, Pusic AL et al (2013) Trends in autologous fat grafting to the breast: a national survey of the american society of plastic surgeons. Plast Reconstr Surg 132: 35–46

Kolben T, Kolben TM, Himsl I et al (2016) Local Resection of Primary Tumor in Upfront Stage IV Breast Cancer. Breast Care (Basel) 11(6): 411–7; doi: 10.1159/000453573. Epub 2016 Dec 14.

Krag DN, Anderson SJ, Julian TB et al (2010) Sentinel-lymph-node resection compared with conventional axillary-lymph-node dissection in clinically node-negative patients with breast cancer: overall survival findings from the NSABP B-32 randomised phase 3 trial. Lancet Oncol 11: 927–33

Krastev TK, Schop SJ, Hommes J et al (2020) Autologous fat transfer to treat fibrosis and scar-related conditions: A systematic review and meta-analysis. J Plast Reconstr Aesthet Surg, 73(11): 2033–48

Krekel NM, Haloua MH, Lopes Cardozo AM et al (2013) Intraoperative ultrasound guidance for palpable breast cancer excision (COBALT trial): a multicentre, randomised controlled trial. Lancet Oncol 14: 48–54

Kronowitz SJ, Mandujano CC, Liu J et al (2016) Lipofilling of the breast does not increase the risk of recurrence of breast cancer: A matched controlled study. Plast Reconstr Surg 137: 385–93

Kümmel S, Kümmel A, Hagemann F et al (2018) Jumping Breast Phenomenon Following Subcutaneous Mastectomy: First Description and Grading of a Well-Known Breast Deformity. Breast Care (2018) 13(5): 354–8; doi: 10.1159/000489939

Lanitis S, Tekkis PP, Sgourakis G et al (2010) Comparison of skin-sparing mastectomy versus non-skin-sparing mastectomy for breast cancer: a meta-analysis of observational studies. Ann Surg 251: 632–9

Lardi AM, Ho-Asjoe M, Junge K et al (2017) Capsular contracture in implant based breast reconstruction — the effect of porcine acellular dermal matrix. Gland Surg 6: 49–56

Largo RD, Tchang LA, Mele V et al (2014) Efficacy, safety and complications of autologous fat grafting to healthy breast tissue: a systematic review. J Plast Reconstr Aesthet Surg 67: 437–48

Leitlinienprogramm Onkologie (Deutsche Krebsgesellschaft, Deutsche Krebshilfe, AWMF): S3-Leitlinie Früherkennung, Diagnose, Therapie und Nachsorge des Mammakarzinoms, Version 4.3, 2020,AWMF Registernummer:032–045OL

Marques M, Brown SA, Oliveira I et al (2010) Long-term follow-up of breast capsule contracture rates in cosmetic and reconstructive cases. Plast Reconstr Surg 126: 769–78

Mestak O, Hromadkova V, Fajfrova M et al (2016) Evaluation of oncological safety of fat grafting after breast-conserving therapy: a prospective study. Ann Surg Oncol 23: 776–81

Mondi MM, Cuenza RE, Ollila DW (2007) Sentinel lymph node biopsy during pregnancy: initial clinical experience. Ann Surg Oncol 14: 218–21

Morrow M, Jagsi R, McLeod MC et al (2018) Surgeons attitudes toward the omission of axillary dissection in early breast cancer. JAMA Oncol 4(11): 1511–6

Myckatyn TM, Wagner IJ, Mehrara BJ et al (2017) Cancer risk after fat transfer: a multicenter case-cohort study. Plast Reconstr Surg 139: 11–8

Nestle-Krämling C, Thill M (2016) Netz- und matrixgestützte Implantatrekonstruktion. Gynäkologe 49(3): 166–72

Nori J, Vanzi E, Bazzocchi M et al (2007) Role of axillary ultrasound examination in the selection of breast cancer patients for sentinel node biopsy. Am J Surg 193: 16–20

Oishi N, Brody GS, Ketterling RP et al (2018) Genetic subtyping of breast implant-associated anaplastic large cell lymphoma. Blood 132(5): 544–7

Petit JY, Rietjens M, Botteri E et al (2013) Evaluation of fat grafting safety in patients with intraepithelial neoplasia: a matched-cohort study. Ann Oncol 24: 1479–84

Poletti P, Fenaroli P, Milesi A et al (2008) Axillary recurrence in sentinel lymph node-negative breast cancer patients. Ann Oncol 19: 1842–6

Rapiti E, Verkooijen HM, Vlastos G et al (2006) Complete excision of primary breast tumor improves survival of patients with metastatic breast cancer at diagnosis. J Clin Oncol 24: 2743–9

Rebowe RE, Allred LJ, Nahabedian MY (2018) The evolution from subcutaneous to prepectoral prosthetic breast reconstruction. Plast Reconstr Surg Glob Open 6(6): e1797

Ricci JA, Epstein S, Momoh AO et al (2017) A meta-analysis of implant-based breast reconstruction and timing of adjuvant radiation therapy. J Surg Res 218: 108–16

Rietjens M, De Lorenzi F, Rossetto F et al (2011) Safety of fat grafting in secondary breast reconstruction after cancer. J Plast Reconstr Aesthet Surg 64: 477–83

Rigotti G, Marchi A, Galiè M et al (2007) Clinical treatment of radiotherapy tissue damage by lipoaspirate transplant: a healing process mediated by adipose-derived adult stem cells. Plast Reconstr Surg 119: 1409–22; discussion 1423–4

Salzberg CA, Ashikari AY, Koch RM et al (2011) An 8-year experience of direct-to-implant immediate breast reconstruc-

tion using human acellular dermal matrix (AlloDerm). Plast Reconstr Surg 127: 514–24
Sbitany H (2017) Important considerations for performing prepectoral breast reconstruction. Plast Reconstr Surg 140(6S Prepectoral Breast Reconstruction): 7S-13S
Sbitany H, Serletti JM (2011) Acellular dermis-assisted prosthetic breast reconstruction: a systematic and critical review of efficacy and associated morbidity. Plast Reconstr Surg 128: 1162–9
Sinnott C, Persing S, Pronovost M et al (2018) Impact of Postmastectomy Radiation Therapy in Prepectoral Versus Subpectoral Implant-Based Breast Reconstruction. Ann Surg Oncol 25: 2899–2908; doi: 10.1245/s10434-018-6602-7
Sullivan SR, Fletcher DR, Isom CD et al (2008) True incidence of all complications following immediate and delayed breast reconstruction. Plast Reconstr Surg 122: 19–28
Tabit CJ, Slack GC, Fan K et al (2012) Fat grafting versus adipose-derived stem cell therapy: distinguishing indications, techniques, and outcomes. Aesthetic Plast Surg 36: 704–13
Thill M, Kurylcio A, Welter R et al (2014) The Central European SentiMag study: sentinel lymph node biopsy with superparamagnetic iron oxide (SPIO) vs. radioisotope. Breast 23 (2): 175–9
Tiryaki T, Findikli N, Tiryaki D (2011) Staged stem cell-enriched tissue (SET) injections for soft tissue augmentation in hostile recipient areas: a preliminary report. Aesthetic Plast Surg 35: 965–71
Veronesi U, Galimberti V, Paganelli G et al (2009) Axillary metastases in breast cancer patients with negative sentinel nodes: a follow-up of 3548 cases. Eur J Cancer 45: 1381–8
Wiener AA, Hanlon BM, Schumacher JR et al (2023) Reexamining Time From Breast Cancer Diagnosis to Primary Breast Surgery. JAMA Surg158(5): 485–92; doi:10.1001/jamasurg.2022.8388)

© Tumorzentrum München und Zuckschwerdt Verlag | DOI 10.4486/395.05

Radioonkologische Behandlung

K. J. Borm, S. Behzadi, R. Moser, M. Pazos, S. U. Pigorsch, M. Riepl, S. Schönecker

Schlagwörter

adjuvante Strahlentherapie • Boost • Bestrahlung der Lymphabflusswege • Bestrahlungstechnik und Dosierung • partielle Brustbestrahlung • Akut- und Spätnebenwirkungen

Adjuvante Radiotherapie bei der Behandlung des Mammakarzinoms & DCIS

Die adjuvante Strahlentherapie stellt eine unverzichtbare Säule der kurativen Therapie des Mammakarzinoms und DCIS dar und ist die wichtigste Maßnahme zur Sicherung der lokalen Kontrolle nach der Operation.

adjuvante Strahlentherapie

Beim Mammakarzinom ist die Effektivität der adjuvanten Strahlentherapie sowohl nach Brusterhaltender Therapie (BET) als auch nach Mastektomie mit höchster Evidenz belegt (EBCTCG 2011; EBCTCG 2014). Die BET stellt die bevorzugte Therapieform dar und kann bei einem Großteil der Patientinnen sicher durchgeführt werden (Wan et al. 2021; de Boniface et al. 2021). Nach BET konnte bei allen Subgruppen und molekularbiologischen Subtypen ein onkologischer Vorteil für die Strahlentherapie gezeigt werden (Fitzal et al. 2015).

Nach Mastektomie bringt die Strahlentherapie insbesondere bei nodal-positiven Tumoren oder lokal fortgeschrittenen Tumoren einen onkologischen Vorteil.

Vor dem Hintergrund zunehmend effektiver Systemtherapien und der verbesserten Überlebensrate beim Mammakarzinom stellt die Sicherung der lokalen Tumorkontrolle ein wesentliches Therapieziel dar.

Grundlagen der Bestrahlungstechnik

Zum besseren Verständnis des Kapitels sollen einleitend die Grundlagen der Strahlentherapietechniken erläutert werden.

Die Behandlung erfolgt heutzutage standardmäßig als dreidimensionale CT-gestützte Strahlentherapie. In einem ersten Schritt wird hierzu ein Planungs-CT in Bestrahlungsposition durchgeführt. Auf dem dreidimensionalen Datensatz erfolgt die Konturierung des klinischen Zielvolumens (CTV). Das CTV umfasst das Drüsengewebe nach BET oder die Thoraxwand nach Mastektomie und die verschiedenen Lymphknotenstationen wenn notwendig (siehe ESTRO-Guideline, [Offersen et al. 2015]).

Bei Indikation zur Bestrahlung der Lymphabflusswege werden zusätzlich die infra- und supraklavikulären Lymphknotenregionen (Level III und IV), die Mammaria-Interna-Region und die axillären Level I und II in das Zielvolumen eingefasst. Die anatomischen Grenzen der CTVs sind in Konturierungsguidelines definiert. Diese sollten für eine standardisierte Definition der Zielvolumina herangezogen werden,

© Tumorzentrum München und Zuckschwerdt Verlag | DOI 10.4486/395.06

z. B. die der ESTRO (Offersen et al. 2016). Dennoch muss in jedem Fall zusätzlich zu den Guidelines auch die individuelle Anatomie und die onkologische Ausgangssituation (inklusive Vorbildgebung) bei der Konturierung des CTV berücksichtigt werden. Um eine adäquate Dosisabdeckung im Zielvolumen zu gewährleisten, wird das CTV gleichmäßig um 5–10 mm erweitert, um mögliche Planungs-, Lagerungs- und Bestrahlungsunsicherheiten zu kompensieren. Hieraus resultiert das eigentliche Planungszielvolumen (PTV).

physikalische Bestrahlungsplanung

Ziel der physikalischen Bestrahlungsplanung ist eine gleichmäßige Abdeckung des PTVs mit der verschriebenen Dosis unter maximaler Schonung der Risikoorgane. Für die Risikoorgane werden die hierzu zulässigen Dosishöchstgrenzen definiert. Als Orientierung für die Grenzwerte können unter anderem Empfehlungen des DEGRO-Expertenpanels herangezogen werden (Piroth et al. 2019). Entscheidender Vorteil der CT-gestützten 3D-Bestrahlungsplanung gegenüber früherer Bestrahlungstechniken ist die Möglichkeit, bereits vor der Behandlung die Dosis im Zielvolumen und in den Risikoorganen akkurat abschätzen zu können. Für ein optimales Ergebnis werden oft mehrere Bestrahlungspläne (teilweise mit verschiedenen Techniken) gerechnet und untereinander verglichen.

Nach BET (ohne Beteiligung der Lymphabflusswege) wird die Brust in der Regel über tangentiale Gegenfelder bestrahlt. Dies ermöglicht einen sehr steilen Dosisgradienten nach dorsal in Richtung des Herzens und der Lunge. Liegen jedoch Teile des Herzens innerhalb der Tangente (und somit im Bestrahlungsfeld), kann dies zu hohen Dosen in diesen Abschnitten führen. Durch den Einsatz von Bestrahlung in tiefer Inspiration (= DIBH: deep inspiration breath hold) kann in diesen Fällen, insbesondere bei linksseitiger Bestrahlung, durch einen größeren Abstand zwischen Zielvolumen und Herzen, eine deutlich bessere Schonung des Herzens erreicht werden.

Aufgrund der tangentialen Ausrichtung der Bestrahlungsfelder wird bei der 3D Strahlentherapie unweigerlich ein Teil der Axilla (Level I–II) mitbestrahlt, selbst wenn die Axilla kein Teil des eigentlichen klinischen Zielvolumens ist (siehe Abbildung 1). Das Ausmaß der inzidentellen Mitbestrahlung hängt von der Höhe der kranialen Feldgrenze und der Patientenanatomie ab. Insbesondere in früheren Studien ohne CT-Planung, wie z. B. der ACOSOG-Z0011-Studie, in welcher häufig „hohe Tangenten" zur Anwendung kamen, ist von einer erheblichen Dosisabdeckung in den axillären Levels I und II auszugehen.

Eine weitere Technik, welche sich insbesondere für die Bestrahlung von komplexeren Zielvolumina (Bestrahlung der Lymphabflusswege, simultan integrierter Boost) und bei anatomischen Besonderheiten (z. B. Trichterbrust) eignet, ist die intensitätsmodulierte Bestrahlung (IMRT) und deren Variante mit beweglichem, um die Patientin rotierendem Bestrahlungsarm, die Volumetric Arc Therapy (VMAT).

© Tumorzentrum München und Zuckschwerdt Verlag | DOI 10.4486/395.06

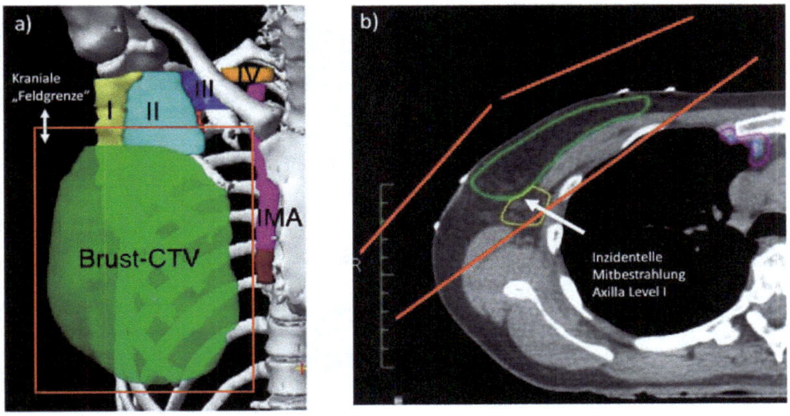

Abbildung 1 *Inzidentelle Strahlentherapie der Axilla bei der tangentialen 3D-Strahlentherapie der Restbrust a) In Abhängigkeit der kranialen Feldgrenze variiert der Anteil der Axilla, welcher inzidentell mitbestrahlt wird b) Schematische Darstellung der Feldgrenzen bei der tangentialen Strahlentherapie mit inzidenteller Teilbestrahlung von Level I. Grafiken modifiziert von W. Budach für AGO, modifiziert von Borm für TZM nach (Offersen et al. 2015)*

Vorteil dieser Techniken ist eine Anpassung der Dosisverteilung an den Tumor (= Konformität), welche durch eine Vielzahl an Einstrahlwinkeln und die Intensitätsmodulation erreicht werden kann. Aus der besseren Konformität kann wiederum eine Reduktion der Dosisbelastung in den Risikoorganen resultieren. Nachteil der modulierenden Technik ist ein größerer Niedrigdosisbereich, was möglicherweise das Risiko von Zweitmalignomen erhöht (Zhang et al. 2020). Die IMRT-Techniken können bei entsprechender technischer Ausstattung ebenso wie die tangentiale Strahlentherapie in tiefer Inspiration durchgeführt werden. Auch bei den komplexeren IMRT und VMAT-Techniken wird die Axilla (Level I und II) zu einem gewissen Grad mitbestrahlt, oft aber kommen dort niedrigere, therapeutisch nicht sicher wirksame Dosen an (Jo et al. 2020).
Wegen der ausgeprägten Variabilität der Dosis in der Axilla während der VMAT und der tangentialen Bestrahlung sollten, wenn eine Indikation zur Axilla-Bestrahlung besteht (siehe Kapitel Lymphabflussbestrahlung), zur Sicherstellung eines therapeutischen Effekts die entsprechenden Lymphknotenlevels I und II konturiert und in das klinische Zielvolumen eingefasst werden (Abbildung 2).

© Tumorzentrum München und Zuckschwerdt Verlag | DOI 10.4486/395.06

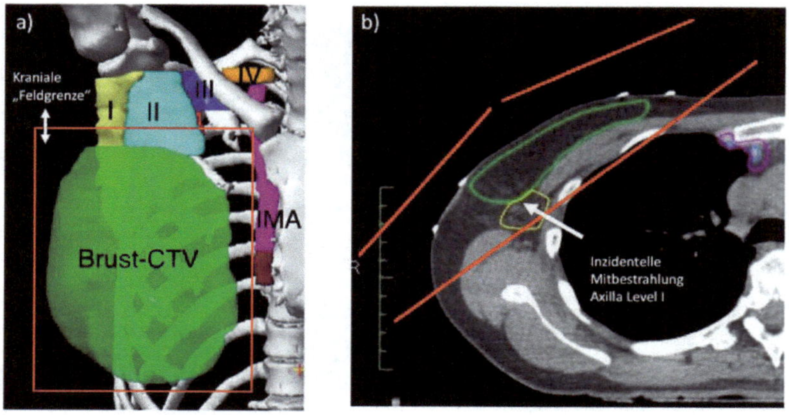

Abbildung 2 *Zielvolumendefinition unter Einschluss der Restbrust und der Lymphabflusswege inklusive Mammaria-Interna-Region und der Axilla Level I und II. Grafiken modifiziert von W. Budach für AGO, modifiziert von Borm für TZM nach (Offersen et al. 2015)*

Die moderne 3D-Zielvolumendefinition und computerbasierte Strahlentherapie ermöglicht eine sehr zielgenaue Dosisverteilung und maximale Schonung der Risikoorgane.

Strahlentherapie – DCIS

Vier große randomisierte Studien konnten nachweisen, dass eine adjuvante Strahlentherapie nach BET das Risiko für ein Lokalrezidiv um bis zu 50 % senkt (Rosner et al. 1980; Siegel et al. 2018; Raldow et al. 2016). Anders als beim invasiven Mammakarzinom konnte bislang kein Überlebensvorteil durch eine postoperative Radiatio nachgewiesen werden, weshalb die Entscheidung zur adjuvanten Strahlentherapie individuell getroffen werden sollte (Bodungen et al. 2016).
Insgesamt liegt die 20-Jahres-Brustkrebsmortalität nach einer SEER-Datenanalyse von Narod et al. aus dem Jahr 2015 für Patientinnen mit DCIS bei 3,3 %. Die Brustkrebsmortalität steigt zwar insgesamt bei Auftreten von invasiven Rezidiven, die 10-Jahres-Brustkrebsmortalität kann jedoch laut diesen Daten durch Senkung der Rezidivrate mit Strahlentherapie nicht verringert werden.
Eine aktuelle SEER-Datenbank-Analyse von 140.366 Patientinnen mit Erstdiagnose eines DCIS zeigt im Vergleich verschiedener Behandlungsarme (brusterhaltende Operation mit/ohne adjuvante Strahlentherapie oder Mastektomie ohne adjuvante Strahlentherapie) einen kleinen, aber signifikanten Überlebensvorteil nach 15 Jahren für die adjuvant bestrahlten brusterhaltend operierten Patientinnen (Giannakeas et al. 2018). Laut Withrow et al. ist dieser Vorteil jedoch mit einem erhöhten Risiko für Zweitmalignome verbunden (Withrow et al. 2017).
Sowohl die NSABP-B-17-Studie von 2011 (Wapnir et al. 2011) als auch die zuletzt publizierte 15-Jahres-Aktualisierung der randomisierten EORTC-Studie 10 853 von 2013 an über 1000 Patientinnen (Donker et al. 2013) zeigen eine ca. 50%ige Risikoreduktion für invasive und nichtinvasive Rezidive. Subgruppen, die nicht von der Strahlentherapie profitiert hatten, konnten nicht identifiziert werden. Selbst in der

© Tumorzentrum München und Zuckschwerdt Verlag | DOI 10.4486/395.06

Niedrigrisikogruppe (definiert mit Low- bis Intermediate-Risk-DCIS ≤ 2,5 cm und freien Resektionsrändern ≥ 3 mm) konnte in der randomisierten Studie NRG/RTOG 9804 bei medianem Follow-up von 13,9 Jahren die 15-Jahres-Lokalrezidivrate durch die Brustbestrahlung (WBI) von 15,1 % auf 7,1 % gesenkt werden (p = 0,0001) (McCormick et al. 2021).
Gegen die verbesserte lokale Kontrolle und Rezidivrisiko Reduktion müssen die Nebenwirkungen und die Nachteile der Strahlentherapie individuell abgewogen werden.
Nach Mastektomie bei DCIS ist eine Strahlentherapie in der Regel nicht indiziert (Childs et al. 2013). Ausnahmen können eine R1-Situation ohne Möglichkeit einer Nachresektion darstellen.

Technik und Dosierung der Strahlentherapie bei DCIS

Die hypofraktionierte Strahlentherapie mit einer Gesamtdosis von 40–42,5 Gy in 15–16 Fraktionen ist das Standardregime für die adjuvante Strahlentherapie bei DCIS. Alternativ kann eine normofraktionierte Strahlentherapie erfolgen. Randomisierte Studien konnten eine Gleichwertigkeit im Vergleich zur Normofraktionierung zeigen: Die dänische Studie DBCG HYPO Trial ist eine randomisierte Phase-III-Studie, an der insgesamt 246 Patientinnen mit DCIS teilnahmen. Die Autoren zeigten, dass das Lokalrezidivrisiko nach neun Jahren niedrig und die Nebenwirkungsraten der hypofraktionierten Bestrahlung ähnlich oder geringer als bei der konventionellen Bestrahlung waren (Partridge et al. 2008). Dies konnte in der randomisierten BIG 3–07/TROG 07.0 in einem größeren Kollektiv (n = 1608) bestätigt werden (Chua et al. 2022).

Boost

Bei höherem Rezidivrisiko (< 50 J. oder ≥ 50 J. und Diagnose durch Symptomatik, ≥ 15 mm, Multifokalität, tastbarer Tumor, Resektionsränder < 10 mm, G2/3, zentrale Nekrose, Komedo-Typ) kann ein Boost bei DCIS zur Verbesserung der lokalen Kontrolle unter Inkaufnahme einer erhöhten Toxizität durchgeführt werden.
Die Empfehlung beruht auf der BIG 3–07/TROG 07.01-Studie, welche untersuchte, ob ein Tumor-Betten-Boost nach einer brusterhaltenden Operation und einer Ganzbrustbestrahlung das lokale Rückfallrisiko bei Patientinnen mit „non-low risk" DCIS verringern kann. Nach 5 Jahren betrugen das FFS 92,7 % (95 % CI 90,6–94,4 %) in dem Arm ohne Boost und 97,1 % (95,6–98,1 %) im Boost-Arm (Hazard Ratio 0,47; 0,31–0,72; p < 0,001). Die Boost-Gruppe hatte jedoch höhere Raten an Brustschmerzen Grad ≥ 2 (10 % [8–12 %] vs. 14 % [12–17 %], p = 0,003) und Induration (6 % [5–8 %] vs. 14 % [11–16 %], p < 0,001).

Intervall zwischen Operation und Bestrahlung

Wie bei den invasiven Karzinomen sollte die Radiotherapie zügig nach der Operation begonnen werden. In einer retrospektiven Studie mit 1323 Patientinnen war die In-Brust-Lokalrezidivrate signifikant niedriger (p = 0,014), wenn die Radiotherapie ≤ 12 Wochen nach der Operation begonnen wurde (Shurell et al. 2018).

© Tumorzentrum München und Zuckschwerdt Verlag | DOI 10.4486/395.06

Strahlentherapie – invasives Mammakarzinom Strahlentherapie nach brusterhaltender Operation

Rationale der Radiotherapie

Im Rahmen der BET ist die anschließende Ganzbrustbestrahlung für die meisten Patientinnen obligat. Lediglich bei eingeschränkter Lebenserwartung und einem niedrigen Lokalrezidivrisiko kann nach individueller Beratung von einer Strahlentherapie abgesehen werden.

Auch wenn in verschiedenen Arbeiten nachgewiesen werden konnte, dass auch die medikamentöse Therapie zusätzlich in der Lage ist, die lokale Kontrolle zu verbessern, ist der Effekt der Strahlentherapie auf die lokale Kontrolle erheblich (Hughes et al. 2013). Laut Metaanalysen hat sich die Effektivität der Strahlentherapie hinsichtlich der lokalen Tumorkontrolle in den letzten Jahren noch deutlich verbessert. Acht von zehn möglichen Rezidiven, welche ohne Strahlentherapie auftreten würden, können durch eine Strahlentherapie verhindert werden (EBCTCG et al. 2011; Kunkler 2012; Hughes et al. 2013).

Verbesserung bei der lokalen Tumorkontrolle

Zahlreiche randomisierte Studien belegen mit höchster Evidenz eine Verbesserung bei der lokalen Tumorkontrolle durch die postoperative Strahlentherapie nach brusterhaltender Operation. Die Metaanalyse der Early Breast Cancer Trialists' Collaborative Group (EBCTCG) fasst die Ergebnisse von 17 randomisierten Studien mit 10.801 Patienten zusammen (EBCTCG et al. 2011). Neben einer Reduktion des lokoregionären Rückfallrisikos von 25,1 % auf 7,7 % nach 10 Jahren ergab die Metaanalyse auch eine Reduktion der krankheitsspezifischen Mortalität von (absolut) 3,3 % bei nodal-negativen und 8,5 % bei nodal-positiven Patienten nach 15 Jahren durch die adjuvante Strahlentherapie.

Reduktion der krankheitsspezifischen Mortalität

Die Radiotherapie der betroffenen Brustdrüse nach brusterhaltender Operation hat nach derzeitigem Wissensstand bei allen Subgruppen einen positiven Effekt auf die lokale Kontrolle. Weder tumorspezifische oder patientenbezogene Prognosefaktoren noch die adjuvante systemische Therapie haben einen eindeutigen Effekt auf den (relativen) onkologischen Vorteil, welcher aus der Strahlentherapie resultiert (Fischer et al. 2002; Holli et al. 2009; Killander et al. 2016; Liljegren et al. 1999). Mehrere Studien weisen darauf hin, dass Genexpressionstests prädiktiv für die lokoregionären Rezidivraten sind (Fitzal et al. 2015; Dong et al. 2019; Goodman et al. 2018). Die derzeitige Evidenz reicht jedoch nicht aus, um Genexpressionstests bereits in die Entscheidungsprozesse zur Strahlentherapie nach BET einzubeziehen. Gemäß aktuellen Studien senkt die Strahlentherapie vermutlich sowohl bei niedrigen als auch bei hohen Genexpressions-Scores signifikant die Lokalrezidivrate, ohne Anzeichen einer differenziellen therapeutischen Wirkung. Somit kann bei der Therapieentscheidung für die adjuvante Strahlentherapie nach BET nicht auf prädiktive Marker wie bei der Systemtherapie zurückgegriffen werden, da nach BET alle Patientinnen von einer Strahlentherapie profitieren (AGO 2023).

Adjuvante Strahlentherapie bei der älteren Patientin

Auf Grund des wahrscheinlich fehlenden Effekts auf das Gesamtüberleben bei älteren Patientinnen wird häufig diskutiert, ob oberhalb des 70. Lebensjahres ein Verzicht der Strahlentherapie oder eine Teilbrustbestrahlung statt Ganzbrustbestrahlung bei molekularen Subtypen mit niedrigem Rezidivrisiko möglich ist. Zum Thema „Verzicht auf Bestrahlung" liegen verschiedene teilweise randomisierte

© Tumorzentrum München und Zuckschwerdt Verlag | DOI 10.4486/395.06

Studien vor (Hughes et al. 2013; Kunkler 2012; Smith et al. 2013; Kunkler et al. 2023). In der Auswertung von Hughes et al. wurden bei Patientinnen mit einem frühen Brustkrebsleiden nach BET eine reine Tamoxifengabe und eine Tamoxifengabe kombiniert mit einer adjuvanten Strahlentherapie verglichen. Die Kombination zeigte eine hochsignifikante Lokalrezidivreduktion für die Gruppe der zusätzlich bestrahlten Patientinnen, was sich allerdings bei dem Kollektiv erhöhten Alters nicht auf das Überleben auswirkte. Ergebnisse einer populationsbezogenen Studie zeigen hingegen, dass der Verzicht auf Radiotherapie bei Patientinnen in höherem Lebensalter mit einer erhöhten Brustkrebssterblichkeit verbunden ist (Hancke et al. 2010). Die SEER-Datenbank-Analyse durch Smith et al. (Smith et al. 2013) hat ferner, neben der Senkung der Lokalrezidivrate, eine Verhinderung subsequenter Mastektomien durch die Strahlentherapie gezeigt. Die 2023 veröffentlichten Ergebnisse der PRIME-II-Studie zeigen eindrücklich, dass die Strahlentherapie bei > 65-jährigen Patientinnen (HR+ und antihormonelle Therapie) nach 10 Jahren deutlich das Rezidivrisiko senkt (9,5 % vs. 0,9 %)(Kunkler et al. 2023).
Gemäß der aktuellen AGO Leitlinie (2023) kann in individuellen Fällen bei einer Lebenserwartung von < 10 Jahre, endokriner adjuvanter Therapie und niedrigem Lokalrezidivrisiko von einer adjuvanten Strahlentherapie abgesehen werden (LoE 1a, +). Bei „gebrechlichen älteren" Patienten mit erheblichen Komorbiditäten und einer Lebenserwartung von < 5 Jahren nimmt der Empfehlungsgrad für den Verzicht auf eine Strahlentherapie in dem Niedrigrisikokollektiv zu (LoE 1a, ++). Der Verzicht einer Bestrahlung nach brusterhaltender Therapie sollte jedoch immer kritisch diskutiert werden, da mit der Hypofraktionierung (ggf auch mit der Ultrahypofraktionierung) und der Teilbrustbestrahlung eine wenig belastende Therapie vorliegt und wiederholte notwendige chirurgische Maßnahmen eine psychische und physische Belastung sowie Einschränkung der Lebensqualität darstellen.

Fraktionierung

hypofraktionierte Strahlentherapie

Die hypofraktionierte Strahlentherapie mit einer Gesamtdosis von 40–42,5 Gy in 15–16 Fraktionen ist das Standardregime für die adjuvante Strahlentherapie nach brusterhaltender Therapie, sofern keine Strahlentherapie der Lymphabflusswege erfolgt. Im Vergleich zur konventionellen Fraktionierung weist die Hypofraktionierung eine vergleichbare Lokalkontrolle bei verkürzter Behandlungszeit und reduzierter Toxizität auf.
Als wichtigste Grundlage für die Hypofraktionierung können die START-B-Studie und der Ontario Trial angeführt werden. Beide Studien wurden vor über 20 Jahren initiiert (Haviland et al. 2013; Whelan et al. 2010). In der START-B-Studie wurde die Hypofraktionierung mit 15 Fraktionen und einer Gesamtdosis von 40 Gy mit der konventionellen Fraktionierung von 50 Gy in 25 Fraktionen verglichen. In 42,6 % der Fälle wurde ein zusätzlicher Boost (10 Gy in 5 Fraktionen) appliziert. Nach 10 Jahren Follow-up wurde eine ipsilaterale Brustkrebsrezidivrate von 3,8 % (hypofraktioniert) vs. 5,2 % (normofraktioniert) verzeichnet. Im Ontario Trial wurde eine Gesamtdosis von 42,5 Gy in 16 Fraktionen ohne Boost appliziert. Die ipsilaterale Rezidivrate nach 10 Jahren war ähnlich (hypofraktioniert: 6,2 % vs. konventionell: 6,7 %). Hinsichtlich der Akut- und Spättoxizität konnte eine Reduktion der akuten Hauttoxizität durch die Hypofraktionierung gezeigt werden. Für die Langzeitnebenwirkungen konnte eine Reduktion der Hauttoxizität und vergleichbare Ergebnisse für die restlichen Risikoorgane verzeichnet werden. Im Jahr 2020 wurde

© Tumorzentrum München und Zuckschwerdt Verlag | DOI 10.4486/395.06

eine randomisierte Studie der DBCG publiziert, welche ebenfalls keine Unterlegenheit der Hypofraktionierung (40 Gy in 15 Fx +/- Boost) gegenüber der Normofraktionierung zeigte (Offersen et al. 2020). Als Besonderheit der Studie ist anzuführen, dass 13 % der Patientinnen ein DCIS hatten.

Im Jahr 2020 wurden die Ergebnisse des FAST-Forward Trial publiziert (Brunt et al. 2020a). Hier wurde eine Strahlentherapie mit 26 bzw. 27 Gy in 5 Fraktionen/Woche mit der hypofraktionierten adjuvanten Strahlentherapie über 3 Wochen (40 Gy in 15 Fraktionen) bei 4096 Patientinnen verglichen. Auch wenn für keinen der 3 Arme erhöhte Rezidivraten verzeichnet werden konnten, war die Spättoxizität nach 27 Gy in 5 Fraktionen deutlich höher als bei der moderaten Hypofraktionierung. Das mediane Follow-up betrug in dieser Studie 71,5 Monate. Eine kürzlich publizierte tiefergehende Analyse der Toxizitätsdaten offenbarte klinisch relevante Nachteile auch für 26 Gy, welche mit längeren Follow-up zunahmen (Krug et al. 2021). Daher sind laut DEGRO-Empfehlung längere Nachbeobachtungszeiträume als die vorliegenden 5-Jahres-Daten notwendig.

In der FAST-Studie (Brunt et al. 2020b) wurde anders als in der FAST-Forward-Studie nur eine Fraktion pro Woche appliziert. Eingeschlossen wurden insgesamt 915 Patientinnen, welche mit 30 oder 28,5 Gy in 5 Fraktionen/1 x pro Woche oder einer normofraktionierten Strahlentherapie über 5 Wochen behandelt wurden. Hinsichtlich der Kosmetik wurden für den 30-Gy-Arm nach 5 Jahren schlechtere kosmetische Ergebnisse beobachtet als bei der Normofraktionierung. Für den 28,5-Gy-Arm konnten keine signifikanten Unterschiede beobachtet werden. Die Lokalrezidivrate war in allen 3 Armen sehr niedrig, jedoch war die FAST-Studie für einen statistischen Vergleich nicht ausgelegt.

Aufgrund einer möglicherweise erhöhten Langzeittoxizität und der bisher nicht ausreichenden Datenlage wird die Ultra-Hypofraktionierung derzeit von der AGO nicht als äquivalente Therapieoption bewertet (+/-). Das individuelle Konzept wird immer unter Berücksichtigung aller relevanten Faktoren nach interdisziplinärer Diskussion im Tumorboard festgelegt.

Dosisaufsättigung des Tumorbettes

In-Brust-Rezidive häufig im Tumorbett

Intramammäre Rezidive (IBTR – In-Brust-Tumorrezidive) treten häufig (70–80 %) im Bereich des ursprünglichen Tumorbettes auf. Eine lokale Dosiserhöhung (Boost) in diesem Bereich kann die Lokalrezidivrate weiter senken. Der Boost kann perkutan mit Photonen oder Elektronen oder – relativ selten angewandt – mit Brachytherapie vorgenommen werden (Kindts et al. 2019).

Es liegen Daten aus zwei großen randomisierten Studien vor, welche eine Bestrahlung der gesamten Brust (Dosis 50 Gy) mit einer Bestrahlung der Brust mit anschließendem Boost (16 Gy bzw. 10 Gy in 2-Gy-Einzeldosen) verglichen. Beide Studien belegen signifikant (HR 0,65; $p < 0{,}0001$) den Nutzen der Boost-Bestrahlung für die lokale Kontrolle. In der randomisierten Lyoner Studie (Romestaing et al. 1997) betrug die Boost-Dosis 10 Gy (4x2,5 Gy), dabei zeigte sich nach 5 Jahren eine ipsilaterale Brustkrebsrezidivrate von 3,6 % mit Boost und 4,4 % ohne Boost ($p = 0{,}044$). Für die größere EORTC-Studie (n = 1616 Patienten), welche eine Boost-Dosis von 16 Gy (8 x 2,0 Gy) verwendete, konnte nach 10 Jahren Follow-up eine Reduktion der ipsilateralen Brustkrebsrezidive von absolut 10,2 % auf 6,4 % und nach 20 Jahren von 16,4 auf 12,0 % gezeigt werden (Bartelink et al. 2015).

Reduktion der ipsilateralen Brustkrebsrezidive nach 20 Jahren von 16,4 auf 12,0 %

© Tumorzentrum München und Zuckschwerdt Verlag | DOI 10.4486/395.06

Der positive Effekt der Boost-Bestrahlung auf die lokale Kontrolle konnte für alle Subgruppen gezeigt werden. Die relative Risikoreduktion ist in allen Subgruppen ähnlich. Da jedoch das Auftreten eines In-Brust-Tumorrezidivs altersabhängig ist, ist der absolute Vorteil bei jüngeren Patientinnen mit höherem Risiko größer als bei älteren Patientinnen mit Low-Risk-Tumoren.
Der eigentlich primäre Endpunkt der EORTC-Studie, nämlich das Overall Survival, blieb negativ, da sich kein signifikanter Unterschied zwischen den beiden Behandlungsarmen hinsichtlich des Überlebens zeigte (61,1 % ohne Boost vs. 59,7 % mit Boost; p = 0,323) (Vrieling et al. 2017). Die Rate an Spätfolgen in der EORTC-Studie war insgesamt gering. Die kumulative Rate schwerwiegender Fibrosen war jedoch nach 20 Jahren in der Boost-Gruppe signifikant erhöht (5,2 % vs. 1,8 %) und bei älteren Patientinnen stärker ausgeprägt als bei den Jüngeren.
Betrachtet man das Risiko-Nutzen-Verhältnis für alle Patientinnen, so profitieren am meisten junge Frauen < 40 Jahre von einer Boost-Bestrahlung. Im Allgemeinen ist zu sagen, dass die Boost-Bestrahlung bei allen Patientinnen < 50 Jahre oder bei Patientinnen > 50 Jahre bei gleichzeitigem Vorliegen von Risikofaktoren (G3, HER2-positiv, triple-negativ, > T1) indiziert werden sollte. Bei älteren Patientinnen ohne Risikofaktoren kann auf einen Boost verzichtet werden. Entsprechend des Beschlusses der Tumorkonferenz sollte der individuelle Nutzen im Einzelfall mit der Patientin diskutiert werden.

junge Frauen < 40 Jahre profitieren am meisten von einer Boost-Bestrahlung

Da es keinen direkten Vergleich zwischen der Boost-Dosis (10 Gy vs. 16 Gy) gibt, sollte eine individuelle Risikoabschätzung erfolgen. Die Lage des Tumors, die Tumorgröße sowie die Tumorbiologie sind bei der Entscheidung mit einzubeziehen. Die Standardfraktionierung für die Boost-Bestrahlung ist die konventionelle Fraktionierung mit einer Einzeldosis von 2 Gy. Eine Erhöhung der Boost-Dosis über 16 Gy wurde In der Young-Boost-Studie untersucht; hier wurden 2421 Patientinnen im Alter ≤ 50 Jahre randomisiert in einen Boost mit 16 vs. 26 Gy. Daten zu den In-Brust-Rezidiv-Raten liegen noch nicht vor, nur zu den kosmetischen Resultaten (Brouwers et al. 2018) mit signifikanter mehr Fibrosen in den 26-Gy-Arm.
Bei Patientinnen mit eindeutiger R1-Resektion konnte in der EORTC-Studie durch die Erhöhung der Boost-Dosis auf 26 Gy die Lokalrezidivrate nicht signifikant gesenkt werden (10-Jahres-IBTR bei 26 Gy vs. 10 Gy Boost-Dosis: 10,8 % vs. 17,5 %; HR 0,83; p > 0,1). Aus diesem Grund sollte bei einer R1-Resektion in jedem Fall eine Nachresektion angeboten werden (Poortmans et al. 2009).

Sequenzieller Boost vs. simultan integrierter Boost (SIB)

Die integrierte lokale Dosiserhöhung im Rahmen der konventionell fraktionierten Strahlentherapie verkürzt die Behandlungszeit, ermöglicht eine Schonung des Gewebes um das Boostvolumen und bietet dosimetrische und biologische Vorteile (Aly et al. 2016). Der SIB mit moderater Erhöhung der Dosis im Tumorbett (z. B. 2,1–2,25 Gy statt 2 Gy) ist in großen prospektiven (nichtrandomisierten) Studien untersucht und validiert worden (Bantema-Joppe et al. 2013). In einer ersten randomisierten non-inferiority-Studie mit einem (noch relativ kurzen) medianen Follow-up von 5,1 Jahren konnte jetzt auch belegt werden, dass die IMRT mit SIB hinsichtlich lokaler Kontrolle und kosmetischer Resultate nicht unterlegen war (Horner-Rieber et al. 2021).
Die Kombination von Hypofraktionierung und SIB bei Strahlentherapie der Brust wird derzeit in randomisierten Studien (z. B. RTOG 1005, HYPOSIB) getestet. Erste Ergebnisse einer Phase-II-Studie (HYPOSIB) ergaben keine Erhöhung der akuten

© Tumorzentrum München und Zuckschwerdt Verlag | DOI 10.4486/395.06

Toxizität (Krug et al. 2021). 2022 wurde auf der ASTRO die Ergebnisse der RTOG-1005-Studie vorgestellt. Nach einem Follow-Up von 7 Jahren konnte kein Unterschied in der ipsilateralen In-Brust Lokalrezidivrate, noch in der Toxizität verzeichnet werden. Die AGO empfiehlt basierend auf diesen Daten die Hypofraktionierung mit SIB in den aktuellen Leitlinien (+).
Unabhängig von der Boost-Technik sollte für eine präzise Definition des Boost-Volumens intraoperativ das Tumorbett mit Clips markiert werden.

PBI: Partial Breast Irradiation – partielle Brustbestrahlung

Teilbrustbestrahlungen ist eine Alternative zur Strahlentherapie der gesamten Brust (whole breast irradiation = WBI) bei Niedrigrisikopatientinnen.
Die Rationale für die Einführung einer partiellen Brustbestrahlung besteht darin, dass die Mehrzahl (70–85 %) der In-Brust-Rezidive nach brusterhaltender Operation in unmittelbarer Nähe des Primärtumors auftreten. Somit wird vermutet, dass es Patientinnen geben könnte, die durch eine Teilbrustbestrahlung allein ausreichend behandelt sind. Allerdings finden sich nach Holland et al. (Holland et al. 1985) in histologisch aufgearbeiteten Mastektomiepräparaten nach simulierter Tumorektomie noch in 42 % Tumorfoci in einem Sicherheitssaum von 2 cm, 17 % bei 3 cm und immerhin noch 10 % bei 4 cm (Holland et al. 1985). Diese etwas älteren Daten werden durch die Auswertung neuerer Studien unterstützt. In der 20-Jahres-Analyse der EORTC-Boost-Studie (Bartelink et al. 2015) fiel auf, dass 44 % der In-Brust-Rezidive in der Primärtumorregion auftraten; 8 % der Lokalrezidive bildeten sich im Narbenbereich. Diffus in der Brust auftretende Rezidive fand man in 11 %. Außerhalb des Primärtumorbettes, aber innerhalb der initial befallenen Brust, kam es in 28 % zum Rezidiv.

In-Brust-Rezidive in unmittelbarer Nähe des Primärtumors

Die Mindestanforderung für die Beurteilung von Teilbrustbestrahlungsstudien sollte auf 10–15 Jahre Follow-up angehoben werden, da die Lokalrezidivrate bei diesen „günstigen" Tumoren (natürlich in Abhängigkeit von Risikofaktoren) selbst nach 15 Jahren noch kein Plateau erreicht hat (Kreike et al. 2008) und auch in den EBCTCG-Daten die Rezidivkurven „ohne" versus „mit" Radiotherapie bis zum mindestens 10. postoperativen Jahr bei prognostisch günstigen Tumoren nicht parallel verlaufen. Außerdem lag in einer histopathologischen Studie von Gujral et al. (Gujral et al. 2011) die Rate an echten Zweittumoren nach 15 Jahren bei 1,9 % in der ipsilateralen Mamma, in der kontralateralen Mamma jedoch eindeutig höher, woraus sich der positive Effekt der Restbrustbestrahlung ableiten lässt.
Die AGO-Kriterien für die Teilbrust sind auf T1-, hormonrezeptorpositive Tumore mit nichtlobulärer Differenzierung ohne extensives DCIS begrenzt. Das Grading muss auf G1–2 begrenzt sein. Bei diesem Kollektiv scheinen zusammenfassend die bisher publizierten und nicht immer konkordanten Resultate bzgl. In-Brust-Rezidiven, Kosmetik und Toxizität nicht wesentlich zwischen WBI und APBI zu differieren.
Die Datenlage zur Teilbrustbestrahlung ist komplex, da unterschiedliche Techniken und Fraktionierungsschemata zur Verfügung stehen. Die lt. AGO bevorzugten Techniken sind interstitielle Multikatheter-Brachytherapie und die perkutane Teilbrustbestrahlung als hypofraktioniertes (15 x 2,67 Gy) Konzept. Laut Metaanalysen (Xiang et al. 2021) an 15.500 Patientinnen sind diese Techniken der EBRT bei Niedrigrisikopatientinnen gleichzusetzen.
Bei der intraoperativen Strahlentherapie wird während des operativen Eingriffs das Tumorbett direkt mit einer hohen Einzeitbestrahlung behandelt. Randomisier-

© Tumorzentrum München und Zuckschwerdt Verlag | DOI 10.4486/395.06

te Studien zu dieser Technik ergaben teilweise ein erhöhtes Lokalrezidivrisiko im Vergleich zur EBRT weshalb diese Technik nur bei Patientinnen > 70 Jahre und „niedrig-Risiko" Biologie (Luminal a/B) empfohlen werden kann.
Das Zielvolumen umfasst bei der APBI in der Regel das Tumorbett mit Sicherheitssäumen von 2–2,5 cm. Die resultierenden Zielvolumina sind deutlich kleiner als bei der Ganzbruststrahlentherapie und ermöglichen eine bessere Schonung der Risikoorgane, was für ältere Patientinnen mit Niedrig-Risiko-Konstellation und ungünstiger Anatomie ein entscheidender Vorteil sein kann.
Techniken der postoperativen Teilbrustbestrahlung:

1. Die Brachytherapie, in Europa praktisch nur in interstitieller Multikatheter-Technik, bei der in einem 2. Eingriff nach der Tumorentfernung mehrere Katheter in das ehemalige Tumorbett eingesetzt werden und die Strahlentherapie in verschiedenen Varianten (z. B. 2-mal täglich, Behandlung über etwa 1 Woche) appliziert wird. In der Non-inferiority-Studie der GEC-ESTRO wurde die postoperative APBI mit Multikatheter-Afterloading bei 655 Patientinnen mit Niedrig-Risiko-Mammakarzinom mit der WBI (n = 673) untersucht (Strnad et al. 2023). Bei einem medianen Follow-up von 10 Jahren ergab sich mit APBI eine Lokalrezidivrate von 3,5 % vs. 1,6 % mit WBI (p = 0,42). Die Häufigkeit von Grad 3 Toxizität war bei der ABPI deutlich niedriger.
2. Die Teilbrustbestrahlung als perkutane Bestrahlung 3D-geplant oder als IMRT (intensitätsmodulierte Radiotherapie). Eine randomisierte Studie aus Florenz (Livi et al. 2015; Meattini et al. 2020) mit IMRT-ABPT (30 Gy in 5 Fraktionen) erbrachte im Vergleich zur WBI keine signifikant unterschiedliche Rate hinsichtlich Lokalrezidiv-und Gesamtüberlebensraten nach 10 Jahren. Die akut und chronische Toxizität war im ABPT signifikant niedriger. Die britische IMPORT-LOW-Studie randomisierte > 50 Jahre alte pT1–2G1–3pN0–1 Patientinnen zwischen WBI (40 Gy/15 Fr.), 36 Gy WBI+40 Gy PBI und 40 Gy PBI. Bei einem medianen Follow-up von 72 Monaten ergab sich eine Noninferiorität der PBI-Gruppen vs. WBI mit p = 0,03 bzw. 0,016 bei günstigeren kosmetischen Resultaten in den PBI-Gruppen (Bhattacharya et al. 2019). Diese Ergebnisse konnten in einer dänischen Studie mit 865 Patientinnen aus dem Jahr 2022 bestätigt werden (Offersen et al. 2022).

Strahlentherapie nach modifiziert radikaler Mastektomie (PMRT)

Bei günstiger Risikokonstellation kann auf eine adjuvante Strahlentherapie der Brustwand und der Lymphabflusswege nach Mastektomie verzichtet werden. In Situationen mit erhöhtem Risiko eines lokoregionären Rezidivs ist jedoch eine Strahlentherapie indiziert (s. u.). Wie auch bei der brusterhaltenden Therapie hat die Bestrahlung in diesen Fällen einen positiven Einfluss auf die lokoregionäre Tumorkontrolle und das tumorspezifische Überleben sowie das Gesamtüberleben (EBCTCG et al. 2014; Corradini et al. 2017). 2022 wurden die 30 Jahresdaten der DBCG-Studie (Overgaard et al. 2020) präsentiert. Lokoregionäre Rezidive konnten durch die adjuvante Strahlentherapie bei Patientinnen nach Mastektomie im Stadium II oder III von 37 % auf 9 % reduziert werden. Es ergab sich in dieser Studie auch nach 30 Jahren keine erhöhte Rate an kardiovaskulären Ereignissen in der Gruppe, die eine Strahlentherapie erhielt.

in Situationen mit erhöhtem Risiko hat Bestrahlung einen positiven Einfluss

© Tumorzentrum München und Zuckschwerdt Verlag | DOI 10.4486/395.06

Gemäß der aktuellen AGO-Empfehlung (AGO Recommendations 2021) wird bei mehr als 3 positiven Lymphknoten, einem T4-Tumor oder wenn eine R0-Resektion nicht erreicht werden kann, die adjuvante Strahlentherapie mit dem Empfehlungsgrad ++ und einer LoE von 1a befürwortet. Im Falle von 1–3 positiven Lymphknoten oder einem T3-Tumor richtet sich die Entscheidung für eine adjuvante Strahlentherapie nach Risikofaktoren wie Alter, Hormonrezeptorstatus, HER2-Rezeptorstatus, Tumorgröße und Grading. Bei hohem Risiko sollte die adjuvante Strahlentherapie erfolgen. Eine Metaanalyse aus dem Jahr 2017 (Shaikh et al. 2017) konnte zeigen, dass bei Patienten mit T3N0-Tumor die Lokalrezidivrate nach Mastektomie von 12,4 % auf 3,3 % gesenkt werden kann. Der momentan noch laufende randomisierte Supremo-Trial untersucht die Rolle der Strahlentherapie bei intermediärem Risiko. Hier werden weitere wichtige Erkenntnisse für dieses Patientenkollektiv erwartet. Eine im Jahr 2020 im JAMA veröffentlichte Arbeit (Woodward et al. 2020) deutet darauf hin, dass bei Patientinnen mit 1–3 positiven Lymphknoten nach Mastektomie der Recurrence Score (21-gene assay) ein wichtiger Prädiktor für das Lokalrezidivrisiko ist und möglicherweise bei der Entscheidung zusätzlich herangezogen werden kann.

Bestrahlung der Brustwand

Besteht eine Indikation zur Bestrahlung der Lymphabflusswege, sollte generell auch die Bestrahlung der Brustwand erfolgen. Bezüglich der Lymphknotenbestrahlung gelten im Wesentlichen die gleichen Grundsätze wie bei brusterhaltendem Vorgehen.

Seit diesem Jahr ist die Hypofraktionierung lt. AGO auch bei der PMRT die bevorzugte Fraktionierung. Eine randomisierte Studie mit n = 820 Patienten und einem medianen Follow-up von 52 Monaten (Wang et al. 2019) zeigte keinen Unterschied im Vergleich zur Normofraktionierung. Eine Metaanalyse von 25 Studien mit 3871 Patientinnen zu dem Thema kommt ebenfalls zu dem Schluss, dass sich aus bisherigen Studien keine Unterlegenheit der Hypofraktionierung ableiten lässt (Liu et al. 2020).

Eine Boost-Bestrahlung der Thoraxwand hat keinen Einfluss auf das brustskrebspezifische- und Gesamtüberleben und sollte nur bei einer nachgewiesenen R1- oder R2-Situation ohne Möglichkeit einer Nachresektion erfolgen (z. B. bis kumulativ 60 Gy) (Mayadev et al. 2014). Aufgrund des Dosisaufbaueffekts in der Haut wird bei der PMRT der Einsatz eines Bolus (Verwendung von gewebeäquivalentem Material zur Modulation der Hautdosis) immer wieder diskutiert. Eine retrospektive Studie aus dem Jahr 2021 mit 1891 Patientinnen zeigt, dass die Verwendung eines Bolus keinen Einfluss auf die lokale Langzeitkontrolle nach Mastektomie und RT hat (Nichol et al. 2021), wenn kein Hautbefall vorliegt und die Patientinnen eine systemische Therapie erhalten.

Strahlentherapie nach Rekonstruktion

Für einen großen Anteil der Frauen mit Mastektomie ist die Rekonstruktion ein integraler Bestandteil des Behandlungskonzeptes. Es bestehen jedoch im Zusammenhang mit der Strahlentherapie erhebliche Unsicherheiten und über die Art und den Zeitpunkt der Rekonstruktion. Im Vordergrund sollte das onkologische Gesamtkonzept der Therapie stehen. Durch aufwendige plastische Operationen darf der Beginn einer notwendigen Strahlen- oder Chemotherapie nicht gefährdet werden. Die veröffentlichten Daten zur Strahlentherapie und zu rekonstruktiven Verfahren nach Mastektomie umfassen eine sehr heterogene Population (bezo-

© Tumorzentrum München und Zuckschwerdt Verlag | DOI 10.4486/395.06

gen auf Prognosefaktoren, chirurgische Verfahren, Strahlentherapietechniken und -dosierungen). Sie sind überwiegend retrospektiv gewonnen und umfassen meist kleine Fallzahlen. Der Grad der Evidenz muss deshalb als niedrig bewertet werden (Adesiyun et al. 2011; Ho et al. 2012a; Ho et al. 2012b).

Die kosmetischen Ergebnisse nach rekonstruktiven Verfahren können durch eine Strahlentherapie beeinträchtigt werden. Es ist mit einer erhöhten Komplikationsrate (z. B. Kapselretraktion) zu rechnen, welche Revisionsoperationen und somit eine Reduktion der Kosmetik und der Patientenzufriedenheit mit sich bringen.

kosmetische Ergebnisse können durch eine Bestrahlung beeinträchtigt werden

In der Literatur existieren unterschiedliche Einschätzungen bezüglich der Spätkomplikationen in Abhängigkeit von Rekonstruktionsverfahren, Strahlentherapietechnik und Zielvolumendefinition sowie von individuellen Patientencharakteristika (u. a. Rauchen, Adipositas, Alter) (Berry et al. 2010; Cowen et al. 2010).

Wenn der Wunsch nach einer Brustrekonstruktion besteht, sollte hierzu eine präoperative interdisziplinäre Diskussion bzw. Besprechung des Gesamtkonzeptes erfolgen. Zur Entscheidungsfindung sollte auf potenzielle Schwierigkeiten einer Strahlentherapie bei Implantat-Rekonstruktion insbesondere im Hinblick auf das kosmetische Ergebnis hingewiesen werden.

Strahlentherapie der regionären Lymphknoten

Rationale für die Bestrahlung der Lymphabflusswege (regional nodal irradiation = RNI) ist eine Eradikation von residualen mikroskopischen Tumorzellen nach Chemotherapie und Resektion. Neben einer Reduktion von regionären Rezidiven beeinflusst die Bestrahlung der Lymphabflusswege auch das krankheitsspezifische Überleben und die Fernmetastasierungsrate. Der genaue Pathomechanismus hierfür ist nicht geklärt. Diskutiert werden immunologische Effekte und die Prävention einer Tumoraussaat durch die Strahlentherapie (Lauber et al. 2012; Frey et al. 2012).

Eradikation von residualen mikroskopischen Tumorzellen

Die regionären Lymphabflusswege lassen sich in die axillären, die supraklavikulären sowie die parasternale (Mammaria Interna) Lymphknotenregionen einteilen. Die axillären Lymphknoten lassen sich zusätzlich in Abhängigkeit der Lagebeziehung zum M. pectoralis minor noch in die Level I–III unterteilen. Synonym für Level III wird auch oft von der infraklavikulären Lymphabflussregion gesprochen. Die Einteilung der Lymphabflusswege ist für die Strahlentherapie relevant, da das Zielvolumen je nach Indikation variiert.

Da historisch die axillären Lymphknotenstationen regelhaft ausgedehnt dissiziert wurden, fokussierten sich die großen randomisierten Studien, die den Nutzen der Strahlentherapie untersuchten, auf die Supra-/infraklaviculäre und die Mammaria-Interna-Region. Durch die Deeskalation der operativen Therapie der Axilla hat in den letzten Jahren die Strahlentherapie der Axilla jedoch deutlich an Stellenwert gewonnen.

Die Lymphabflussbestrahlung führt zu einer erhöhten Dosis in den umliegenden Geweben (insbesondere Lunge und Herz) im Vergleich zur Strahlentherapie ohne Lymphabflusswege. Moderne Techniken in der Strahlentherapie (VMAT, IGRT, DIBH) ermöglichen jedoch selbst bei gleichzeitiger Bestrahlung der Mammaria Interna eine sehr gute Schonung des Normalgewebes. In den randomisierten RNI-Studien konnte eine nur geringfügig erhöhte Rate der Grad I–II Pneumonitiden verzeichnet werden. Eine Erhöhung der Lymphödemrate durch die Strahlentherapie (+ 4 %: Grad II und III) wurde nur in der MA.20-Studie beobachtet, bei welcher

sehr gute Schonung des Normalgewebes

© Tumorzentrum München und Zuckschwerdt Verlag | DOI 10.4486/395.06

auch einen großen Teil des axillären Lymphabflusses in das Zielvolumen miteingefasst wurde. Eine im JCO publizierte prospektive Studie (Naoum et al. 2020) zeigt, dass der entscheidende Faktor für die Entstehung eines Lymphödems die Art der OP ist (Axilladissektion vs snLK). Die zusätzliche Strahlentherapie erhöht das Lymphödemrisiko im Vergleich hierzu nur moderat. Die Lymphödemraten nach 5 Jahren waren 30,1 % (ALND + RNI), 24,9 % (ALND only), 10,7 % (SLND + RNI) und 8,0 % (SLND only).

konventionelle Fraktionierung

Die Bestrahlung der Lymphabflusswege erfolgt typischerweise in konventioneller Fraktionierung (5 x wöchentlich 1,8–2,0 Gy, Gesamtdosis 50 Gy), da die meisten randomisierten Studien zur LAW-Bestrahlung mit diesen Schemata durchgeführt wurden. In der aktuellen AGO Empfehlung wird die Hypofraktionierung als + Empfehlung aufgeführt, was den zunehmenden Stellenwert dieser Fraktionierung auch bei der LAW-RTx zeigt (Wang et al. 2019).

Supra-/infraklavikuläre Lymphknoten

die häufigsten regionären Rezidive liegen im Bereich des supraklavikulären Lymphabflussgebietes

Die häufigsten regionären Rezidive ohne Strahlentherapie treten im Bereich des supraklavikulären Lymphabflussgebietes auf. In retrospektiven Studien liegt die Quote je nach Grading und axillärem Lymphknotenbefall zwischen 0,8 % und 17,8 %. Als Risikofaktoren gelten extrakapsulärer axillärer Lymphknotenbefall (ECE+), lymphovaskuläre Invasion (L1) und Befall der Level II und III (Sautter-Bihl et al. 2014).

Supraclavikuläre Lymphknotenrezidive können z. B. wegen potenzieller Infiltration des Plexus brachialis und der problematischen operativen, radiotherapeutischen und systemischen Therapiemöglichkeiten für die Patientinnen sehr belastend sein. Die 10-Jahres-OS-Rate beträgt nach Auftreten dieser Rezidive nur ca. 20 % (www.tumorregister-muenchen.de). Diese Rezidive sollten aus oben genannten Gründen möglichst verhindert werden.

Eine randomisierte Studie zum Wert der isolierten radioonkologischen Therapie des supraklavikulären Lymphabflussgebietes (zusätzlich zur Ganzbrust- oder Thoraxwandbestrahlung) existiert nicht. Stattdessen wurden in den randomisierten Studien zusätzliche Lymphknotenregionen (insbesondere infraklavikulär und Mammaria-Interna-Region) in das Zielvolumen eingeschlossen (Budach et al. 2013).

Bestrahlung obligatorisch bei > 3 axillären LK-Metastasen oder bei Vorliegen von mikroskopischen Lymphknotenmetastasen in der supra-/infraklavikulären Lymphknoten-Region

Entsprechend der AGO-Leitlinien 2023 kann die Bestrahlung des supraklavikulären Lymphabflussgebietes für Patientinnen mit > 3 axillären LK-Metastasen oder bei Vorliegen von makroskopischen Lymphknotenmetastasen in der supra-/infraklavikulären Lymphknoten-Region als obligatorisch gesehen werden.

Für Patientinnen mit 1–3 axillären LK-Metastasen ist die Therapie als empfehlenswert zu sehen, wenn zusätzliche Risikofaktoren vorliegen (prämenopausal, zentral oder medialer Sitz, Hormonrezeptor negativ, G2–3). Wichtig ist hierbei zu beachten, dass Mikrometastasen als pN0 zu werten sind.

Mammaria-Interna-Lymphknoten

Die Mammaria-Interna-Region stellt den medialen Anteil des regionären Lymphabflusssystems dar. Lymphszintigrafiestudien konnten zeigen, dass bei 30 % der medialen Tumoren und 15 % der lateralen Tumoren die primäre Drainage über die Mammaria-Interna-Region erfolgt. Im Falle eines medialen Tumors mit positiven axillären Lymphknotenmetastasen muss mit einer Beteiligung der Mammaria -Interna-Lymphknoten von 44–65 % gerechnet werden. Bei lateralen Tumoren mit

© Tumorzentrum München und Zuckschwerdt Verlag | DOI 10.4486/395.06

negativen axillären Lymphknoten liegt die Rate an positiven Lymphknoten immer noch bei 4–13 %. Dies geht auf ältere Studien zurück, in denen ein chirurgisches Assessment der Mammaria-Interna-Region durchgeführt wurde (Chen et al. 2008; Wang et al. 2018).
Die Strahlentherapie spielt eine wichtige Rolle bei der Behandlung von mikroskopischen und makroskopischen Metastasen in der Mammaria-Interna-Region, da diese im Rahmen einer Operation nicht behandelt werden.
Während eine ältere randomisierte Studie keinen signifikanten onklogischen Vorteil für die Bestrahlung der Mammaria-Interna-Region zeigen konnte, weist eine aktuelle randomisierte Studie aus Korea, welche moderne Techniken verwendete, auf ein signifikant besseres krankenheitsspezifisches Überleben für Patientinnen mit medialem und zentralem Tumorsitz hin. Dies ist besonders relevant, da in der Studie fast alle Patientinnen eine taxanbasierte Chemotherapie erhielten. Eine Erhöhung der Toxizität konnte nicht verzeichnet werden. Der Stellenwert der Mammaria-Interna-Bestrahlung wird außerdem aus einer Dänischen Kohorten-Studie (Thorsen et al. 2016) und einer Netzwerk-Metanalyse (Haussmann et al. 2019) ersichtlich, die zeigen konnten, dass hieraus ein Überlebensvorteil resultiert.
In den Leitlinien richten sich die Empfehlungen für eine Bestrahlung der Mammaria-Interna-Lymphknoten nach dem Tumorsitz (zentral oder medial) und dem Hormonrezeptorstatus (HR neg.) Außerdem ist eine Bestrahlung der Mammaria-Interna-Region immer bei nachgewiesenem Befall der Mammaria-Interna-Lymphknoten indiziert. Aufgrund der nahen Lage zum Herzen sieht die AGO eine Strahlentherapie der Lymphabflusswege bei erhöhtem kardialem Risiko oder Gabe von Trastuzumab kritisch (LoE 2b, Empfehlungsgrad --). Eine Vorabplanung kann in diesen Fällen die tatsächliche Dosis in den Risikoorganen quantifizieren und bei der Entscheidung hilfreich sein.

Axilläre Lymphknoten

Die Bestrahlung der Axilla (Level I und II) nimmt eine Sonderstellung ein, da dieser Bereich des Lymphabflusssystems in den Studien zur Lymphabflussbestrahlung in der Regel mit einer axillären Lymphknotendissektion behandelt wurde und nicht immer Teil des Zielvolumens war. Die Rolle der Strahlentherapie der Axilla im Rahmen der chirurgischen Deeskalation der Axilla (sentinel lymph node dissection = SLND oder targeted axillary dissection = TAD) wird im Kapitel „axilläre Lymphknoten" diskutiert.
Obwohl die Rate an histologisch gesicherten axillären Lymphknotenmetastasen in der Primärsituation durchschnittlich ca. 30 % beträgt, treten nach erfolgter Therapie insgesamt nur wenige klinisch manifeste axilläre Rezidive auf. Die 10-Jahreswerte der AMAROS-Studie, welche 2018 in San Antonio (Rutgers et al. 2019) vorgestellt wurden, zeigen eine axilläre Rezidivrate von 1,8 % nach Strahlentherapie der Axilla und 0,93 % nach Axilladissektion. *AMAROS-Studie*
Nach einer SLND mit positivem Lymphknotenbefall richtet sich die weitere axilläre Therapie nach den ACOSOG-Z0011-Kriterien (< T3, keine palpablen LK, R0, 1–2 befallene SN, kein extrakapsuläres Wachstum, keine NACT) (Giuliano et al. 2017). Wenn diese erfüllt sind, kann gemäß den Studienergebnissen des Z0011 Trials auf eine ergänzende ALND verzichtet werden. Die ACOSOG-Studie, deren primärer Endpunkt das Gesamtüberleben war, ist eine Nichtunterlegenheitsstudie (keine Verschlechterung des 5-Jahres-Gesamtüberlebens) ohne Axilladissektion bei 1–2 positiven axillären Sentinellymphknoten, verglichen mit Axilladissektion. Diese

© Tumorzentrum München und Zuckschwerdt Verlag | DOI 10.4486/395.06

Daten wurden auch durch die Ergebnisse der weitgehend identisch angelegten randomisierten IBCSG-23–01-Studie mit einem medianen Follow-up von 9,7 Jahren bestätigt (Galimberti et al. 2018). Da ein relevanter Teil der Patienten in der Z0011 Studie mit einer hohen Tangente bestrahlt wurde, wird angenommen, dass die „inzidentelle" Mitbestrahlung der Axilla entscheidend zu den guten Ergebnissen beigetragen hat (Jagsi et al. 2014). Aus diesem Grund wird in der aktuellen AGO-Leitlinie (2021) der Einschluss der axillären Level 1+2 bei positiver SLNB und Erfüllung der Z0011-Kriterien empfohlen.
Treffen die ACOSOG Z0011 Kriterien nicht zu oder sind > 2 SLN befallen, sollte eine ALND oder einer Strahlentherapie der Axilla analog der AMAROS-Studie erfolgen (Giuliano et al. 2017). In der AMAROS-Studie wurden im Strahlentherapie-Arm (Straver et al. 2010) alle 3 axillären Lymphknoten-Level und die mediale supraklavikuläre Fossa in das Zielvolumen eingeschlossen. Die Bestrahlung des axillären Lymphabflussweges führte in der AMAROS-Studie zu deutlich weniger Lymphödemen als die ALND (11 % vs. 23 %), was die oben genannte Annahme stützt, dass insbesondere das Ausmaß der OP für die Entstehung des Lymphödems relevant ist. Eine Strahlentherapie der Axilla ist zudem gemäß der aktuellen AGO-Leitlinie (2021) indiziert bei makroskopischen Residuen (R2) nach erfolgter axillärer ALND oder SLND.

Indikation zur Radiotherapie nach primär systemischer Therapie (PST)

Die histopathologisch nachgewiesene komplette Remission nach neoadjuvanter Therapie ist ein starker Prognosefaktor unabhängig von der primären Tumorbiologie. Aus diesem Grund wird diskutiert, ob das Ansprechen auf eine neoadjuvante Therapie bei der Indikationsstellung der adjuvanten Therapie berücksichtigt werden soll. Da bisher zu dem Thema randomisierten Daten fehlen, wird die Indikation zur adjuvanten Strahlentherapie in der Regel weiterhin anhand des Ausgangsbefundes vor Einleitung einer PST gestellt und ist unabhängig vom klinischen oder histopathologischen Ansprechen auf die PST (AGO Recommendations 2021). Die aktuelle S3-Leitlinie empfiehlt jedoch, dass bei kompletter Remission die Indikation im interdisziplinären Tumorboard abhängig vom Risikoprofil festgelegt werden soll. Eine Ausnahme stellen inflammatorische Mammakarzinome dar, welche grundsätzlich einer PMRT zugeführt werden sollten.
Die Ergebnisse der ALLIANCE A011202 und der NSABP-B-51, welche den Stellenwert der Lymphabflussbestrahlung nach neoadjuvanter Therapie untersuchen, stehen derzeit noch aus.
Für eine exakte Bestrahlungsplanung und Indikationsstellung ist es insbesondere nach PST unerlässlich, dass der Strahlentherapeut detaillierte Angaben zum Lymphknotenstatus (wenn möglich mit Angabe des Levels) und zur Tumorlokalisation vor PST erhält. Eine intraoperative Clipmarkierung des Tumorbettes ist für die Planung der Dosiserhöhung im Tumorbett hilfreich (Penninkhof et al. 2009).
Hinsichtlich der Bestrahlung der Lymphabflusswege nach PST empfiehlt die aktuelle AGO-(2023)-Leitlinie, dass sowohl der Lymphknotenstatus vor und nach der neoadjuvanten Chemotherapie berücksichtigt werden sollte. Als relevantes Beispiel kann ein initial positiver Lymphknotenbefall und ein ypN0-Befund in einer SLND oder einer TAD nach NACT angeführt werden. In diesem Fall erhält die Bestrahlung der Axilla lediglich den Empfehlungsgrad „+/-„ und die Bestrahlung der

© Tumorzentrum München und Zuckschwerdt Verlag | DOI 10.4486/395.06

Supra-/Infraklavikulären und Mammaria-Interna-Lymphknoten sollte Risikofällen vorbehalten sein.

Zeitliche Abstimmung zwischen Operation, Strahlentherapie und adjuvanter systemischer Therapie

4–8 Wochen nach der Operation

Üblicherweise sollte, sofern keine systemische Therapie notwendig ist, die Radiotherapie ca. 4–8 Wochen nach der Operation beginnen. In einem systematischen Überblick von 42 retrospektiven Studien zeigte sich eine weitgehend gesicherte Tendenz zur erhöhten Lokalrezidivrate, wenn die Bestrahlung verspätet nach der Operation oder nach Abschluss der adjuvanten Chemotherapie begonnen wird. Huang et al. 2003; Hebert-Croteau et al. 2004 konnten trotz erhöhter Lokalrezidivrate keinen Einfluss auf das Gesamtüberleben nachweisen, wenn mit der Bestrahlung 12 Wochen gewartet wurde. Eine retrospektive Analyse mit einem medianen Follow-up von 17,4 Jahren zeigte ebenfalls, dass ein Intervall von bis zu 16 Wochen zwischen brusterhaltender Operation und Beginn der adjuvanten Radiotherapie bei frühen, nodal-negativen Stadien (pT1–3 pN0) ohne adjuvante Systemtherapie keinen signifikanten Einfluss auf die Lokalrezidivrate oder das Überleben hat (Vujovic et al. 2015). Da ein verzögerter Beginn der Strahlentherapie (Zeitintervall 8–16 Wochen nach OP) daher möglicherweise nicht nachteilig ist, kann bei Vorliegen einer Wundheilungsstörung, eines ausgedehnten Hämatoms oder Seroms der Bestrahlungsbeginn in Einzelfällen verzögert werden, weil sonst häufiger ungünstige kosmetische und Spätresultate auftreten. Im Falle einer adjuvanten Chemotherapie sollte die Strahlentherapie im Regelfall innerhalb von 2–4 Wochen nach Abschluss der Chemotherapie beginnen, ein entsprechender klinischer Zustand vorausgesetzt. Der Cochrane-Review von Hickey et al. (Hickey et al. 2006) konnte bei der Auswertung von 3 randomisierten Studien mit 853 Patientinnen, die eine Chemotherapie erhielten, jedoch keinen negativen Einfluss des Intervalls zwischen Chemotherapie und Strahlentherapie auf das Gesamtüberleben bzw. rezidivfreie Überleben erkennen, solange die Strahlentherapie in einem Zeitraum von maximal 7 Monaten postoperativ durchgeführt worden war. Die Chemotherapie sollte in der Regel vor der Strahlentherapie gegeben werden, obwohl die Sequenz scheinbar keinen Einfluss auf die lokale Kontrolle, das Fernmetastasierungsrisiko und das Gesamtüberleben (Bellon et al. 2005) hat.

2–4 Wochen nach Abschluss der Chemotherapie

Als zunehmend relevant anzusehen ist die Kombination der Strahlentherapie mit der postneoadjuvanten Therapie (z. B. T-DM1, Capecitabine, Olaparib, Abemaciclib, Pembrolizumab). Während TDM-1 und Pembrolizumab in den randomisierten Studien auch parallel zur Strahlentherapie zugelassen waren, wurden Capecitabine, Olaparib und CDK4/6-Inhibitoren meist sequenziell verabreicht. Dennoch bedarf es für eine optimalen Therapie stets der interdisziplinären Absprache. Eine Übersicht über die Kombination der Strahlentherapie mit einer Systemtherapie mit Capecitabine und T-DM1 ist einem Review der DEGRO Organgruppe zu entnehmen (Piroth et al.2021).

Tamoxifen und Radiotherapie simultan

Tamoxifen und eine Radiotherapie können simultan appliziert werden. In der randomisierten CO-HO-RT-Studie lag nach einem medianen Follow-up von 26 Monaten die Quote an Grad-II- und -III-Hautreaktionen sowie an subkutanen Fibrosen bei simultaner Letrozol-/Radiotherapie nicht wesentlich höher als bei der sequenziellen Therapie (Azria et al. 2010). Auswertungen zur simultanen Anwendung von Trastuzumab und Strahlentherapie zeigten keine Zunahme der akuten Nebenwir-

© Tumorzentrum München und Zuckschwerdt Verlag | DOI 10.4486/395.06

kungen (v. a. Kardiotoxizität und Hautreaktionen) (Halyard et al. 2009). Dennoch sollte bei der Bestrahlung auf eine optimale Herzschonung geachtet und eine simultane Gabe bei Mitbestrahlung der Mammaria-Interna-Lymphknoten interdisziplinär abgewogen werden. Die aktuelle AGO-Leitline (AGO Recommendations 2021) sieht weder eine simultane Gabe von Tamoxifen (LoE 2b, +) , Aromatasehemmern (LoE 2b, +) noch die Gabe von Trastuzumab (LoE 1a, ++) während der Strahlentherapie als problematisch an.
Eine Übersicht der Empfehlungen zu diesem Thema ist der aktuellen AGO-Leitlinie zu entnehmen.

Akut- und Spätnebenwirkungen der Strahlentherapie

Akutnebenwirkungen sehr moderat

Die Akutnebenwirkungen sind aufgrund moderner Bestrahlungstechniken und Zielvolumenkonzepten sehr moderat (v. a. leichtgradige bis mäßige Hautrötung und -trockenheit, selten oberflächliche Epitheliolysen). Auch die Hypofraktionierung trägt nachweislich zu einer Reduktion der Hauttoxizität im Vergleich zur Normofraktionierung bei.
Es werden immer wieder Arbeiten zu einer Erhöhung des kardialen Mortalitätsrisikos als Langzeitfolge nach Strahlentherapie der Brust publiziert (Darby et al. 2013a; Darby et al. 2013b; Duma et al. 2014; Duma et al. 2017; Taylor et al. 2017). In einer Übersichtsarbeit basierend auf Daten von 289 109 Patienten aus 13 Beobachtungsstudien zeigte sich (Sardar et al. 2017), dass die linksseitige adjuvante Bestrahlung eines Mammakarzinoms mit einer höheren kardialen Mortalitätsrate assoziiert ist (RR: 1,12; p < 0,001). Bei einer Nachbeobachtungszeit von 15 Jahren stellt sich der Effekt noch stärker dar (RR: 1,13; p < 0,001). Allerdings wird in dieser Arbeit darauf verwiesen, dass im untersuchten Kollektiv „alte" Strahlentherapietechniken Anwendung fanden (Sardar et al. 2017). Die Daten können daher nicht ohne Einschränkungen auf die heutige Situation übertragen werden. Eine interessante Analyse der DBCG aus dem Jahr 2021 (Milo et al. 2021) bestätigt diese Annahme: Ein erhöhtes Risiko für KHKs bei linksseitigen gegenüber rechtsseitigen Brustkrebspatientinnen konnte nur bei Patientinnen gezeigt werden, welche mit (veralteten) nicht CT-basierten Techniken bestrahlt wurden. Patientinnen, welche CT-basiert bestrahlt wurden, zeigten kein erhöhtes Risiko für eine Erkrankung der Herzkranzgefäße bei Patientinnen mit linksseitigem Brustkrebs. Da die kardiale Toxizität erst nach einem langen Follow-up beurteilt werden kann, sind die Daten aus dem Jahr 2020 äußerst relevant, welche nach 20 Jahren in einer randomisierten Studie (SweBCGRT) mit 1187 Patientinnen keinen Anstieg der kardialen Mortalität bei einer mittleren Herz-Dosis von 3 Gy beim linksseitigen Brustkrebs zeigen konnten (Killander et al. 2020). Auch hinsichtlich Lungenkrebsrisiko und kontralateralem Mammakarzinom konnte kein signifikanter Unterschied gezeigt werden. In einer aktuellen DBCG-Datenbankanalyse konnte bei Verwendung moderner Bestrahlungstechniken kein erhöhtes Risiko für Koronarerkrankungen durch eine Bestrahlung gezeigt werden.
Zur Abschätzung des Risikos, ein Zweitkarzinom nach Strahlenbehandlung eines Mammakarzinoms zu entwickeln, gibt es wenige Daten. In der Untersuchung von Taylor et al. (Taylor et al. 2017) war das Zweitmalignomrisiko insbesondere vom Raucherstatus abhängig. Das absolute Risiko, ein Zweitkarzinom der Lunge nach Strahlenbehandlung einer Brustkrebserkrankung zu entwickeln, betrug in dieser Studie für Raucherinnen 4 % und für Nichtraucherinnen oder Ex-Raucherinnen le-

© Tumorzentrum München und Zuckschwerdt Verlag | DOI 10.4486/395.06

diglich 0,3 %. Die AGO empfiehlt in ihrer aktuellen Leitlinie aus dem Jahre 2023 daher eine Aufklärung der Patientinnen über das zusätzliche Risiko, welches durch das Rauchen resultiert, und ein sofortiges Beenden des Tabakkonsums. Das Auftreten von Angiosarkomen ist ein seltenes, aber gravierendes Ereignis nach einer Brustkrebsbehandlung. Eine aktuelle Studie konnte zeigen, dass die Strahlentherapie hierbei ein bedeutender Risikofaktor ist (Veiga et al. 2022).
Das Vorliegen einer BRCA-Mutation scheint einer Kohortenstudie mit 230 Frauen zufolge aus dem Jahr 2020 das Risiko eines 2. Malignoms im Bestrahlungsvolumen nicht zu erhöhen (Schlosser et al. 2020).

Strahlentherapie in der Rezidivsituation

Re-Bestrahlung nach erneuten BET

Eine Re-Bestrahlung im Bereich der Brust ist prinzipiell mit im Vergleich zur Primärsituation erhöhtem Nebenwirkungsrisiko (Hautveränderungen, Fibrosen) möglich. Daher sollte eine kleinvolumige Behandlung im Sinne einer Teilbrustbestrahlung der operierten Rezidivregion angestrebt werden. In diesem Zusammenhang sind **Clipmarkierungen** des Rezidivbetts für die Definition des Zielvolumens essenziell. Für den Einsatz einer perkutanen Re-Bestrahlung sind bisher nur Ergebnisse von kleineren Kollektiven bekannt. Demnach wurden nach Bestrahlung der gesamten Brust oder Re-Teilbrustbestrahlung mit weiteren 45–50 Gy in 25 Fraktionen (kumulative Dosis circa 100 Gy) Pigmentveränderungen der Haut und Brustvolumenreduktion beschrieben. Nach höheren Einzeldosen (45 Gy in 15 Fraktionen) wurden in alten Studien gehäuft Komplikationen wie Fibrosen, Rippenfrakturen, Chondritis, Lymphödem und Schmerzen beobachtet (Racadot et al. 2003), sodass von einer Hypofraktionierung abzuraten ist. Neben der perkutanen Re-Teilbrustbestrahlung kann die postoperative (Re-)Teilbrustbestrahlung auch in Form von interstitieller PDR- oder HDR-Brachytherapie (Hannoun-Levi et al. 2011) oder intraoperativer Teilbrustbestrahlung (IORT) (Kraus-Tiefenbacher et al. 2007) erfolgen. Eine Matched-Pair Analyse der GEC-ESTRO konnte für die Re-BET und anschließender Brachytherapie keinen Unterschied hinsichtlich OS oder Lokalrezidivrate im Vergleich zu einer Mastektomie zeigen (Hannoun-Levi et al. 2013).
Bei Patientinnen ohne Vorbestrahlung ist in der Regel die Indikation zur postoperativen Strahlentherapie gegeben. Das Zielvolumen umfasst die gesamte Brustwand und nicht nur die unmittelbare Rezidivregion.
Auch bei vorangegangener adjuvanter Strahlentherapie der Throaxwand ist eine erneute Bestrahlung möglich und sollte in Abhängigkeit von der individuellen Risikokonstellation indiziert werden (Risikofaktoren s. o.). In einer Literaturübersicht zu > 250 Patientinnen mit Zweitbestrahlung der Thoraxwand werden lokale Kontrollraten von 41–74 % für eine Elektronenbestrahlung und 79–82 % für brachytherapeutische Techniken bei insgesamt akzeptabler Toxizität angegeben (Harms et al. 2004).
Es kann in der Regel nochmals eine Dosis von 45–50 Gy in Einzeldosen von 1,8–2,0 Gy appliziert werden. Es gibt Daten zur Kombination der Re-Strahlentherapie mit Hyperthermie ein- bis zweimal pro Woche (De-Colle et al. 2018, Kaidar-Person et al. 2018, Linthorst et al. 2013, Oldenborg et al. 2018). Das Risiko für akute und späte Reaktionen wie z. B. Pneumonitis, Fibrose, Herztoxizität darf bei Anwendung von modernen Strahlentherapietechniken (z. B. IMRT/VMAT) als relativ niedrig ein-

© Tumorzentrum München und Zuckschwerdt Verlag | DOI 10.4486/395.06

gestuft werden, wobei hier noch kein langer Beobachtungszeitraum vorliegt (Bazan et al. 2018).

Bestrahlung des Lymphabflusses

Bezüglich isolierter supraklavikulärer Lymphknotenrezidive gibt es wenig Daten in der Literatur. In alten Studien beträgt die Rate ca. 1 % (van der Sangen et al. 2003), die Gesamtrate supraklavikulärer Rezidive wurde in Abhängigkeit von einer vorangegangenen regionären Strahlentherapie mit 7 % bzw. 16 % angegeben (Lertsanguansinchai et al. 2004). Im gleichen Kollektiv fanden sich insgesamt 3,6 % **parasternale Rezidive**. Eine Re-Bestrahlung im Bereich der Lymphabflusswege ist aufgrund der Dosisbelastung des Plexus Brachialis grundsätzlich als kritisch zu erachten und muss stets im Einzelfall geprüft werden.

Strahlentherapie beim metastasierten Brustkrebs

Der Begriff **Oligometastasierung** hat sich in den letzten Jahren gut etabliert und beschreibt die klinische Situation von Patienten mit bis zu 5 Metastasen in maximal 3 verschiedenen Organen (Guckenberger et al. 2020). Beim Kollektiv von Mammakarzinompatientinnen tritt diese Situation vergleichsweise häufig auf, da die Systemtherapien im metastasierten Stadium zunehmend effektiv sind.
Es sollte zwischen der „de-novo Oligometastasierung (OMD)", der „repeat OMD" und der „induced OMD" unterschieden werden. Hierzu kann auf eine Publikation der ESTRO/EORTC hingewiesen werden (Guckenberger et al. 2020).
Die Ergebnisse prospektiver randomisierter Studien, die die „alleinige Systemtherapie" mit der „Systemtherapie plus ablative Lokaltherapie" bei oligometastasierten Mammakarzinompatientinnen verglichen haben, konnten keinen zusätzlichen Effekt durch die Metastasen-gerichtete Therapie zeigen (NRG-BR002-Studie). Dennoch sind viele Fragen weiter unbeantwortet (z. B. Einfluss PET/CT, De-Novo vs. Induced OMD), sodass aktuell noch keine definitiven Schlüsse gezogen werden sollten. Im Falle einer Oligometastasierung sollte daher insbesondere bei solitären Metastasen eine ablative hoch dosierte (≥ 50 Gy EQD2) fraktionierte Strahlentherapie oder eine stereotaktische Strahlentherapie in einer Fraktion (15–24 Gy) bis fünf Fraktionen (30–40 Gy) erwogen werden. Im Vergleich zu einer palliativen Strahlentherapie bedarf es bei der ablativen Strahlentherapie einer aufwendigeren Bestrahlungsvorbereitung (z. B. MRT zur Zielvolumendefinition) und einer genaueren Lagerung und Bestrahlungstechnik. In Deutschland rekrutiert seit 2020 die prospektive Phase-II-OLIGOMA-Studie (Krug et al. 2021).
In der **polymetastasierten/palliativen** Situation stehen die Lebensqualität und die Prävention von Komplikationen bei Indikationsstellung für die Strahlentherapie im Vordergrund. Allgemein gilt, dass die mit jeder Behandlung die Belastung der Therapie in vernünftiger Relation zum erwarteten Erfolg und zur Gesamtprognose stehen muss.
Bei <u>*Knochenmetastasen*</u> besteht eine Indikation zur Strahlentherapie bei Schmerzen, Frakturgefahr oder intraspinalem Wachstum. Symptomatische osteolytische oder gemischt osteolytisch-osteoblastische Knochenmetastasen sprechen auf Radiotherapie in etwa 70–90 % der Fälle gut bis sehr gut an (Adamietz 2003), was zu einer Verbesserung der Lebensqualität führt. Dosierung und Fraktionierung soll-

© Tumorzentrum München und Zuckschwerdt Verlag | DOI 10.4486/395.06

ten sich nach der Lokalisation und der zu erwartenden Prognose richten (Rades et al. 2005). In ausgewählten Fällen (starke Schmerzen, sehr begrenzte Lebenserwartung) sind Einmaldosen bis 8 Gy möglich (Dennis et al. 2013). Bei wahrscheinlich längerer Überlebenszeit empfiehlt sich im Hinblick auf eine möglichst lang dauernde Analgesie und Stabilisierung eher eine Hypofraktionierung. Typische Schemata sind 10–12 x 3 Gy oder 5 x 4 Gy.
Nach einer operativen Versorgung von Knochenmetastasen oder intraspinalen Metastasen ist regelhaft die additive Nachbestrahlung zur Sicherung der lokalen Kontrolle und der Verhinderung von Komplikationen angezeigt.
ZNS-Metastasen zeigen beim Mammakarzinom eine zunehmende Inzidenz, wohl auch durch die verbesserten Therapieoptionen zur Kontrolle extrakranieller Metastasen. Das Krankheitsbild zeigt eine große Variabilität, auch hinsichtlich der Prognose. Neben den oft raschen Verläufen kann es gerade beim Mammakarzinom zu einer mittel- bis langfristigen Tumorkontrolle mit jahrelanger Rezidivfreiheit kommen. Eine Abschätzung hierzu erlauben verschiedene Scoring-Modelle (Sperduto et al. 2012; Rades et al. 2009). Klinisch werden Hirnmetastasen durch Kopfschmerzen, Hemiparese, organisches Psychosyndrom oder auch Krampfanfälle apparent, in der Bildgebung kommen CT oder MRT zum Einsatz (Röder K. et al. 2009). Eine isolierte Hirnmetastase bzw. eine zerebrale Oligometastasierung ist eine Indikation zur lokalen Therapie. Dabei ist die operative Behandlung der Metastase gefolgt von einer postoperativen Bestrahlung oder die definitive stereotaktische Strahlentherapie zu erwägen (Kocher et al. 2011) (LOE 2b, AGO ++). Wenn eine Metastase größer als 3–3,5 cm ist oder wenn raumfordernde Wirkung mit ausgedehntem perifokalem Ödem vorliegt oder wenn eine Histologie gewonnen werden muss, sollte eine Exzision diskutiert werden.
Wenn multiple Hirnmetastatsen vorliegen, wurde in der Vergangenheit eine Ganzhirnbestrahlung indiziert. Heutzutage wird eher versucht, die einzelnen Metastasen stereotaktisch zu bestrahlen, wenn nicht mehr als 10 Metastasen vorliegen bzw. wenn das Gesamtvolumen < 15 ml beträgt. Die Resektionshöhlen nach Metastasektomien sollte immer nachbestrahlt werden (EANO-ESMO Guidelines, Le Rhun et al, Ann Oncol 2021).
Da die „klassische" WBRT zu größerer neurokognitiver Beeinträchtigung führen kann (Brown et al. 2016), hat sich in den letzten Jahren die Ganzhirnbestrahlung mit Hippocampusschonung als Option entwickelt. Dies kann durch eine räumliche Schonung der Hippocampus-Region das neurologische Outcome verbessern (Megias et al. 2017). Wenn möglich, sollte aufgrund der erhöhten Toxizität eine Ganzhirnbestrahlung bei lokalisierten Metastasen dennoch nur dann indiziert werden, wenn eine stereotaktische Strahlentherapie nicht möglich oder aufgrund der Anzahl an Metastasen nicht sinnvoll ist. Eine lokale Therapie einschließlich Radiochirurgie oder fraktionierter stereotaktischer Strahlentherapie wird im Allgemeinen unabhängig von einer systemischen Therapie bei begrenzten Hirnmetastasen empfohlen. In Fällen von asymptomatischen disseminierten Hirnmetastasen und bei Anwendung einer auf HER2/Neu gerichteten systemischen Therapie mit guten Ansprechen im ZNS (T-Dxd; Tucatinib) kann im Einzelfall auf die Ganzhirnbestrahlung (WBRT) mit einer kurzfristigen Verlaufsbildgebung (8–12 Wochen) nach interdisziplinärer Diskussion verzichtet werden.
Eine *Meningeosis carcinomatosa* geht oft mit Kopf- und Nackenschmerzen, Schwindel, Übelkeit, Erbrechen, Wesensänderung, Gangstörung, Hirnnervenausfälle oder radikuläre Symptome einher. Die Diagnose wird durch MRT und/oder Liquorzytologie bestätigt. Die Sensitivität und Spezifität des MRTs liegen zwischen

© Tumorzentrum München und Zuckschwerdt Verlag | DOI 10.4486/395.06

66–98 % bzw. 77–97 % (Le Rhun et al. 2017). Bei lokaler Symptomatik ist die perkutane Bestrahlung im Sinne einer Ganzhirnbestrahlung bis HWK2 (= C2-Schädel-Bestrahlung) eine Therapieoption, die – je nach Tumorbiologie – mit anderen Systemtherapien wie Anti-HER2-neu-Medikamenten kombiniert werden kann. Umschriebene Rückenmarkmetastasen mit relevanter neurologischer Symptomatik (oft als spinale Meningeosis bezeichnet) bedürfen der lokalen Radiotherapie bei gleichzeitiger Kortikosteroidtherapie. Die Strahlentherapie der gesamten Kraniospinalen Achse kann bei Patientinnen mit gutem Allgemeinzustand und niedriger bzw. kontrollierter Tumorlast außerhalb des ZNS eine Therapieoption darstellen.

Haut- und Weichteilmetastasen

Bei Haut und Weichteilmetastasen, die mit Schmerzen oder anderen Beeinträchtigungen einhergehen (z. B. Plexusinfiltration, Exulzeration), kann eine lokale Strahlentherapie als nebenwirkungsarme Therapieoption angeboten werden.

Erklärung zu Interessenkonflikten

K. J. Borm hat in den vergangenen drei Jahren persönliche Forschungsunterstützung von der Deutschen Krebshilfe erhalten und Honorare oder Kostenerstattungen von Carl Zeiss erhalten. S. Behzadi, R. Moser, M. Pazos, S. U. Pigorsch, M. Riepl und S. Schönecker geben keine Interessenkonflikte an.

© Tumorzentrum München und Zuckschwerdt Verlag | DOI 10.4486/395.06

Was ist neu?

Erste Studien zur Ultrahypofraktionierung beim Mammakarzinom konnten für einzelne Schemata eine Gleichwertigkeit mit der moderaten Hypofraktionierung zeigen. Aufgrund der Möglichkeit einer erhöhten Langzeittoxizität und der bisher nicht ausreichenden Datenlage ist die Ultra-Hypofraktionierung derzeit noch nicht als äquivalente Therapieoption bewertet. Neuere Studien bestätigen, dass die hypofraktionierte adjuvante Strahlentherapie unter Verwendung moderner Techniken zu einer sehr geringen Rate an Spätnebenwirkungen führt.

Was sollte beachtet werden?

Die Effektivität der adjuvanten Strahlentherapie hinsichtlich lokaler Kontrolle hat sich in den letzten Jahren (trotz) moderner Systemtherapien verbessert. Da alle Subgruppen nach BET profitieren, sollte die Strahlentherapie in dieser Situation standardmäßig eingesetzt werden. Bei Zustand nach Mastektomie sollte bei Hochrisikopatientinnen eine adjuvante Strahlentherapie erfolgen. Die Bestrahlung der Lymphabflusswege verbessert (sowohl nach Mastektomie als auch nach BET) das Gesamtüberleben bei selektierten Subgruppen. Die Bestrahlung der Lymphabflusswege umfasst in der Regel die supra-/infraklavikuläre und die Mammaria-Interna-Region. Eine gezielte Bestrahlung der Axilla sollte nach SLND oder einer unvollständigen ALND mit positiven Lymphknoten geprüft werden.
Die hypofraktionierte Strahlentherapie ist der Standard nach BET oder Mastektomie. Bei Lymphabflussbestrahlung gilt weiterhin die normofraktionierte Strahlentherapie als bevorzugte Fraktionierungsform. Die Strahlentherapie erfolgt in tangentialer 3D-Technik, IMRT- oder VMAT-Technik und kann beim linksseitigen Mammakarzinom in DIBH (deep inspiration breath hold) erfolgen, um die Dosis im Herzen zu reduzieren. Insgesamt sind die Nebenwirkungen und Risiken einer adjuvanten Strahlentherapie in Anbetracht des Nutzens sehr moderat.

© Tumorzentrum München und Zuckschwerdt Verlag | DOI 10.4486/395.06

Literatur

Adamietz IA (2003) Palliative Radiotherapie. In: Bamberg M, Molls M, Sack H (eds) Radioonkologie. München: Zuckschwerdt, 1117–55

Adesiyun TA, Lee BT, Yueh JH et al (2011) Impact of sequencing of postmastectomy radiotherapy and breast reconstruction on timing and rate of complications and patient satisfaction. Int J Radiat Oncol Biol Phys 80(2): 392–7

AGO (2023) Breast Cancer. Recommendations 2023. Diagnosis and Treatment of Patients with Primary and Metastatic Breast Cancer. 2023 [cited 2023 08.08.2023]; Available from: https://www.agoonline.dee/leitlinien-empfehlungen/leitlinien-empfehlungen/kommission-mamma

Aly MM, Abo-Madyan Y, Jahnke L et al (2016) Comparison of breast sequential and simultaneous integrated boost using the biologically effective dose volume histogram (BEDVH). Radiat Oncol 11: 16

Azria D, Belkacemi Y, Romieu G et al (2010) Concurrent or sequential adjuvant letrozole and radiotherapy after conservative surgery for early-stage breast cancer (CO-HO-RT): a phase 2 randomised trial. Lancet Oncol 11(3): 258–65

Bantema-Joppe EJ, Vredeveld EJ, de Bock GH et al (2013) Five year outcomes of hypofractionated simultaneous integrated boost irradiation in breast conserving therapy; patterns of recurrence. Radiother Oncol 108(2): 269–72

Bartelink H, Maingon P, Poortmans P et al (2015) Whole-breast irradiation with or without a boost for patients treated with breast-conserving surgery for early breast cancer: 20-year follow-up of a randomised phase 3 trial. Lancet Oncol 16(1): 47–56

Bazan JG, Wobb JL, DiCostanzo et al (2018) Re-irradiation of local-regional disease in breast cancer using modern radiation techniques: preliminary results of tolerability and efficacy. Int J Radiat Oncol Biol Phys 102(3): e597-e598

Bellon JR, Harris JR (2005) Chemotherapy and radiation therapy for breast cancer: what is the optimal sequence? J Clin Oncol 23(1): 5–7

Berry T, Brooks S, Sydow N et al (2010) Complication rates of radiation on tissue expander and autologous tissue breast reconstruction. Ann Surg Oncol 17 (Suppl 3): 202–10

Bhattacharya IS, Haviland JS, Kirby AM et al (2019) Patient-Reported Outcomes Over 5 Years After Whole- or Partial-Breast Radiotherapy: Longitudinal Analysis of the IMPORT LOW (CRUK/06/003) Phase III Randomized Controlled Trial. J Clin Oncol 37(4): 305–17

Bodungen V von, Bitto FF, Harbeck N et al (2016) Duktales Carcinoma in situ (DCIS): Zeit für einen Wandel? Deutsches Ärzteblatt 113(6): 22

Brouwers P, van Werkhoven E, Bartelink H et al (2018) Predictors for poor cosmetic outcome in patients with early stage breast cancer treated with breast conserving therapy: Results of the Young boost trial. Radiother Oncol 128(3): 434–41

Brown A, Asher AL, Ballman K et al (2016) Effect of radiosurgery alone vs radiosurgery with whole brain radiation therapy on cognitive function in patients with 1 to 3 metastases: a randomized clinical trial. JAMA 316: 401–9

Brunt AM, Haviland AJS, Wheatley DA et al (2020a) Hypofractionated breast radiotherapy for 1 week versus 3 weeks (FAST-Forward): 5-year efficacy and late normal tissue effects results from a multicentre, non-inferiority, randomised, phase 3 trial. Lancet 395(10237): 1613–26

Brunt AM, Haviland JS, Sydenham M et al (2020b) Ten-Year Results of FAST: A Randomized Controlled Trial of 5-Fraction Whole-Breast Radiotherapy for Early Breast Cancer. J Clin Oncol, 2020. 38(28): 3261–3272.

Budach W, Bölke E, Kammers K et al (2013) Adjuvant radiotherapy of regional lymph nodes in breast cancer – a meta-analysis of randomized trials. Radiat Oncol 8: 267

Chen RC, Lin NU, Golshan M et al (2008) Internal mammary nodes in breast cancer: diagnosis and implications for patient management -- a systematic review. J Clin Oncol 26(30): 4981–9

Chua BH, Link EK, Kunkler IH et al (2022) Radiation doses and fractionation schedules in non-low-risk ductal carcinoma in situ in the breast (BIG 3–07/TROG 07.01): a randomised, factorial, multicentre, open-label, phase 3 study. Lancet 400(10350): 431–40

Corradini S, Bauerfeind I, Belka C et al (2017) Trends in use and outcome of postoperative radiotherapy following mastectomy: A population-based study. Radiother Oncol 122(1): 2–10

Cowen D, Gross E, Rouannet P et al (2010) Immediate post-mastectomy breast reconstruction followed by radiotherapy: risk factors for complications. Breast Cancer Res Treat 121(3): 627–34

Darby SC, Ewertz M, Hall P (2013b) Ischemic heart disease after breast cancer radiotherapy. N Engl J Med 368(26): 2527

Darby SC, Ewertz M, McGale P et al (2013a) Risk of ischemic heart disease in women after radiotherapy for breast cancer. N Engl J Med 368(11): 987–98

de Boniface J, Szulkin R, Johansson ALV (2021) Survival After Breast Conservation vs Mastectomy Adjusted for Comorbidity and Socioeconomic Status: A Swedish National 6-Year Follow-up of 48 986 Women. JAMA Surg 156(7): 628–37

De-Colle C, Weidner N, Zips D et al (2018) Hyperthermic chest wall re-irradation in recurrent breast cancer: a prospective observational study. Strahlenther Onkol 195: 318–326

Dennis G, Makhani L, Zeng L et al (2013) Single fraction conventional external beam radiation therapy for bone metastases: a systematic review of randomised controlled trials. Radiother Oncol 106: 5–14

Dong Y, Zhang WW, Wang J et al (2019) The 21-gene recurrence score and effects of adjuvant radiotherapy after breast conserving surgery in early-stage breast cancer. Future Oncol 15(14): 1629–39

Donker M, Litière S, Werutsky G et al (2013) Breast-conserving treatment with or without radiotherapy in ductal carcinoma in situ: 15-year recurrence rates and outcome after a recurrence, from the EORTC 10853 randomized phase III trial. J Clin Oncol 31: 4054–9

© Tumorzentrum München und Zuckschwerdt Verlag | DOI 10.4486/395.06

Duma MN, Molls M, Trott KR (2014) From heart to heart for breast cancer patients - cardiovascular toxicities in breast cancer radiotherapy. Strahlenther Onkol 190(1): 5–7

Duma MN, Münch S, Oechsner M et al (2017) Heart-sparing radiotherapy in patients with breast cancer: What are the techniques used in the clinical routine?: A pattern of practice survey in the German-speaking countries. Med Dosim 42(3): 197–202

Early Breast Cancer Trialists' Collaborative Group (EBCTCG), Darby S, McGale P et al (2011) Effect of radiotherapy after breast-conserving surgery on 10-year recurrence and 15-year breast cancer death: meta-analysis of individual patient data for 10,801 women in 17 randomised trials. Lancet 378(9804): 1707–16

Early Breast Cancer Trialists' Collaborative Group (EBCTCG), McGale P, Taylor C et al (2014) Effect of radiotherapy after mastectomy and axillary surgery on 10-year recurrence and 20-year breast cancer mortality: meta-analysis of individual patient data for 8135 women in 22 randomised trials. Lancet 383(9935): 2127–35

Fisher B, Bryant J, Dignam JJ et al (2002) Tamoxifen, radiation therapy, or both for prevention of ipsilateral breast tumor recurrence after lumpectomy in women with invasive breast cancers of one centimeter or less. J Clin Oncol 20(20): 4141–9

Fitzal F, Filipits M, Rudas M et al (2015) The genomic expression test EndoPredict is a prognostic tool for identifying risk of local recurrence in postmenopausal endocrine receptor-positive, her2neu-negative breast cancer patients randomised within the prospective ABCSG 8 trial. Br J Cancer 112(8): 1405–10

Frey B, Rubner Y, Wunderlich R et al (2012) Induction of abscopal anti-tumor immunity and immunogenic tumor cell death by ionizing irradiation - implications for cancer therapies. Curr Med Chem 19(12): 1751–64

Galimberti V, Cole BF, Zurrida S et al (2018) Axillary dissection versus no axillary dissection in patients with breast cancer and sentinel-node micrometastases (IBCSG 23-01): 10-year follow-up of a randomised, controlled phase 3 trial. Lancet Oncol 19(10): 1385–93

Giannakeas V, Sopik V, Narod SA (2018) Association of Radiotherapy With Survival in Women Treated for Ductal Carcinoma In Situ With Lumpectomy or Mastectomy. JAMA Netw Open 1(4): e181100

Giuliano AE, Ballman KV, McCall L et al (2017) Effect of Axillary Dissection vs No Axillary Dissection on 10-Year Overall Survival Among Women With Invasive Breast Cancer and Sentinel Node Metastasis: The ACOSOG Z0011 (Alliance) Randomized Clinical Trial. JAMA 318(10): 918–26

Goodman CR, Seagle BLL, Friedl TWP et al (2018) Association of Circulating Tumor Cell Status With Benefit of Radiotherapy and Survival in Early-Stage Breast Cancer. JAMA Oncol 4(8): e180163

Guckenberger M, Lievens Y, Bouma AB et al (2020) Characterisation and classification of oligometastatic disease: a European Society for Radiotherapy and Oncology and European Organisation for Research and Treatment of Cancer consensus recommendation. Lancet Oncol 21(1): e18–e28

Gujral DM, Sumo G, Owen JR et al (2011) Ipsilateral breast tumor relapse: local recurrence versus new primary tumor and the effect of whole-breast radiotherapy on the rate of new primaries. Int J Radiat Oncol Biol Phys 79(1): 19–25

Halyard MY, Pisansky TM, Dueck ACet al (2009) Radiotherapy and adjuvant trastuzumab in operable breast cancer: tolerability and adverse event data from the NCCTG Phase III Trial N9831. J Clin Oncol 27(16): 2638–44

Hancke K, Denkinger MD, König J et al (2010) Standard treatment of female patients with breast cancer decreases substantially for women aged 70 years and older: a German clinical cohort study. Ann Oncol 21(4): 748–53

Hannoun-Levi JM, Resch A, Gal J et al (2013) Accelerated partial breast irradiation with interstitial brachytherapy as second conservative treatment for ipsilateral breast tumour recurrence: multicentric study of the GEC-ESTRO Breast Cancer Working Group. Radiother Oncol 108(2): 226–31

Harms W, Krempien R, Grehn C et al (2004) Rebestrahlung der Thoraxwand bei lokal rezidivierenden Mammakarzinomen. Zentralbl Gynäkol 126: 19–23

Haussmann J, Budach W, Tamaskovics B et al (2019) Which target volume should be considered when irradiating the regional nodes in breast cancer? Results of a network-meta-analysis. Radiat Oncol 14(1): 102

Haviland JS, Owen JR, Dewar JA et al (2013) The UK Standardisation of Breast Radiotherapy (START) trials of radiotherapy hypofractionation for treatment of early breast cancer: 10-year follow-up results of two randomised controlled trials. Lancet Oncol 14(11): 1086–94

Hebert-Croteau N, Freeman C, Latreille J et al (2004) Delay of radiation therapy and outcomes of breast cancer. J Clin Oncol 22(7): 1342–3; author reply 1343–4

Hickey BE, Francis D, Lehman MH (2006) Sequencing of chemotherapy and radiation therapy for early breast cancer. Cochrane Database Syst Rev (4): CD005212

Ho A, Cordeiro P, Disa J et al (2012a) Long-term outcomes in breast cancer patients undergoing immediate 2-stage expander/implant reconstruction and postmastectomy radiation. Cancer 118(9): 2552–9

Ho AL, Tyldesley S, Macadam SA et al (2012b) Skin-sparing mastectomy and immediate autologous breast reconstruction in locally advanced breast cancer patients: a UBC perspective. Ann Surg Oncol 19(3): 892–900

Holland R, Veling SH, Mravunac M et al (1985) Histologic multifocality of Tis, T1–2 breast carcinomas. Implications for clinical trials of breast-conserving surgery. Cancer 56(5): 979–90

Holli K, Hietanen P, Saaristo R et al (2009) Radiotherapy after segmental resection of breast cancer with favorable prognostic features: 12-year follow-up results of a randomized trial. J Clin Oncol 27(6): 927–32

Horner-Rieber J, Forster T, Hommertgen A et al (2021) Intensity Modulated Radiation Therapy (IMRT) With Simultaneously Integrated Boost Shortens Treatment Time and Is Noninferior to Conventional Radiation Therapy Followed by Sequential Boost in Adjuvant Breast Cancer Treatment: Results of a Large Randomized Phase III Trial (IMRT-MC2 Trial). Int J Radiat Oncol Biol Phys 109(5): 1311–24

Huang J, Barbera L, Brouwers M et al (2003) Does delay in starting treatment affect the outcomes of radiotherapy? A systematic review. J Clin Oncol 21(3): 555–63

© Tumorzentrum München und Zuckschwerdt Verlag | DOI 10.4486/395.06

Hughes KS, Schnaper LA, Bellon JR et al (2013) Lumpectomy plus tamoxifen with or without irradiation in women age 70 years or older with early breast cancer: long-term follow-up of CALGB 9343. J Clin Oncol 31(19): 2382–7

Jagsi R, Chadha M, Moni J et al (2014) Radiation field design in the ACOSOG Z0011 (Alliance) Trial. J Clin Oncol 32(32): 3600–6

Jo IY, Kim ES, Kim WC et al (2020) Dosimetric comparison of incidental axillary irradiation between three-dimensional conformal and volumetric modulated arc techniques for breast cancer. Mol Clin Oncol 12(6): 551–6

Kaidar-Person O, Oldenborg S, Poortmans P (2018) Re-irradiation and Hyperthermia in breast cancer. Clin Oncol (R Coll Radiol); 30(2): 73–84

Killander F, Karlsson P, Anderson H et al (2016) No breast cancer subgroup can be spared postoperative radiotherapy after breast-conserving surgery. Fifteen-year results from the Swedish Breast Cancer Group randomised trial, SweBCG 91 RT. Eur J Cancer 67: 57–65

Killander F, Wieslander E, Karlsson P et al (2020) No Increased Cardiac Mortality or Morbidity of Radiation Therapy in Breast Cancer Patients After Breast-Conserving Surgery: 20-Year Follow-up of the Randomized SweBCGRT Trial. Int J Radiat Oncol Biol Phys 107(4): 701–9

Kindts I, Verhoeven K, Laenen A et al (2019) A comparison of a brachytherapy and an external beam radiotherapy boost in breast-conserving therapy for breast cancer: local and any recurrences. Strahlenther Onkol 195(4): 310–7

Kocher M, Soffietti R, Abacioglu U et al (2011) Adjuvant whole-brain radiotherapy versus observation after radiotherapy or surgical resection of one to three cerebral metastases: EORTC 22952–26001 study. J Clin Oncol 29: 134–41

Kreike B, Hart AMA, van de Velde T et al (2008) Continuing risk of ipsilateral breast relapse after breast-conserving therapy at long-term follow-up. Int J Radiat Oncol Biol Phys 71(4): 1014–21

Krug D, Baumann R, Combs SE et al (2021) Moderate hypofractionation remains the standard of care for whole-breast radiotherapy in breast cancer: Considerations regarding FAST and FAST-Forward. Strahlenther Onkol 197(4): 269–80

Kunkler I (2012) Radiotherapy issues in elderly breast cancer patients. Breast Care (Basel) 7(6): 453–9

Kunkler IH, Williams LJ, Jack WJL et al (2023) Breast-Conserving Surgery with or without Irradiation in Early Breast Cancer. N Engl J Med 388(7): 585–94

Lauber K, Ernst A, Orth M et al (2012) Dying cell clearance and its impact on the outcome of tumor radiotherapy. Front Oncol 2: 116

Le Rhun E, Weller M, Brandsma D et al. (2017) EANO-ESMO Clinical Practice Guidelines for diagnosis, treatment and follow-up of patients with leptomeningeal metastasis from solid tumours. Ann Oncol 28 (4): IV84-IV99

Lertsanguansinchai P, Lertbutsayanukul C, Chatamra K et al (2004) Pattern of local-regional recurrence in patients with early breast cancer after mastectomy: an analysis of 357 cases at King Chulalongkorn Memorial Hospital. J Med ¬Assoc Thai 87(Suppl 2): S168-S174

Liljegren G, Holmberg L, Bergh J et al (1999) 10-Year results after sector resection with or without postoperative radiotherapy for stage I breast cancer: a randomized trial. J Clin Oncol 17(8): 2326–33

Linthorst M, van Geel AN, Baaijens M et al (2013) Re-irradiation and hyperthermia after surgery for recurrent breast cancer. Radiother Oncol 109: 188–93

Liu L, Yang Y, Guo Q et al (2020) Comparing hypofractionated to conventional fractionated radiotherapy in postmastectomy breast cancer: a meta-analysis and systematic review. Radiat Oncol 15(1): 17

Livi L, Meattini I, Marrazzo L et al (2015) Accelerated partial breast irradiation using intensity-modulated radiotherapy versus whole breast irradiation: 5-year survival analysis of a phase 3 randomised controlled trial. Eur J Cancer 51(4): 451–63

Mayadev J, Fish K, Valicenti R et al (2014) Utilization and impact of a postmastectomy radiation boost for invasive breast cancer. Pract Radiat Oncol 4(6): e269–78

McCormick B, Winter KA, Woodward W et al (2021) Randomized Phase III Trial Evaluating Radiation Following Surgical Excision for Good-Risk Ductal Carcinoma In Situ: Long-Term Report From NRG Oncology/RTOG 9804. J Clin Oncol 39(32): 3574–82

Meattini I, Marrazzo L, Saieva C et al (2020) Accelerated Partial-Breast Irradiation Compared With Whole-Breast Irradiation for Early Breast Cancer: Long-Term Results of the Randomized Phase III APBI-IMRT-Florence Trial. J Clin Oncol 38(35): 4175–83

Megias D, Phillips M, Clifton-Hadley L et al (2017) Dose specification for hippocampal sparing whole brain radiotherapy (HS WBRT): considerations from the UK HIPPO trial QA programme. Br J Radiol 90(1071): 20160829

Milo MLH, Thorsen LBJ, Johnsen SP et al (2021) Risk of coronary artery disease after adjuvant radiotherapy in 29,662 early breast cancer patients: A population-based Danish Breast Cancer Group study. Radiother Oncol 157: 106–13

Naoum GE, Roberts S, Brunelle CL et al (2020) Quantifying the Impact of Axillary Surgery and Nodal Irradiation on Breast Cancer-Related Lymphedema and Local Tumor Control: Long-Term Results From a Prospective Screening Trial. J Clin Oncol 38(29): 3430–8

Nichol A, Narinesingh D, Raman S et al (2021) The Effect of Bolus on Local Control for Patients Treated With Mastectomy and Radiation Therapy. Int J Radiat Oncol Biol Phys 110(5): 1360–9

Offersen BV, Alsner J, Nielsen HM et al (2020) Hypofractionated Versus Standard Fractionated Radiotherapy in Patients With Early Breast Cancer or Ductal Carcinoma In Situ in a Randomized Phase III Trial: The DBCG HYPO Trial. J Clin Oncol 38(31): 3615–25

Offersen BV, Alsner J, Nielsen HM et al (2022) Partial Breast Irradiation Versus Whole Breast Irradiation for Early Breast Cancer Patients in a Randomized Phase III Trial: The Danish Breast Cancer Group Partial Breast Irradiation Trial. J Clin Oncol 40(36): 4189–97

Offersen BV, Boersma LJ, Kirkove C et al (2015) ESTRO consensus guideline on target volume delineation for elective radiation therapy of early stage breast cancer. Radiother Oncol 114(1): 3–10

Offersen BV, Boersma LJ, Kirkove C et al (2016) ESTRO consensus guideline on target volume delineation for elective

© Tumorzentrum München und Zuckschwerdt Verlag | DOI 10.4486/395.06

radiation therapy of early stage breast cancer, version 1.1. Radiother Oncol 118(1): 205–8
Oldenborg S, Rasch CRN, van Os R et al (2018) Reirradiation and hyperthermia for recurrent breast cancer en cuirasse. Stranlenther Onkol 194(3): 206–14
Overgaard M, Nielsen HM, Tramm T et al (2020) Postmastectomy RT in high-risk breast cancer. A 30-year update of the DBCG 82bc randomized trial. Radiother Oncol 152 (Suppl 1): 171
Penninkhof J, Quint S, de Boer H et al (2009) Surgical clips for position verification and correction of non-rigid breast tissue in simultaneously integrated boost (SIB) treatments. Radiother Oncol 90(1): 110–5
Piroth MD, Baumann R, Budach W et al (2019) Heart toxicity from breast cancer radiotherapy: Current findings, assessment, and prevention. Strahlenther Onkol 195(1): 1–12
Piroth MD, Krug D, Sedlmayer F et al (2021) Post-neoadjuvant treatment with capecitabine and trastuzumab emtansine in breast cancer patients-sequentially, or better simultaneously? Strahlenther Onkol 197(1): 1–7
Poortmans PM, Collette L, Horiot JC et al (2009) Impact of the boost dose of 10 Gy versus 26 Gy in patients with early stage breast cancer after a microscopically incomplete lumpectomy: 10-year results of the randomised EORTC boost trial. Radiother Oncol 90(1): 80–5
Rades D, Stalpers JA, Veninga T et al (2005) Evaluation of five radiation schedules and prognostic factors for metastatic spinal cord compression. J Clin Oncol 23: 3366–75
Rades D, Kueter JD, Veninga T et al (2009) Whole brain radiotherapy plus stereotactic radiosurgery versus surgery plus whole brain radiotherapy for 1–3 brain metastases: results of a matched pair analysis. Eur J Cancer 45: 400–4
Romestaing P, Lehingue Y, Carrie C et al (1997) Role of a 10-Gy boost in the conservative treatment of early breast cancer: results of a randomized clinical trial in Lyon, France. J Clin Oncol 15(3): 963–8
Rosner D, Bedwani RN, Vana J et al (1980) Noninvasive breast carcinoma: results of a national survey by the American College of Surgeons. Ann Surg 192(2): 139–47
Rutgers EJ, Donker M, Poncet C et al (2019) Radiotherapy or surgery of the axilla after a positive sentinel node in breast cancer patients: 10 year follow up results of the EORTC AMAROS trial (EORTC 10981/22023). Cancer research 79(4)
Sardar P, Kundu A, Chatterjee S et al (2017) Long-term cardiovascular mortality after radiotherapy for breast cancer: A systematic review and meta-analysis. Clin Cardiol 40(2): 73–81
Sautter-Bihl ML, Sedlmayer F, Budach W et al (2014) DEGRO practical guidelines: radiotherapy of breast cancer III--radiotherapy of the lymphatic pathways. Strahlenther Onkol 190(4): 342–51
Schlosser S, Rabinovitch R, Shatz Z et al (2020) Radiation-Associated Secondary Malignancies in BRCA Mutation Carriers Treated for Breast Cancer. Int J Radiat Oncol Biol Phys 107(2): 353–9
Shaikh MP, Alite F, Wu MJ et al (2017) Postmastectomy Radiation Therapy for Node-Negative Breast Cancer with Tumor Size of Five Centimeter or More: A Meta-analysis. Int J Radiat Oncol Biol Phys 99(2): 5
Shurell E, Olcese C, Patil S et al (2018) Delay in radiation therapy is associated with increased risk of recurrence in women with ductal carcinoma in situ. Cancer 124: 46–54
Siegel RL, Miller KD, Jemal A (2018) Cancer statistics, 2018. CA Cancer J Clin 68(1): 7–30
Smith BD, Buchholz TA (2013) Radiation treatments after breast-conserving therapy for elderly patients. J Clin Oncol 31(19): 2367–8
Sperduto PW, Kased N, Roberge D et al (2012) Summary report on the graded prognostic assessment: an accurate and facile diagnosis-specific tool to estimate survival for patients with brain metastases. J Clin Oncol 30: 419–25
Straver ME, Meijnen P, van Tienhoven G et al (2010) Role of axillary clearance after a tumor-positive sentinel node in the administration of adjuvant therapy in early breast cancer. J Clin Oncol 28(5): 731–7
Strnad V, Polgár C, Ott OJ et al (2023) Accelerated partial breast irradiation using sole interstitial multicatheter brachytherapy compared with whole-breast irradiation with boost for early breast cancer: 10-year results of a GEC-ESTRO randomised, phase 3, non-inferiority trial. Lancet Oncol 24(3): 262–72
Taylor C, Correa C, Duane FK et al (2017) Estimating the Risks of Breast Cancer Radiotherapy: Evidence From Modern Radiation Doses to the Lungs and Heart and From Previous Randomized Trials. J Clin Oncol 35(15): 1641–9
Thorsen LB, Offersen BV, Danø H et al (2016) DBCG-IMN: A Population-Based Cohort Study on the Effect of Internal Mammary Node Irradiation in Early Node-Positive Breast Cancer. J Clin Oncol 34(4): 314–20
van der Sangen et al. 2003
Veiga LHS, Vo JB, Curtis RE et al (2022) Treatment-related thoracic soft tissue sarcomas in US breast cancer survivors: a retrospective cohort study. Lancet Oncol 23(11): 1451–64
Vrieling C, van Werkhoven E, Maingon P et al (2017) Prognostic Factors for Local Control in Breast Cancer After Long-term Follow-up in the EORTC Boost vs No Boost Trial: A Randomized Clinical Trial. JAMA Oncol 3(1): 42–8
Vujovic O, Yu E, Cherian A et al (2015) Time interval from breast-conserving surgery to breast irradiation in early stage node-negative breast cancer: 17-year follow-up results and patterns of recurrence. Int J Radiat Oncol Biol Phys 91(2): 319–24
Wan Q, Su L, Ouyang T et al (2021) Comparison of Survival After Breast-Conserving Therapy vs Mastectomy Among Patients With or Without the BRCA1/2 Variant in a Large Series of Unselected Chinese Patients With Breast Cancer. JAMA Netw Open 4(4): e216259
Wang K, Zhang X, Zheng K et al (2018) Predictors of internal mammary lymph nodes (IMLN) metastasis and disease-free survival comparison between IMLN-positive and IMLN-negative breast cancer patients: Results from Western China Clinical Cooperation Group (WCCCG) database (CONSORT). Medicine (Baltimore) 97(28): e11296
Wang SL, Fang H, Song YW et al (2019) Hypofractionated versus conventional fractionated postmastectomy radiotherapy for patients with high-risk breast cancer: a randomised, non-inferiority, open-label, phase 3 trial. Lancet Oncol 20(3): 352–60
Wapnir IL, Dignam JJ, Fisher B et al (2011) Long-term outcomes of invasive ipsilateral breast tumor recurrences af-

© Tumorzentrum München und Zuckschwerdt Verlag | DOI 10.4486/395.06

ter lumpectomy in NSABP B-17 and B-24 randomized clinical trials for DCIS. J Natl Cancer Inst 103: 478–88

Whelan TJ, Pignol JP, Levine MN et al (2010) Long-term results of hypofractionated radiation therapy for breast cancer. N Engl J Med 362(6): 513–20

Withrow DR, Morton LM, Curtis RE et al (2017) Radiotherapy for ductal carcinoma in situ and risk of second non-breast cancers. Breast Cancer Res Treat 166(1): 299–306

Woodward WA, Barlow WE, Jagsi R et al (2020) Association Between 21-Gene Assay Recurrence Score and Locoregional Recurrence Rates in Patients With Node-Positive Breast Cancer. JAMA Oncol 6(4): 505–11

Xiang X, Ding Z, Feng L et al (2021) A meta-analysis of the efficacy and safety of accelerated partial breast irradiation versus whole-breast irradiation for early-stage breast cancer. Radiat Oncol 16(1): 24

Zhang Q, Liu J, Ao N et al (2020) Secondary cancer risk after radiation therapy for breast cancer with different radiotherapy techniques. Sci Rep 10(1): 1220

© Tumorzentrum München und Zuckschwerdt Verlag | DOI 10.4486/395.06

Medikamentöse Systemtherapie des frühen Mammakarzinoms

C. Scholz, V. Aivazova-Fuchs, A. Andrulat, M. Braun, J. Dorn, F. Hagemann, C. Hanusch, N. Harbeck, S. Hasmüller, A. Hester, G. Michl, V. Milani, C. Wolf

Schlagwörter

Systemtherapie • endokrine Therapie • Chemotherapie • neoadjuvant • primär systemische Therapie • dosisdichte und dosisintensivierte Chemotherapie • targeted therapy • postneoadjuvant • Anti-HER2-Therapie

Alle Aussagen in diesem Kapitel lehnen sich an die aktuelle S3-Leitlinie Mammakarzinom (in letzter Konsultationsfassung vom Juni 2021), die Empfehlungen der Organgruppe „Mammakarzinom" der *Arbeitsgemeinschaft Gynäkologische Onkologie* 2023, an die Ergebnisse der *St.-Gallen-Konsensus-Konferenzen* zur Therapie des frühen Mammakarzinoms (März 2023) sowie des ASCO Annual Meeting (Juni 2023) an. Alle Empfehlungen stellen aber auch die Meinung der Autoren dar. Dies gilt insbesondere in den Fällen, in denen Studienergebnisse und Empfehlungen der o. g. Expertengremien Interpretationsspielraum zulassen.

Einleitung

Die Systemtherapie ist ein unverzichtbarer Bestandteil der Therapie des Mammakarzinoms zur Verhinderung von Rezidiven und Todesfällen. Die brustkrebsbedingte Sterblichkeit wurde so in den letzten 20 Jahren bis zu einem Drittel reduziert.
Die Gestaltung der Systemtherapie wird maßgeblich von der Tumorbiologie bzw. prädiktiven Faktoren bestimmt und ist somit individuell (Abbildung 1).

Die Systemtherapie des frühen Mammakarzinoms wird in kurativer Absicht gegeben und sollte – im Fall von Chemotherapie – möglichst neoadjuvant (präoperativ) durchgeführt werden, da sie äquieffektiv ist. Gleichzeitig bestehen entschiedene Vorteile, wobei inzwischen die Prognoseverbesserung durch die post-neoadjuvante Individualisierung der Therapie – z. B. bei Patientinnen ohne pCR – wahrscheinlich im Vordergrund steht zusätzlich zu einer Verbesserung der Operabilität.

neoadjuvante Therapie äquieffektiv

© Tumorzentrum München und Zuckschwerdt Verlag | DOI 10.4486/395.07

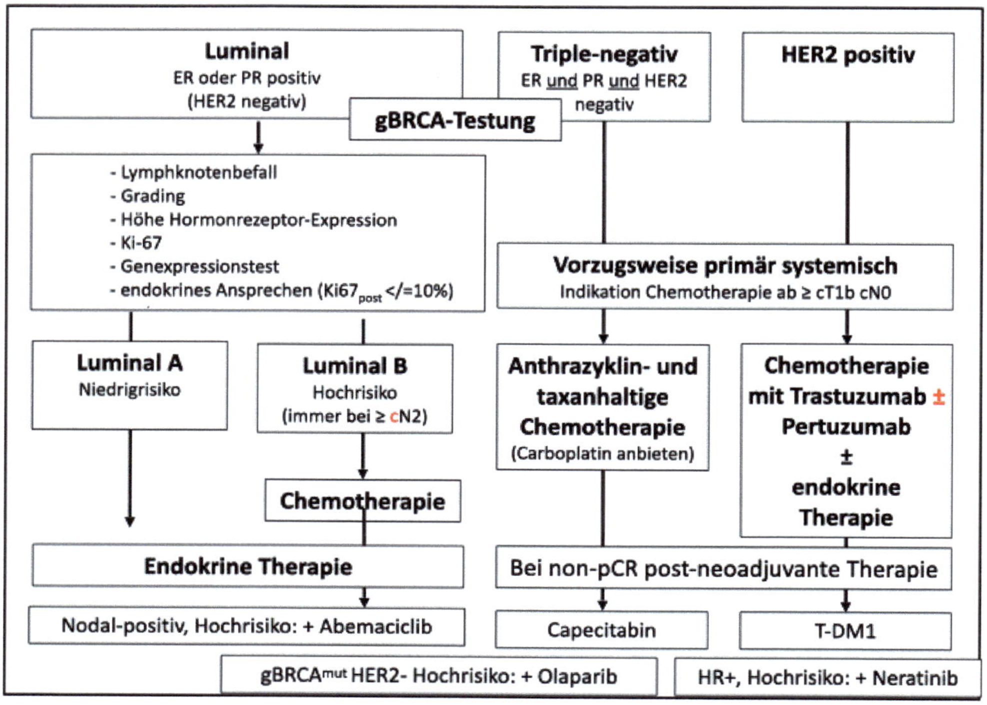

Abbildung 1 Übersichtsskizze der Therapiealgorithmen beim frühen Mammakarzinom

Staging mit CT und Skelettszintigrafie

Das Risiko für regionale Metastasen und Fernmetastasen in der Primärsituation ist abhängig von der Tumorbiologie und dem Stadium. Daher wird ein Staging nach der aktuellen S3-Leitlinie und den AGO-Empfehlungen nur bei hohem Risiko (z. B. cN+) empfohlen, insbesondere dann, wenn eine (neo-)adjuvante Chemotherapie indiziert ist. Das Staging soll ein CT-Thorax/Abdomen und Skelettszintigrafie enthalten. Die Suche nach Fernmetastasen kann in frühen Tumorstadien (T1–2 N0) und bei günstiger Tumorbiologie unterbleiben, da Fernmetastasen in diesem Kollektiv eine sehr geringe Inzidenz haben. Die potenziell damit verbundene psychische Belastung der Patientinnen spricht neben der äußerst geringen Wahrscheinlichkeit eines positiven Befundes daher gegen Staging-Untersuchungen im Niedrig-Risiko-Kollektiv.

Suspekte Befunde sollen durch gezielte Biopsien abgeklärt werden. Der absolute Nutzen einer Chemotherapie ist bei günstiger Tumorbiologie mit kleinem Rezidiv- und Metastasierungsrisiko nur gering. Bei HR+/HER2- können Multigen-Tests entscheidungsrelevant sein, jedoch die Bestimmung der Tumorbiologie nicht ersetzen. Zudem haben sie für seltene Subgruppen keine verlässliche Aussagekraft. Vor einer Systemtherapie ist eine detaillierte Aufklärung der Patientin (auch über die Möglichkeit einer Studienteilnahme) obligat.

© Tumorzentrum München und Zuckschwerdt Verlag | DOI 10.4486/395.07

Therapiestrategie beim frühen Mammakarzinom (gem. AGO Mamma 2023)

- HR+/HER2- mit „niedrigem Rückfallrisiko"
- endokrine Therapie ohne Chemotherapie
- HR+/HER2- mit „erhöhtem Rückfallrisiko"
  - endokrine/endokrinbasierte Therapie (Abemaciclib)
  - Bei Patientinnen mit Indikation zur chemoendokrinen Therapie*:
    - konventionell dosierte AT-basierte Chemotherapie (q3w)
    - dosisdichte Chemotherapie (inkl. weekly-Regime)

- Triple-negative (TNBC)
  - konventionell dosierte AT-basierte Chemotherapie (q3w)
  - dosisdichte sequenzielle AT-basierte Chemotherapie (inkl. weekly Schemata)
  - neoadjuvante platinhaltige Chemotherapie
  - neoadjuvante platinhaltige Chemotherapie mit ICPi (Pembrolizumab)

- gBRCA1/2^{MUT} (HR+/HER- o. TNBC)
  - Olaparib[1]

- HER2+
  - Trastuzumab (plus Pertuzumab bei N+ oder NACT)
  - sequenzielle AT-basierte Chemotherapie mit simultaner Gabe von T + Anti-HER2-Therapie
  - anthrazyklinfreie Chemotherapie + Anti-HER2-Therapie

Allgemeine Aspekte der neoadjuvanten Therapie bzw. Primär Systemischen Therapie (PST)

Ziele und Vorteile

- Erreichen einer möglichst hohen pCR-Rate als prognostischer Marker für DFS und OS beim TNBC, bei HER2-Positivität sowie HR+/G3) (Cortazar et al. 2014)
- Ermöglichung einer risikoadaptierten post-neoadjuvanten Therapie bei non pCR
- In-vivo-Chemosensitivitätstestung (Therapiemodifikation je nach Ansprechen möglich)
- Verringerung des Resektionsvolumens und Erhöhung der BET-Rate
- Verzicht auf axilläre Dissektion bei Konversion von cN+ zu ypN0 sn
- Verbesserung der Therapieadhärenz bei Ansprechen des Tumors

© Tumorzentrum München und Zuckschwerdt Verlag | DOI 10.4486/395.07

Prädiktive Faktoren für das Erreichen einer pathologischen Komplettremission (pCR) und eines negativen Nodalstatus

- TNBC, Basalzell-Typ, nicht lobuläre Histologie
- ER- und PR- und HER2/neu-positive Tumore bei initialer dualer Blockade
- G3
- klinische (objektive) Remission nach zwei Zyklen PST
- Tumor < 5 cm, cN0
- jüngeres Alter
- hohes Ki67
- gBRCA-Positivität bei TNBC
- High-risk-Einstufung im Multigentest

Fertilitätserhalt bei jungen Frauen

Fertilität erhalten

Ovartoxizität

Grundsätzlich sollen die Patientinnen in der Prämenopause vor Beginn der Systemtherapie eine Beratung über Fertilitätserhalt, Oozyten-Kryokonservierung und Kontrazeption erhalten. Bei jungen Frauen müssen die Auswirkungen der Systemtherapie auf die Ovarialfunktion berücksichtigt werden (z. B. permanente oder passagere Ovarialinsuffizienz mit konsekutiver Osteoporoseinduktion). Die Ovartoxizität ist abhängig von der Art und Dosis des Chemotherapeutikums und vom Alter der Patientin (Tham et al. 2007). Für die beim Mammakarzinom zur Anwendung kommenden anthrazyklin- und taxanbasierte Chemotherapien liegt die Rate der passageren chemotherapieinduzierten Amenorrhö bei 90 %. Bei Frauen ohne antihormonelle Therapie persistiert die Amenorrhö bei Anthrazyklin-Taxanhaltigen Schemata bei Frauen < 30 Jahre bei ca. 10–20 %, während Frauen älter als 30 Jahre in Abhängigkeit vom Alter ein Risiko mit einer Spannweite von 13–68 % aufweisen (Hulvat et al. 2011).
Zu den Leistungen der gesetzlichen Krankenkassen im Rahmen der Fertilitätsprotektion zählen inzwischen die medikamentöse Vorbereitung, die Entnahme, die Behandlung, die Lagerung und der Transport der Zellen bzw. des Keimzellgewebes. Der Anspruch besteht seit dem 01.07.2021 und betrifft auch anfallende Kosten bereits eingelagerter Zellen/Gewebe. Eine rückwirkende Finanzierung ist allerdings nicht möglich. Das maximal zulässige Höchstalter beträgt vollendete 40 Jahre für die Frau und vollendete 50 Jahre für den Mann. Die Ehe ist – im Gegensatz zur Genehmigung von Kostenübernahmen im Rahmen einer künstlichen Befruchtung – keine Voraussetzung (www. fertiprotekt.de).
Eine Unterbrechung der endokrinen adjuvanten Therapie ist gemäß den Daten der POSITIVE-Studie für max. 2 Jahre nach einer mindestens 18-monatigen Vortherapie bei Kinderwunsch vermutlich ohne kurzfristigen Überlebensnachteil und kann mit der Patientin in individueller Nutzen-Abwägung diskutiert werden (AGO 2023 +) (Partridge, A. et al 2022). Siehe hierzu Kapitel „Sondersituationen".

© Tumorzentrum München und Zuckschwerdt Verlag | DOI 10.4486/395.07

Endokrine Therapie des frühen Mammakarzinoms

Definitionen

endokrin sensitiv

Endokrin sensitiv: Mammakarzinome werden als endokrin sensitiv bezeichnet, wenn in dem immunhistologisch untersuchten Tumorgewebe mindestens 1 % der Zellen Östrogen- und/oder Progesteronrezeptoren aufweisen. Eine Rezeptorpositivität von 1 %–10 % stellt eine spezielle Gruppe dar. Abhängig von Tumorbiologie und klinischem Kontext, können diese Tumore tumorbiologisch auch als triple-negativ gewertet werden (Villegas 2021, Schrodi S 2021).
Können immunhistologisch keine Hormonrezeptoren nachgewiesen werden, so gilt das Mammakarzinom als nicht endokrin sensitiv (siehe Kapitel „Pathologie der Mammakarzinome").

Menopausenstatus:

- Die *Prämenopause* ist der mehrere Jahre umfassende Zeitraum vor der letzten Menstruationsblutung. Hier beginnt der Östrogenspiegel abzusinken und es entwickelt sich eine Gelbkörperschwäche mit verminderter Progesteronsekretion, was zu unregelmäßigen Monatsblutungen führt.
- Die *Perimenopause* umfasst i. d. R. die Zeitspanne zwischen dem 45. und dem 55. Lebensjahr. Neben der Anamnese kann der Menopausenstatus laborchemisch durch eine E2(17β-Östradiol)- und FSH-Bestimmung gesichert werden. Die Überprüfung der ovariellen Reservekapazität (Anti-Müller-Hormon) nach Chemotherapie liefert keine zuverlässigen Informationen.
- Die *Postmenopause* wird wie folgt definiert: Zustand nach bilateraler Ovarektomie, Alter > 60 Jahre, oder Alter < 60 Jahre und > 1 Jahr Amenorrhö (ohne Chemotherapie, Hysterektomie, SERM oder GnRH) und FSH/E2 im postmenopausalen Bereich (Susman 2005).

Indikationsstellung

Eine adjuvante endokrine Therapie ist bei endokrin sensitivem Mammakarzinom prinzipiell immer indiziert. In einer kleinen Niedrigrisikogruppe (pT1a(b), G1, Hormonrezeptor hochpositiv, HER2 negativ) kann ggf. auf eine endokrine Therapie verzichtet werden, da ein entscheidender Vorteil hinsichtlich der Lebenserwartung nicht gegeben ist und nebenwirkungsbedingte Todesfälle durch Lungenembolien, Schlaganfälle oder Myokardischämien auftreten können. Der präventive Effekt für die kontralaterale Brust sollte hier bei der Indikationsstellung jedoch berücksichtigt werden.

Beginn und Dauer der endokrinen Therapie

Die endokrine Therapie sollte erst nach dem Ende einer ggf. indizierten Chemotherapie begonnen werden. Sie kann gleichzeitig zur oder auch erst nach Abschluss der Strahlentherapie begonnen werden. Die adjuvante endokrine Therapie wird in die initiale Therapie (Jahre 0–5) und die erweiterte adjuvante Therapie (EAT, Jahre 6–15) eingeteilt. Die Standardtherapiedauer der adjuvanten Therapie

© Tumorzentrum München und Zuckschwerdt Verlag | DOI 10.4486/395.07

beträgt 5 Jahre. Eine Erweiterung der Therapiedauer wird nach individueller Nutzen-Risiko-Abwägung in Abhängigkeit von der Verträglichkeit und dem Rückfallrisiko empfohlen (AGO 2023).
In einer 2017 publizierten EBCTCG-Metaanalyse (Pan et al. 2017) konnte eindrucksvoll demonstriert werden, dass auch noch 20 Jahre nach Abschluss einer 5-jährigen endokrinen Therapie ein relevantes Risiko für die Entwicklung von Fernmetastasen besteht. Für Patientinnen mit Tumorstadium T2/> N1 liegt das Risiko bei über 40 %. Die längere Einnahme einer endokrinen Therapie ist in diesem Kontext eine mögliche Strategie zur Senkung der Rezidivrate.

endokrine Therapie

Endokrine Therapie bei prämenopausalen Patientinnen

In der Prämenopause ist Tamoxifen 20 mg/Tag die Standardtherapie. Diese Therapie ist durch eine systematische Übersichtsarbeit randomisierter kontrollierter Studien belegt (LOE 1a) (EBCTCG 2011) und wird in den aktuellen Leitlinien der AGO-Mamma eindeutig (++) empfohlen. Die Therapie soll mindestens 5 Jahre lang durchgeführt werden bzw. solange die Patientin prämenopausal ist und keine inakzeptablen Nebenwirkungen auftreten.

erweiterte Therapie

Der Nutzen einer erweiterten Therapie mit Tamoxifen über 10 Jahre ist durch zwei randomisierte kontrollierte Studien (ATLAS, aTTom) belegt (LOE 1b) (Davies et al. 2013, Gray et al. 2013) und wird insbesondere bei erhöhtem Rückfallrisiko (z. B. N+) von der AGO mit „++" bewertet. Die kombinierte Auswertung beider Studien (n = 17 477) zeigte eine signifikante Senkung der brustkrebsspezifischen Mortalität durch 10 Jahre Tamoxifen (HR 0,85 [0,77–0,94], p = 0,001) bei identischer nicht brustkrebsassoziierter Mortalität. Das Hauptrisiko der verlängerten Tamoxifen-Gabe war die Entwicklung eines Endometriumkarzinoms mit einem absoluten Risiko von 0,5 %. Eine erweiterte endokrine Therapie mit einem Aromatase-Inhibitor (AI) (≤ 5 Jahre) nach 5 Jahren Tamoxifen ist bei im Verlauf sicher postmenopausal gewordenen Frauen mit einem erhöhten Rezidivrisiko anzuraten (Goss et al. 2013).
Die Therapie mit Aromatase-Inhibitoren muss bei prämenopausalen Patientinnen mit einer ovariellen Suppression (GnRH) kombiniert werden. Eine alleinige AI-Therapie ist in der Prä- und Perimenopause kontraindiziert, auch wenn eine Amenorrhö nach ovarieller Suppression oder chemotherapieinduziert aufgetreten ist. Der Hintergrund dafür ist die mögliche Reaktivierung der ovariellen Funktion durch den Aromatase-Inhibitor, die in einer Steigerung der Östrogenproduktion resultiert (Guerrero et al. 2013, Henry et al. 2013).
Für den Einsatz von GnRH-Analoga zusätzlich zu Tamoxifen oder AI liegen mittlerweile Daten aus großen, prospektiv-randomisierten Studien vor.
In einer aktuellen EBCTCG-Metaanalyse von ca. 15.000 Datensätzen, die auf dem ASCO 2023 präsentiert wurde, zeigte die ovarielle Funktionssuppression einen konsistenten Vorteil beim rezidivfreien Überleben von ca, 4,5 %. (R. Gray, 2023)
Die entsprechenden AGO-Empfehlungen 2023 empfiehlt für Patientinnen mit einem niedrigen Rezidivrisiko Tamoxifen für 5 Jahre ‚++' und für Patientinnen mit einem erhöhten Rezidivrisiko OFS 2–5 Jahre + Tamoxifen für 5 Jahre oder OFS + AI für 5 Jahre ‚++'.
Eine permanente Ovarablation durch beidseitige chirurgische Adnexektomie oder Radiomenolyse ist zwar prinzipiell möglich, wir empfehlen jedoch bei entsprechender Indikation die medikamentöse Ovarsuppression durch GnRH-Analoga, da sie bei gleicher Effektivität reversibel ist und ggf. den Therapieabbruch bei Un-

© Tumorzentrum München und Zuckschwerdt Verlag | DOI 10.4486/395.07

verträglichkeit sowie (gerade für sehr junge Patientinnen) den potenziellen Erhalt der Fertilität ermöglicht. Die permanente Ovarablation durch Operation kann primär oder sekundär durchgeführt werden, wenn die Patientin dies aus besonderen Gründen wünscht (z. B. bei gleichzeitig erhöhtem Ovarialkarzinomrisiko aufgrund einer BRCA1/2-Mutation).
Bedeutende Nebenwirkungen von Tamoxifen: sehr häufig (≥ 10 %) Hitzewallungen; häufig (≥ 1 % bis < 10 %) Knochen- und Gelenkschmerzen, Haarausfall, Thromboembolien oder Sehstörungen; selten (≥ 0,01 % bis < 0,1 %) Endometriumkarzinom. Vor Beginn der Therapie sollte eine augenärztliche Untersuchung erfolgen, da Sehstörungen wie z. B. Katarakte, Korneatrübungen und/oder Retinopathien auftreten können, die nur zum Teil reversibel sind.

Offene Fragen und derzeitige Empfehlungen

Tamoxifen wird in der Leber über das Enzym CYP2D6 in seinen wirksamen Metaboliten Endoxifen umgewandelt. Aufgrund der großen Heterogenität des Enzyms geht man davon aus, dass Tamoxifen in unterschiedlicher Konzentration wirksam ist. Neben dem Genotyp können auch Medikamente, wie z. B. Antidepressiva, die Enzymaktivität beeinflussen. Aufgrund der heterogenen Datenlage ist jedoch derzeit nicht klar, ob eine eingeschränkte Enzymaktivität zu einer klinisch relevanten Verringerung der Tamoxifen-Wirkung mit einer Prognoseverschlechterung führt (Dezentjé et al. 2013). Da die klinischen Daten unklar sind und v. a. bei prämenopausalen Patientinnen keine gleichwertigen Therapieoptionen zur Verfügung stehen, wird derzeit von einer routinemäßigen CYP2D6-Bestimmung abgeraten. *CYP2D6-Bestimmung*
Trotz ermutigender Ergebnisse der Tam-01-Studie (De Censi, SABCS 2022) in der Behandlung von Risikoläsionen (atypische ADH/LCIS/CLIS/DCIS) mit niedrigerer Tamoxifen-Dosierung ist die Zuverlässigkeit niedrigerer Tamoxifen-Dosierungen in der adjuvanten Therapie derzeit aufgrund der limitierten Datenlage unklar. Die AGO 2023 empfiehlt Tamoxifen (nur ER+) 5 mg mit,+/-, da Langzeitdaten fehlen.

Endokrine Therapie bei postmenopausalen Patientinnen

Für postmenopausale Patientinnen stehen Tamoxifen (20 mg/d) und die Aromatase-Inhibitoren (= AI) Anastrozol, Letrozol, Exemestan zur Verfügung.
Die Therapie sollte über 5 bis 10 Jahre, vorzugsweise sequenziell durchgeführt werden, z. B. mit Tamoxifen über 2,5–5 Jahre gefolgt von einem Aromatase-Inhibitor über 2,5–5 Jahre. Hierzu gibt es randomisierte, kontrollierte Studien (BIG 1–98, TEAM) (BIG 1–98 Collaborative Group et al. 2009, Ruhstaller et al. 2019) und es besteht eine eindeutige Empfehlung durch die AGO (AGO 2023). Bei Patientinnen mit einem erhöhten Rückfallrisiko in den ersten 2–3 Jahren (z. B. nodalpositiv) sollte mit einem Aromatase-Inhibitor *upfront* begonnen werden, gefolgt von Tamoxifen (Viale et al. 2011, Cuzick et al. 2010). Aufgrund einer Subgruppenauswertung von BIG 1–98 scheint auch bei einem invasiv-lobulären Karzinom die Aromatase-Inhibitor-Therapie *upfront* über 5 Jahre ratsam (Metzger Filho et al. 2015).
Auch Tamoxifen 20 mg/d über 5 bis 10 Jahre ist nach den Daten der ATLAS- und aTTom-Studie eine evidenzbasierte Therapieoption (Davies et al. 2013, Gray et al. 2013). Nach 3 bis 5 Jahren Tamoxifen ist die erweiterte endokrine Therapie mit einem Aromatase-Inhibitor (3–5 Jahre) eine evidenzbasierte Therapieoption (Goss et al. 2013) und auch nach einem Tamoxifen-freien Intervall sinnvoll. Nach den

© Tumorzentrum München und Zuckschwerdt Verlag | DOI 10.4486/395.07

Daten der MA.17R-Studie ist die Verlängerung der AI-Therapie auf bis zu 10 Jahren upfront oder nach Tamoxifen sicher und vorteilhaft: Das krankheitsfreie 5-Jahres-Überleben war 95 % unter Letrozol vs. 91 % unter Placebo (HR 0,66, p = 0,01) (Goss et al. 2016).

Die Fortführung einer Aromatase-Inhibitor-Therapie nach 5 Jahren einer endokrinen Therapie (Tamoxifen, AI oder sequenziell) für weitere 2 bis 5 Jahre wurde in mehreren Studien untersucht (DATA, IDEAL, NSABP-B-42, SOLE, ABCSG 16).

In einer Metaanalyse der EBCTCG (Gray et al. 2019) an 22.192 Patientinnen aus 11 randomisierten Studien konnte gezeigt werden, dass der Therapieeffekt einer EAT am größten in der Gruppe der Patientinnen war, die nur mit Tamoxifen vorbehandelt wurden, schwächer bei Patientinnen, die eine Sequenztherapie erhielten, und marginal für Patientinnen nach 5 Jahren einer AI-Therapie (DFS-Vorteil von 3,6 %, 1,5 % und 0,3 % nach fünf Jahren). Es zeigte sich für keine Subgruppe ein signifikanter Vorteil für das Überleben. Des Weiteren war der Effekt am stärksten bei Patientinnen mit befallenen LK zum Zeitpunkt der Primärdiagnose ausgeprägt: N0, N1a, und ≥ 4 LK mit einem DFS-Vorteil von 1,1 %, 3,8 % und 7,7 % nach 5 Jahren.

Das Risiko für Knochenbrüche war durch die erweiterte AI-Therapie um relative 24 % erhöht.

Nebenwirkungen

Bedeutende Nebenwirkungen von Aromatase-Inhibitoren: sehr häufig (≥ 10 %) Hitzewallungen, Übelkeit, Kopfschmerzen, Muskel-, Gelenk- und Knochenschmerzen, Osteoporose mit erhöhter Frakturhäufigkeit; häufig (≥ 1 % bis < 10 %) Haarausfall, Karpaltunnelsyndrom, vaginale Blutung, Erhöhung von AP, ALT, AST; selten (≥ 0,01 % bis < 0,1 %) anaphylaktische Reaktion.

Osteodensitometrie

Vor Beginn einer Aromatase-Inhibitor-Therapie sollte eine Osteodensitometrie durchgeführt und im Intervall wiederholt werden. Vitamin D sollte in Abhängigkeit vom serologisch gemessenen Vitamin-D-Spiegel substituiert werden. Osteoprotektion durch z. B. Zoledronsäure q6m oder Denosumab q6m (siehe Unterkapitel „Adjuvante Therapie mit Bisphosphonaten“).

Stellenwert der CDK4/6-Inhibition in der Adjuvanz

In der postneoadjuvanten endokrinen Behandlung wurde der Effekt von Palbociclib überprüft (PENELOPE-B-Studie). In dem definierten Hochrisikokollektiv (n = 1250) wurde Palbociclib mit alleiniger endokriner Therapie verglichen: Dabei war der Unterschied im iDFS trotz Zugabe des CDK4/6-Inhibitors nicht signifikant. Die adjuvante PALLAS-Studie mit Palbociclib hat ihren primären Endpunkt ebenfalls nicht erreicht (Mayer 2021).

Inzwischen liegt allerdings eine gute Evidenz zum Einsatz von Abemaclib vor. Im Rahmen der MonarchE-Studie (N = 5637) war für das hormonrezeptorpositive/HER2-negative frühe Mammakarzinom mit hohem Rezidivrisiko (≥ 4 befallene Lymphknoten oder 1–3 Lymphknoten und zusätzliche Risikofaktoren wie T3, G3 oder Ki 67 ≥ 20 %) eine Risikoreduktion darstellbar. In einer aktuellen Analyse nach 42 Monaten Follow-up stabilisierte sich der bereits beobachtete Vorteil durch die Hinzunahme von Abemaciclib über 2 Jahre beim iDFS (4y 6,4 %) und DDFS (4y 5,9 %) weiter. Ein hohes Ki67 ist ein prognostischer, aber kein prädiktiver Marker für Ansprechen auf Abemaciclib (Johnston SRD et al 2023). Die Hinzunahme von Abemaciclib in der o. g. Indikation wird durch die AGO Mamma 2023 mit ‚+‘ empfohlen. Die Zulassung entspricht der Kohorte 1 der MonarchE-Studie.

© Tumorzentrum München und Zuckschwerdt Verlag | DOI 10.4486/395.07

Die auf dem ASCO 2023 präsentierten Daten der NATALEE-Studie unterstützen auch den Einsatz von Ribociclib (400 mg/d für Dauer von 3 Jahren) + Aromatasehemmer (+ GnRH in der Prämenopause) als neue Option in der adjuvantenTherapie des frühen HR+/HER- Mammakarzinoms in den Stadien II und III (3-Jahres-IDFS 87,1 vs 90,4, HR 0,748, p = 0,0014) (Slamon D et al. 2023).
Die Daten zu Ribociclib bestätigen die Ergebnisse von Abemaciclib in der adjuvanten Therapie des Stadiums III und erweitern die Indikation möglicherweise auf das Stadium II. Eine Zulassungserweiterung für die adjuvante Indikation steht allerdings noch aus.

Stellenwert der PARP-Inhibition in der Adjuvanz

Die Bestimmung des BRCA-Status sollte bei allen Patientinnen mit einem HER2-negativen Mammakarzinom auch außerhalb der Kriterien für fam. Brust- und Eierstockkrebs durchgeführt werden, wenn eine adjuvante Behandlung mit Olaparib gemäß der Kriterien der OlympiA-Studie infrage kommt.
Zu den Patientinnen der OlympiA-Studie gehörten solche mit triple-negativem (TNBC), aber auch solche mit einem HER2-negativen/hormonrezeptorpositiven Mammakarzinom. Patientinnen, die eine neoadjuvante oder präoperative Chemotherapie erhalten hatten, benötigten einen Resttumor. Bei TNBC war keine Größe vorgegeben, bei HER2-/HR+ musste der Tumor ein Risikoprofil aufweisen, welches mit dem CPS-EG-Score bestimmt wurde. Dieser Score musste 3 oder größer sein. Wurden Patientinnen zuerst operiert, musste ein triple-negatives Karzinom mindestens ein pT2-Stadium (≥ pT2) oder einen Lymphknotenbefall (≥ pN1) aufweisen. Lag ein hormonrezeptorpositives HER2-negatives Karzinom vor, mussten mindestens 4 Lymphknoten befallen sein (≥ pN2). Nach Abschluss der lokoregionären Therapie erhielten die Patientinnen für ein Jahr 2-mal täglich 300 mg Olaparib oder Placebo. Patientinnen mit einem hormonabhängigen Tumor erhielten zusätzlich eine endokrine Therapie. Die Studie für diese Patientinnen zeigte einen rezidivfreien Überlebensvorteil (HR 0,58; 99,5 %-Konfidenzintervall [KI] 0,41, 0,82; p < 0,0001) nach 2,5 Jahren Follow-up. Das 3-Jahres-IDFS betrug 85,9 % vs. 77,1 % mit einer Differenz von 8,8 %. Ebenso verbessert werden konnte das fernmetastasenfreie Überleben („distant DFS" [DDFS]) durch Olaparib (HR 0,57; 99,5 %-KI 0,39, 0,83; p < 0,0001) als auch das Gesamtüberleben. Die AGO Mamma 2023 empfiehlt für die Patientinnen in der gegebenen Indikation die Therapie mit Olaparib mit ‚++'.
Erweiterung der post-neoadjuvanten/adjuvanten Therapie:

- HR+
  - plus Abemaciclib für 2J bei 1 ≥ 3 Lk+ und (T3 oder G3) *oder* ≥ 4 Lk+
  - plus Olaparib für 1J bei gBRCA1/2^{mut} und non-pCR + CPS-EG ≥ 3[9,10] *oder* ≥ 4 Lk

- TNBC
  - plus Olaparib für 1J bei ≥ pT2 oder ≥ pN1 oder non-pCR

© Tumorzentrum München und Zuckschwerdt Verlag | DOI 10.4486/395.07

Primäre endokrine Therapie des frühen Mammakarzinoms

In ausgewählten Fällen kann eine primäre endokrine Therapie sinnvoll erscheinen. Mögliche Indikationen sind:

- Ablehnung der Operation oder Patientin mit hohem Operationsrisiko (Komorbiditäten)
- Downstaging primär nicht operabler/lokal fortgeschrittener Mammakarzinome, wenn eine Chemotherapie nicht möglich oder erwünscht ist
- Evaluierung tumorbiologischer Eigenschaften (Re-Analyse des Rezeptorstatus und mögliche Änderung des Ki-67-Wertes unter endokriner PST)

Für den Einsatz von Aromatase-Inhibitoren liegen eine Reihe von Phase-II-Studien vor, die alle – bei allerdings geringen Patientinnenzahlen – eine klinische Ansprechrate von durchschnittlich 60–80 % nachweisen konnten. In einer randomisierten Studie wurden 324 Patientinnen entweder mit Letrozol oder mit Tamoxifen behandelt (Eiermann et al. 2001). Die klinische Ansprechrate war unter Letrozol signifikant (p = 0,004) höher, was in dieser Gruppe auch zu einer höheren Rate an BET führte (p = 0,036). Die Rate pathologischer Komplettremissionen betrug nur 1,5 %. Ähnliche Resultate konnten auch für Anastrozol und Exemestan gezeigt werden (Ellis et al. 2011).
Der Stellenwert der pCR ist bei der primär systemischen endokrinen Therapie anders zu bewerten als bei einer Chemotherapie. Der Nachweis des Tumoransprechens und ein messbares Downsizing verbessern – auch ohne Erreichen einer pCR – zumindest das krankheitsfreie Überleben. Die mit der endokrinen Therapie erzielten Ansprechraten sind von der Dauer der Applikation abhängig; möglicherweise war die Studiendauer mit 4 Monaten zu kurz konzipiert. Als optimale Therapiedauer werden mindestens 8 Monate angesehen, wobei einige Studienprotokolle eine Therapiedauer bis 12 Monate vorsahen. Die verlängerte Gabe war mit weiterem Ansprechen verbunden.
Ein Verzicht auf die Operation bei effektiver primärer endokriner Therapie führt zu hohen Raten von lokaler und lokoregionärer Progression (43 % vs. 1,9 % nach Mastektomie), wobei sich das Überleben sowohl nach 5 Jahren (90 % vs. 93 %) als auch nach 10 Jahren (86,8 % vs. 89 %) nicht signifikant unterscheidet (Johnston et al. 2012).
Die primäre Operation mit anschließender endokriner Therapie zeigt gegenüber der primären endokrinen Therapie in zahlreichen randomisierten Studien und Beobachtungsstudien bei Patientinnen mit endokrin responsivem Mammakarzinom einen Vorteil in Bezug auf das progressionsfreie Überleben, nicht aber für das Gesamtüberleben. Welchen Einfluss die jeweilige Strategie auf die Lebensqualität hat, wurde bisher nicht ausreichend untersucht. Insgesamt ist nach aktueller Datenlage davon auszugehen, dass für die ältere Patientin mit relevanten Komorbiditäten eine primäre endokrine Therapie eine geeignete Alternative zur primären Operation darstellt.

© Tumorzentrum München und Zuckschwerdt Verlag | DOI 10.4486/395.07

Endokrine Therapie: Aktuelle Therapieempfehlungen

- immer indiziert bei endokrinsensitivem Mammakarzinom
- Therapiedauer 5–10 Jahre
- **Prämenopause:** Tamoxifen 20 mg/d
  - Standarddauer der adjuvanten Therapie: 5 Jahre
  - bei erhöhtem Risiko: weitere 5 Jahre Tamoxifen
  - **bei erhöhtem Rezidivrisiko:**
    - OFS 2–5 Jahre + Tamoxifen für 5 Jahre, oder
    - OFS + AI für 5 Jahre

- **Postmenopause:**
  - Nach 5 Jahren Tamoxifen werden 2–5 Jahre Aromatase-Inhibitoren empfohlen.
  - Nach Switch-Therapie (2–3 Jahre Tamoxifen, gefolgt von 2–3 Jahren Aromatase-Inhibitor) kann bei erhöhtem Risiko und guter Verträglichkeit der Aromatase-Inhibitor für 2–5 Jahre weitergegeben werden.
  - Nach 5-jähriger Upfront-Therapie mit einem Aromatase-Inhibitor gibt es eine Evidenz für eine Erweiterung der Therapie im Bezug auf das DFS, nicht aber das Gesamtüberleben.
  - Sollte bei guter Verträglichkeit, hohem Rückfallrisiko und hohem Sicherheitsbedürfnis der Patientin eine längere Therapie geplant sein, muss über eine erhöhte Frakturrate aufgeklärt werden.

Kurze präoperative endokrine Therapie zur Bestimmung des endokrinen Ansprechens und zur tumorbiologischen Risikostratifizierung

Im Rahmen der ADAPT-Studie wurde bei HR+/HER2-/cN0 und cN1, RS = 12–25 eine 3-wöchige präoperative endokrine Therapie appliziert. Ziel war die dynamische Erfassung tumorbiologischer Faktoren (Ki67 prä- vs. posttherapeutisch). Bei Erreichen des Zielwerts von Ki67 ≤ 10 % entsprachen die Langzeitergebnisse denen der Vergleichsgruppe (RS 0–11): Nach jeweils 5 Jahren Nachbeobachtungszeit zeigte das Fernmetastasen-freie Überleben (dDFS) keinen signifikanten Unterschied (95,6 % versus 96, 3 %, ohne signifikanten Unterschied war auch das 5-Jahres-Gesamtüberleben: OS: 97,3 % versus 98,0 %. Die Effizienz hinsichtlich dDFS war altersunabhängig (< = 50 Jahre versus > 50 Jahre) sowie unabhängig vom Nodalstatus (Nitz et al. 2022). Das mediane Follow-up betrug 60 Monate.
Durch die Daten der ADAPT-Studie besteht für HR+, HER2-, 0–3 LK durch die Kombination von Genexpressionstestung an der Stanze und der Bestimmung des endokrinen Ansprechens im OP-Präparat (Ki67post ≤ 10 %) die Möglichkeit einer einfach durchführbaren Risikostratifizierung zur Vermeidung einer zusätzlichen Chemotherapie.
Die AGO Mamma hat zusammenfassend die Neu-Bestimmung Ki-67 nach kurzer, präoperativer endokriner Therapie (2–4 Wochen) mit einer Empfehlung von ‚+' aufgenommen.
In der Postmenopause ist eine 2-wöchtige AI-Therapie präoperativ ausreichend, um das endokrine Ansprechen im OP-Präparat zu bestimmen; bei prämenopausa-

© Tumorzentrum München und Zuckschwerdt Verlag | DOI 10.4486/395.07

len Patientinnen muss die präoperative endokrine Therapie über mindestens 3–4 Wochen durchgeführt werden. Die Kombination von GnRH + AI über 4 Wochen ist hier mit einer Wahrscheinlichkeit für ein endokrines Ansprechen von 70–80 % assoziiert.

Chemotherapie

Indikationsstellung

Vor dem Hintergrund der möglichen Nebenwirkungen von Chemotherapien (± Antikörpertherapien) zielt die Entwicklung aktueller Behandlungskonzepte auf eine zunehmende Individualisierung. Ziel ist es hierbei, Patientinnen mit hohem Risiko effektive Therapien zur Verfügung zu stellen, bei denen Dosis und Zyklusdichte u. U. eskaliert werden, während den Patientinnen mit niedrigem Risiko toxische Therapien erspart werden sollen.

Individualisierung

In der Regel ist eine Chemotherapie (± Antikörpertherapie) in folgenden Situationen indiziert:

- triple-negativer Tumor (≥ pT1b, pN0)
- HER2-positiver Tumor (≥ pT1b, pN0)
- Luminal-B-Tumor (≥ pT1c) mit zusätzlichen Risikofaktoren (siehe Kapitel *Prognostische und prädiktive Faktoren*)
  - nodalpositiver Tumor, insbesondere bei > 3 befallenen Lymphknoten
  - aggressive Tumorbiologie (siehe Kapitel *Prognostische und prädiktive Faktoren*), z. B. Grading G3, hohes Ki-67, niedrige Hormonrezeptorexpression, Genexpressionsanalyse mit hohem Rezidivrisiko

Eine Therapieentscheidung sollte unter Berücksichtigung aller vorhandenen Faktoren erfolgen.

Genexpressionsanalysen

Bei günstigen Kriterien, d. h. nodal-negativer Tumor, tubuläre bzw. muzinöse Histologie, Luminal-A-Subtyp, bzw. niedriges Risiko in einer der Genexpressionsanalysen kann auf eine adjuvante Chemotherapie verzichtet werden. Bei grenzwertiger Chemotherapie-Indikation (pN0 und pN1a mit G2, Hormonrezeptor-hochpositiver, HER2-negativer Tumor) sollte ein zusätzlicher Test zur Einschätzung der Tumorbiologie eingesetzt werden, um eine Entscheidung für oder gegen eine adjuvante Chemotherapie treffen zu können. Dazu stehen (nur im Kontext der klinisch-pathologischen Faktoren (Tumorgröße, Nodalbefall, Grading, Ki-67, ER, PR, HER2) Multigentests zur Verfügung (ggf. vorher Zusage Kostenübernahme der Krankenkasse).

Patienten sollten über die Möglichkeit der Behandlung im Rahmen von Studien informiert werden.

Beginn und Dauer einer Chemotherapie

Der optimale Beginn einer adjuvanten Chemotherapie ist innerhalb der ersten 4–6 Wochen nach der Operation; eine Verzögerung über 12 Wochen hinaus sollte vermieden werden, um keinen Wirkungsverlust in Kauf zu nehmen (Lohrisch et al.

© Tumorzentrum München und Zuckschwerdt Verlag | DOI 10.4486/395.07

2006). Die Einhaltung der geplanten Dosis ist ebenfalls wichtig, um die volle Wirksamkeit zu erhalten (Bonadonna et al. 1995). Um dieses Zeitfenster einzuhalten, Dosiskompromissen vorzubeugen und Dosisdichte und Dosisintensität konstant zu halten, sollte die Strahlentherapie erst nach vollständig abgeschlossener Chemotherapie begonnen werden. Die optimale Dauer einer (neo-)adjuvanten Chemotherapie liegt bei 18–24 Wochen (Tabelle 1).

Einhalten der Dosis

Tabelle 1 Adjuvante Chemotherapieschemata – Dosierungen und Nebenwirkungen

Schema	**Medikamente**	**Dosierung (mg/m² KOF)**	**Zyklen**	**Häufige Nebenwirkungen[a] (Grad III und IV)**
AC-T bzw. EC-T	Doxorubicin (oder Epirubicin) + Cyclophosphamid, danach Paclitaxel	60 (90) 600 80	4 Zyklen 3-wö. 12 Zyklen wö.	wie AC zusätzl. bei Paclitaxel: allerg. Reaktionen ca. 6 %; Neuropathie II–IV° 27 %
AC-D bzw. EC-D	Doxorubicin (oder Epirubicin) + Cyclophosphamid, danach Docetaxel	60 (90) 600 100	4 Zyklen 3-wö. 4 Zyklen 3-wö.	Stomatitis ca. 6 %, Ödeme ca. 5 %
TAC	Docetaxel + Doxorubicin + Cyclophosphamid	75 50 500	6 Zyklen 3-wö.	febrile Neutropenie 24 % (G-CSF primär empfohlen!), Stomatitis 7 %, Kardiotoxizität ca. 2 %
6x TC	Docetaxel + Cyclophosphamid	75 600	6 Zyklen 3-wö.	
Schemata der 2. Wahl (bei Kontraindikation für obige Schemata sowie in ausgewählten Fällen)				
TC	Docetaxel + Cyclophosphamid	75 600	4 Zyklen 3-wö.	febrile Neutropenie 5 %
EC bzw. AC	Epirubicin (oder Doxorubicin) + Cyclophosphamid	90 (60) 600	4 Zyklen 3-wö.	febrile Neutropenie 1–2 %, Stomatitis ca. 4 %, Kardiotoxizität < 2 %
Dosisdichte Schemata (mit G-CSF-Prophylaxe!) ETC hinter AC/C q2wk				
E-T-C dosisdichte, dosisintensive Sequenztherapie	Epirubicin, danach Paclitaxel, danach Cyclophosphamid	150 225 2000	3 Zyklen 2-wö. mit G-CSF 3 Zyklen 2-wö. mit G-CSF 3 Zyklen 2-wö. mit G-CSF	febrile Neutropenie ca. 7 %, Transfusionen 28 % (ohne) bzw. 12 % (mit Erythropoetin), Neuropathie II–IV° ca. 30 %

© Tumorzentrum München und Zuckschwerdt Verlag | DOI 10.4486/395.07

Tabelle 1 Adjuvante Chemotherapieschemata – Dosierungen und Nebenwirkungen

Schema	Medikamente	Dosierung (mg/m² KOF)	Zyklen	Häufige Nebenwirkungen[a] (Grad III und IV)
dd-AC-T bzw. dd-EC-T dosisdichte Therapie	Doxorubicin (oder Epirubicin) + Cyclophosphamid, danach Paclitaxel	60 (90) 600 175	4 Zyklen 2-wö. mit G-CSF 4 Zyklen 2-wö. mit G-CSF	wie AC/T, jedoch höhere Anämierate (Transfusionen: 13 %), Neuropathie III–IV° 4 %

a Diese Aufstellung umfasst nur die akute schwere und schwerste Toxizität, zu Langzeitfolgen existieren nur wenige suffiziente Untersuchungen. Die Aufstellung erhebt keinen Anspruch auf vollständige Auflistung aller möglichen adjuvanten Chemotherapien, stellt aber die gebräuchlichsten Dosierungen dar. Gerade in Studienprotokollen sind Abweichungen möglich.

Substanzen

Standard

Eine Chemotherapie mit Anthrazyklinen und Taxanen gilt neben Docetacel und Cyclophosphamid als Standard bei Patientinnen mit Indikation für eine adjuvante Chemotherapie (Tabelle 1).

Bei Kontraindikationen gegen Anthrazykline oder bei mittlerem klinischen Risiko kann eine anthrazyklinfreie Systemtherapie erwogen werden.

Die Daten zu 6 x TC sind international nicht einheitlich. Während die deutsche WSG-PlanB-Studie (Nitz et al. 2019) eine statistische Nichtunterlegenheit für 6 x TC vs. 4 x EC – 4 x Docetaxel zeigen konnte, war dies in den US-amerikanischen ABC-Studien (Blum et al. 2017) nicht der Fall. In PlanB gab es keine Subgruppe, bei denen die Anthrazyklin-Taxan-Sequenz wirksamer war als 6 x TC, auch nicht das triple-negative Karzinom. Der absolute Unterschied zwischen 6 x TC und einer Anthrazyklin-Taxan-Sequenz in den ABC-Studien war numerisch gering; der Nutzen der zusätzlichen Anthrazyklintherapie wurde mit steigender Tumorlast deutlicher. Auch in einer gepoolten Analyse der deutschen SUCCESS-C- und der PlanB-Studie (DeGregorio A et al. 2022) konnte bei fast 6000 Patientinnen mit HER2-negativem Mammakarzinom nach über 5-jähriger Nachbeobachtungszeit kein signifikanter Unterschied im krankheitsfreien Überleben (DFS) zwischen der anthrazyklinhaltigen (4 Zyklen Epirubicin [EC], gefolgt von 4 Zyklen Docetaxel, oder 3 Zyklen 5-Fluoruracil/Epirubicin/Cyclophosphamid, gefolgt von 3 Zyklen Docetaxel) und der anthrazyklinfreien Chemotherapie (6 Zyklen Docetaxel/Cyclophosphamid) gefunden werden. In der Subgruppenanalyse scheinen nur die Patientinnen mit > 4 befallenen Lymphknoten einen signifikanten Vorteil im Hinblick auf das krankheitsfreie Überleben (DFS) durch die anthrazyklinhaltige Chemotherapie erfahren zu haben.

Daher kann 6 x TC als adäquates adjuvantes Chemotherapieschema für Patientinnen mit einem mittleren Rezidivrisiko (bis zu 3 befallene Lymphknoten) beim HER2-negativen Mammakarzinom angesehen werden.

Die AGO empfiehlt den Einsatz von Anthrazyklin-Taxan-basierten Regimen bei HR+/HER2- bzw. triple-negativen Tumoren mit ++ (dosisdicht) bzw. + (dreiwöchentlich) (AGO 2023). Die Metaanalysen der Vielzahl an Studien, die eine taxanhaltige mit einer taxanfreien Therapie verglichen (De Laurentiis et al. 2008), sowie

© Tumorzentrum München und Zuckschwerdt Verlag | DOI 10.4486/395.07

die Analyse der EBCTCG (EBCTCG 2012) zeigen übereinstimmend eine signifikante Verbesserung von DFS und Gesamtüberleben durch die Hinzunahme der Taxane gegenüber rein anthrazyklinhaltigen Schemata. Taxane können entweder in Kombination (TAC-Schema) oder vor oder nach Anthrazyklinen eingesetzt werden.
Als Standard in der adjuvanten anthrazyklin-/taxanhaltigen Therapie hat sich in den letzten Jahren die Sequenz 4 x AC/EC, gefolgt von 12 x Paclitaxel wöchentlich durchgesetzt (Sparano et al. 2008, 2015). Dieses Regime wurde in einer 4-armigen Studie mit 4 x AC → 4 x Paclitaxel (3-wöchentlich), 4 x AC → 4 x Docetaxel (3-wöchentlich) sowie 4 x AC → 12 x Docetaxel wöchentlich verglichen. Die wöchentliche Paclitaxel-, aber auch die 3-wöchentliche Docetaxel-Gabe zeigten dabei eine signifikante Überlegenheit gegenüber den beiden anderen Schemata. Beachtet werden muss allerdings die relativ hohe Neurotoxizitätsrate (8 % Grad III/IV) unter wöchentlicher Paclitaxel-Gabe.
Bei allergischen Reaktionen auf Paclitaxel (bzw. dessen Lösungsmittel) stellt nab-Paclitaxel (125 mg/m^2 KOF wöchentlich) eine mögliche, allerdings in der adjuvanten Therapie nicht zugelassene Alternative dar.
Bei reduziertem Allgemeinzustand, nodal-negativer Patientin sowie grenzwertiger Chemotherapie-Indikation ist in Abwägung von Nutzen und Toxizität 4 x TC, 4 x EC/AC Möglichkeiten der 2. Wahl (Tabelle 1).

Dosisdichte und dosisintensivierte Chemotherapie

Eine Metaanalyse der EBCTCG konnte an 37.298 Pat. mit frühem Mammakarzinom aus 26 Studien zeigen, dass der dosisdichte und sequenzielle Einsatz von Chemotherapien nach 10 Jahren das rezidivfreie Überleben (28,0 % vs. 31,4 %) und das brustkrebsspezifische Überleben gegenüber herkömmlichen Therapieschemata moderat verbessern kann (22,1 % vs. 24,8 %, p < 0,0001), ohne die Mortalität aus anderen Gründen zu erhöhen. Allerdings wurden Patientinnen analysiert, die zwischen 1985 und 2011 therapiert wurden. Der HER2-Status war nur bei 50 % der Patientinnen bekannt und die Mehrzahl der Patientinnen erhielt keine Anti-HER2-Therapie. Insbesondere für Patientinnen > 70 Jahre und N0-Patientinnen lässt sich kein Nutzen für eine Dosisintensivierung ableiten.
Zusammenfassend konnte das Konzept der Dosisdichte bestätigt werden, welches bereits 2003 in der CALGB-9741-Studie untersucht worden war: Zwei konventionelle 3-wöchentliche Therapiearme (AC → Paclitaxel, A → Paclitaxel → C) wurden mit den gleichen Therapien, 2-wöchentlich appliziert mit G-CSF-Unterstützung, verglichen. Durch die 2-wöchentliche Gabe konnten sowohl DFS (82 vs. 75 % nach 4 Jahren) als auch Gesamtüberleben (92 vs. 90 %) signifikant verbessert werden (Citron et al. 2003).
Bereits die in Tabelle 1 beschriebene 12-malige wöchentliche Paclitaxel-Gabe (nach 3- oder 2-wöchentlicher EC-Gabe) stellt eine Form der dosisdichten Therapie dar. Die dosisdichte und dosisintensivierte ETC-Therapie erhöht zusätzlich zur Intervallverkürzung die Dosis der Einzelmedikamente: jeweils 2-wöchentlich werden zunächst Epirubicin 150 mg/m^2, dann Paclitaxel 225 mg/m^2, dann Cyclophosphamid 2500 (in den Folgestudien 2000) mg/m^2 sequenziell mit G-CSF-Prophylaxe gegeben. Diese Therapie wurde in der ETC-Studie (Möbus et al. 2012, 2018) bei Patientinnen mit ≥ 4 befallenen Lymphknoten mit einer sequenziellen, 3-wöchentlichen EC (90/600) → Paclitaxel (175)-Therapie verglichen und verbesserte

ETC-Therapie

© Tumorzentrum München und Zuckschwerdt Verlag | DOI 10.4486/395.07

nach 10-Jahren-Follow-up hochsignifikant das DFS (von 59 auf 69 %) und Gesamtüberleben (von 47 auf 56 %).
Die italienische GIM-Studie zeigt in einem 2-x-2-Design neben dem fehlenden Nutzen von 5-FU ein besseres DFS bei dosisdichter Anwendung einer Anthrazyklin-Taxan-Sequenztherapie (Del Mastro et al. 2015).

Triple-negatives Mammakarzinom

Die Klassifikation als triple-negatives Mammakarzinom (triple negative breast cancer, TNBC) setzt das vollständige Fehlen von Östrogen- und Progesteronrezeptoren sowie eine fehlende HER2-Überexpression voraus. Der Anteil der TNBC an der Gesamtheit der Mammakarzinome wird mit 10–20 % angegeben. TNBC zeigen häufig ein aggressives Wachstumsmuster (G3, Auftreten bei jungen Patientinnen, kürzeres Gesamtüberleben, hohe Rückfallrate in den ersten 2–3 Jahren). Obwohl ca. 70 % aller TNBC molekulargenetisch dem Basalzelltyp zugeordnet werden können, handelt es sich um eine sehr heterogene Gruppe von Tumoren.
Es besteht eine Korrelation mit dem hereditär bedingten BRCA1/2-mutierten Tumortyp: In einem unselektierten Kollektiv von TNBC konnte bei 20 % eine BRCA1/2-Mutation nachgewiesen werden. Bei einer Mutation im BRCA1-Gen sind sogar bis zu 80 % aller auftretenden Tumore triple-negativ.
Die Chemotherapie stellt beim TNBC ab T1b die vorrangige systemische Therapieoption dar.
Hinsichtlich der Chemotherapie sollten primär die etablierten anthrazyklin- und taxanhaltigen Schemata zum Einsatz kommen. In neoadjuvanten Studien konnte ein zusätzlicher Nutzen von Cisplatin und Carboplatin beim TNBC gezeigt werden (in der adjuvanten Situation fehlen dagegen Daten zur zusätzlichen Gabe von Platin-Präparaten). In einer Metaanalyse zeigte sich eine Erhöhung der pCR auf 45 % durch eine neoadjuvante platinhaltige Chemotherapie (Petrelli et al. 2014). Widersprüchliche Daten gibt es zu der Frage, ob vor allem Patientinnen mit einer BRCA-Mutation oder alle TNBC von platinhaltiger Chemotherapie profitieren (Byrski et al. 2014, v. Minckwitz et al. 2014, Sikov et al. 2015).

platinhaltige Chemotherapie

Eine neoadjuvante Sequenztherapie mit 4 x EC/AC, gefolgt von 12 x Paclitaxel wöchentlich in Kombination mit Carboplatin (AUC 5, 3-wöchentlich oder AUC 2, wöchentlich) wird von den Autoren bei Patientinnen mit nachgewiesener BRCA-Mutation empfohlen, aber auch bei TNBC ohne BRCA-Mutation bei gutem AZ der Patientin. Für die adjuvante Gabe von Carboplatin gibt es derzeit keine Evidenz. Zu beachten ist die durch die Hinzunahme von Carboplatin deutlich erhöhte Hämatotoxizität.
In der Keynote-522-Studie konnte erstmals durch die Hinzunahme des PD1-Inhibitors Pembrolizumab eine Steigerung der Rate histopathologischer Komplettremissionen (Chemotherapie 51,2 % vs. Chemotherapie + Pembrolizumab 64,8 %) erreicht werden. 4 Zyklen Pembrolizumab (+ Chemotherapie) wurden neoadjuvant verabreicht, 9 Zyklen Pembrolizumab-Monotherapie nach dem chirurgischen Eingriff. 1147 Patientinnen wurden 2:1 in die Studie randomisiert, das aktuelle Follow-up beträgt median 15 Monate. Primäre Endpunkte waren die pCR-Rate und das ereignisfreie Überleben (Schmidt P et al. 2022). Bei Patientinnen mit TNBC führte die neoadjuvante Behandlung mit Pembrolizumab plus Chemotherapie, gefolgt von der adjuvanten Behandlung mit Pembrolizumab nach der Operation, zu einem signifikant längeren ereignisfreien Überleben als die neoadjuvante Che-

© Tumorzentrum München und Zuckschwerdt Verlag | DOI 10.4486/395.07

motherapie allein (event-free survival nach 36 Monaten 84,5 % (95 % confidence interval [CI], 81,7–86,9) vs. 76,8 % (95 % CI, 72,2 to 80,7) HR 0,63; 95 % CI, 0,48 to 0,82; P < 0,001). Die Hinzunahme von Pemprolizumab bei Patientinnen mit frühem TNBC und mind. cT2-Tumoren oder positivem Nodalstatus ist seit 2022 zugelassen. Unabhängig von der Tumorgröße sollte die Chemotherapie bei TNBC möglichst präoperativ durchgeführt werden, da die pCR nach primärer Chemotherapie eindeutig mit dem Überleben korreliert. Patientinnen ohne pCR nach neoadjuvanter Chemotherapie haben eine schlechte Prognose und sollten deshalb möglichst in adjuvante Studienprotokolle eingeschlossen werden.

In der großen randomisierten Phase-III-Studie CIBOMA/2004–01_GEICAM/2003–11 (Lluch et al. 2020) erbrachte die zusätzliche Gabe von Capecitabin nach abgeschlossener Therapie (anthrazyklin- und taxanhaltige Chemotherapie, Operation und Radiatio) für unselektierte Patientinnen mit triple-negativen Tumoren keinen Vorteil im Hinblick auf das DFS oder das Gesamtüberleben. Dagegen profitierten in der CREATE-X-Studie (Masuda et al. 2017) insbesondere Patientinnen mit triple-negativen Tumoren ohne pathologische Komplettremission nach neoadjuvanter Chemotherapie hinsichtlich des DFS wie auch des Gesamtüberlebens von der postneoadjuvanten Gabe von Capecitabin für 6 Monate (6–8 Zyklen). Dementsprechend wird die postneoadjuvante Gabe von Capecitabin bei Patientinnen mit non-pCR nach A-T-haltiger Chemotherapie von der der AGO Mamma 2023 mit ‚++', empfohlen und bei non-pCR nach Platin +/- Pembrolizumab-haltiger Therapie mit ‚+/-, bewertet.

CREATE-X-Studie

Chemotherapie: Aktuelle Therapieempfehlungen

- Eine Chemotherapie ist beim primären Mammakarzinom immer dann indiziert, wenn der zu erwartende individuelle Nutzen größer ist als der Nachteil durch mögliche Nebenwirkungen. Die Chemotherapie kann dann neoadjuvant oder adjuvant durchgeführt werden.
- Steht zum Zeitpunkt der Erstdiagnose die Indikation zur Chemotherapie fest (Ausdehnung, Immunhistochemie/Tumorbiologie), so sollte diese vorzugsweise neoadjuvant erfolgen.
- Die Indikation besteht prinzipiell bei:
  - triple-negativem Tumor (≥ T1b N0)
  - HER2-positivem Tumor (≥ T1b N0) (in Kombination mit Antikörpertherapie, s. u.)
  - nodal-positivem Tumor (v. a. > 3 befallene Lymphknoten)
  - Luminal-B-Tumor (≥ T1c) mit aggressiver Tumorbiologie: Grading G3, hohes Ki-67, niedrige Hormonrezeptorexpression, hohes Rezidivrisiko in einem der Genexpressionstests, hohes uPA/PAI-1,
- 6 x TC ist ein anthrazyklinfreier Standard bei mittlerem Rezidivrisiko (pN0 oder pN1a). Insbesondere bei hohem Rezidivrisiko stellt eine anthrazyklin- und taxanhaltige Sequenz oder Kombination die Therapie der Wahl dar.
- Therapiedauer 18–24 Wochen
- Bei Patientinnen mit höhergradigem Nodalbefall sowie geringer Komorbidität sind dosisdichte Chemotherapiekonzepte indiziert.
- Hinzunahme von Pemprolizumab bei Patientinnen mit frühem TNBC und mind. cT2-Tumoren oder positivem Nodalstatus in der neoadjuvanten und postneoadjuvanten Therapiephase

© Tumorzentrum München und Zuckschwerdt Verlag | DOI 10.4486/395.07

Anti-HER2-Therapie

Für die Standardbehandlung des frühen HER2-positiven Mammakarzinoms stehen aktuell die zwei humanisierten monoklonalen Antikörper Trastuzumab und Pertuzumab sowie das Antikörper-Wirkstoff-Konjugat T-DM1 zur Verfügung.

Antikörper-Wirkstoff-Konjugat T-DM1

Eine HER2-Überexpression ist definiert als immunhistochemischer Score 3+ oder 2+ und Amplifikation des HER2-Gens, nachgewiesen durch FISH oder CISH. Die Festlegung des HER2-Status soll nur durch Labore erfolgen, die eine entsprechende Qualifikation durch Beteiligung an Ringversuchen nachweisen können (siehe Kapitel „Pathologie der Mammakarzinome"). Die neue Definition ‚HER2-low' hat derzeit beim frühen Mammakarzinom noch keine Bedeutung.

Die Indikationsstellung sollte unabhängig von Nodalstatus oder Alter der Patientin erfolgen, sofern keine Kontraindikation (v. a. bekannte Herzinsuffizienz) zur geplanten Therapie besteht. Alle Patientinnen mit einer Tumorgröße ≥ 1 cm sollen eine (neo-)adjuvante Behandlung mit Trastuzumab und ggf. Pertuzumab über 1 Jahr erhalten. Für die Kombination aus Tras- und Pertuzumab ist seit 2021 ein fixes Kombinationspräparat für die s. c.-Anwendung zugelassen. Für kleinere (< 1 cm) nodal-negative Tumoren gibt es keine prospektiven Studiendaten – hier muss eine individuelle Abwägung von Nutzen und Nebenwirkungen erfolgen. Die AGO empfiehlt eine Chemotherapie mit Trastuzumab bei pN0 ab 0,5 cm Tumorgröße (AGO +). Bei Tumoren ≤ 5 mm kann in Einzelfällen eine entsprechende Therapie diskutiert werden (AGO „+/–").

kleine Tumoren

Trastuzumab

Trastuzumab kann bei gleicher Effektivität wöchentlich (Loading-Dose 4 mg/kg KG, dann Erhaltungsdosis 2 mg/kg KG) oder in 3-wöchentlichen Intervallen (Loading-Dose 8 mg/kg KG, dann Erhaltungsdosis 6 mg/kg KG) verabreicht werden. Auch die subkutane (s. c.) Verabreichung von Trastuzumab ist möglich. Diese Verabreichungsform wurde aufgrund von Daten aus einer neoadjuvanten Studie (Ismael et al. 2012) zugelassen, die zeigen, dass die s. c.-Injektion von Trastuzumab mindestens gleichwertig zur intravenösen Gabe ist. Die dreiwöchentliche bzw. s. c.-Gabe kann für die Lebensqualität der Patientinnen vorteilhaft sein.

Trastuzumab wird immer zusammen mit einer (neo-)adjuvanten Chemotherapie gegeben und nach Abschluss der Chemotherapie als Monotherapie fortgesetzt. Aufgrund der engen Korrelation zwischen pCR und Überleben sollte bei einem Tumorstadium höher als cT1 cN0 bei einem HER2-positiven Tumor ein neoadjuvantes Vorgehen gewählt werden.

Die Empfehlungen zur Kombination der Chemotherapie mit der einjährigen Trastuzumab-Gabe basieren auf den Daten der HERA-Studie (Gianni et al. 2011), der BCIRG-006-Studie (Slamon et al. 2011) und der kombinierten Analyse der NSABP-B-31- und der NCCTG-N9831-Studie (Perez et al. 2011a). Anhand dieser Zulassungsstudien wird Trastuzumab zumeist nach 4 Zyklen Chemotherapie mit AC/EC, gefolgt von 4 Zyklen taxanhaltiger Therapie oder dosisdichter Therapie mit 12 Zyklen Paclitaxel wöchentlich gegeben. Aufgrund der Daten der BCIRG-006-Studie wird häufig die anthrazyklinfreie Chemotherapie mit 6 Zyklen Docetaxel in Kombination mit Carboplatin AUC 6 3-wöchentlich in Verbindung mit Trastuzumab wöchentlich gegeben. Die kardiale Toxizität von TCH ist signifikant geringer als die von AC → TH (Slamon et al. 2011).

anthrazyklinfreie Chemotherapie

© Tumorzentrum München und Zuckschwerdt Verlag | DOI 10.4486/395.07

In einer einarmigen Investigator-initiierten Multicenterstudie wurden prospektiv 406 Patientinnen mit HER2-positivem Mammakarzinom im Stadium I mit einer Tumorgröße ≤ 3 cm und ohne befallene Lymphknoten (Ausnahme: Mikrometastase, d. h. Tumorzellverbände > 0,2 mm und < 2 mm in Lymphknoten nach durchgeführter Axilladissektion) untersucht (Tolaney et al. 2015). Nach der Gabe von 12 x Paclitaxel wöchentlich plus Trastuzumab, gefolgt von 9 Monaten Trastuzumab ergab sich ein 7-Jahres DFS von 93 % und ein Gesamtüberleben von 95 % (Tolaney, JCO 2019). Die verabreichte Therapie stellt sicher aufgrund der exzellenten Überlebensdaten eine klinisch relevante adjuvante Therapieoption beim kleinen, nodalnegativen, HER2-positiven Mammakarzinom dar.
Die Trastuzumab-Therapie wird parallel zur Taxan-Gabe appliziert, da dies wirksamer zu sein scheint als die sequenzielle Gabe (Perez et al. 2011b). Die Gabe parallel zur Anthrazyklin-Therapie ist möglich, jedoch im neoadjuvanten Setting nicht mit einer höheren Effektivität verbunden (Untch et al. 2010).
Während der Antikörpertherapie mit Trastuzumab müssen regelmäßig echokardiografische Kontrollen durchgeführt werden, da bei bis zu 4 % der Patientinnen eine Kardiotoxizität mit Verminderung der Auswurffraktion und klinischen Zeichen der Herzinsuffizienz zu verzeichnen ist. Alter > 50 Jahre, Einnahme von Blutdruckmedikation, eine niedrige LVEF bei Therapiebeginn (< 55 %) bzw. nach 4 x AC (< 65 %) sind signifikante Risikofaktoren. Nach Absetzen von Trastuzumab sind die meisten Funktionseinschränkungen rückläufig. *echokardiografische Kontrollen*

Pertuzumab

Es besteht die Zulassung für die adjuvante Durchführung einer dualen Blockade mit Pertuzumab und Trastuzumab für das nodal-positive HER2-positive frühe Mammakarzinom. *Zulassung*
Basierend auf den Daten der neoadjuvanten Studien NeoSPHERE (Gianni et al. 2016) und TRYPHAENA (Schneeweiss et al. 2018) sowie des Überlebensvorteils dieser Therapie in der metastasierten Situation ist die sogenannte duale HER2-Blockade durch Trastuzumab und Pertuzumab in der neoadjuvanten Situation bei Patientinnen mit erhöhtem Risiko (z. B. N+, HR– etc.) zugelassen. In der Studie NeoSPHERE wurde die duale Blockade gemeinsam mit 4 Zyklen Docetaxel q3w in der neoadjuvanten Situation verabreicht und erreichte eine pCR-Rate (Brust) von 45,8 % im Vergleich zu 29 % im Standardarm.
Der adjuvante Einsatz der dualen Blockade wurde in der Aphinity-Studie überprüft (von Minckwitz et al. 2017) und aktuell wurden die Daten nach 6 Jahren Nachverfolgung publiziert (Gelber et al. 2022). Dabei konnte für die Hinzunahme von Pertuzumab nur ein Vorteil für das iDFS (invasive disease free survival) in der nodal-positiven Gruppe gezeigt werden (88 % vs 83 %), während kein Nutzen für nodal-negative Patientinnen besteht. Das Gesamtüberleben lag bei 95 % bzw. 94 %.
Wird unter der dualen Blockade keine pCR erzielt, so ist die postneoadjuvante Gabe von TDM-1 Standard. *non-pCR*

© Tumorzentrum München und Zuckschwerdt Verlag | DOI 10.4486/395.07

T-DM1

In der Phase-III-Studie KATHERINE wurde das Antikörper-Wirkstoff-Konjugat Trastuzumab-Emtansin (T-DM1) im Vergleich zur Standardtherapie mit Trastuzumab untersucht. An der Studie konnten Patientinnen mit HER2-positiven Tumoren teilnehmen, die nach neoadjuvanter Chemotherapie und gegen HER2-gerichteter Therapie residuelle Tumorzellen in Brust und/oder Lymphknoten zeigten. Diese Gruppe weist gegenüber den Patientinnen, bei denen eine pCR erreicht wurde, eine deutlich schlechtere Prognose in Bezug auf das DFS und OS auf. Etwa 20 % der Studienteilnehmer erhielten neoadjuvant eine duale Blockade mit Pertuzumab, sodass die Studienergebnisse auch für diese Patientengruppe anwendbar sind. Der primäre Studienendpunkt war das invasive krankheitsfreie Überleben (iDFS). Die Patientinnen wurden 12 Wochen nach der operativen Therapie in den T-DM1-Arm (3,6 mg/kg i. v. q3w) oder den Trastuzumab-Arm (6,0 mg/kg i. v. q3w) über 14 Zyklen randomisiert. Radiatio und/oder eine endokrine Therapie wurden in Abhängigkeit vom Hormonrezeptorstatus und entsprechend der jeweiligen Zentrumspräferenz durchgeführt. Für die Patientinnen des T-DM1-Arms zeigte sich nach 3 Jahren ein iDFS von 88,3 % gegenüber 77,0 % im Trastuzumab-Arm. Dieser Unterschied war statistisch signifikant (nicht stratifizierte HR = 0,50 [95 %-KI 0,39–0,64], $p < 0{,}0001$). Alle Subgruppen profitierten von der Therapie mit T-DM1. Eine Aussage über das Gesamtüberleben kann bei zu geringer Ereigniszahl bisher nicht gemacht werden, jedoch zeigt sich auch hier eine positive Tendenz zugunsten von TDM-1 (HR 0,70 [95 %-KI 0,47–1,05], p = 0,085). Das Nebenwirkungsprofil entsprach dem bekannten Sicherheitsprofil von T-DM1 (Loibl et al. 2022).

Neratinib

Neratinib, ein irreversibler Pan-HER-Tyrosinkinase-Inhibitor (240 mg tgl. per os für 1 Jahr), ist zugelassen für die erweiterte adjuvante Behandlung von erwachsenen Patienten mit hormonrezeptorpositivem, HER2-überexprimiertem Brustkrebs in einem frühen Stadium, die vor weniger als einem Jahr eine trastuzumabbasierte adjuvante Therapie abgeschlossen haben. Die Zulassung erfolgte aufgrund der Daten der ExteNET-Studie, in der nach Ende der Trastuzumab-Therapie 2840 Frauen zu einem Jahr Neratinib versus Placebo randomisiert wurden (Martin et al. 2017). Es wurde ein Vorteil im 5-Jahres-IDFS zugunsten der im Neratinib-Arm behandelten Patienten gefunden (90,2 % vs. 87,7 %).

In einer Publikation zur Wirksamkeit (Chan et. al. 2021) lag der Zugewinn an IDFS nach 5 Jahren – sofern die Behandlung innerhalb eines Jahres nach Abschluss der Trastuzumabtherapie begonnen wurde – bei 5,1 % (bei späterem Beginn 1,3 %). Die numerische Verbesserung des Gesamtüberlebens nach 8 Jahren lag bei 2,1 %. In der Patientengruppe mit non-PCR lag der Zugewinn hinsichtlich des 5-Jahres IDFS bei 7,4 % und des Gesamtüberlebens bei absolut 9,1 %.

Wesentliche mögliche Nebenwirkungen sind u. a. Diarrhö, Hautexanthem und Hepatotoxizität.

Da die Patientinnen der ExteNET-Studie 2009–2011 rekrutiert wurden und dementsprechend nicht mit Trastuzumab/Pertuzumab oder TDM-1 (neo-)adjuvant vorbehandelt waren, sind die Resultate auf die heute mehrheitlich so therapierten Patienten nicht ohne Weiteres übertragbar.

© Tumorzentrum München und Zuckschwerdt Verlag | DOI 10.4486/395.07

Die AGO Mamma 2023 empfiehlt Neratinib für 1 Jahr nach 1 Jahr Trastuzumab (HR-positiv, Stadium II-III) mit ‚+', und bewertet nach Trastuzumab/Pertuzumab/T-DM1 bei hohem Risiko und HR-positiv mit ‚+/-„ sowie empfiehlt post-neoadjuvant bei non-pCR nach Trastuzumab (HR-positiv, Hochrisiko, z. B. Stadium II–III) mit ‚+'.

HER2-Therapie: Aktuelle Therapieempfehlungen

- Bei HER2-positiven Tumoren (HER2 3+ oder HER2 2+ und FISH/CISH positiv) sollte vorzugsweise eine neoadjuvante Chemotherapie durchgeführt werden.
- Bei kleinen nodal-negativen Karzinomen (≤ 2 cm) ist die primäre Operation mit der adjuvanten Gabe von 12 x Paclitaxel wöchentlich plus Trastuzumab für insgesamt 1 Jahr eine evidenzbasierte Option.
- Standard sind das anthrazyklinfreie Schema mit 6 Zyklen TCH P (Docetaxel, Carboplatin, Trastuzumab, Pertuzumab) sowie anthrazyklin- und taxanhaltige Sequenztherapien.
- Trastuzumab +/– Pertuzumab sollte parallel zur Taxan-Therapie und nur in Ausnahmefällen sequenziell zur Chemotherapie verabreicht werden.
- Gesamttherapiedauer beim frühen Mammakarzinom ist 1 Jahr Trastuzumab +/– Pertuzumab.
- nodal-positiv: Hinzunahme von Pertuzumab
- Im Falle einer non-pCR nach neoadjuvanter Chemo-/Antikörpertherapie ist eine postneoadjuvante Therapie mit TDM-1 über 14 Zyklen indiziert.
- Neratinib ist zur erweiterten adjuvanten Therapie bei hormonrezeptor-positivem HER2-positivem Mammakarzinom innerhalb eines Jahres nach Abschluss der Trastuzumab-Therapie zugelassen.

Adjuvante Therapie mit Bisphosphonaten

Endokrine Therapien, insbesondere Aromatase-Inhibitoren und der Einsatz von OFS bei prämenopausalen Patientinnen, vermindern die Knochendichte, sodass ein regelmäßiges Monitoring und ggf. Einleitung einer Bisphosphonat-Therapie erforderlich sein können.

Insbesondere prämenopausale Patientinnen unter OFS haben ein erhöhtes Osteoporoserisiko. Ihnen sollten Bisphosphonate für die Dauer der GnRH Analoga Therapie bzw. für maximal 5 Jahre angeboten werden.

Die adjuvante Bisphosphonat-Therapie bei Patientinnen mit Mammakarzinom verfolgt im Wesentlichen zwei Ziele: Osteoprotektion und Prognoseverbesserung (bei postmenopausalen Patientinnen). In einer Metaanalyse wurde nach 10 Jahren ein 3,3 % Gesamtüberlebensvorteil für die Gruppe mit Bisphosphonat-Therapie gezeigt (EBCTCG 2015). Eine Zulassung in dieser Indikation existiert nicht. Derzeit wird von der Off-Label Kommission des BfArM eine Kostenerstattung für postmenopausale Patientinnen mit HR-positivem Mammakarzinom befürwortet, eine Entscheidung des gemeinsamen Bundesausschusses steht allerdings noch aus.

Dauer der Therapie und Dosierung unterscheiden sich erheblich von den Empfehlungen in der metastasierten Situation. Für weiterführende Informationen existieren Leitlinien von ASCO und ESMO.

© Tumorzentrum München und Zuckschwerdt Verlag | DOI 10.4486/395.07

Erklärung zu Interessenkonflikten

C. Scholz hat in den vergangenen drei Jahren Honorare oder Kostenerstattungen von Exact Sciences, Roche, MSD und Lilly erhalten. V. Aivazova-Fuchs hat in den vergangenen drei Jahren Honorare oder Kostenerstattungen von Novartis erhalten. A. Andrulat hat in den vergangenen drei Jahren Honorare oder Kostenerstattungen von Roche, AstraZeneca, Lilly, Novartis und andere Zuwendungen oder Leistungen von Exact Sciences erhalten. M. Braun hat in den vergangenen drei Jahren Honorare oder Kostenerstattungen von AstraZeneca, Celgene, Daiichi Sankyo, Exact Sciences, Medac, MSD, Novartis, Puma, Roche, Pfizer und Teva erhalten. F. Hagemann hat in den vergangenen drei Jahren Honorare oder Kostenerstattungen von Roche erhalten. C. Hanusch war in den vergangenen drei Jahren Berater oder Beiratsmitglied von AstraZeneca, Roche, Lilly, Novartis und Aristo und hat Honorare oder Kostenerstattungen von AstraZeneca, Roche, Lilly, Novartis und Aristo erhalten. N. Harbeck war in den vergangenen drei Jahren Berater oder Beiratsmitglied von Gilead, Roche, Sandoz, Sanofi und Seagen und hat Honorare oder Kostenerstattungen von Amgen, AstraZeneca, Daiichi Sankyo, EPG Communication, Gilead, Lilly, MEDSCAPE, MSD, Novartis, Pierre-Fabre, Pfizer, Roche, Sandoz, Sanofi, Seagen, Springer, Viatris und Zuelligpharma erhalten. Ihre Institution hat in den vergangenen drei Jahren Forschungsunterstützung von AstraZeneca, Daiichi Sankyo, GBG, Lilly, Novartis, MSD, Pfizer, Roche und WSG erhalten. S. Hasmüller hat in den vergangenen drei Jahren Honorare oder Kostenerstattungen von AstraZeneca, Pfizer, Roche und Sanofi erhalten. A. Hester hat in den vergangenen drei Jahren persönliche Forschungsunterstützung von der Walter-Schulz-Stiftung und Honorare oder Kostenerstattungen von Pfizer und Gilead erhalten. G. Michl hat in den vergangenen drei Jahren Honorare oder Kostenerstattungen von SOBI erhalten. V. Milani hat in den vergangenen drei Jahren Honorare oder Kostenerstattungen erhalten bzw. war Berater oder Beiratsmitglied von Amgen, AstraZeneca, Celegne, Daiichi Sankyo, Eisai, Exact Science, Gilead, Miltenyi, MSD, Novartis, Pfizer, Roche, Sandoz/Hexal, Teva, Lilly, BeiGene und BMS. C. Wolf hat in den vergangenen drei Jahren Honorare oder Kostenerstattungen von Amgen, Novartis und Pfizer erhalten. J. Dorn gibt keine Interessenkonflikte an.

© Tumorzentrum München und Zuckschwerdt Verlag | DOI 10.4486/395.07

Literatur

Arbeitsgemeinschaft Gynäkologische Onkologie (AGO) (2023) Diagnostik und Therapie von früher und fortgeschrittener Mammakarzinome; Empfehlungen der AGO-Kommission Mamma. https://www.ago-online.de/leitlinien-empfehlungen/leitlinien-empfehlungen/kommission-mamma (abgerufen am: 15.07.2023)

BIG 1–98 Collaborative Group; Mouridsen H, Giobbie-Hurder A, Goldhirsch A et al (2009) Letrozole therapy alone or in sequence with tamoxifen in women with breast cancer. N Engl J Med 361: 766–76

Blum JL, Flynn PJ, Yothers G et al (2017) Anthracyclines in early breast cancer: the ABC trials - USOR 06–090, NSABP B-46-I/USOR 07132, and NSABP B-49 (NRG Oncology). J Clin Oncol 35: 2647–55

Bonadonna G, Valagussa P, Moliterni A et al (1995) Adjuvant cyclophosphamide, methotrexate, and fluorouracil in node-positive breast cancer: the results of 20 years of follow-up. N Engl J Med 332: 901–6

Byrski T, Husarski T, Dent R et al (2014) Pathologic complete response to neoadjuvant cisplatin in BRCA1-positive breast cancer patients. Breast Cancer Res Treat 147: 401–5

Chan A, Moy B, Mansi J (2021) Final Efficacy Results of Neratinib in HER-2-positive Hormone Receptor-positive Early-stage Breast Cancer From the Phase III ExteNET Trial Clin Breast Cancer 21(1):80–91

Citron ML, Berry DA, Cirrincione C et al (2003) Randomized trial of dose-dense versus conventionally scheduled and sequential versus concurrent combination chemotherapy as postoperative adjuvant treatment of node-positive primary breast cancer: first report of Intergroup Trial C9741/Cancer and Leukemia Group B Trial 9741. J Clin Oncol 21: 1431–9

Cortazar P, Zhang L, Untch M et al (2014) Pathological complete response and long-term clinical benefit in breast cancer: the CTNeoBC pooled analysis. Lancet 384(9938): 164–72

Cuzick J, Sestak I, Baum M et al; ATAC/LATTE investigators (2010) Effect of anastrozole and tamoxifen as adjuvant treatment for early-stage breast cancer: 10-year analysis of the ATAC trial. Lancet Oncol 11: 1135–41

Davies C, Pan H, Godwin J et al; ATLAS Collaborative Group (2013) Long-term effects of continuing adjuvant tamoxifen to 10 years versus stopping at 5 years after diagnosis of oestrogen receptor-positive breast cancer: ATLAS, a randomised trial. Lancet 381: 805–16

De Censi A, Puntoni M, Guerrieri-Gonzagaet A al (2018) A randomized placebo controlled phase III trial of low dose tamoxifen for the prevention of recurrence in women with operated hormone sensitive breast ductal or lobular carcinoma in situ. SABCS 2018, Abstract GS3–01

De Gregorio A, Janni W, Friedl TWP et al (2022) The impact of anthracyclines in intermediate and high-risk HER2-negative early breast cancer-a pooled analysis of the randomised clinical trials PlanB and SUCCESS C. Br J Cancer 126(12):1715–24

De Laurentiis M, Cancello G, D'Agostino D et al (2008) Taxane-based combinations as adjuvant chemotherapy of early breast cancer: a meta-analysis of randomized trials. J Clin Oncol 26: 44–53

Del Mastro L, De Placido S, Bruzzi P et al (2015) Fluorouracil and dose-dense chemotherapy in adjuvant treatment of patients with early-stage breast cancer: an open-label, 2 × 2 factorial, randomised phase 3 trial. Lancet 9;385(9980):1863–72

Dezentjé VO, van Schaik RH, Vletter-Bogaartz JM et al (2013) CYP2D6 genotype in relation to tamoxifen efficacy in a Dutch cohort of the tamoxifen exemestane adjuvant multinational (TEAM) trial. Breast Cancer Res Treat 140: 363–73

EBCTCG Early Breast Cancer Trialists' Collaborative Group; Davies C, Godwin J, Gray R et al (2011) Relevance of breast cancer hormone receptors and other factors to the efficacy of adjuvant tamoxifen: patient-level meta-analysis of randomised trials. Lancet 378: 771–84

EBCTCG Early Breast Cancer Trialists' Collaborative Group (2012) Comparisons between different polychemotherapy regimens for early breast cancer: meta-analysis of long-term outcome among 100 000 women in 123 randomised trials. Lancet 379: 432–44

EBCTCG Early Breast Cancer Trialists' Collaborative Group (2015) Adjuvant bisphosphonate treatment in early breast cancer: meta-analyses of individual patient data from randomised trials. Lancet 386: 1353–61

EBCTCG Early Breast Cancer Trialists' Collaborative Group (2018) Long-term outcomes for neoadjuvant versus adjuvant chemotherapy in early breast cancer: meta-analysis of individual patient data from ten randomised trials. Lancet Oncol 19: 27–39

Early Breast Cancer Trialists' Collaborative Group (2019) Increasing the dose intensity of chemotherapy by more frequent administration or sequential scheduling: a patient-level meta-analysis of 37 298 women with early breast cancer in 26 randomised trials. Lancet 393(10179): 1440–52

Eiermann W, Paepke S, Appfelstaedt J et al (2001) Preoperative treatment of postmenopausal breast cancer patients with letrozole: A randomized double-blind multicenter study. Ann Oncol 12: 1527–32

Ellis MJ, Suman VJ, Hoog J et al (2011) Randomized phase II neoadjuvant comparison between letrozole, anastrozole and exemestane for postmenopausal women with estrogen receptor-rich stage 2 to 3 breast cancer: clinical and biomarker outcomes and predictive value of the baseline PAM50-based intrinsic subtype – ACOSOG Z1031. J Clin Oncol 29: 2342–9

Gelber RD, Wang XV, Cole BF et al (2022) Six-year absolute invasive disease-free survival benefit of adding adjuvant pertuzumab to trastuzumab and chemotherapy for patients with early HER2-positive breast cancer: A Subpopulation Treatment Effect Pattern Plot (STEPP) analysis of the APHINITY (BIG 4–11) trial. Eur J Cancer. 166:219–28

© Tumorzentrum München und Zuckschwerdt Verlag | DOI 10.4486/395.07

Gralow JR, et al, (2020) Phase III Randomized Trial of Bisphosphonates as Adjuvant Therapy in Breast Cancer. J Natl Cancer Inst. 112(7):698

Gianni L, Dafni U, Gelber RD et al; Herceptin Adjuvant (HERA) Trial Study Team (2011) Treatment with trastuzumab for 1 year after adjuvant chemotherapy in patients with HER2-positive early breast cancer: a 4-year follow-up of a randomised controlled trial. Lancet Oncol 12: 236–44

Gianni L, Pienkowski T, Im YH et al (2016) 5-year analysis of neoadjuvant pertuzumab and trastuzumab in patients with locally advanced, inflammatory, or early-stage HER2-positive breast cancer (NeoSphere): a multicentre, open-label, phase 2 randomised trial. Lancet Oncol 17: 791–800

Goss PE, Ingle JN, Martino S et al (2013) Impact of premenopausal status at breast cancer diagnosis in women entered on the placebo-controlled NCIC CTG MA17 trial of extended adjuvant letrozole. Ann Oncol 24: 355–61

Goss PE, Ingle JN, Pritchard KI et al (2016) Extending aromatase-inhibitor adjuvant therapy to 10 years. N Engl J Med 375: 209–19

Gray RG, Rea D, Handley K et al; aTTom Collaborative Group (2013) aTTom: Long-term effects of continuing adjuvant tamoxifen to 10 years versus stopping at 5 years in 6,953 women with early breast cancer. J Clin Oncol 31(Suppl): Abstract 05

Gray R, Early Breast Cancer Trialists' Collaborative Group (2019) Effects of prolonging adjuvant aromatase inhibitor therapy beyond five years on recurrence and cause-specific mortality: An EBCTCG meta-analysis of individual patient data from 12 randomised trials including 24,912 women. Cancer Res 79(4 Suppl): Abstract GS3–03

R. Gray, Early Breast Cancer Trialists' Collaborative Group, ASCO 2023, Abstract #503

Guerrero A, Gavilá J, Folkerd E et al (2013) Incidence and predictors of ovarian function recovery (OFR) in breast cancer (BC) patients with chemotherapy-induced amenorrhea (CIA) who switched from tamoxifen to exemestane. Ann Oncol 24: 674–9

Harbeck N, Gnant M (2017) Breast cancer. Lancet 389(10074):1134–50

Henry NL, Xia R, Banerjee M et al (2013) Predictors of recovery of ovarian function during aromatase inhibitor therapy. Ann Oncol 24: 2011–2016

Hulvat MC, Jeruss JS (2011) Fertility preservation options for young women with breast cancer. Curr Opin Obstet Gynecol. 23(3):174–82

Ismael G, Hegg R, Muehlbauer S et al (2012) Subcutaneous versus intravenous administration of (neo)adjuvant trastuzumab in patients with HER2-positive, clinical stage I-III breast cancer (HannaH study): a phase 3, open-label, multicentre, randomised trial. Lancet Oncol 13: 869–78

Johnston SRD, Toi M, et al (2023) Abemaciclib plus endocrine therapy for hormone receptor-positive, HER2-negative, node-positive, high-risk early breast cancer (monarchE): results from a preplanned interim analysis of a randomised, open-label, phase 3 trial. Lancet Oncol. 2023 Jan;24(1):77–90

Kasum M, von Wolff M, Franulić D (2015) Fertility preservation options in breast cancer patients. Gynecol Endocrinol 31(11): 846–51

Janni W, Nitz U, Rack BK et al (2018) Pooled analysis of two randomized phase III trials (PlanB/SuccessC) comparing six cycles of docetaxel and cyclophosphamide to sequential anthracycline taxane chemotherapy in patients with intermediate and high risk HER2-negative early breast cancer (n=5,923). J Clin Oncol 36(15 Suppl): 522

Johnston SJ, Kenny FS, Syed BM (2012) A randomised trial of primary tamoxifen versus mastectomy plus adjuvant tamoxifen in fit elderly women with invasive breast carcinoma of high oestrogen receptor content: long-term results at 20 years of follow-up. Ann Oncol 23(9): 2296–300

Lluch A, Barrios CH, Torrecillas L (2020) Phase III Trial of Adjuvant Capecitabine After Standard Neo-/Adjuvant Chemotherapy in Patients With Early Triple-Negative Breast Cancer (GEICAM/2003–11_CIBOMA/2004–01). J Clin Oncol. 38(3):203–13

Leitlinienprogramm Onkologie (Deutsche Krebsgesellschaft, Deutsche Krebshilfe, AWMF): S3-Leitlinie Früherkennung, Diagnose, Therapie und Nachsorge des Mammakarzinoms, Version 4.4, 2021, AWMF Registernummer: 032–045OL, http://www.leitlinienprogramm-onkologie.de/leitlinien/mammakarzinom/(abgerufen am: 15.07.2023)

Lohrisch C, Paltiel C, Gelmon K et al (2006) Impact on survival of time from definitive surgery to initiation of adjuvant chemotherapy for early-stage breast cancer. J Clin Oncol 24: 4888–94

Loibl S, Huang CS, Mano MS et al (2022) Adjuvant trastuzumab emtansine in HER2-positive breast cancer patients with HER2-negative residual invasive disease in KATHERINE. NPJ Breast Cancer. 8(1):106.

Mamounas EP, Bandos H, Lembersky BC (2019) Use of letrozole after aromatase inhibitor-based therapy in postmenopausal breast cancer (NRG Oncology/NSABP B-42): a randomised, double-blind, placebo-controlled, phase 3 trial. Lancet Oncol 20(1): 88–99

Martin M, Holmes FA, Ejlertsen (2017) Neratinib after trastuzumab-based adjuvant therapy in HER2-positive breast cancer (ExteNET): 5-year analysis of a randomised, double-blind, placebo-controlled, phase 3 trial. Lancet Oncol. 18(12):1688–1700

Masuda N, Lee SJ, Ohtani S et al (2017) Adjuvant capecitabine for breast cancer after preoperative chemotherapy. N Engl J Med 376: 2147–59

Mayer EL, Dueck AC, Martin M et al (2021) Palbociclib with adjuvant endocrine therapy in early breast cancer (PALLAS): interim analysis of a multicentre, open-label, randomised, phase 3 study. Lancet Oncol 22(2):212–22

Metzger Filho O, Giobbie-Hurder A et al (2015) Relative effectiveness of letrozole compared with tamoxifen for patients with lobular carcinoma in the BIG 1–98 Trial. J Clin Oncol 33: 2772–9

Mittendorf EA, Zhang H, Barrios Ch et al (2020) Neoadjuvant atezolizumabin combination with sequential nab-paclitaxel and anthracycline-based chemotherapy versus placebo and chemotherapy in patients with early-stage triple-negative breast cancer(IMpassion031): a randomised, double-blind, phase3 trial. Lancet 396(10257):1090–1100; doi: 10.1016/S0140–6736(20)31953-X.

Möbus V, Schneeweiss A, du Bois A et al (2012) Ten year follow-up analysis of intense dose-dense adjuvant ETC

© Tumorzentrum München und Zuckschwerdt Verlag | DOI 10.4486/395.07

(epirubicin (E), paclitaxel (T) and cyclophosphamide (C)) confirms superior DFS and OS benefit in comparison to conventional dosed chemotherapy in high-risk breast cancer patients with ≥ 4 positive lymph nodes. Cancer Res 72(24 Suppl): Abstract S3–4

Möbus V, JackischC, Lück HJ et al (2018) Ten-year results of intense dose-dense chemotherapy show superior survival compared with a conventional schedule in high-risk primary breast cancer: final resultsof AGO phase III iddEPCtrial. Ann Oncol 1;29(1): 178–85

Nitz U, Gluz O, Huober J et al (2014) Final analysis of the prospective WSG-AGO EC-Doc versus FEC phase III trial in intermediate-risk (pN1) early breast cancer: efficacy and predictive value of Ki67 expression. Ann Oncol 25: 1551–7

Nitz U, Gluz O, Clemens M; West German Study Group PlanB Investigators (2019) West German Study PlanB Trial: Adjuvant four cycles of epirubicin and cyclophosphamide plus docetaxel versus six cycles of docetaxel and cyclophosphamide in HER2-negative early breast cancer. J Clin Oncol 37(10): 799–808

Nitz UA, Gluz O, Kümmel S et al (2022) Endocrine Therapy Response and 21-Gene Expression Assay for Therapy Guidance in HR+/HER2- Early Breast Cancer. J Clin Oncol 40(23):2557–67

Pan H, Gray R, Braybrooke J (2017) 20-Year risks of breast-cancer recurrence after stopping endocrine therapy at 5 years. N Engl J Med 377(19): 1836–46

Partridge, A. on behalf of the POSITIVE Consortium (2022) Pregnancy Outcome and Safety of Interrupting Therapy for women with endocrine responsIVE breast cancer Initial Results from the POSITIVE Trial (IBCSG 48–14/BIG 8–13/Alliance A221405), SABCS 2022

Perez EA, Romond EH, Suman VJ et al (2011a) Four-year follow-up of trastuzumab plus adjuvant chemotherapy for operable human epidermal growth factor receptor 2-positive breast cancer: joint analysis of data from NCCTG N9831 and NSABP B-31. J Clin Oncol 29: 3366–73

Perez EA, Suman VJ, Davidson NE et al (2011b) Sequential versus concurrent trastuzumab in adjuvant chemotherapy for breast cancer. J Clin Oncol 29: 4491–7

Petrelli F, Coinu A, Borgonovo K et al (2014) The value of platinum agents as neoadjuvant chemotherapy in triple-negative breast cancers: a systematic review and meta-analysis. Breast Cancer Res Treat 144: 223–32

Piccart M, Procter M, Fumagalli D et al (2021) Adjuvant Pertuzumab and Trastuzumab in Early HER2-Positive Breast Cancer in the APHINITY Trial: 6 Years' Follow-Up (2021) Journal of Clinical Oncology 39 (13) 1448–57

Rae JM, Regan M, Leyland-Jones B et al (2013) CYP2D6 genotype should not be used for deciding about tamoxifen therapy in postmenopausal breast cancer. J Clin Oncol 31: 2753–5

Ramphorstet MS, van der Voort A, Workhoven ED al (2018) Neoadjuvant chemotherapy with or without anthracyclines in the presence of dual HER2 blockade for HER2-positive breast cancer (TRAIN-2): a multicentre, open-label, randomised, phase 3 trial. Lancet Oncol 19(12):1630–40; doi: 10.1016/S1470–2045(18)30570–9.

Ruhstaller T, Giobbie-Hurder A, Colleoni M et al; members of the BIG 1–98 Collaborative Group and the International Breast Cancer Study Group (2019) Adjuvant letrozole and tamoxifen alone or sequentially for postmenopausal women with hormone receptor-positive breast cancer: long-term follow-up of the BIG 1–98 trial. J Clin Oncol 37(2): 105–14

Schmid P, Cortes J, Dent R et al (2022) KEYNOTE-522 Investigators. Event-free Survival with Pembrolizumab in Early Triple-Negative Breast Cancer. N Engl J Med 386(6): 556–67

Schneeweiss A, Chia S, Hickish T et al (2018) Long-term efficacy analysis of the randomised, phase II TRYPHAENA cardiac safety study: Evaluating pertuzumab and trastuzumab plus standard neoadjuvant anthracycline-containing and anthracycline-free chemotherapy regimens in patients with HER2-positive early breast cancer. Eur J Cancer 89: 27–35

Schrodi S, Braun M, Andrulat A et al (2021) Outcome von Mammakarzinomen mit schwach positiven Hormonrezeptoren: Eine bevölkerungsbezogene Analyse eines 15-Jahres-Kollektivs) Senologie – Zeitschrift für Mammadiagnostik und -therapie 18(02): e38–e39

Sikov WM, Berry DA, Perou CM et al (2015) Impact of the addition of carboplatin and-or bevacizumab to neoadjuvant once-per-week paclitaxel followed by dose-dense doxorubicin and cyclophosphamide on pathologic complete response rates in stages II to III triple negative breast cancer: CALGB 40603 (Alliance). J Clin Oncol 33: 13–21

Slamon D, Eiermann W, Robert et al (2011) Adjuvant trastuzumab in HER2-positive breast cancer. N Engl J Med. 365(14):1273–83

Slamon D, Stroyakovskiy D, Yardley DA et al (2023) Ribociclib and endocrine therapy as adjuvant treatment in patients with HR+/HER2- early breast cancer: Primary results from the phase III NATALEE trial. J Clin Oncol 41:17_suppl, LBA500-LBA500

Sparano J, Wang M, Martino S et al (2008) Weekly paclitaxel in the adjuvant treatment of breast cancer. N Engl J Med 358: 1663–71

Sparano JA, Zhao F, Martino S et al (2015) Long-term follow-up of the E1199 phase III trial evaluating the role of taxane and schedule in operable breast cancer. J Clin Oncol 33: 2353–60

Sparano JA, Gray RJ, Makower DF et al (2018) Adjuvant chemotherapy guided by a 21-gene expression assay in breast cancer. N Engl J Med 379(2): 111–21

Susman E (2005) NCCN: Menopause definition required when considering adjuvant aromatase-inhibitor therapy in breast cancer. Oncology Times 27: 54

Johnston SRD, Harbeck N, Hegg R et al (2020) Abemaciclib Combined With Endocrine Therapy for the Adjuvant Treatment of HR+, HER2–, Node-Positive, High-Risk, Early Breast Cancer (monarchE). Journal of Clinical Oncology 2020 38:34, 3987–98

Tham YL, Sexton K, Weiss H et al (2007) The rates of chemotherapy-induced amenorrhea in patients treated with adjuvant doxorubicin and cyclophosphamide followed by a taxane. Am J Clin Oncol 30(2): 126–132

Tolaney SM, Barry WT, Dang CT et al (2015) Adjuvant paclitaxel and trastuzumab for node-negative, HER2-positive breast cancer. N Engl J Med 372: 134–41

Tolaney S Guo H, Pernas S (2019) Seven-Year Follow-Up Analysis of Adjuvant Paclitaxel and Trastuzumab Trial for Node-Negative, Human Epidermal Growth Factor Receptor 2-Positive Breast Cancer. J Clin Oncol 37(22): 1868–75

Tutt ANJ, Garber JE, Kaufman B et al (2021) Adjuvant Olaparib for Patients with BRCA1- or BRCA2-Mutated Breast Cancer. N Engl J Med 384(25):2394–405; doi: 10.1056/NEJMoa2105215.

Untch M, Rezai M, Loibl S et al (2010) Neoadjuvant treatment with trastuzumab in HER2-positive breast cancer: results from the GeparQuattro study. J Clin Oncol 28: 2024–31

van de Velde CJ, Rea D, Seynaeve C et al (2011) Adjuvant tamoxifen and exemestane in early breast cancer (TEAM): a randomised phase 3 trial. Lancet 377: 321–31

Villegas S, Nekljudova V, Pfarr N et al (2021) Therapy response and prognosis of patients with early breast cancer with low positivity for hormone receptors - An analysis of 2765 patients from neoadjuvant clinical trials) Eur J Cancer 148:159–70

Viale G, Regan MM, Dell'Orto P et al; BIG 1–98 Collaborative and International Breast Cancer Study Groups (2011) Which patients benefit most from adjuvant aromatase inhibitors? Results using a composite measure of prognostic risk in the BIG 1–98 randomized trial. Ann Oncol 22: 2201–7

von Minckwitz G, Schneeweiss A, Loibl S et al (2014) Neoadjuvant carboplatin in patients with triple-negative and HER-2-positive early breast cancer (GeparSixto; GBG 66): a randomised phase 2 trial. Lancet Oncol 15: 747–56

von Minckwitz G, Procter M, de Azambuja E et al; APHINITY Steering Committee and Investigators (2017) Adjuvant pertuzumab and trastuzumab in early HER2-positive breast cancer. N Engl J Med 377: 122–31

von Minckwitz G, Huang CS, Mano MS; KATHERINE Investigators (2019) Trastuzumab emtansine for residual invasive HER2-positive breast cancer. N Engl J Med 380(7): 617–28

© Tumorzentrum München und Zuckschwerdt Verlag | DOI 10.4486/395.07

Systemische Therapie des metastasierten Mammakarzinoms

A. König, V. Aivazova-Fuchs, M. Braun, N. Harbeck, F. Kotzur, A. K. Krämer, D. Kurz, G. Michl, V. Milani, A. Stefan

Schlagwörter

Systemtherapie • endokrine Therapie • zielgerichtete Kombinationspartner • CDK4/6-Inhibitor • PI3-Kinase-Inhibitor • mTOR-Inhibitor • Chemotherapie • Anti-HER2-Therapie • Immuntherapie • BRCA1/2-Mutation • PARP-Inhibitor • Osteoprotektion • molekulare Diagnostik

Therapieziele in der metastasierten Situation

Metastasierter Brustkrebs gilt im Allgemeinen als unheilbar. Somit steht für diese Patientinnen die Frage nach Lebenszeit und Lebensqualität im Zentrum der Überlegungen. Die Bedeutung dieser Frage und die Entscheidung der Patientin muss bei der Systemtherapie unbedingt berücksichtigt werden.

Es wird in den letzten Jahren eine zunehmende Anzahl an Fällen von lang anhaltendem krankheitsfreien Überleben beobachtet. In einer 2018 publizierten Metaanalyse von Caswell-Jin et al. wurde das Überleben metastasierter Patientinnen in zwei Zeitperioden, 1970 bis 1990 und 1990 bis 2010, verglichen (Caswell-Jin et al. 2018). Hierbei wurde für den aktuelleren Zeitraum eine substanzielle Verlängerung des Überlebens für Patientinnen mit metastasiertem oder De-novo Stage-IV-Mammakarzinom unabhängig vom Subtyp nachgewiesen.

Durch die Zulassung neuer Substanzen, auf die im folgenden Kapitel eingegangen wird, ist auch zukünftig mit einer weiteren signifikanten Verlängerung des progressionsfreien und des Gesamtüberlebens auch in späten Therapielinien und unabhängig vom Tumorsubtyp zu rechnen. Umgekehrt ist damit zu rechnen, dass durch den vermehrten Einsatz dieser effektiveren Medikamente im Rahmen (neo-) adjuvanter und post-neoadjuvanter Konzepte im Falle des Auftretens einer Metastasierung Tumorresistenzen auftreten, die uns vor weitere therapeutische Herausforderungen stellen.

In diesem Zusammenhang wird es zunehmend wichtig, bei der Auswahl von Kombinationstherapien schon in frühen Therapielinien, falls möglich, den Einsatz von Medikamenten zu vermeiden, die in späteren Therapielinien zwingend für eine Kombination mit anderen Substanzen im Rahmen der Zulassungen benötigt werden. So wird z. B. Fulvestrant als Kombinationspartner mehrerer Zweit- und Drittlinientherapien benötigt oder der steroidale Aromatasehemmer Exemestan für den gemeinsamen Einsatz mit Everolimus (s. u.).

Ähnlich wie für die adjuvante Situation werden in evidenzbasierten Leitlinien zunehmend Standards auch jenseits der Erstlinientherapie etabliert, die regelmäßig im Rahmen internationaler Konsensuskonferenzen aktualisiert werden (Cardoso et al. 2020; AGO 2021).

Gemäß der deutschen S3-Leitlinie Palliativmedizin soll Patienten mit einer nicht heilbaren Krebserkrankung eine palliativmedizinische Mitbehandlung angeboten

© Tumorzentrum München und Zuckschwerdt Verlag | DOI 10.4486/395.08

werden, da diese zur Verbesserung der Lebensqualität und Krankheitsverarbeitung beiträgt (AWMF et al. 2020).

Palliativmedizin

Die frühe Integration der Palliativmedizin in die onkologische Behandlung verbessert die Symptomkontrolle, führt zu besserer Lebensqualität und Stimmung der Patienten und fördert das realistische Verständnis der Krankheitsprognose (Bakitas et al. 2009, Yoong et al. 2013, Zimmermann et al. 2014).

Grundsätzlich soll aufgrund der großen Vielfalt der Krankheitsverläufe die Behandlung beim metastasierten Mammakarzinom individualisiert durchgeführt werden (Abbildung 1).

Oberste Therapieziele sind die Lebensverlängerung sowie die langfristige Erhaltung bzw. Wiederherstellung der Lebensqualität durch Verhinderung und Linderung von tumorbedingten Beschwerden.

endokrinbasierte Therapie, zytostatische Therapie

Vor Beginn der Systemtherapie (endokrinbasierte oder zytostatische Therapie) sollte interdisziplinär geklärt werden, ob durch zusätzliche lokoregionäre Maßnahmen der Patientin schneller und möglicherweise nebenwirkungsärmer geholfen werden kann (siehe Kapitel *Lokoregionäre Therapieoptionen bei Fernmetastasen*).
Im Kontext moderner Therapieoptionen sollte zwischen den Begriffen *endokrine Therapie* und *endokrinbasierte* Therapie unterschieden werden. Erstere besteht im

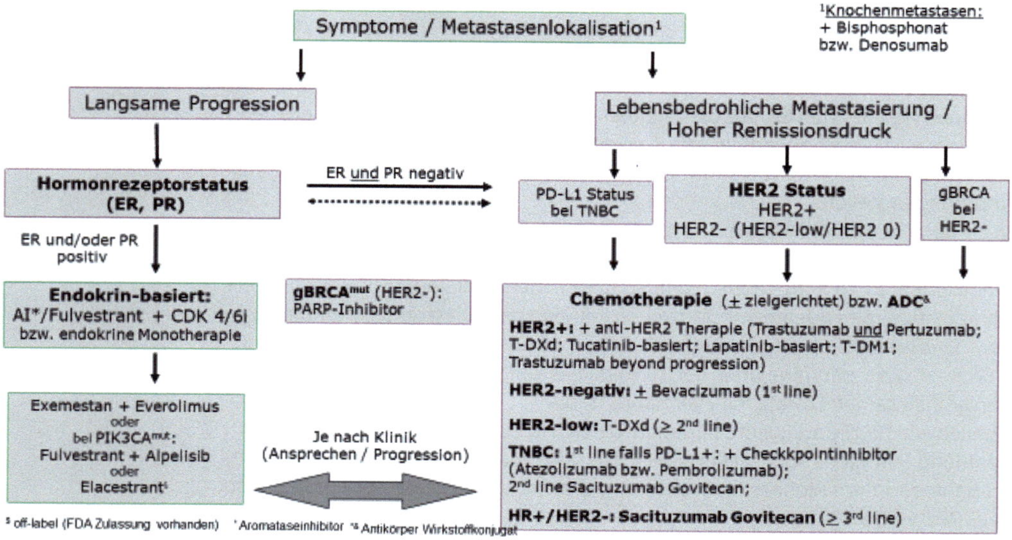

Abbildung 1 Therapieführung beim metastasierten Mammakarzinom (modifiziert nach Harbeck und Gnant 2017), aktualisiert 06/2023

© Tumorzentrum München und Zuckschwerdt Verlag | DOI 10.4486/395.08

Allgemeinen aus den endokrinen Mono- oder Kombinationstherapien mit Tamoxifen, Aromatasehemmern, ovarielle Ablation (GnRH-Analoga oder Overaktomie) oder den i. v. oder oral verabreichten selektiven Östrogen-Rezeptor-Downregulatoren (SERDS). Unter dem Begriff der endokrinbasierten Therapie verstehen wir die Kombination einer endokrinen Therapie mit z. B. einem CDK 4/6-Inhibitor, PIK3-Inihibtor Alpelisib, oder dem mTOR-Inhibitor Everolimus.
Sowohl in retrospektiven als auch prospektiven Studien wurde gezeigt, dass sich Hormonrezeptor- und HER2-Status im Verlauf der Mammakarzinom-Erkrankung ändern können (Lindström et al. 2012; Amir et al. 2012).

Biopsie

Es sollte, wenn klinisch durchführbar, beim ersten Auftreten von Metastasen eine Biopsie mit dem Ziel der Diagnosesicherung und der Bestimmung der Tumorbiologie der Metastase durchgeführt werden.

Im Folgenden werden die Behandlungsoptionen in Abhängigkeit der **Tumorbiologie** des metastasierten Mammakarzinoms gezeigt:

Therapie des metastasierten Mammakarzinoms, hormonrezeptorpositiv, HER2/neu negativ bzw. HER2-low-Status

Anti-endokrin wirksame Medikamente

GnRH-Analoga

anti-endokrine Medikamente

GnRH-(Gondotropin-Releasing-Hormon-)Analoga bewirken langfristig eine Verminderung der Gonadotropin-Ausschüttung. Sie führen zur Unterdrückung der ovariellen Östrogensynthese und zur Senkung der Östrogenspiegel im Blut. In der Prämenopause gehören sie bei rezeptorpositiven Patientinnen zu den Therapeutika der ersten Wahl, in der Postmenopause haben diese Medikamente keinen Stellenwert. Die Nebenwirkungen der GnRH-Analoga bestehen vor allem in klimakterischen Beschwerden sowie einem erhöhten Osteoporoserisiko. Besonders bei sehr jungen Patientinnen ist im Verlauf unter GnRH-Therapie die Effektivität der Ovarsuppression durch regelmäßige Messungen des Serum-Östradiol zu kontrollieren. Hier kann eine 4-wöchige Applikationsform als sicherer erweisen als eine Applikation alle 3 Monate.

Tamoxifen

Tamoxifen ist ein Anti-Östrogen, es wirkt als partieller Antagonist am Östrogenrezeptor und senkt dadurch die Proliferationsrate hormonabhängiger Gewebe. Tamoxifen entfaltet in einigen Geweben eine agonistische Wirkung und kann daher eine Endometriumhyperplasie sowie in seltenen Fällen auch ein Endometriumkarzinom induzieren. In der Regel wird Tamoxifen gut vertragen, schwerwiegende Nebenwirkungen (v. a. Thrombosen/Embolien) sind in einer Größenordnung von etwa 5 % zu beobachten.

© Tumorzentrum München und Zuckschwerdt Verlag | DOI 10.4486/395.08

Fulvestrant

Fulvestrant ist ein selektiver Estrogenrezeptor-Downregulator (SERD), der keine östrogene Restwirkung mehr besitzt und die Östrogenrezeptorsynthese unterdrückt. Dabei bindet Fulvestrant an den Östrogenrezeptor und fördert dessen Abbau und Eliminierung aus der Zelle. Dadurch wird die Estrogenrezeptor-Signaltransduktion vollständig blockiert. Fulvestrant ist für die Behandlung von postmenopausalen Patientinnen mit Östrogenrezeptor-positivem lokal fortgeschrittenem oder metastasiertem Mammakarzinom nach Versagen einer vorherigen Anti-Östrogen-Therapie zugelassen. Die empfohlene Dosis von Fulvestrant beträgt 500 mg (intramuskulär) in Abständen von einem Monat, wobei 2 Wochen nach der ersten Applikation eine zusätzliche „Aufsättigungsdosis" von 500 mg gegeben wird (Di Leo et al. 2010).

Die klinisch relevante Frage, ob Fulvestrant gegenüber einem Aromatasehemmer einen Vorteil als Kombinationspartner eines CDK4/6-Inhibitors besitzt, wurde auf der ASCO-Jahrestagung 2020 durch die Präsentation der Ergebnisse der PARSIFAL-Studie beantwortet. 486 Patientinnen mit HR-positivem, HER2-negativem metastasiertem Mammakarzinom wurden 1:1 in eine Erstlinientherapie mit entweder Fulvestrant/Palbociclib oder Letrozol/Palbociclib randomisiert. Stratifiziert wurde nach viszeraler Metastasierung (ja/nein) und nach De-novo-Metastasierung (ja/nein). Es zeigte sich, dass Fulvestrant dem Aromatasehemmer weder bezüglich PFS noch bezüglich OS überlegen ist. Das mediane PFS für Letrozol/Palbociclib betrug 32,8 Monate, für Fulvestrant/Palbociclib 27,9 Monate: HR 1,13; 95 %CI 0,89–1,45; p = 0,321 (Llombart-Cussac et al. 2020).

Aromatase-Hemmer

Aromatase-Hemmer vermindern die Östrogenproduktion, indem sie die Umwandlung (Aromatisierung) von Androstendion zu Östron unterdrücken. Gut verträgliche orale Aromatase-Hemmer der 3. Generation stehen zur Verfügung (nichtsteroidale Aromatase-Hemmer: Anastrozol, Letrozol; steroidaler Aromatase-Hemmer: Exemestan). Die drei Aromatase-Hemmer unterscheiden sich hinsichtlich ihrer Pharmakokinetik und ihrer pharmakodynamischen Eigenschaften, aber man kann grundsätzlich von einer vergleichbaren Effektivität ausgehen (Buzdar et al. 2002).

Nach Einsatz eines nichtsteroidalen Aromatase-Hemmers ist bei langsam progredienter Tumorerkrankung auch noch ein Umsetzen auf einen steroidalen Aromatase-Hemmer (als dritter Schritt der anti-hormonellen Therapie) und umgekehrt sinnvoll, da hierbei in kleineren Beobachtungsstudien Ansprechraten von 10–20 % beschrieben wurden.

Zielgerichtete Kombinationspartner

CDK4/6-Inhibitoren

CDK4/6-Inhibitoren

Mit der Zulassung des ersten CDK4/6-Inhibitors Palbociclib wurde diese Substanzklasse als neuer Standard in die Therapie des metastasierten, HR-positiven, HER2-negativen Mammakarzinoms eingeführt.

© Tumorzentrum München und Zuckschwerdt Verlag | DOI 10.4486/395.08

Während alle drei MONALEESA-Studien in der metastasierten Situation mit dem CDK4/6-Inhibitor Ribociclib einen klaren Überlebensvorteil zeigten, blieb dieses Ergebnisse in der beim ASCO 2022 mit dem Überlebensdaten (OS) vorgestellten PALOMA-2-Studie trotz vergleichbarem PFS-Vorteil aus. Für die Interpretation des ausbleibenden Überlebensvorteils sind einige Aspekte relevant: einerseits die fehlenden Follow-up-Daten für OS bei 13 % im Palbociclib-arm und 21 % im Placebo-Arm, andererseits die heterogene Population durch Einschluss von Patientinnen mit unterschiedlichen Resistenzgruppen und Folgetherapien.
Beim ESMO 2022 wurde die zweite Zwischenanalyse der MONARCH-3-Studie mit Abemaciclib in Kombination mit NSAI mit vorläufigen OS Daten vorgestellt. Hierbei wurde sowohl in der ITT-Population als auch in der Population mit viszeraler Erkrankungen ein längeres OS mit Abemaciclib vs Placebo beobachtet. Obwohl der Anstieg des mOS > 12 Monate war, erfüllte keine von beiden Vorteile die Schwelle für die formale statistische Signifikanz (2). Die abschließende OS-Analyse ist für 2023 erwartet.

Tabelle 1 Übersicht über die Effektivitätsdaten in Phase-III-Studien der CDK4/6-Inhibitoren (adaptiert nach Roberto et al. 2021)

CDK4/6-Inhibitor	**Studie**	**Setting**	**PFS Monate HR (95 %CI)**	**OS HR (95 %CI)**
Palbociclib (PAL)	PALOMA-2	Erstlinie PAL + LET vs. PBO + LET	24,8 vs. 14,5 0,58 (0,46–0,72)	n. r.
	PALOMA-3	Zweitlinie PAL + FULV vs. PBO + FULV	9,5 vs. 4,6 0,46 (0,36–0,59)	0,81 (0,65–0,99)
Ribociclib (RIB)	MONALEESA-2	Erstlinie RIB + LET vs. PBO + LET	25,3 vs. 16,0 0,55 (0,44–0,69)	0,76 (0,63–0,93)
	MONALEESA-3	Erst- und Zweitlinie RIB + FULV vs. PBO + FULV	20,5 vs. 12,8 0,59 (0,48–0,73)	0,73 (0,59–0,90)
	MONALEESA-7	Erst- und Zweitlinie RIB + TAM/NSAI vs. PBO + TAM/NSAI	23,8 vs. 13,0 0,55 (0,44–0,69)	0,71 (0,54–0,95)
Abemaciclib (ABE)	MONARCH-3	ABE + NSAI vs. PBO + NSAI	28,2 vs. 14,8 0,54 (0,42–0,70)	0,79 (0,59–1,05)
	MONARCH-2	ABE + FULV vs. PBO + FULV	16,4 vs. 9,3 0,55 (0,45–0,68)	0,76 (0,61–0,95)

LET = Letrozol, FULV = Fulvestrant, TAM = Tamoxifen, NSAI = Nichtsteroidaler Aromatasehemmer, n. r. = noch nicht berichtet, PBO = P acebo, OS = Gesamtüberleben, HR = Hazard Ratio, CI = Konfidenzintervall

© Tumorzentrum München und Zuckschwerdt Verlag | DOI 10.4486/395.08

Palbociclib

Palbociclib

Palbociclib ist der erste in Deutschland zugelassene CDK4/6-Inhibitor. Palbociclib wird per os verabreicht und hemmt die cyclinabhängigen Kinasen, die für den Übergang der proliferierenden Zellen von der G1-Phase in die S-Phase verantwortlich sind. In den USA erfolgte die Zulassung in Kombination mit Letrozol als Erstlinientherapie beim HR+, HER2-negativen lokal fortgeschrittenen oder metastasierten Mammakarzinom bereits im Februar 2015 auf Basis von Phase-II-Daten (Finn et al. 2015).
Häufigste Nebenwirkung unter Palbociclib sind höhergradige Neutropenien. Diese sind – anders als bei den chemotherapieassoziierten Leukopenien – in der Regel nicht mit Fieber oder klinisch relevanten Infektionen vergesellschaftet. Trotz dieser hämatologischen Toxizität, aufgrund derer anfangs eine 14-tägige Blutbildkontrolle und ggf. eine Dosisreduktion durchgeführt werden sollte, ist die Therapie mit Palbociclib gut verträglich: Als häufigste nichthämatologische Nebenwirkung kann es zu einer (selten höhergradigen) Fatigue kommen. Palbociclib ist zugelassen zur Behandlung von HR-positivem, HER2-negativem lokal fortgeschrittenem oder metastasiertem Brustkrebs in Kombination mit einem Aromatase-Hemmer oder mit Fulvestrant bei Frauen, die zuvor eine endokrine Therapie erhalten haben.

Ribociclib

Ribociclib

Ribociclib gehört ebenfalls zu den oralen selektiven CDK4/6-Inhibitoren. In der Phase-III-Studie MONALEESA-2 wurden Wirksamkeit und Sicherheitsprofil der Kombination aus Ribociclib und Letrozol versus Letrozol plus Placebo in der First-Line-Therapie bei 668 postmenopausalen Frauen mit HR+ und HER2-fortgeschrittenem bzw. metastasiertem Mammakarzinom untersucht. Nach 18 Monaten Follow-up betrug die PFS-Rate im Ribociclib-Arm 63,0 %, verglichen mit 42,2 % im Placebo-Arm. Die Ansprechrate lag bei 52,7 % vs. 37,1 %. Die häufigsten Nebenwirkungen im Ribociclib-Arm waren Neutropenie (59,3 %) und Leukopenie (21 %). Die Therapieabbruchrate aufgrund von Nebenwirkungen betrug 7,5 % im Ribociclib- und 2,1 % im Placebo-Arm (Hortobagy et al. 2016).
Im Gegensatz zu Palbociclib und Abemaciclib kam es in den Studien mit Ribociclib zu einer seltenen, aber dennoch klinisch bedeutsamen Verlängerung des QTc-Intervalls, weswegen gemäß Fachinformation mindestens in den ersten zwei Behandlungszyklen zweiwöchige EKG-Kontrollen durchgeführt werden sollen. Ribociclib ist zugelassen zur Behandlung von Frauen mit HR-positivem, HER2-negativem lokal fortgeschrittenem oder metastasiertem Brustkrebs in Kombination mit einem Aromatase-Hemmer oder Fulvestrant als initiale endokrinbasierte Therapie oder bei Frauen mit vorangegangener endokriner Therapie.

Abemaciclib

Abemaciclib

Abemaciclib, der dritte oral verfügbare CDK4/6-Inhibitor, hat als einziger Vertreter dieser Substanzklasse Effektivität als Monotherapie in einer Phase-II-Studie (MONARCH 1) bei Patientinnen mit HR+/HER2-Mammakarzinom nach Chemotherapie bewiesen. Bei 132 Patientinnen mit durchschnittlich drei vorausgegangenen Therapielinien zeigte sich eine Ansprechrate von 19,7 % (Dickler et al. 2017).

© Tumorzentrum München und Zuckschwerdt Verlag | DOI 10.4486/395.08

Das Nebenwirkungsprofil von Abemaciclib unterscheidet sich deutlich von Palbociclib und Ribociclib: Häufigste relevante Nebenwirkung ist die Diarrhö, sie trat in der MONARCH-2 in 13,4 % als Grad-3-Diarrhö auf. Im Gegensatz dazu waren Grad-3/4-Neutropenien mit 26,8 % weitaus seltener als bei den anderen CDK4/6-Inhibitoren (Sledge et al. 2017). Abemaciclib ist zugelassen zur Behandlung von Frauen mit HR-positivem, HER2-negativem lokal fortgeschrittenem oder metastasiertem Brustkrebs in Kombination mit einem Aromatase-Hemmer oder Fulvestrant als initiale endokrine Therapie oder bei Frauen mit vorangegangener endokriner Therapie.

Erstlinientherapie des metastasierten HR+/HER2-Mammakarzinoms

Auf dem SABCS 2022 wurden mit der RIGHT-Choice-Studie Daten für den Vergleich der Effektivität einer CDK4/6-Inhibitor-basierten Therapie mit einer Chemotherapie in der Erstlinientherapie des mestastasierten Mammakarzinoms vorgestellt. Peri-/Prämenopausale Patientinnen mit einem metastasierten HR+/HER2-Mammakarzinom ohne bisherige systemische Therapie für die metastasierte Situation und einer aggressiven Erkrankung, definiert als symptomatische viszerale Metastasen, schnellem Fortschreiten der Krankheit oder drohendem Organversagen, bzw. dtl. nicht-viszeraler Symptomatik, erhielten 600 mg Ribociclib/Tag mit Letrozol oder Anastrozol ± Goserilin vs. eine Chemotherapie nach Wahl des Therapeuten (Docetaxel + Capecitabin oder Paclitaxel + Gemcitabin oder Capecitabin + Vinorelbin).

Nach einer mittleren Nachbeobachtungszeit von 24,1 Monaten lag der primäre Endpunkt des vom Prüfarzt beurteilten mittleren PFS mit 24,0 Monaten für die Behandlung mit dem CDK4/6-Inhibitor + ET doppelt so hoch wie für eine der Chemotherapie-Kombinationen mit 12,3 Monaten. Dies entsprach einer signifikanten Reduzierung des Risikos für Progression oder Tod um 46 % unter Ribociclib plus ET. Die Behandlung mit Ribociclib plus ET verlängerte im Vergleich zur Kombinationschemotherapie mit 18,6 gegenüber 8,5 Monaten auch die mittlere Zeit bis zum Behandlungsversagen deutlich und reduzierte das Risiko eines Behandlungsversagens um 55 %. Dabei war die Zeit bis zum Einsetzen der Wirkung (TTR) für RIB + ET ähnlich (4,9 Monate) wie bei der Kombinations-CT (3,2 Monate).

Es gab jedoch keinen signifikanten Unterschied zwischen der Ribociclib-ET- und der Kombinationschemotherapie-Gruppe, weder hinsichtlich der Gesamtansprechrate (65,2 vs. 60,0 %) noch der klinischen Nutzenrate (80,4 vs. 72,7 %).

Bezüglich der Sicherheit war die Inzidenz schwerwiegender behandlungsbedingter unerwünschter Ereignisse (TRAEs) für Ribociclib plus ET geringer als für eine Kombinationschemotherapie; Ereignisse jeglichen Grades traten bei jeweils 1,8 % bzw. 8,0 % der Patienten auf, während Ereignisse des Grades 3 oder 4 bei 0,9 % bzw. 7,0 % auftraten.

Ebenso brachen weniger Patienten im Ribociclib plus ET-Arm als diejenigen im Kombinationschemotherapie-Arm eine Komponente des Regimes aufgrund von TRAE jeglichen Grades ab, und zwar mit Raten von 7,1 % gegenüber 23,0 %. Die Abbruchraten aufgrund von TRAE Grad 3–4 waren jedoch mit 6,3 % bzw. 7,0 % vergleichbar (Lu G-Y et al, GS 1-10, SABCS 2022).

Beim ASCO 2023 wurde eine explorative Subgruppenanalyse nach Altersgruppen bei Patientinnen mit aggressivem HR+/HER2-MBC aus der RIGHT-Choice-Studie gezeigt. Hierbei zeigte sich ein klinisch bedeutsamer PFS-Benefit und verbesserte

© Tumorzentrum München und Zuckschwerdt Verlag | DOI 10.4486/395.08

sekundäre Ergebnisse mit RIB + ET in der Firstline gegenüber kombinierter CT für Patientinnen unabhängig vom Alter.
Während in beiden Alterssubgruppen ein PFS-Vorteil bei RIB + ET gegenüber der Kombinations-CT festgestellt wurde, war dieser besonders deutlich bei Patientinnen < 40 Jahren, mit einer relativen Reduktion des Progressions-oder Sterberisikos um 62 %.
In beiden Alterssubgruppen zeigten Patientinnen, die RIB + ET erhielten, eine ähnliche Ansprechrate und Zeit bis zum Ansprechen auf die Behandlung wie Patientinnen, die eine Kombinations-CT erhielten. Dies entspricht der hohen Tumoransprechrate, die bei der Kombinations-CT beobachtet wurde. Patientinnen im Alter von < 40 Jahren, die eine Kombinations-CT erhielten, hatten schlechtere Wirksamkeitsergebnisse als Patientinnen im Alter von ≥ 40 Jahren. Diese Analyse unterstützt RIB + ET als bevorzugte Behandlungsoption bei Patientinnen mit aggressivem HR+/HER2- MBC, einschließlich jüngerer Patientinnen unter 40 Jahren, die eine schlechtere Prognose haben (Saghir et al, ASCO 2023).

FAZIT: Der Einsatz einer CDK 4/6-gestützten endokrinen Therapie stellt den Goldstandard für die Erstlinientherapie des HR+/HER2- metastasierten Mammakarzinoms dar, unabhängig vom Behandlungsdruck bzw. bei einer symptomatischen viszeralen Erkrankung.

Therapie nach CDK4/6-Versagen:
Durch den Einsatz der Standard-Erstlinientherapie mit CDK4/6-Inhibitoren + ET wird ein mittleres PFS von etwa 24 Monaten erreicht. Dennoch kommt es in den meisten Fällen zu einem Progress. Für diese Situation liegen z. T. neue Daten vor, z. T. muss aus Erkenntnissen älterer Studien extrapoliert werden.
Für die Entscheidung über die weitere palliative (zielgerichtete) Systemtherapie werden routinemäßig tumorbiologische Untersuchungen an einer Metastasenbiopsie oder am Primärtumor durchgeführt. Hierzu zählen heute (falls nicht schon im Rahmen der Erstlinientherapie bestimmt) folgende Parameter: BRCA1/2-(Keimbahn-)Mutation (PARP-Inhibitoren), PIK3-CA-Mutation (Alpelisib), ESR1-Mutation (orale SERDs), AKT-Mutation (Capevasertib).
Ist keine der o. g. Mutationen nachweisbar, so wird je Vorliegen einer endokrinen Resistenz oder Behandlungsdruck weiter behandelt.

PARP-Inhibitoren beim BRCA-positiven metastasierten Mammakarzinom

PARP-Inhibitoren

PARP-Inhibitoren greifen in die Reparatur von DNA-Schäden in der Zelle ein. Durch Hemmung der PARP-Enzyme werden verschiedenste Reparaturwege gehemmt. Im Falle von Mutationen in den BRCA-Genen ist der Reparaturweg der homologen Rekombination bereits beeinträchtigt, weswegen BRCA-mutierte Tumorzellen eine erhöhte Sensitivität gegenüber PARP-Inihibitoren aufweisen (Konecny und Kristeleit 2016).
Im Rahmen der Phase-III-Studie OlympiAD wurden Patientinnen mit einer BRCA1/2-Mutation mit HER2-negativem Mammakarzinom, die maximal zwei Linien Chemotherapie in der metastasierten Situation erhalten hatten, behandelt.

© Tumorzentrum München und Zuckschwerdt Verlag | DOI 10.4486/395.08

Nach obligater Taxan- und Anthrazyklin-Vorbehandlung und mindestens einer endokrinen Therapielinie bei HR-positiver Erkrankung wurde die Therapie mit Olaparib 2 x 300 mg p. o. tgl. mit einer Monochemotherapie (treatment of physician's choice, TPC: Capecitabin, Eribulin oder Vinorelbin) verglichen. Das mediane PFS war unter Olaparib-Therapie mit 7,0 gegenüber 4,2 Monaten signifikant verlängert (HR 0,58 [95 %-KI 0,43–0,80], p < 0,001).
Das Gesamtüberleben aller Patientinnen betrug 19,3 Monate in der Olaparib-Gruppe gegenüber 17,1 Monate bei Chemotherapie und war damit nicht signifikant verschieden (HR 0,90 [95 %-KI 0,66–1,23], p = 0,513). Allerdings zeigte sich bei der Subgruppe der Patientinnen, welche zuvor keine Chemotherapie der metastasierten Erkrankung erhalten hatten, ein Überlebensvorteil von knapp 8 Monaten durch Olaparib gegenüber Chemotherapie (22,6 vs. 14,7 Monate; HR 0,51 [95 %-KI 0,29–0,90], p = 0,02). In der Erstlinientherapie betrug die 3-Jahres-OS-Rate 40,8 % für Olaparib gegenüber 12,8 % für TPC. Bei Patientinnen in der 2. oder 3. Therapielinie gab es keinen Unterschied (18,8 vs. 17,2 Monate; HR 1,13 [95 %-KI 0,79–1,64], p = NS) (Robson et al. 2017, 2019, 2023).
Ebenso wurde in ähnlichem Design in der EMBRACA-Studie die Therapie von Talazoparib 1 mg p. o. tgl. mit Chemotherapie (Vinorelbin, Capecitabin, Gemcitabin oder Eribulin) verglichen. Das PFS ließ sich durch den PARP-Inhibitor von 5,6 auf 8,6 Monate verlängern (HR 0,54 [95 %-KI 0,41–0,71], p < 0,001), ohne Verlängerung des Gesamtüberlebens (19,5 vs. 19,3 Monate; HR 0,84, [95 %-KI 0,67–1,07], p = 0,17) (Litton et al. 2018, 2020).
Die Therapie mit den PARP-Inhibitoren war in beiden Studien gut verträglich und mit geringer Therapieabbruchrate assoziiert. In der EMBRACA-Studie zeigte die Auswertung der Patient-reported Outcomes eine signifikante Verbesserung verschiedener Krankheitssymptome wie Schmerz, Übelkeit und Fatigue bei den mit Talazoparib behandelten Patientinnen, bei gleichzeitiger signifikanter Verzögerung des Zeitpunktes der Symptomverschlechterung (HR 0,38 [95 %-KI 0,26–0,55]; mediane TTD 24,3 vs. 6,3 Monate; p < 0,0001) (Ettl et al. 2018).
Anzumerken bleibt, dass in den genannten Studien keine platinresistenten Patientinnen eingeschlossen werden durften. Zum direkten Vergleich der Wirksamkeit einer PARP-Inhibitor-Therapie und einer platinhaltigen Chemotherapie existieren leider keine Daten.
Olaparib ist seit April 2019 in Deutschland zugelassen für die Therapie von Patientinnen mit BRCA1/2-Mutationen *in der Keimbahn*, die ein HER2-negatives, lokal fortgeschrittenes oder metastasiertes Mammakarzinom haben. Auch Talazoparib besitzt in gleicher Indikation die Zulassung in Deutschland (Tabelle 2).
Die Phase-II-Studie TBCRC048 („Olaparib Expanded") untersuchte das Ansprechen auf Olaparib-Monotherapie bei Patientinnen mit metastasiertem Mammakarzinom und somatischer BRCA1/2-Mutation und somatischen oder Keimbahn-Mutationen in anderen Genen der homologen Rekombination.
Patientinnen mit Keimbahnmutation im PALB-2-Gen wiesen zu 82 % ein Ansprechen auf die Therapie auf (90 % KI, 53–96 %) mit einem medianen PFS von 13,3 Monaten. Bei 50 % der somatischen BRCA1/2-Mutationsträgerinnen konnte ein objektives Ansprechen verzeichnet werden (90 % KI, 28–72 %). Bei Patientinnen mit Mutationen in den ATM- oder Check2-Genen zeigte sich jedoch kein Therapieansprechen (Tung et al. 2020).

© Tumorzentrum München und Zuckschwerdt Verlag | DOI 10.4486/395.08

Olaparib
Talazoparib

Da es beim metastasierten Mammakarzinom für BRCA1/2-Mutationsträgerinnen mit Olaparib oder Talazoparib eine gut verträgliche und wirksame zugelassene Therapieoption besteht, welche gleichzeitig die Lebensqualität verbessert, sollte allen Patientinnen mit metastasiertem HER2-negativen Mammakarzinom die Keimbahntestung, eingebettet in die genetische Beratung, empfohlen werden (AGO 2023).

Tabelle 2 Zugelassene PARP-Inhibitoren beim Mammakarzinom

Substanz	**Dosierung**
Olaparib	300 mg Tbl. p. o. zweimal täglich
Talazoparib	1 mg p. o. täglich

PIK3CA-Inhibitor

Alpelisib

Etwa 28–46 % aller HR+/HER2-Mammakarzinome weisen eine somatische Mutation im PIK3CA-Gen auf. Für diese Patientinnen steht mit PI3-Kinase-Inhibitor Alpelisib eine neue endokrinbasierte Therapie zur Verfügung. In der randomisierten Phase-III-Studie SOLAR 1 wurden Patientinnen, die bereits eine anti-hormonelle Therapie erhalten hatten, für eine Therapie mit Fulvestrant vs. Fulvestrant + Alpelisib randomisiert. Patientinnen mit einer somatischen PIK3CA-Mutation hatten unter der Therapie mit Fulvestrant + Alpelisib ein verlängertes medianes PFS (11,0 Monate vs. 5,7 Monate; HR 0,65 [95 %-KI 0,50–0,85], p < 0,001) (André et al. 2019). Das Gesamtüberleben konnte im Vergleich zu einer alleinigen Fulvestrant-Therapie zwar nicht signifikant, aber numerisch 7,9 Monate verlängert werden (André et al. 2021). Als relevante Nebenwirkungen wurden im Alpelisib-Arm u. a. Übelkeit, Diarrhö, Hautausschlag und Hyperglykämien beobachtet. Am 14. April 2021 wurde Alpelisib vom Hersteller vom deutschen Markt genommen. Während sich mehrere medizinische Fachgesellschaften (DGGG, DGHO, AGO, DGS und DKG) im Verfahren für einen Zusatznutzen von Alpelisib ausgesprochen haben, bewertete der GBA den Zusatznutzen des Medikaments je nach zuvor definierten Subgruppen als nicht vorhanden oder gering. Alpelisib ist weiterhin in der EU zugelassen, muss aber jetzt nach Kostenübernahmeantrag an die Krankenversicherung über die internationale Apotheke aus dem Ausland importiert werden.
Für Patientinnen ohne Nachweis einer PIK3CA-Mutation besteht die Option einer endokrinen Kombinationstherapie mit dem mTOR-Inhibitor Everolimus und dem steroidalen Aromatasehemmer Exemestan oder, im Sinne eines Crossovers, die Umstellung auf die jeweils bisher noch nicht verabreichte endokrin wirksame Substanz.

© Tumorzentrum München und Zuckschwerdt Verlag | DOI 10.4486/395.08

AKT-Inhibitoren

Veränderungen innerhalb des AKT-Signalwegs (PI3K/AKT/PTEN) treten bei Brustkrebs häufig auf und betreffen bis zu 50 % der Patientinnen mit fortgeschrittenem HR-positivem Brustkrebs (Howell et al. 2022).
Capivasertib ist ein potenter selektiver oraler Inhibitor der Serin/Threonin-Kinase AKT.
In der randomisierten Phase-III-Studie CAPItello-291 zeigte Capivasertib in Kombination mit Faslodex (Fulvestrant) eine statistisch signifikante und klinisch bedeutsame Verbesserung des progressionsfreien Überlebens (PFS) im Vergleich zu Placebo plus Faslodex bei Patientinnen mit hormonrezeptor(HR)positivem, HER2-low oder -negativem, lokal fortgeschrittenem oder metastasiertem Brustkrebs nach einem Wiederauftreten oder Fortschreiten unter oder nach einer endokrinen Therapie (mit oder ohne CDK4/6-Hemmer). Die Ergebnisse zeigten, dass Capivasertib in Kombination mit Faslodex das Risiko eines Fortschreitens der Erkrankung oder des Todes im Vergleich zu Placebo plus Faslodex in der gesamten Studienpopulation um 40 % reduzierte (basierend auf einer Hazard Ratio [HR] von 0,60, 95 % Konfidenzintervall [CI] 0,51-0,71; p ≤ 0,001; median 7,2 versus 3,6 Monate). In der Population mit veränderten AKT-Biomarkern verringerte Capivasertib plus Faslodex das Risiko einer Krankheitsprogression oder des Todes um 50% gegenüber Placebo plus Faslodex (HR von 0,50, 95 % CI 0,38–0,65; p ≤ 0,001; Median 7,3 versus 3,1 Monate). Die bestätigte objektive Ansprechrate (ORR) betrug 22,9% für den Capivasertib plus Faslodex-Arm gegenüber 12,2% für den Placebo plus Faslodex-Arm in der gesamten Studienpopulation bzw. 28,8 % gegenüber 9,7 % in der Biomarker-veränderten Population. Die ausgereiften Daten zum Gesamtüberleben (OS) liegen noch nicht vor. In der gesamten Studienpopulation waren die häufigsten unerwünschten Ereignisse (AEs) mit Capivasertib plus Faslodex, die bei 20 % oder mehr der Patienten auftraten, Durchfall (72,4%), Übelkeit (34,6 %), Hautausschlag (Gruppenbegriff einschließlich Hautausschlag, makulöser Hautausschlag, makulo-papulöser Hautausschlag, papulöser Hautausschlag und pruritischer Hautausschlag; 38 %), Müdigkeit (20,8 %) und Erbrechen (20,6 %).
Die häufigsten Nebenwirkungen des Grades 3 oder höher, die bei 5% oder mehr der Patienten auftraten, waren Durchfall (9,3 %) und Hautausschlag (12,1 %).
Capivasertib 400 mg wird zweimal täglich nach einem intermittierenden Dosierungsschema von vier Tagen an und drei Tagen aus verabreicht (Turner et al, SABC 2022).
Capivasertib plus Fulvestrant ist eine potenzielle künftige derzeit noch nicht zugelassene Behandlungsoption für Patientinnen mit HR+ fortgeschrittenem oder metastasiertem Mammakarzinom mit Progression unter endokriner Therapie.

Orale SERDs

Bei den meisten Patientinnen mit ER+ mBC kommt es aufgrund von Therapieresistenz, einschließlich der Entwicklung von ESR1-Mutationen (Mutation des Östrogenrezeptors 1), zu einem Versagen der Erstlinien-endokrinbasierten Therapie.
Das ESR1-Gen liegt auf Chromosom 6q25 und kodiert für ein 595 Aminosäuren-Protein, einen nukleären Hormonrezeptor. Die Steroidhormone und ihre Rezepto-

© Tumorzentrum München und Zuckschwerdt Verlag | DOI 10.4486/395.08

ren sind an der Regulierung der eukaryotischen Genexpression beteiligt und beeinflussen die zelluläre Proliferation und Differenzierung in den Zielgeweben. Die ligandenabhängige nukleare Transaktivierung beinhaltet entweder die direkte Bindung des Homodimers an eine palindromische Östrogen-Response-Element (ERE)-Sequenz oder die Assoziation mit anderen DNA-bindenden Transkriptionsfaktoren wie AP-1/c-Jun, c-Fos, ATF-2 oder SP1, um eine ERE-unabhängige Signaltransduktion zu vermitteln. Die Entstehung von Ligandenunabhängigen ESR1-Mutationen unter Therapie mit Aromatasehemmer beim metastasierendem Östrogenrezeptor (ER)-positivem Brustkrebs ist ein häufiger Mechanismus der Hormontherapieresistenz. Die Prävalenz von ESR1-Mutationen bei Patienten hängt von der vorherigen Dauer der endokrinen Therapie ab.

Ungefähr 20–40 % der Patienten, die wegen MBC Aromatasehemmer erhalten haben, weisen ESR1-Mutationen auf, wobei die Prävalenz je nach Ort der metastatischen Erkrankung variiert. Im Gegensatz dazu beträgt die ESR1-Mutationsprävalenz bei rezidivierendem Brustkrebs nach vorheriger adjuvanter AI (einschließlich Rezidiven unter adjuvanter AI) nur 4–5 %, nach neoadjuvanter AI 1,5–7 % und weniger als 1 % bei ET-naivem MBC. Somit treten ESR1-Mutationen bei HR-positivem Brustkrebs fast ausschließlich nach AI im metastasierten Umfeld auf. Etwa 50 % der Fälle von endokriner Resistenz sind mit einer ESR1-Mutation verbunden (Brett et al. 2021).

Es gibt viele Technologien zum Nachweis von ESR1-Mutationen bei MBC. Zu den Probenquellen gehören solide Gewebebiopsien, CTCs und zellfreie DNA (cfDNA); Zu den Nachweisassays gehören Next-Generation-Sequencing (NGS) und Droplet Digital PCR (ddPCR), wobei ddPCR am empfindlichsten ist (Liao et al 2020).

Die ESR1-Mutationsanalyse kann an Tumormaterial (Paraffinmaterial) durchgeführt werden, das im Rahmen der pathologischen Diagnostik entstanden und verfügbar ist. Mit Hilfe der PCR-Technik lassen sich aus der genomischen DNA die relevanten Bereiche des ESR1-Gens vermehren und durch die DNA-Sequenzierung analysieren. Meistens wird das vorwiegend relevante Exon 8 (Kodone 524, 536, 537, 538) des ESR1-Gens untersucht. Das Analyseergebnis liegt üblicherweise wenige Tage nach Probeneingang vor (Dustin 2019; Carausu 2019, Robinson 2013).

Elacestrant ist ein orale selektive Östrogenrezeptor-Degrader (SERD). Die Phase-III EMERALD-Studie untersuchte Elacestrant als Monotherapie 400 mg/d im Vergleich zu endokrinem Standard of Care (SoC) nach Wahl des Prüfarztes (Fulvestrant, Anastrozol, Letrozol, Exemestane) für die Behandlung von ER+/HER2-fortgeschrittenem oder mBC. Die Patientinnen hatten zuvor eine oder zwei Linien einer endokrinen Therapie (ET) erhalten. Für alle Patientinnen war eine vorherige Behandlung mit einer ET plus CDK4/6-Inhibitoren vorgeschrieben. Bis zu 1 Chemotherapielinie war erlaubt.

Das progressionsfreie Überleben in der Gesamtpopulation und das PFS bei Patientinnen mit Tumoren, die eine mESR1 aufweisen, war im Elacestrant-Arm signifikant besser: 30 % reduziertes Risiko für PD oder Tod mit Elacestrant vs. SOC bei allen Patienten (HR = 0,697 [95 % KI 0,552; 0,880]; P = 0,0018 und 45 % reduziertes Risiko für PD oder Tod mit Elacestrant vs. SOC bei Patienten mit mESR1 (HR = 0,546 [95 % KI 0,387; 0,768]; P = 0,0005.

Elacestrant wurde gut vertragen. Schwerwiegende unerwünschte Wirkungen traten bei 12 % der Patienten auf, die Elacestrant erhielten. Die schwerwiegenden unerwünschten Nebenwirkungen bei mehr als 1 % der Patienten, die Elacestrant erhielten, waren Schmerzen des Bewegungsapparats (1,7 %) und Übelkeit (1,3 %). Tödliche Nebenwirkungen traten bei 1,7 % der Patienten auf. Die häufigsten

© Tumorzentrum München und Zuckschwerdt Verlag | DOI 10.4486/395.08

Nebenwirkungen (> 10 %), einschließlich Laboranomalien, waren Muskel-Skelett-Schmerzen (41 %), Übelkeit (35 %), erhöhtes Cholesterin (30 %), erhöhte AST-Werte (29 %), erhöhte Triglyceride (27 %), Müdigkeit (26 %), vermindertes Hämoglobin (26 %), Erbrechen (19 %), erhöhte ALT-Werte (17 %), vermindertes Natrium (16 %), erhöhtes Kreatinin (16 %), Appetitlosigkeit (15 %), Durchfall (13 %), Kopfschmerzen (12 %), Verstopfung (12 %), Bauchschmerzen (11 %), Hitzewallungen (11 %) und Dyspepsie (10 %).
Elacestrant wurde zur Behandlung von postmenopausalen Frauen und erwachsenen Männern mit fortgeschrittenem oder metastasiertem ER+/HER2-Brustkrebs mit ESR1-Mutationen, deren Erkrankung nach mindestens einer endokrinen Therapielinie fortgeschritten ist, von FDA zugelassen.
Je länger die vorangegangene CDK4/6i-Behandlung, desto größer war der PFS-Vorteil mit Elacestrant vs. SoC. Dieser Effekt war stärker ausgeprägt bei Patient:innen mit Tumoren mit ESR1-Mutation (vs Gesamtpopulation). Patient:innen, die ≥ 12 Monate unter Behandlung mit CDK4/6i gewesen waren, erreichten mit Elacestrant ein medianes PFS von 8,6 Monaten vs 2,1 Monate mit SoC (BARDIA SABC 2021, KAKLAMANIET SABC 2022).

Camizestrant (C) vs. Fulvestrant (F) bei ESR1-Mutation (SERENA-2)

In der randomisierten Phase-II-Studie SERENA-2 wurden zunächst drei Dosen C vs. F bei postmenopausalen Frauen mit ER+ HER2- BC mit Krankheitsrezidiv oder -progression nach ≤ 1 endokriner Therapie (ET) im fortgeschrittenen Setting untersucht.
Die Behandlung mit Camizestrant verbesserte das PFS versus Fulvestrant bei Patient:innen mit detektierbarer ESR1m zur Baseline und in den untersuchten ESR1m-Subgruppen.
Das mediane PFS war bei Patient:innen mit ESR1m im Fulvestrant-Arm in allen Subgruppen ähnlich (~ 2 Monate), jedoch geringer als bei Patient:innen ohne detektierte ESR1m (~ 7 Monate).
Insbesondere verbesserte Camizestrant das mediane PFS bei Patient:innen mit den am häufigsten nachgewiesenen ESR1m-Varianten (D538G und Y537), eine wichtige Beobachtung mit erheblicher potenzieller klinischer Implikation für Patient:innen mit einer Resistenz gegenüber der aktuellen endokrinen Therapie. Diese explorative Untersuchung mit begrenzter Stichprobengröße für einige der ESR1m-Subgruppen ermöglicht nur bedingt eine eindeutige Schlussfolgerung. Patient:innen mit nur einer einzelnen detektierten ESR1m zeigten die größte mediane PFS-Verbesserung. Dieses Ergebnis deutet darauf hin, dass eine frühe Intervention mit Camizestrant bei Patientinnen mit einer ESR1m den größten Benefit bringen könnte. Diese Hypothese wird derzeit in der klinischen Studie SERENA-6 untersucht (OLIVEIRA ASCO 2023).

MAINTAIN-Studie

Auf dem ASCO 2022 wurde die MAINTAIN vorgestellt. Es wurden 120 Patientinnen (darunter 1 Mann) mit HR-positivem/HER2-negativem metastasiertem Brustkrebs, deren Erkrankung unter ET plus einem beliebigen CDK4/6-Inhibitor fortgeschritten war, randomisiert und erhielten eine Fortführung der ET mit Fulvestrant oder Exemestan mit oder ohne Ribociclib. Patienten, die zuvor Fulvestrant erhalten hat-

© Tumorzentrum München und Zuckschwerdt Verlag | DOI 10.4486/395.08

ten, wurden Exemestan zugewiesen; diejenigen, die zuvor Exemestan erhalten hatten, wurden Fulvestrant verschrieben. Fulvestrant wurde für Patienten empfohlen, die zuvor noch keines der beiden Arzneimittel erhalten hatten. Letztendlich erhielten 99 Patienten (83 %) Fulvestrant und 20 Patienten (17 %) Exemestan. Bezüglich der zuvor eingesetzten CDK4/6-Inhibitoren hatten 100 Patienten (84 %) zuvor Palbociclib erhalten und 13 Patienten (11 %) hatten Ribociclib eingenommen. Zwei Patienten (2 %) hatten zuvor Abemaciclib erhalten und 4 Patienten (3 %) hatten Palbociclib plus einen anderen CDK4/6-Inhibitor erhalten.

Nach einer mittleren Nachbeobachtungszeit von 18,2 Monaten betrug das mittlere PFS, der primäre Endpunkt der Studie, für Patienten in der Ribociclib-Gruppe 5,29 verglichen mit 2,76 Monaten für Patienten in der Placebogruppe (HR 0,57; P = 0,004). Die Ergebnisse waren in der Fulvestrant-Untergruppe ähnlich; Patienten im Ribociclib-Arm hatten ein mittleres PFS von 5,29 gegenüber 2,76 Monaten (HR 0,59; P = 0,02).

In einer explorativen Analyse zeigten Pat. in der Ribociclib-Gruppe, an deren Tumoren eine ESR1-Mutation (18 Patienten) nachgewiesen wurde, ein mittleres PFS von 2,96 Monaten gegenüber 8,32 Monaten bei Vorliegen einer ESR1-Wildtyp-Erkrankung (24 Patienten). In der Placebogruppe gab es hinsichtlich des ESR1-Mutationsstatus keinen Unterschied (2,76 Monate für Patienten mit ESR1-Wildtyp-Krankheit (21 Patienten) und 3,02 Monate für Patienten mit einer ESR1-Mutation (15 Patienten).

In zwei Studien (PACE, PALMIRA), die Palbociclib nach Palbociclib untersucht haben, konnte kein Vorteil gegenüber einem Wechsel der endokrinen Therapie gezeigt werden.

Fazit: Bei langem progressionsfreiem Intervall und geringem Remissionsdruck kann die Umstellung des endokrinen Partners unter Beibehaltung eines CDK4/6-Inhibitors eine Option darstellen. Die bisher verfügbaren Daten deuten darauf hin, dass Wechsel von CDK4/6-Inhibitor und von endokriner Therapie sinnvoll sind.

M-TOR-Inhibitor

Everolimus

mTOR-Inhibitor

Everolimus ist ein oraler mTOR-Inhibitor, blockiert also das Protein mTOR (mammalian target of rapamycin), das in der Zelle u. a. als wichtiger Regulator der Proliferation fungiert (Motzer et al. 2010). Die Resistenz gegenüber einer endokrinen Therapie wird mit der Überaktivierung des mTOR-Signalwegs in Verbindung gebracht (Johnston 2010). Seit 2012 ist Everolimus in Kombination mit Exemestan zugelassen für die Therapie des hormonrezeptorpositiven, HER2-negativen fortgeschrittenen Mammakarzinoms bei postmenopausalen Frauen ohne symptomatische viszerale Metastasierung bei einem Rezidiv und/oder einer Progression nach Erhalt eines nichtsteroidalen Aromatase-Inhibitors.

Everolimus

In der Phase-III-Zulassungsstudie BOLERO-2 wurde die Therapie mit Everolimus und Exemestan bei Patientinnen, die vorher einen nichtsteroidalen Aromatase-Hemmer in der adjuvanten oder metastasierten Situation erhalten hatten, mit einer Exemestan-Monotherapie verglichen. Everolimus führte zu einer signifikanten Verbesserung des PFS von 4,1 Monaten auf 11,0 Monate (HR 0,38 [KI 0,31–0,48], p = 0,0001) (Baselga et al. 2012a; Yardley et al. 2013). Zum Zeitpunkt der Aus-

© Tumorzentrum München und Zuckschwerdt Verlag | DOI 10.4486/395.08

wertung im Oktober 2013 betrug das mediane Gesamtüberleben in der Gruppe mit Everolimus + Exemestan 31,0 Monate (95 %-KI 28,0–34,6 Monate), verglichen mit 26,6 Monaten (95 %-KI 22,6–33,1 Monate) in der Gruppe Exemestan + Placebo (Hazard-Ratio = 0,89 [95 %-KI 0,73–1,10], log-rank p = 0,14). Leider wurde damit keine signifikante Verbesserung des Gesamtüberlebens für den Kombinationsarm in der BOLERO-2 gezeigt (Piccart et al. 2014).
Auch für die Kombination aus Everolimus und Fulvestrant gibt es Phase-II-Daten: In der PrE0102-Studie wurde Fulvestrant + Everolimus vs. Fulvestrant + Placebo bei HR-positiven, HER2-negativen postmenopausalen Patientinnen mit metastasiertem, AI-resistentem Mammakarzinom miteinander verglichen: Everolimus verbesserte das mediane PFS von 5,1 auf 10,3 Monate (HR 0,61 [95 %-KI 0,40–0,92]) (Kornblum et al. 2018).
Häufig auftretende Nebenwirkungen unter Therapie mit Everolimus sind Stomatitis, Fatigue, nicht infektiöse Pneumonitis und Hyperglykämie. Dieses im Vergleich zur reinen endokrinen Therapie sehr unterschiedliche Nebenwirkungsprofil muss beim Therapiemanagement bedacht werden: Die Therapieführung sollte analog zu dem Vorgehen bei Patientinnen unter intravenöser Chemotherapie gestaltet werden. Engmaschige klinische Kontrollen sind vor allem in den ersten 4–6 Wochen der Therapie ratsam. Vor Therapiebeginn kann eine Vorstellung beim Zahnarzt sinnvoll sein, um eine gründliche Mund- und Zahnhygiene anzustreben. Eine Mukositis-Prophylaxe durch Benutzen einer weichen Zahnbürste und Feuchthalten der Mundschleimhaut durch regelmäßige Spülungen wird empfohlen.

Bei Vorliegen einer endokrinen Resistenz

Im Verlauf einer palliativen endokrinen Therapie ist zu irgendeinem Zeitpunkt mit der Entwicklung einer endokrinen Resistenz zu rechnen. In diesem Fall wird heute zunächst auf eine Systemchemotherapie umgestellt (siehe zytostatische Therapie).
Hier ist nach Möglichkeit auf eine Monochemotherapie zurückzugreifen, bei der Toxizitäten geringer ausgeprägt sein können als bei einer Polychemotherapie.
Für die Entscheidung für oder gegen eine Polychemotherapie sind folgende Fragen zu klären:

1. Ist die Erkrankung symptomatisch?
2. Ist eine rasche oder eine langsame Progression zu erwarten?
3. Welche Nebenwirkungen werden durch die Behandlung verursacht?
4. Wie sind Alter und Komorbiditäten der Patientin?

Einsatz von Trastuzumab-Deruxtecan bei HER2-low-Tumoren

Durch den sogenannten Bystander-Effekt (siehe Abschnitt HER2-positiv) kann das Antibody Drug Conjugat (ADC) Trastuzumab-Deruxtecan bei sog. HER2-low-Tumoren eingesetzt werden. Damit wird eine Gruppe von Tumoren bezeichnet, die einen Score von 1+ in der immunhistochemischen [IHC]-Analyse oder einen IHC-Score von 2+ und ein negatives Ergebnis in der In-situ-Hybridisierung aufweisen. Potenziell sind dies etwa 45–55 % aller malignen Brusttumoren.
In der DESTINY-Breast04-Studie erhielten Patientinnen mit metastasiertem Brustkrebs mit HER2-low-Tumoren, die zuvor eine oder zwei Chemotherapie-Linien er-

© Tumorzentrum München und Zuckschwerdt Verlag | DOI 10.4486/395.08

halten hatten, Trastuzumab-Deruxtecan oder eine Standard-Chemotherapie der Wahl des Therapeuten (Capecitabin, Eribulin, Gemcitabin, Paclitaxel oder nab-Paclitaxel). Von 557 randomisierten Patienten hatten 494 (88,7 %) eine hormonrezeptorpositive Erkrankung und 63 (11,3 %) eine hormonrezeptornegative Erkrankung.
In der Gesamtpopulation betrug das mediane progressionsfreie Überleben (mPFS) 9,9 Monate in der Trastuzumab-Deruxtecan-Gruppe und 5,1 Monate im Standard-Arm (Hazard Ratio 0,50; p < 0,001), und das Gesamtüberleben (OS) betrug 23,4 Monate und 16,8 Monaten (Hazard Ratio 0,64; P = 0,001).
In der hormonrezeptorpositiven Kohorte betrug das mPFS 10,1 Monate und 5,4 Monate (Hazard Ratio 0,51; p < 0,001), das OS betrug 23,9 Monate bzw. 17,5 Monate (Hazard Ratio 0,64; p = 0,003) in der Trastuzumab-Deruxtecan-Gruppe bzw. im Standard-Arm. Nebenwirkungen von Grad 3 oder höher traten bei 52,6 % der Patienten auf, die Trastuzumab-Deruxtecan erhielten, und bei 67,4 % der Patienten, die eine Chemotherapie nach Wahl des Arztes erhielten. Arzneimittelbedingte interstitielle Lungenerkrankung bzw. Pneumonitiden traten bei 12,1 % der Patienten auf, die Trastuzumab-Deruxtecan erhielten; 0,8 % hatten Ereignisse vom Grad 5.
In der numerisch kleinen Gruppe der Pat. mit HR-negativen Tumoren betrug das mediane PFS 8,5 vs 2,9 Monate (Hazard Ratio 0,46) und das OS 18,2 vs. 8,3 Monate (Hazard Ratio 0,48) (Modi et al. 2020; Modi et al. 2022).
Auf Grundlage dieser Ergebnisse wurde Trastuzumab-Deruxtecan (T-DXd) in der Europäischen Union (EU) als Monotherapie für die Behandlung erwachsener Pat. mit nicht resezierbarem oder metastasiertem HER2-low (IHC 1+ oder IHC 2+/ISH-) Mammakarzinom zugelassen, die zuvor eine Chemotherapie im metastasierten Setting erhalten haben oder bei denen die Krankheit während oder innerhalb von 6 Monaten nach Abschluss einer adjuvanten Chemotherapie wieder aufgetreten ist.

Sacituzumab Govitecan beim HR-positiven/HER2-negativen Mammakarzinom

In der Phase-III-Studie TROPiCS-02 wurden Patient*innen mit HR- positiver/HER2-negativer metastasierter Erkrankung und mindestens einer endokrinen Linie mit CDK4/6-Inhibitoren und 2–4 Chemotherapielinien in der Vortherapie randomisiert. Verglichen wurde Sacituzumab Govitecan (SG) mit einer Monochemotherapie (Capecitabin, Vinorelbin, Gem- citabin oder Eribulin). SG bewirkte in diesem stark vorbehandelten Kollektiv eine statistisch signifikante Verlängerung des progressionsfreien Überlebens von 4,0 auf 5,5 Monate bei einer objektiven Ansprechrate von 21 % versus 14 %. Auch das mediane Gesamtüberleben war mit 14,4 Monaten gegenüber 11,2 Monaten signifikant verlängert (Rugo et al. 2022a).
Seit Juli 2023 gibt es auch beim HR-positiven/HER2-negativen Mammakarzinom eine Zulassung für SG, wenn folgende Kriterien erfüllt sind:
Zulassung als Monotherapie bei nicht resezierbarem oder metastasiertem hormonrezeptorpositivem, HER2-negativem Mammakarzinom, wenn zuvor eine endokrin-basierte Therapie und mindestens zwei zusätzliche systemische Therapien bei fortgeschrittener Erkrankung erfolgt sind.
Eine weitere Erläuterung zu dem Antikörper-Wirkstoffkonjugat Sacituzumab Govitecan folgt bei der Therapie des triple-negativen Mammakarzinoms.

© Tumorzentrum München und Zuckschwerdt Verlag | DOI 10.4486/395.08

Therapie des metastasierten Mammakarzinoms bei HER2/neu-Positivität (HER2/neu Score 3+ bzw. pos. FISH/oder CISH)

Anti-HER2-Therapie

Beim HER2-positiven Mammakarzinom stehen in der metastasierten Erkrankungssituation derzeit sechs zugelassene Anti-HER2-Therapien zur Verfügung (Trastuzumab, Pertuzumab, T-DM1, Trastuzumab-Deruxtecan, Tucatinib und Lapatinib). Die Bestimmung des aktuellen Rezeptorstatus an einer Metastase sollte – falls klinisch möglich – beim ersten Auftreten von Metastasen durchgeführt werden, um ggf. die Anti-HER2-Therapie frühzeitig einsetzen zu können.
Die alleinige endokrine oder zytostatische Behandlung bei HER2-positiver Erkrankung ist der Kombination mit einer Anti-HER2-Therapie unterlegen, wie die Studien zur Zulassung von Trastuzumab, der ersten zielgerichteten Anti-HER2-Therapie, zeigten (Kaufmann et al. 2009; Johnston et al. 2009; Slamon et al. 2001; Marty et al. 2005; Huober et al. 2012). Deshalb muss bei Nachweis von HER2-Positivität am Tumorgewebe therapeutisch immer eine Anti-HER2 Blokkade erfolgen.
Eine Übersicht über die Sequenz der zugelassenen anti-HER2-gerichteten Therapien gibt Abbildung 2.
Als Erstlinientherapie wird die Kombinationstherapie aus Trastuzumab und Pertuzumab und einem Taxan empfohlen, Standard in der Zweitlinienbehandlung ist Trastuzumab-Deruxtecan. Bei erneuter Progression sind die Gabe von Tucatinib (+ Trastuzumab + Capecitabin), Trastuzumab-Emtansin, Trastuzumab mit einer nicht kreuzresistenten Chemotherapie (treatment beyond progression, TBP), Lapatinib + Capecitabin oder Lapatinib und Trastuzumab sinnvolle Therapieoptionen. Aufgrund fehlender Daten und der gleichzeitigen Entwicklung mehrerer effektiver Anti-HER2-Substanzen ist die optimale Sequenz der Anti-HER2-Therapie für die einzelne Patientin nicht klar definiert: Bei der Therapieentscheidung sollten daher neben dem Zulassungsstatus mögliche Nebenwirkungen, der Patientinnenwunsch, das Ansprechen auf die vorhergehenden Linien und ggf. spezifische Metastasenlokalisationen wie z. B. die ZNS-Beteiligung Berücksichtigung finden (Giordano et al. 2022). Die Behandlung im Rahmen von laufenden klinischen Studien zur Optimierung der Anti-HER2-Therapie sollte immer geprüft werden.

In der Erstlinientherapie ist Docetaxel (bzw. Paclitaxel) mit Trastuzumab und Pertuzumab (qd21) der zugelassene Standard (Swain et al. 2015). Hierbei werden die Chemotherapie und Antikörper über ca. 6 Zyklen und danach die Antikörper alleine als Erhaltungstherapie weitergegeben.

Bei Progression nach taxan- und trastuzumabhaltiger Erstlinientherapie ist T-DXd der neue Zweitlinienstandard (Hurvitz et al. 2023).

© Tumorzentrum München und Zuckschwerdt Verlag | DOI 10.4486/395.08

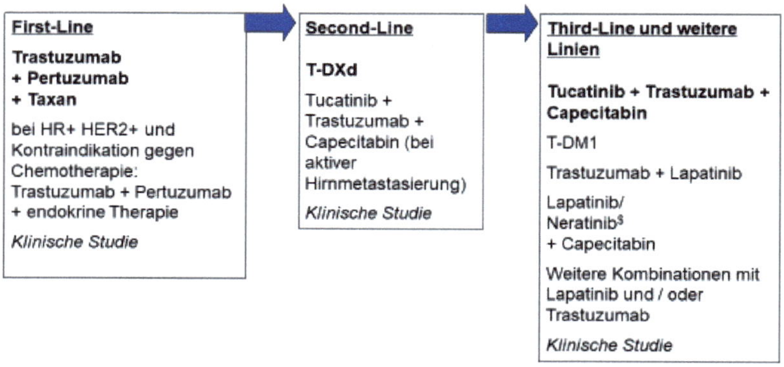

Abbildung 2 *Therapie des HER2-positiven metastasierten Mammakarzinoms (modifiziert nach Harbeck und Würstlein 2013). Evidenzbasierte Therapie des HER2-positiven metastasierten Mammakarzinoms (basierend auf AGO, ABC5 und ESMO) – bei rascher Progression während/nach (neo-)adjuvanter Therapie, ggf. Beginn mit nicht kreuzresistenter Therapie (statt re-challenge).*

Im Folgenden werden Wirksamkeitsdaten der einzelnen Anti-HER2-Substanzen skizziert. Bezüglich Toxizitäten und Nebenwirkungsmanagement verweisen wir auf die Empfehlungen der AGO Mamma insbesondere im Abschnitt Supportive Therapie und Nebenwirkungsmanagement und die deutsche S3 Leitlinie Supportive Therapie bei onkologischen Patientinnen (AGO 2023; S3 Leitlinie Supportive Therapie 2020).

Trastuzumab

Trastuzumab war der erste monoklonale Antikörper (Carter et al. 1992), der in der Behandlung des HER2-überexprimierenden metastasierten Mammakarzinoms eingesetzt wurde (Slamon et al. 2001). Das Medikament existiert in einer i. v. und s.c. Applikationsform. Entsprechend der Zulassung kann eine Monotherapie mit Trastuzumab nach zwei Chemotherapie-Regimen in der metastasierten Situation gegeben werden. In der Erstlinientherapie ist Trastuzumab in Kombination mit Paclitaxel oder Docetaxel oder in Kombination mit einem Aromatase-Hemmer zugelassen. Aufgrund der überlegenen Wirksamkeitsdaten der CLEOPATRA-Studie ist jedoch die Kombination aus Pertuzumab, Trastuzumab und Taxan die Erstlinienstandardtherapie und eine alleinige HER2-Blockade mit Trastuzumab in der Erstlinienbehandlung sollte bestimmten klinisch begründeten Einzelfällen (z. B. bei Toxizität oder Komorbidität) vorbehalten bleiben.
In der Erstlinienbehandlung induzierte eine Trastuzumab-Monotherapie eine Ansprechrate von 26 % (Vogel et al. 2002). Gleichermaßen erwies sich die Zugabe von Trastuzumab zu taxan-, vinorelbin-, capecitabin- oder platinbasierten Regimen in mehreren Studien als effektiv und gut verträglich (Slamon et al. 2001; Anderson et al. 2011).
Muss unter Kombinationstherapie von Trastuzumab und Chemotherapie toxizitätsbedingt die Chemotherapie beendet werden, kann bei Erreichen einer Remission oder Krankheitsstabilisierung die Behandlung auf eine Trastuzumab-Monotherapie (ggf. plus endokrine Erhaltungstherapie bei HER2+, hormonrezeptorpositiver Erkrankung) bis zur Progression deeskaliert werden. Es ist möglich, Trastuzu-

© Tumorzentrum München und Zuckschwerdt Verlag | DOI 10.4486/395.08

mab – nach Versagen einer primären Chemotherapiekombination – zusammen mit einem anderen Chemotherapie-Kombinationspartner weiterzuführen (treatment beyond progression, TBP) (von Minckwitz et al. 2009).
Trastuzumab wird insgesamt gut vertragen. Zu beachten sind die bei Erstgabe häufig auftretenden allergischen Reaktionen und die kardiale Toxizität, die zunächst echokardiografisch über eine Minderung der linksventrikulären Ejektionsfraktion (LVEF) diagnostiziert wird. Entsprechend müssen vor der Therapie kardiale Risikofaktoren beachtet werden und es sind 3-monatliche Echokardiografiekontrollen mit Bestimmung der LVEF empfohlen, ebenso wie das klinische Monitoring auf Zeichen einer Herzinsuffizienz. Handlungsempfehlungen zum Vorgehen bei Verschlechterung der kardialen Funktion, zum Absetzen bzw. zur Reinduktion von Trastuzumab finden sich z. B. in den AGO Leitlinien (AGO 2023).
Eine simultane Kombination der Anthrazykline Epirubicin und Doxorubicin mit Trastuzumab sollte wegen der erhöhten Kardiotoxizität nicht erfolgen (Seidman et al. 2002).

Pertuzumab

Pertuzumab ist ein monoklonaler Antikörper, der die Dimerisierung von HER2 mit den anderen Mitgliedern der HER-Familie (HER1, HER3) und damit die so vermittelte Signalübertragung hemmt. Es wird in einer Absolutdosis alle 3 Wochen i. v. verabreicht. Die Bindungsstelle an HER2 ist eine andere als die von Trastuzumab – das erklärt, warum beide Antikörper zusammen wirken können. Pertuzumab wirkt auch nach Trastuzumab-Versagen in Kombination mit Trastuzumab (Baselga et al. 2010; Cortés et al. 2012).
In der Phase-III-Zulassungsstudie CLEOPATRA verbesserte in der Erstlinientherapie die Hinzunahme von Pertuzumab zum Standard Docetaxel plus Trastuzumab das mediane PFS mit 18,5 versus 12,4 Monaten signifikant (HR 0,62 [95 %-KI 0,51–0,75], $p < 0{,}001$) (Baselga et al. 2012). Dieser Effekt war sowohl bei den adjuvant mit Trastuzumab vorbehandelten (Intervall > 12 Monate) als auch bei den Trastuzumab-naiven Patientinnen nachweisbar. Die duale Blockade verbesserte in CLEOPATRA auch das Gesamtüberleben in einem bisher nicht gekannten Ausmaß (medianes OS im Pertuzumab-Arm 56,5 vs. 40,8 Monate im Kontroll-Arm (HR 0,68 [95 %-KI 0,56–0,84], $p < 0{,}001$) (Swain et al. 2015), sodass die Kombination von Pertuzumab und Trastuzumab mit Docetaxel als Standard in der Erstlinientherapie anzusehen ist.
In der PERUSE-Studie wurde in der die metastasierten Erstlinientherapie die duale Blockade aus Pertuzumab und Trastuzumab mit den Taxanen Docetaxel (n = 775), Paclitaxel (n = 588) und nab-Paclitaxel (n = 65) kombiniert. Hinsichtlich PFS und OS sowie Toxizitäten sind die alternativen Taxane als gleichwertig zur Docetaxelkombination anzusehen (Miles et al. 2021).
In der Zulassungsstudie CLEOPATRA zeigte sich insgesamt eine gute Verträglichkeit von Pertuzumab. Nebenwirkungen im Pertuzumab-Arm waren insbesondere während der Docetaxel-Therapie zu beobachten: Im Pertuzumab-Arm waren v. a. Diarrhö, Rash, Mukositis und febrile Neutropenien um mehr als 5 % gegenüber dem Standard erhöht. Die kardiale Verträglichkeit war insgesamt gut – es gab keinerlei Hinweise für eine Erhöhung der kardialen Nebenwirkungen im Pertuzumab-Arm. Pertuzumab gibt es auch als fix dosierte Kombination mit Trastuzumab als subkutane Applikationsform.

© Tumorzentrum München und Zuckschwerdt Verlag | DOI 10.4486/395.08

Trastuzumab-Deruxtecan

Bei Trastuzumab-Deruxtecan (T-DXd) handelt es sich wie bei Trastuzumab-Emtansin (T-DM1) um ein Antikörper-Wirkstoff-Konjugat, wobei die Antikörper-Komponente Trastuzumab selektiv die HER2-vermittelte Signalkaskade blockiert und das Zytostatikum Deruxtecan, das in der Tumorzelle freigesetzt wird, als Topoisomerase-1-Hemmer zu DNA-Schäden und Apoptose führt. Das Medikament wird als Monotherapie alle drei Wochen i. v. verabreicht und ist für Patientinnen zugelassen, die ein HER2-positives nicht-operables oder metastasiertes Mammakarzinom haben und bereits mindestens eine Anti-HER2-Therapie erhalten haben.
Nach den vielversprechenden Ergebnissen der einarmigen Phase-II-Studie DESTINY-Breast01 (Modi et al. 2020) mit einer ORR von 61,4 % nach mindestens zwei gegen HER2 gerichtete Behandlungsschemata inklusive T-DM1 zeigte sich in der Studie DESTINY-Breast02 (Vergleich T-DXd gegenüber TPC nach Progress nach T-DM1-Vorbehandlung) eine verbesserte Wirksamkeit von Trastuzumab-Deruxtecan mit einem medianen PFS von 17,8 Monaten versus 6,9 Monaten (HR 0,36 [95 % KI 14,3-20,8]; p < 0,0001 (André et al. 2023).
Schließlich wurde mit der DESTINY-Breast03-Studie die Rolle von Trastuzumab-Deruxtecan als neuer Zweitlinientherapiestandard etabliert. In dieser Studie wurde T-DXd mit T-DM1 bei Patientinnen mit HER2-positiver metastasierter Brustkrebserkrankung nach Erstlinienbehandlung mit Taxan und Trastuzumab+Pertuzumab verglichen. Nach über zwei Jahren Nachbeobachtung betrug das mediane PFS 28,8 Monate in der T-DXd Gruppe gegenüber 6,8 Monate im T-DM1-Arm (HR 0·33 [95 % KI 0·26–0·43]; p<0·0001). Das mediane OS ist bisher in beiden Gruppen noch nicht erreicht, zeigt aber bereits eine signifikante Verbesserung zugunsten von T-DXd (HR 0·64; [95 % KI 0·47–0·87]; p = 0·0037) (Hurvitz et al. 2023).
Die häufigsten Nebenwirkungen unter T-DXd sind Übelkeit und Erbrechen, welche eine antiemetische Medikation analog einer hochemetogenen Chemotherapie erfordern, Hämatotoxizität, Fatigue und als gefährliche, da potenziell letale Komplikation die Pneumonitis (ILD), welche mit bis zu 15 % Inzidenz auftritt. Hier ist eine umfassende und genaue Aufklärung der Patientinnen gefordert und seitens des Behandlungsteams das genaue Beobachten pulmonaler Symptome, um diese Nebenwirkung frühzeitig erkennen und therapieren zu können.

T-DM1

T-DM1, Trastuzumab-Emtansin, ist ein Antikörper-Wirkstoff-Konjugat (ADC) aus Trastuzumab und dem angekoppelten Chemotherapeutikum (DM1) (Burris et al. 2011). Es ist zugelassen als Monotherapie zur dreiwöchentlichen i. v. Applikation bei HER2-positivem, inoperablem, lokal fortgeschrittenem oder metastasiertem Brustkrebs nach Trastuzumab- und Taxan-Vortherapie als Zweitlinientherapie oder bei Auftreten eines Rezidivs innerhalb von 6 Monaten nach adjuvanter Therapie.
In einer Phase-II-Studie kam es in der Erstlinientherapie durch T-DM1 verglichen mit der Kombination Docetaxel plus Trastuzumab zu einer signifikanten Verlängerung des PFS bei deutlich weniger chemotherapieassoziierten Toxizitäten (Hurvitz et al. 2013). T-DM1 ist gut verträglich. Es kann zu vorübergehenden Thrombozytopenien und Leberwerterhöhungen führen, die Inzidenzrate der Pneumonitis liegt bei etwa 1-2 % (Würstlein et al. 2022).

© Tumorzentrum München und Zuckschwerdt Verlag | DOI 10.4486/395.08

In der Phase-III-Studie EMILIA wurde T-DM1 nach Taxan- und Trastuzumab-Versagen mit dem damals zugelassenen Standard in dieser Situation, Lapatinib plus Capecitabin, verglichen. T-DM1 führte zu einer signifikanten Verbesserung von PFS (9,6 vs. 6,4 Monate; HR 0,65 [KI 0,55–0,77], p < 0,001) und OS (30,9 vs. 25,1 Monate; HR 0,68 [KI 0,55–0,85], p < 0,001) (Verma et al. 2012; Diéras et al. 2017).
Auch in weiter fortgeschrittenen Therapielinien können Patientinnen von T-DM1 profitieren: In der TH3RESA-Studie, in der Patientinnen nach Progress unter mehr als zwei Vortherapien (darunter Trastuzumab, Lapatinib und Taxan) behandelt wurden, war das mediane Gesamtüberleben in der T-DM1 Gruppe signifikant verlängert gegenüber einem treatment of physician's choice (22,7 Monate versus 15,8 Monate; HR 0·68 [95 % KI 0·54–0·85]; p = 0·0007) (Krop et al. 2017).

Tucatinib

Tucatinib ist ein oraler HER2-spezifischer Tyrosinkinase-Inhibitor (TKI). Er ist für den Einsatz in Kombination mit Trastuzumab und Capecitabin bei Patientinnen zugelassen, die zuvor mindestens zwei anti-HER2-basierte Therapien erhalten haben.
In der Zulassungsstudie HER2 Climb zeigte die Zugabe von Tucatinib zu Trastuzumab und Capecitabin bei HER2-positiven, metastasierten Patientinnen, die alle mit Trastuzumab, Pertuzumab und T-DM1 vorbehandelt waren, eine statistisch signifikante und klinisch bedeutsame Verlängerung des progressionsfreien Überlebens (PFS) von 19,2 auf 24,7 Monate (HR 0,57, [95 % KI: 0,47–0,70], P < 0,00001). In der endgültigen Auswertung des Gesamtüberlebens zeigte sich trotz zwischenzeitlich erfolgter Entblindung und cross-over weiterhin ein Gesamtüberlebensvorteil von 5,5 Monaten in der Tucatinib Gruppe (24,7 versus 19,2 Monate; HR: 0,73, [95 % KI: 0,59–0,90], P = 0,004) (Murthy et al. 2020; Curigliano et al. 2022). Hervorzuheben ist die hohe Wirksamkeit der Therapie auch bei Patientinnen mit unbehandelten oder progredienten Hirnfiliae (siehe Abschnitt ZNS Wirksamkeit der Anti HER2 Therapie).
Als Nebenwirkungen sind vor allem Diarrhö, Übelkeit und Erbrechen, Fatigue und Lebwerterhöhung zu beachten.

Lapatinib

Lapatinib ist ein oraler dualer Tyrosinkinase-Inhibitor, der reversibel an die ATP-Bindungsstelle von EGFR-1 und EGFR-2 (HER2) bindet und auf diese Weise die Signaltransduktion blockiert. Beim Mammakarzinom ist die Wirkung von Lapatinib an die HER2-Überexpression gebunden (Di Leo et al. 2008).
Lapatinib ist in der Erstlinientherapie bei postmenopausalen Frauen mit HER2-überexprimierendem und endokrin sensitivem Mammakarzinom in Kombination mit einem Aromatase-Hemmer zugelassen. Darüber hinaus besteht die Zulassung für die Kombination mit Capecitabin nach vorangegangener Therapie mit Anthrazyklinen, Taxanen und Trastuzumab. Auch die Kombination von Trastuzumab und Lapatinib ist bei HER2+-, HR−-Erkrankung zugelassen nach Vorbehandlung mit Trastuzumab und Chemotherapie. Bei Krankheitsprogression unter einer trastuzumabbasierten Therapie führte der kombinierte Einsatz von Trastuzumab und Lapatinib im Vergleich zur alleinigen Gabe von Lapatinib zu einer signifikanten Verbesserung von PFS (HR 0,74 [KI 0,58–0,94], p = 0,011) und OS (HR 0,74 [KI 0,57–

© Tumorzentrum München und Zuckschwerdt Verlag | DOI 10.4486/395.08

0,97], p = 0,026) mit einem absoluten Überlebensvorteil von 15 % nach zwölf Monaten (Blackwell et al. 2012).
Aufgrund seines unterschiedlichen Angriffspunktes kann Lapatinib auch bei Resistenz gegen Trastuzumab noch wirksam sein. Im Rahmen einer randomisierten Phase-III-Studie (Geyer et al 2006; Cameron et al 2010) wurde Lapatinib und Capecitabin bei Patientinnen eingesetzt, die nach Anthrazyklinen, Taxanen und Trastuzumab progredient geworden waren. Im Vergleich zur Capecitabin-Monotherapie zeigte die Kombination eine im Trend höhere Remissionsrate sowie eine signifikante Verlängerung der PFS (9,2 vs. 4,9 Monate) und OS (75 versus 64,7 Wochen).
Zu den wichtigsten Nebenwirkungen von Lapatinib gehören Diarrhö und akneiforme Exantheme. Die Diarrhö kann effektiv mit Loperamid behandelt werden und tritt seltener auf, wenn Lapatinib streng auf nüchternen Magen (mind. 2 Stunden nach der letzten Nahrungsaufnahme) eingenommen wird. Kardiale Nebenwirkungen waren unter Lapatinib vergleichsweise selten (2,5 %) (Cameron et al. 2008).

Neratinib

Neratinib ist ein oral verfügbarer Pan-Tyrosinkinase-Inhibitor, welcher irreversibel ErbB-Rezeptorkinasen inhibiert (Burstein et al. 2010). Eine Zulassung zur Anwendung in der metastasierten Situation besteht aktuell nur durch die FDA. In der NALA-Studie, einer randomisierten Phase-III-Studie an Patientinnen mit metastasierten Mammakarzinomen und mehr als zwei vorangegangenen Anti-HER2-Therapien, wurde die Gabe von Capecitabin plus Lapatinib mit der Gabe von Neratinib und Capecitabin verglichen. Es ergab sich eine signifikante Veränderung des PFS im Neraitinib+Capecitabin Arm gegenüber Lapatinib+Capecitabin mit 8,8 gegenüber 6,6 Monaten (HR 0,76; [95 %KI, 0,63-0,93]; p = 0,0059). Auch bezüglich des Gesamtüberlebens zeigte sich ein positiver Trend mit einer Verlängerung von 22 auf 24 Monate (HR 0,88; [95 % KI, 0,72-1,07]; p = 0,2098) (Saura et al. 2020).

Margetuximab

Margetuximab ist ein monoklonaler Antikörper gegen das HER2 Protein, welcher an das gleiche Epitop wie Trastuzumab bindet. Das Medikament wird i. v. verabreicht und ist ebenfalls nur von der FDA zugelassen. Unterschiede in der Fcy-Domäne des Antikörpers sollen zu verstärkter CD16-vermittelten Zytotoxizität im Vergleich zu Trastuzumab führen.
In der SOPHIA-Studie wurde bei metastasierten Patientinnen mit mindestens zwei gegen HER2 gerichteten Vortherapien die Kombinationen Trastuzumab und Chemotherapie mit Margetuximab und Chemotherapie verglichen: Während das PFS durch Margetuximab auf 5,8 Monate gegenüber 4,9 Monate mit Trastuzumab verlängert wurde (HR 0,76; [95 % KI 0,59–0,98]; p = 0,03), zeigte sich beim Gesamtüberleben kein Unterschied mit jeweils 21,9 bzw. 21,6 Monaten (HR 0,95; [95 % KI 0,77–1,17]; p = 0,620) (Rugo et al. 2021c; Rugo et al. 2023).

Triple-positive Erkrankung

Für Patientinnen mit endokrin responsiver, HER2-positiver Erkrankung sind sowohl Lapatinib als auch Trastuzumab in Kombination mit einem Aromatase-Hemmer zugelassen. Bei langsamer Progression oder dem Wunsch nach Verzicht auf

© Tumorzentrum München und Zuckschwerdt Verlag | DOI 10.4486/395.08

Chemotherapie ist diese Kombination sinnvoll. Die alleinige Gabe einer endokrinen Therapie bei HER2-positiver metastasierter Erkrankung ist mit einem medianen PFS von ca. 3 Monaten (Huober et al. 2012) nicht ausreichend wirksam.
Die Nichtunterlegenheit einer Kombination von endokriner Therapie und Trastuzumab gegenüber der Zytostatika-Trastuzumab-Therapie in der Erstlinienbehandlung wurde in der Susycc002-Studie gezeigt: Das PFS betrug 19,2 Monate in der endokrin behandelten Gruppe gegenüber 14,8 Monaten in der Chemotherapiegruppe (HR 0,88; [95 % KI, 0,71–1,09]; P < 0,0001) (Hua et al. 2022).
In der PERTAIN-Studie wurden triple-positive Patientinnen randomisiert zur Therapie mit Aromatasehemmer und Trastuzumab oder zusätzlich Pertuzumab. Eine Induktionschemotherapie mit Taxan war fakultativ und wurde 71 bzw. 75 von insgesamt 258 Patientinnen verabreicht. Das mediane PFS betrug 20,6 Monate im Pertuzumab+Trastuzumab+endokrine-Therapie-Arm gegenüber 15,8 Monate bei der Kombination der endokrinen Therapie mit Trastuzumab (HR, 0,67; 95 % KI, 0,50–0,89; P = 0,006). Bei vorausgehender Chemotherapie war das PFS in beiden Gruppen mit 16,9 Monaten PFS gleich. Ohne Induktionschemotherapie verlängerte die Hinzunahmen von Pertuzumab das PFS; es betrug median 26,6 Monate gegenüber 12,5 Monaten im Trastuzumab-Arm (HR, 0,68; [95 % KI, 0,44–1.03]; P = 0,067) (Arpino et al. 2023).
Die Hinzunahme des CDK4/6-Inhibitors Abemaciclib zur endokrinen Therapie mit Trastuzumab beim triple-positiven metastasierten Mammakarzinom untersuchte die MonarcHER-Studie (Tolaney et al. 2020): Patientinnen wurden nach mindestens zwei vorangegangene Anti-HER2-Therapien in drei Therapie-Arme randomisiert: Abemaciclib, Fulvestrant und Trastuzumab (Arm A), Abemaciclib und Fulvestrant (Arm B) oder eine Chemotherapie (investigator's choice) und Trastuzumab (Arm C). Arm A war dem Behandlungsarm C mit Chemotherapie bezogen auf das mediane PFS signifikant überlegen (8,3 Monate versus 5,7 Monate; HR 0·67 [95 % KI 0·45–1·00]; p = 0·051). Zwischen Arm B und C zeigte sich kein signifikanter Unterschied.

ZNS-Wirksamkeit der Anti-HER2-Therapie

30–50 % der Patientinnen mit HER2-positiver Mammakarzinomerkrankung entwickeln im Verlauf eine ZNS-Metastasierung (Leone 2019; Kuksis et al. 2021). Da aufgrund der Molekülgröße Trastuzumab eine intakte Blut-Hirn-Schranke nur eingeschränkt überwinden kann, ist trotz verbesserter Wirksamkeit der Anti-HER2 gerichteten medikamentösen Tumortherapien die ZNS-Metastasierung ein drängendes Problem und eine Herausforderung bei der Behandlung (Mehta et al. 2012; Garcia-Alvarez et al. 2021).
Bei isoliertem Auftreten von Hirnfiliae unter einer Anti-HER2-Therapie ohne Zeichen einer sonstigen systemischen Progression ist ein Fortsetzen dieser systemischen Anti-HER2-Therapie in Kombination mit einer spezifischen ZNS-Behandlung (z. B. Resektion und/oder alleinige Radiatio) möglich (AGO 2023).
Die Wirksamkeit von Lapatinib und Capecitabin bei Patientinnen mit unbehandelten Hirnfiliae wurde in der prospektiven einarmigen Phase-II-Landscape-Studie gezeigt: Es wurde eine partielle Remission bei 65 % der Patientinnen erreicht (Bachelot et al. 2013). Eine Metaanalyse ergab Ansprechraten von 29 % für Hirnfiliae unter der Kombinationstherapie Lapatinib und Capecitabin (Petrelli et al. 2017).

© Tumorzentrum München und Zuckschwerdt Verlag | DOI 10.4486/395.08

Aus retrospektiven Analysen der KAMILLA-Studie lässt sich eine Wirksamkeit von T-DM1 bei stabilen, behandelten und neuen Hirnfiliae ableiten: Die clinical benefit rate messbarer ZNS- Metastasen in der KAMILLA-Studie betrug 42,9 %, bei 67 Patienten ohne vorherige Bestrahlung der Hirnmetastasen konnte in knapp der Hälfte der Fälle ein Ansprechen alleine durch T-DM1 gezeigt werden (Montemurro et al. 2020). In der EMILIA-Studie waren progressionsfreier Verlauf der Hirnmetastasierung und des PFS gleich unter der Kombinationstherapie mit Lapatinib/Capecitabin im Vergleich zu T-DM1 (Krop et al. 2015).
Durch die Hinzunahme von Pertuzumab zur Erstlinientherapie mit Trastuzumab und Docetaxel ließ sich das PFS und OS in der CLEOPATRA-Studie signifikant verlängern. Patientinnen mit Hirnmetastasen waren von der Teilnahme an der CLEOPATRA-Studie ausgeschlossen. Die Inzidenz einer ZNS-Metastasierung als erste progressive Metastasenlokalisation war in beiden Patientinnengruppen (duale Blockade+Docetaxel sowie Trastuzumab+Docetaxel) mit 13,7 % versus 12,6 % gleich, wobei die Hinzunahme von Pertuzumab die Zeit bis zum Auftreten einer ZNS-Metastasierung von 11,9, auf 15 Monate verlängerte (HR 0,58, 95 % KI 0,39–0,85, P = 0,0049) (Swain 2014). Retrospektive Auswertungen sowie real world data weisen auf eine gewisse Wirksamkeit von Pertuzumab und Trastuzumab in Kombination mit Chemotherapie bei ZNS Metastasierung hin (Garcia-Alvarez et al. 2021).
In der NALA-Studie konnte für die Kombination Neratinib plus Capecitabin bei Patientinnen mit stabilen Hirnmetastasen eine Verlängerung der Ansprechdauer im Vergleich zu der Lapatinib/Capecitabin-Kombination gezeigt werden (8,3 vs. 5,3 Monate, HR 0,47, 95 % KI 0,10-1,60; p = 0,252) (Hurvitz et al. 2021).
In der prospektiven Phase-II-HER2-Climb-Studie (Murthy et al. 2020) hatten 48 % der eingeschlossenen Patientinnen ZNS-Metastasen (n = 291), davon zu 60 % bisher unbehandelte oder unter laufender Therapie progrediente Metastasen (Lin et al. 2023). Die Kombinationstherapie aus Tucatinib, Trastuzumab und Capecitabin verlängerte das Gesamtüberleben klinisch signifikant um 9 Monate (21,6 Monate vs 12,5 Monate) im Vergleich zur Therapie mit Capecitabin, Trastuzumab und Placebo. Diese Verlängerung des Gesamtüberlebens zeigte sich sowohl bei Patientinnen mit stabilen als auch bei denen mit unbehandelten oder progredienten Metastasen. Die Hinzunahme von Tucatinib verdoppelte die intrakranielle Ansprechrate und reduzierte das Risiko für einen ZNS-Progress um etwa zwei Drittel. Ebenso konnte eine relevante Verlängerung der cerebralen progressionsfreien Zeit sowie der Dauer des intrakraniellen Ansprechens erreicht werden. Tucatinib ist damit die erste Anti-HER2-Substanz, bei der eine Wirksamkeit auch bei aktiven ZNS-Metastasen in einer prospektiven Studie belegt ist.
Für die Wirksamkeit von Trastuzumab Deruxtecan im ZNS liefern Subgruppenanalysen der DESTINY-Breast-Studien Hinweise: In der DESTINY-Breast01-Studie wurden 24 Patientinnen mit stabilen Hirnfiliae behandelt. Bei ihnen zeigte sich bezüglich PFS (median 18,1 Monate) und ORR (58,3 %) eine vergleichbare Wirksamkeit wie in der Gesamtpopulation (Jerusalem et al. 2022).
Die DESTINY-Breast03-Studie verglich die Therapie mit T-DXd mit der Therapie mit T-DM1: in der Subgruppenanalyse wurde die bessere Wirksamkeit von T-DXd auch für die Patientinnen mit stabilen ZNS-Metastasierung bestätigt, welche sich in einer ORR von 67,4 % bei der mit T-DXd behandelten Gruppe gegenüber 20,5 % bei T-DM1 zeigte. Die progressionsfreie Rate nach 12 Monaten betrug 72,0 % im T-DXd Arm gegenüber 20,9 % bei T-DM1 (Jacobson 2022).
Erste Hinweise, dass T-DXD auch bei aktiven und unbehandelten Hirnmetastasen wirksam ist, liefert die einarmige Phase-II-TUXEDO-Studie: Von 15 Patientinnen er-

© Tumorzentrum München und Zuckschwerdt Verlag | DOI 10.4486/395.08

reichten 2 eine komplette intrakranielle Remission, 9 hatten partielles Ansprechen. Die intrakranielle Gesamtansprechrate betrug 73,3 % (Bartsch et al. 2022).

Tucatinib ist die erste Anti-HER2-Substanz, bei der eine Wirksamkeit auch bei aktiven ZNS-Metastasen in einer prospektiven Phase-III-Studie belegt ist (Murthy et al. 2020).

Therapie des metastasierten Mammakarzinoms bei triple-negativer Tumorbiologie (ER und PR negativ, HER2/neu negativ)

TNBC

Bei der Therapie des metastasierten triple-negativen Mammakarzinoms gibt es durch die Zulassung sowohl von Checkpointinhibitoren (Atezolizumab und Pembrolizumab) als auch von einem neuen Antikörper-Wirkstoffkonjugat (Sacituzumab Govitecan) neue vielversprechende Behandlungsoptionen, die das Spektrum der heutigen Therapie deutlich erweitern. Neben diesen neuen Substanzen bleiben die bisher bekannten Chemotherapeutika, ggf. in Kombination mit Bevacizumab als anti-angiogenetisch-wirksame Therapie, ebenso Standard. Voraussetzung zur korrekten Wahl der Medikation ist die Bestimmung des Immunstatus an der Metastase, um ggf. einen Checkpointinhibitor in Kombination mit einer Chemotherapie nutzen zu können.
Es sollten der PD-L1-IC-Score für die Bewertung des Einsatzes von Atezolizumab bzw. der CPS (Combined Positive Score) zur Bewertung des Einsatzes von Pembrolizumab bestimmt werden.
Darüberhinaus sollte der BRCA-Status (Keimbahnanalyse) bestimmt werden, da sich bei Patientinnen mit BRCA1/2-Mutation ein Vorteil mit einer Chemotherapie mit Carboplatin im Vgl. zu Docetaxel gezeigt hat (TNT-Trial). Bei BRCA1/2-Mutation in der Keimbahn waren die Ansprechrate sowie auch das PFS verlängert (ORR 68 % vs. 33 %, p = 0,01; medianes PFS 6,8 vs. 4,4 Monate, p = 0,002). Außerdem steht der PARP-Inhibitor Olaparib bei BRCA-Mutationen als Therapieoption zur Verfügung (siehe Hinweise zu PARP-Inhibitor unter Therapie bei HR+/HER2 neg.-Tumor).
Bei negativem Immunstatus der Tumorzellen kommen in der Erstlinie weiterhin klassische Chemotherapien, ggf. in Kombination mit Bevacizumab, zum Einsatz.
Die neueste Substanz beim metastasierten triple-negativen Mammakarzinom ist das Antikörper-Wirkstoffkonjugat Sacituzumab, einsetzbar, wenn zuvor zwei oder mehr systemische Therapien erfolgt sind.

Immuntherapie beim metastasierten triple-negativen Mammakarzinom

Abhängig vom Immunstatus stehen zwei Checkpoint-Inhibitoren zur (Erstlinien-) Behandlung des metastasierten triple-negativen Mammakarzinoms zur Verfügung: Zum einen der PD-L1-Antikörper Atezolizumab in Kombination mit nabPaclitaxel und zum anderen der PD-1-Inhibitor Pembrolizumab.

© Tumorzentrum München und Zuckschwerdt Verlag | DOI 10.4486/395.08

Atezolizumab

Atezolizumab

Basierend auf den Daten der IMpassion-130-Studie wurde im August 2019 der Immuncheckpoint-Inhibitor (CPI) Atezolizumab in Kombination mit nab-Paclitaxel in Deutschland zur Behandlung des metastasierten triple-negativen Mammakarzinoms in der Erstlinientherapie zugelassen: Es zeigte sich eine signifikante Verbesserung des medianen PFS durch Zusatz des CPI Atezolizumab zur Chemotherapie mit nab-Paclitaxel. In der randomisierten, doppelblinden Phase-III-Studie wurden bei Patientinnen mit triple-negativem Mammakarzinom die Erstlinientherapie mit nab-Paclitaxel (100 mg/m2 KOF d 1+8+15 q28) und Placebo mit der Kombinationstherapie aus nab-Paclitaxel und Atezolizumab (840 mg absolut d1+15 q28) verglichen.

Bei der Auswertung des progressionsfreien Überlebens zeigte sich in der Gruppe der Patientinnen mit PD-L1-positiven Tumoren (Cut-off ≥ 1 % tumorinfiltrierende Immunzellen) eine Verlängerung des medianen PFS im Atezolizumab-Kombinationsarm signifikant von 5,0 auf 7,5 Monate (HR 0,62 [95 %-KI 0,49–0,78], p < 0,001). Das Gesamtüberleben in der PD-L1-positiven Subgruppe verlängerte sich um 7 Monate von 18,0 auf 25,0 Monate (HR 0,71 [95 %-KI 0,54–0,93]) (Schmid et al. 2018, 2019).

In der finalen Berichterstattung über das Gesamtüberleben zeigte sich zwar keine statistische Signifikanz zwischen den beiden Gruppen (Atezolizumab versus Placebo), allerdings zeigt sich ein klinisch bedeutsamer Vorteil bzgl. des Gesamtüberlebens mit der Kombinationstherapie Atezolizumab mit nab-Paclitaxel bei Patientinnen mit positivem PD-L1-Score: Verbesserung des mittleren Gesamtüberlebens um 7,5 Monate (Emens et al. 2021).

Daten aus der IMpassion-131-Studie hingegen (Paclitaxel in Kombination mit Atezolizumab) konnten keinen Vorteil gegenüber dem Einsatz von Paclitaxel alleine zeigen. Das progressionsfreie Überleben konnte durch die Hinzunahme von Atezolizumab zu Paclitaxel nicht signifikant verbessert werden (D. W. Miles et al.).

Pembrolizumab

Pembrolizumab

Im Oktober 2021 kam es zur Zulassung des Checkpointinhibitors Pembrolizumab in Kombination mit einer Chemotherapie: In der Keynote-355-Studie konnte gezeigt werden, dass das progressionsfreie Überleben durch den ergänzenden Einsatz des PD-1-Inhibitors Pembrolizumab zur Standard-Chemotherapie deutlich verlängert werden kann (Cortes et al. 2020):

In der randomisierten, placebokontrollierten doppelblinden Phase-III-Studie wurden Patientinnen mit metastasiertem triple-negativem Mammakarzinom in der Erstlinienbehandlung eingeschlossen. Zur immunhistochemischen Bestimmung des PD-L1-Status wurde der Combined Positive Score (CPS) angewendet. Es konnte gezeigt werden, dass es bei Patientinnen, deren Tumoren PD-L1 mit einem CPS ≥ 10 exprimierten, in der Kombinationstherapie Pembrolizumab mit einer Chemotherapie (nab-Paclitaxel bzw. Paclitaxel oder Gemcitabin-Carboplatin) zu einer statistisch signifikanten und klinisch bedeutsamen Verbesserung des PFS um 35 % (Hazard Ratio [HR] = 0,65 [95 %-Konfidenzintervall [KI]: 0,49–0,86], p = 0,0012) kam. Das PFS wurde im Median auf 9,7 Monate im Vergleich zu 5,6 Monaten (bei alleiniger Chemotherapie) verbessert. Bei Patientinnen, deren Tumoren PD-L1 mit einem CPS ≥ 1 exprimierten, verbesserte Pembrolizumab in Kombination mit Chemotherapie ebenfalls das PFS im Vergleich zur Chemotherapie allein (medianes

© Tumorzentrum München und Zuckschwerdt Verlag | DOI 10.4486/395.08

PFS = 7,6 Monate vs. 5,6 Monate; HR = 0,74 [95 %-KI: 0,61–0,90], p = 0,0014), jedoch erreichten diese Ergebnisse keine statistische Signifikanz (Cortes et al. 2020).
Die Keynote-119-Studie (Zweit-oder Drittlinientherapie bei metastasiertem triple-negativem Mammakarzinom) hat gezeigt, dass der alleinige Einsatz von Pembrolizumab im Vergleich zu einer alleinigen Monochemotherapie zu keiner signifikanten Verbesserung des Gesamtüberlebens führte (Winer et al. 2021).

Checkpointinhibitor

Die Wahrscheinlichkeit der PD-L1-Positivität unterscheidet sich zwischen Primärtumor und Metastase sowie auch bei einzelnen Metastasenlokalisationen, sodass im Einzelfall auch die Testung an zwei unterschiedlichen Geweben klinisch sinnvoll sein kann.
Besonders wichtig beim Einsatz von Checkpoint-Inhibitoren ist das Monitoring der durch die Immuntherapie möglichen immunvermittelten Nebenwirkungen während der aktiven Therapiephase und auch noch nach Beendigung der Therapie. Bei entsprechenden Symptomen muss an solche immunvermittelten Nebenwirkungen gedacht werden; insbesondere an: immunvermittelte Enterokolitis, Nephritis, Endokrinopathien, Schilddrüsenfunktionsstörungen, Hepatitis, dermatologische Reaktionen, Penumonitis (u. a.). Bei Verdacht auf immunvermittelte Nebenwirkungen sollte eine entsprechende Diagnostik und Behandlung frühzeitig und a. e. interdisziplinär erfolgen.

PD-L1-IC-Status
BRCA-Status

Bei Patienten mit metastasiertem TNBC sollten vor einer Therapieentscheidung der PD-L1-Status am Tumorgewebe (Metastase oder Primärtumor) und der BRCA1/2-Status (Keimbahnanalyse) bestimmt werden.

Sacituzumab Govitecan (SG)

Antikörper-Wirkstoff-Konjugat

Sacituzumab Govitecan (SG) ist ein Antikörper-Wirkstoff-Konjugat (antibody drug conjugate, ADC) aus einem gegen das Trophoblasten-Oberflächen-Antigen-2 (Trop-2) gerichteten monoklonalen Antikörper und dem Topoisomerase-1-Hemmstoff SN-38. Trop-2 wird von vielen epithelialen Tumorarten, darunter dem Mammakarzinom, überexprimiert.
SG wird an den Tagen 1 und 8 eines 21-tägigen Zyklus in einer Dosis von 10 mg/kg intravenös verabreicht. Zu den wichtigsten Nebenwirkungen gehören Neutropenie, Übelkeit und Diarrhö. Eine primäre Neutropenieprophylaxe mit G-CSF ist unabhängig vom Patient*innenalter empfehlenswert.
SG ist durch die EMA bei Patient*innen mit metastasiertem TNBC zugelassen, die zuvor bereits zwei systemische Therapien erhalten haben, darunter mindestens eine gegen die fortgeschrittene Erkrankung. Seit Juli 2023 besteht ebenso die Zulassung bei HR-positivem/HER2-negativem met. Mamma-CA, wenn zuvor eine endokrinbasierte Therapie und mindestens zwei zusätzliche systemische Therapien bei fortgeschrittener Erkrankung erfolgt sind (TROPiCS-02-Studie).
Zur Zulassung beim metastasierten TNBC führte die Phase-III-ASCENT-Studie, in der SG mit einer Mono-Chemotherapie (Capecitabin, Eribulin, Gemcitabin oder Vinorelbin) bei Patientinnen mit mindestens zweifach vorbehandeltem metastasiertem TNBC verglichen wurde. Es zeigte sich ein statistisch signifikanter Vorteil im progressionsfreien Überleben von 3,9 Monaten (5,6 Monate im SG-Arm versus 1,7 Monate im Vergleichsarm). Das mediane Gesamtüberleben war ebenfalls signi-

© Tumorzentrum München und Zuckschwerdt Verlag | DOI 10.4486/395.08

fikant verlängert (12,1 Monate im SG-Arm versus 6,7 Monate im Vergleichsarm). Die objektive Ansprechrate lag bei 35 % mit SG und bei 5 % mit Chemotherapie. Die Überlegenheit von SG war dabei unabhängig vom Level der Trop-2-Expression auf den Tumorzellen (Bardia et al. 2021).

Zytostatische Therapie beim metastasierten Mammakarzinom

zytostatische Therapie

In der Primärtherapie des metastasierten Mammakarzinoms erreichten Einzelsubstanzen Remissionsraten von 25–68 %, die durch eine Kombinationsbehandlung bis auf 35–80 % verbessert wurden (Hayes et al. 1995). Die progressionsfreie Zeit beträgt in der Mehrzahl der Untersuchungen 6–12 Monate, das mediane Überleben 18–24 Monate. Von einer Zweitlinientherapie können Remissionsraten von 10–40 % und Remissionszeiten von 2–8 Monaten erwartet werden (Hayes et al. 1995). Bei Therapiefähigkeit und Therapiewunsch wird eine chemotherapeutische Behandlung auch über die zweite Linie hinaus angeboten. Die 5-Jahres-Überlebensrate liegt bei etwa 20 %.

Therapieführung

Therapieführung

Trotz der Vielzahl definierter Regime gibt es keine allgemeingültigen Chemotherapie-Abläufe oder festgelegte Sequenzen einzelner Therapieschritte. Vielmehr muss sich die Chemotherapie des metastasierten Mammakarzinoms an der adjuvanten Vortherapie und darüber hinaus an den individuellen Bedürfnissen und Möglichkeiten der Patientin orientieren. Hier sind das ständig aktualisierte Spezialwissen und die praktischen Erfahrungen des spezialisierten Onkologen gefragt.

sequenzielle Monotherapie

Wenn möglich sollte der sequenziellen Monotherapie der Vorzug gegenüber der Kombinationstherapie gegeben werden.

Eine Kombinationschemotherapie kann die Wahrscheinlichkeit eines Tumoransprechens im Vergleich zur Monotherapie zwar erhöhen, führt aber nicht zu einer Verlängerung des PFS oder Gesamtüberlebens (Butters et al. 2010; Cardoso et al. 2009). Sie kann indiziert sein in Situationen, in denen aufgrund einer rasch progredienten, symptomatischen viszeralen Metastasierung das therapeutische Ziel in einer schnellstmöglichen Remissionsinduktion liegt.

Dauer der Therapie

Beim Vergleich einer kontinuierlich fortlaufenden mit einer intermittierend durchgeführten Chemotherapie wurde die Lebensqualität bei dem intermittierenden Vorgehen z. T. als besser bewertet. Während die mediane Zeit bis zur Tumorprogression unter einer kontinuierlichen Therapie länger war, konnte hinsichtlich der Gesamtüberlebensdauer in drei randomisierten Untersuchungen kein signifikanter Unterschied beobachtet werden (Coates et al. 1987; Cocconi et al. 1990; Muss et al. 1991). Ist eine Therapie wirksam und wird sie gut vertragen bzw. führte sie zu

© Tumorzentrum München und Zuckschwerdt Verlag | DOI 10.4486/395.08

einer erheblichen Symptomlinderung, dann kann man die Behandlung kontinuierlich gestalten.

Chemotherapie bei älteren Patienten

ältere Patienten

Für die Beurteilung der Chemotherapiefähigkeit stehen weniger das Alter der Patientin als der Allgemeinzustand, die Organfunktion und die Motivation im Vordergrund. Ältere Patientinnen (> 75 Jahre) sind in klinischen Studien unterrepräsentiert, entsprechend gibt es derzeit keine ausreichende Datenlage für diese Altersgruppe.

Chemotherapie in Abhängigkeit von der adjuvanten Vortherapie

Verschiedene Untersuchungen belegen, dass die Dauer des krankheitsfreien Intervalls nach adjuvanter Vortherapie einen wesentlichen Einfluss auf das Ansprechen einer palliativen Therapie hat (Bonneterre et al. 2004; Falkson et al. 1991; Valagussa et al. 1989). Bei kurzem krankheitsfreiem Intervall (< 6–12 Monate) besteht daher die Notwendigkeit, ein nicht kreuzresistentes Therapieregime zu wählen.

Verfügbare Medikamente

Anthrazykline

Anthrazykline

Anthrazykline zählen zu den wirksamsten Substanzen in der Therapie des Mammakarzinoms. Doxorubicin und Epirubicin zeigen eine vergleichbare anti-tumorale Wirksamkeit. Aufgrund der potenziellen Kardiotoxizität beträgt die kumulative Höchstdosis für Doxorubicin 450–550 mg/m2 und für Epirubicin 900 mg/m2. Bei Leberfunktionsstörungen oder Galleabflussbehinderungen sollten die Empfehlungen zur Dosisreduktion unbedingt beachtet werden.

Liposomale Anthrazykline

Die Kardiotoxizität der Anthrazykline kann durch eine liposomale Verkapselung deutlich reduziert werden. Liposomales Doxorubicin steht in pegylierter Form (feste Konjugierung des Wirkstoffs über Polyethylenglycol [PEG]) und in nicht pegylierter Form zur Verfügung. Freies, d. h. unpegyliertes liposomales Doxorubicin (Myocet®) wurde für die Behandlung des metastasierten Mammakarzinoms in Kombination mit Cyclophosphamid zugelassen. Bis auf die geringere Kardiotoxizität unterscheidet sich das Nebenwirkungsspektrum kaum von den klassischen Anthrazyklinen (Burris et al. 2011). Auch Kombinationen mit anderen Zytostatika wurden untersucht. In der Kombination mit Docetaxel fand sich überraschenderweise in einer kleineren Phase-II-Studie eine unerwartet hohe Kardiotoxizitätsrate (15 %) bei allerdings adjuvant mit Anthrazyklinen vorbehandelten Patientinnen (Curtit et al. 2011).
Das pegylierte liposomale Doxorubicin (Caelyx®) zeichnet sich durch eine deutlich verlängerte Halbwertszeit aus. Im Unterschied zu allen anderen Anthrazyklinen wird u. a. eine deutlich geringere Alopezierate beobachtet. Dosislimitierend sind allerdings Stomatitis sowie ein – in Einzelfällen schweres – Hand-Fuß-Syndrom

© Tumorzentrum München und Zuckschwerdt Verlag | DOI 10.4486/395.08

(palmo-plantare Erythrodysästhesie, PPE) (Lorusso et al. 2007). Inzidenz und Schweregrad des Hand-Fuß-Syndroms können durch Dosisreduktion und Modifikation des Applikationsintervalls (z. B. q14 bei halber Dosis oder q > 28 bei voller Dosis) reduziert werden. In einer Phase-III-Studie zur First-Line-Therapie von Patientinnen mit metastasierter Erkrankung erwies sich pegyliertes liposomales Doxorubicin als äquieffektiv zu Doxorubicin, bei signifikant geringerer Kardiotoxizität und verbessertem Nebenwirkungsprofil (O'Brien et al. 2004). Caelyx® ist für die Monotherapie des metastasierten Mammakarzinoms bei Patientinnen mit erhöhtem kardialem Risiko zugelassen (Keller et al. 2004).

Taxane

Taxane

In der zytostatischen Erstlinientherapie erreichten Taxane in randomisierten Studien Remissionsraten zwischen 25 und 48 % (Paridaens et al. 2000; Chan et al. 1999; Sledge et al. 2003). Es finden sich zunehmend Hinweise, dass gerade bei Paclitaxel die wöchentliche Applikation mit einer höheren Effektivität und geringerer Toxizität verbunden ist (Perez et al. 2001; Mauri et al. 2010). In der klinischen Praxis hat sich der Einsatz von wöchentlich verabreichtem Paclitaxel als effektiv und gut steuerbar erwiesen. Wichtigste Nebenwirkungen sind Hypersensitivitätsreaktionen, Hämatotoxizität und Haarverlust. Insbesondere der Einsatz von einer Kopfhautkühlung bei wöchentlichem Paclitaxel kann das Risiko von Haarverlust deutlich senken und so zu einem besseren Wohlbefinden der Patientin beitragen (Bitto et al.).

Albumingebundenes Paclitaxel (nab-Paclitaxel)

nab-Paclitaxel

Nab-Paclitaxel ist eine Paclitaxel-Formulierung, in der Paclitaxel als albumingebundenes Nanopartikel zur Verfügung steht. Aufgrund der Wasserlöslichkeit der Albumin-Nanopartikel entfallen der sonst notwendige Lösungsvermittler sowie die damit verbundenen allergischen Reaktionen. Entsprechend ist bei Gabe von albumingebundenem Paclitaxel die sonst übliche Prämedikation mit Steroiden und Antihistaminika nicht mehr notwendig. Die Albuminbindung ermöglicht darüber hinaus die Interaktion mit Albuminrezeptoren und steigert auf diese Weise die Aufnahme von Paclitaxel in Endothelzellen. Es wird daher eine zusätzliche antiangiogenetische Wirkung dieser Formulierung vermutet.

In klinischen Studien hat sich die wöchentliche Gabe von nab-Paclitaxel als sichere und wirksame Therapie erwiesen.

In Deutschland ist nab-Paclitaxel zugelassen für die Behandlung von Patientinnen, bei denen eine Erstlinientherapie des metastasierten Mammakarzinoms fehlgeschlagen ist und bei denen keine Indikation für eine anthrazyklinbasierte Therapie besteht.

Vinorelbin

Vinorelbin

Vinorelbin ist ein Vinca-Alkaloid, d. h. ein Spindelgift, mit geringerer Neurotoxizität als Vincristin. Die Zulassung erfolgte zur Behandlung des fortgeschrittenen Mammakarzinoms bei Anthrazyklin-Resistenz. Die empfohlene Dosis, die als Bolusinjektion oder Kurzinfusion wöchentlich appliziert wird, beträgt 25–30 mg/m2. Bei

© Tumorzentrum München und Zuckschwerdt Verlag | DOI 10.4486/395.08

oraler Verabreichung wird eine initiale Dosis von 60 mg/m2 einmal pro Woche empfohlen. Die Dauer der Behandlung richtet sich nach der individuellen Verträglichkeit. Dosisbegrenzend ist die Knochenmarktoxizität (Granulozytopenie). Selten sind Neurotoxizität (auch mit Obstipation und paralytischem Ileus) und bronchospastische Syndrome. Toxizitäten wie Nausea, Emesis und Alopezie werden selten beobachtet. Insbesondere bei zu langsamer Applikation kann es zu schmerzhaften Venenreizungen, bei Paravasaten zu Nekrosen kommen.

Capecitabin

Capecitabin

Capecitabin ist ein oral applizierbares Fluorpyrimidin bzw. 5-FU-Prodrug, das zu den Antimetaboliten gehört und intrazellulär zu 5-FU metabolisiert wird. Da Tumorzellen intrazellulär mehr Thymidinphosphorylase aufweisen als gesunde Körperzellen, geht man davon aus, dass Capecitabin stärker in den Tumorzellen als in den übrigen Körperzellen wirksam ist. Das Medikament wird rasch und vollständig resorbiert. Die Einnahme erfolgt innerhalb von 30 Minuten nach dem Essen. Die Ausscheidung der Prodrugs und Metaboliten erfolgt renal.

Laut Zulassungstext kann Capecitabin als Monotherapie gegeben werden, wenn eine vorangegangene Therapie mit Taxanen und Anthrazyklinen versagt hat. Darüber hinaus ist Capecitabin in Kombination mit Docetaxel oder Vinorelbin nach Versagen einer anthrazyklinbasierten Chemotherapie indiziert. Zu den am häufigsten auftretenden Nebenwirkungen zählen das Hand-Fuß-Syndrom, Übelkeit, Erbrechen, Stomatitis, Diarrhö, Bauchschmerzen, Abgeschlagenheit und Asthenie. Eine Alopezie tritt in der Regel nicht auf. Wird Capecitabin in der Kombinationstherapie eingesetzt, können zusätzlich sehr häufig Knochenmarktoxizitäten auftreten.

Die therapieassoziierte Letalität von fluorouracil-(FU-)haltigen Arzneimitteln (5-FU, Capecitabin, Tegafur) liegt bei 0,2–1,0 %. Das Risiko schwerer Nebenwirkungen unter einer FU-haltigen Therapie wird von zahlreichen Faktoren beeinflusst. Eine Ursache ist der genetisch bedingte Mangel an Dihydropyrimidin-Dehydrogenase (DPD), einem für den Abbau von FU verantwortlichen Enzym. Zugrunde liegen Varianten im Dihydropyrimidin-Dehydrogenase-Gen (DPYD). Diese sind selten, bei den Trägern aber mit einem signifikanten Risiko für schwere, spezifische Nebenwirkungen assoziiert. Bis zu 9 % der Patienten europäischer Herkunft tragen eine DPD-Genvariante, die zu einer verminderten Aktivität führt, 0,5 % weisen einen vollständigen Mangel auf.

Deswegen hat die Europäische Arzneimittel-Agentur (EMA) empfohlen, alle Patienten vor einer Systemtherapie mit den FU-haltigen Arzneimitteln 5-Fluorouracil (5-FU), Capecitabin und Tegafur auf einen DPD-Mangel zu testen.

Diese Empfehlung ist bereits Bestandteil der Fachinformationen der betroffenen Arzneimittel. Wissenschaftliche medizinische Fachgesellschaften aus Deutschland, Österreich und der Schweiz haben Vorschläge zur Umsetzung dieser Empfehlung erarbeitet. Diese sind: Patienten sollen vor einer FU-haltigen Therapie auf die vier häufigsten, genetischen DPYD-Varianten getestet werden. Diese sind, bezogen auf die DPYD-Transkriptvariante: DPYD*2A (c.1905+1G > A; IVS14+1G > A; rs3918290), DPYD*13 (c.1679T > G; rs55886062), Polymorphismus

© Tumorzentrum München und Zuckschwerdt Verlag | DOI 10.4486/395.08

c.2846A > T(rs67376798) und HaplotypB3 (c.1236G > A; c.1129–5923C > G) (Wörmann et al. 2020).

Eribulin

Eribulin

Eribulinmesylat ist ein synthetisches Analog von Halichondrin, einem natürlichen Produkt aus dem Meeresschwamm. Es hemmt die Wachstumsphase der Mikrotubuli und führt so zu einer Blockade des G2/M-Zellzyklus.
Eribulin ist zugelassen für die Behandlung von Frauen mit lokal fortgeschrittenem oder metastasiertem Brustkrebs, bei denen nach Anwendung von mindestens einer Chemotherapie zur Behandlung der fortgeschrittenen Erkrankung eine weitere Progression eingetreten ist. Die Vortherapien sollen ein Anthrazyklin und ein Taxan, entweder als adjuvante Therapie oder im Rahmen der Metastasenbehandlung, enthalten haben, es sei denn, diese Behandlungen waren ungeeignet für die Patientin.
Der *Gemeinsame Bundesausschuss* (G-BA) hat im Januar 2015 einen beträchtlichen Zusatznutzen von Eribulin gegenüber den Vergleichstherapien bestätigt. Die Neubewertung von Eribulin basiert auf klinischen Daten aus zwei weltweiten Phase-III-Studien: der Studie 301 sowie der Studie EMBRACE (*Eisai Metastatic Breast Cancer Study Assessing Treatment of Physician's Choice Versus E7389*) oder Studie 305. An diesen Studien nahmen insgesamt über 1800 Frauen teil.

Gemcitabin

Gemcitabin

Gemcitabin wurde in Kombination mit Paclitaxel bei Patientinnen zugelassen, bei denen es nach einer (neo-)adjuvanten Chemotherapie zu einem Rezidiv kam. Innerhalb dieses Kombinationsregimes wird Gemcitabin in einer Dosis von 1250 mg/m2 an den Tagen 1 und 8 eines 21-tägigen Behandlungszyklus verabreicht. In der klinischen Praxis wird es inzwischen auch in der Kombination mit Carboplatin und dem Checkpointinhibitor Pembrolizumab, gemäß den Daten aus der Keynote-355-Studie, angewendet. Als Monotherapie ist Gemcitabin beim metastasierten Mammakarzinom wenig wirksam. Gemcitabin zeigt eine vergleichsweise geringe Toxizität. Übelkeit, Erbrechen und Alopezie werden selten beobachtet. Ein grippeähnliches (flu-like) Syndrom mit Gliederschmerzen, Myalgien, geringer Temperaturerhöhung etc. kann mit Paracetamol 1000 mg wirksam behandelt werden.

Anti-angiogenetisch wirksame Therapie

Bevacizumab

Bevacizumab

Bevacizumab ist ein rekombinanter, humanisierter monoklonaler Antikörper, der an den vaskulären endothelialen Wachstumsfaktor (VEGF) bindet und die Aktivierung der VEGF-Rezeptoren verhindert. Auf diese Weise kommt es zu einer Hemmung der Gefäßneubildung (Angioneogenese und Lymphangioneogenese), des Tumorwachstums und der Metastasierung.
In der Erstlinientherapie des metastasierten Mammakarzinoms führte die Kombination von Bevacizumab und Paclitaxel im Vergleich zur Paclitaxel-Monotherapie zu einer Steigerung der Ansprechrate (48,9 vs. 22,2 %; $p < 0{,}0001$) und der progressionsfreien Zeit (11,3 vs. 5,8 Monate; $p < 0{,}0001$).

© Tumorzentrum München und Zuckschwerdt Verlag | DOI 10.4486/395.08

Häufige Nebenwirkungen von Bevacizumab sind arterielle Hypertonie, Proteinurie bis hin zum nephrotischen Syndrom, Nasen- und Schleimhautblutungen und arterielle thromboembolische Ereignisse, in seltenen Fällen aber auch lebensbedrohliche gastrointestinale Blutungen. Bei bis zu 3,5 % der mit Bevacizumab behandelten Patientinnen mit metastasiertem Mammakarzinom wurde eine kongestive Herzinsuffizienz beobachtet. Als mögliche Risikofaktoren werden eine vorangegangene Anthrazyklinbehandlung und/oder eine Bestrahlung der Brustwand in Betracht gezogen. Da die Wundheilung beeinträchtigt werden kann, soll Bevacizumab frühestens 28 Tage nach größeren operativen Eingriffen eingesetzt werden.

Bevacizumab ist in Kombination mit Paclitaxel oder Capecitabin zur Erstlinienbehandlung des metastasierten Mammakarzinoms zugelassen und hat sich insbesondere bei negativem Immunstatus und negativem BRCA-Status als Standard etabliert. Wenn die Chemotherapie in Kombination mit Bevacizumab beendet wird (z. B. aufgrund Toxizität), kann Bevacizumab als Erhaltungstherapie fortgeführt werden, bei HR-positiven Tumoren auch in Kombination mit einer endokrinen Therapie.

Therapie mit osteoprotektiven Substanzen

Indikation

Osteoprotektive Medikamente werden in der adjuvanten und metastasierten Situation eingesetzt.
In der **adjuvanten Situation** reduzieren sie das Risko für ein ossäres und brustkrebsbedingtes Rezidiv. In der **metastasierten Situation** sind sie indiziert ganz allgemein bei Knochenmetastasen und zur Reduktion von skelettalen Ereignissen und speziell bei Hyperkalzämie und Knochenschmerzen.

Verfügbare Medikamente

Osteoprotektive Substanzen

Es gibt die klassischen **Bisphosphonate (BP)** wie Pamidronsäure, **Zoledronsäure,** Ibandronsäure und Clodronsäure, die als Antimetabolite wirken und selektiv die **Osteoklastenaktivität** und damit die Knochenresorption bremsen. BP werden in der adjuvanten (fast ausschließlich Zoledronsäure) und metastasierten Situation eingesetzt. *Im Vergleich zu Placebo war unter einer Therapie mit BP die Verschlechterung der Lebensqualität bei nachgewiesenen Knochenmetastasen signifikant geringer (Hillner et al. 2000).*

Über einen anderen Mechanismus wirkt der **RANKL-Inhibitor Denosumab (XGEVA®)**, ein voll humaner monoklonaler Antikörper, der mit hohen Affinität an RANKL (Rezeptor-Aktivator des NF-kappa-B-Liganden) bindet, diesen neutralisiert und so die **Osteoklastenaktivität** hemmt. Denosumab wird nur in der metastasierten Situation eingesetzt.

© Tumorzentrum München und Zuckschwerdt Verlag | DOI 10.4486/395.08

Welche Substanz verwenden?

Die Wirkung von Zoledronsäure und Denosumab gilt als gleichwertig. Vergleichende Studien liegen nicht vor. Die Wahl einer geeigneten Substanz richtet sich nach den **Begleiterkrankungen** (Nierenfunktion! Substanzauswahl und Dosierung berücksichtigen), nach der **Art der Darreichung** (z. B. ist bei sehr schlechten peripheren Venenverhältnissen die Gabe von Denosumab s. c. vorzuziehen) und der **Nebenwirkungen/Toxizität** (unter Denosumab häufiger Hypokalzämien!).

Dosierungsintervall und Therapiedauer in der alltäglichen Praxis

In der adjuvanten Situation wird Zoledronsäure 4 mg alle 6 Monate über 3 Jahre verabreicht.
In der metastasierten Situation können BP und der RANKL-Inhibitor eingesetzt werden. Bei ossärer Progression soll/kann ein Substanzwechsel von einem BP zu dem RANKL-Inhibitor und umgekehrt durchgeführt werden.
Bei stabiler Knochenmetastasierung ist bei BP eine dreimonatliche Gabe eine sinnvolle Alternative zur vierwöchentlichen Gabe (ZOOM-Studie). In den aktuellen AGO-Leitlinie (AGO 2022) wird die dreimonatliche Gabe mit „++" empfohlen. Durch die Umsetzung dieser Empfehlung kann das Risiko für das Auftreten einer Kieferosteonekrose unter Zoledronsäure verringert werden (Van Poznak 2019). Bezüglich dreimonatlicher Dosierungsintervalle für Denosumab und Ibandronsäure liegen erste prospektive Daten vor, welche auf eine Nichtunterlegenheit des verlängerten Applikationsintervalles hindeuten, weitere Ergebnisse noch laufender Studien stehen noch aus (Clemons et al. 2021).
Wie lange idealerweise osteoprotektive Substanzen gegeben werden sollen bzw. können, ist durch Studien nicht belegt und bedarf der klinischen Einschätzung der/des behandelnden Ärztin/Arztes.

Gemeinsame Nebenwirkungen von osteoprotektiven Substanzen

Osteonekrosen

> Die parenterale Behandlung mit osteoprotektiven Substanzen kann zur Entwicklung aseptischer Osteonekrosen im Kieferbereich (medication-related osteonecrosis of the jaw, MRONJ) beitragen (Van den Wyngaert et al. 2006).

Zur Verhinderung eine **Kieferosteonekrose** ist vor Beginn der Therapie unbedingt eine **zahnärztliche Untersuchung** durchzuführen und unter laufender Therapie alle 6 Monate. Zusätzlich muss über ausreichende Zahnhygiene und das erhöhte Risiko bei schlecht eingestelltem Diabetes mellitus aufgeklärt werden. Bei kieferchirurgischen Eingriffen muss eine systemische Antibiotikaprophylaxe (z. B. Amoxicillin, Clindamycin oder Clarithromycin) bis zum Abschluss der primären Wundheilung (DGZMK 2006) diskutiert werden.

Akutphasereaktionen und Nierenfunktion

Insgesamt werden die BP gut vertragen. **Akutphasereaktionen** mit einem grippeartigen klinischen Bild mit Fieber und Gliederschmerzen sowie Blutbildverän-

© Tumorzentrum München und Zuckschwerdt Verlag | DOI 10.4486/395.08

derungen wie Lymphozytopenien sind bei Applikation von Aminobisphosphonaten beschrieben. Als Sekundärprophylaxe können 500mg bis 1000mg Paracetamol verabreicht werden. BP können in unterschiedlicher Weise die Nierenfunktion beeinträchtigen. Es wird daher empfohlen, vor jeder intravenösen BP-Gabe die Nierenfunktionsparameter sowie Kalzium-, Phosphat- und Magnesium-Serumspiegel zu kontrollieren und, wenn nötig, die BP-Dosis bzw. die Laufgeschwindigkeit anzupassen. Gastrointestinale Nebenwirkungen werden hauptsächlich bei oraler Applikation von Bisphosphonaten beobachtet.

Spezifische Nebenwirkungen/Toxizitäten von RANKL-Inhibitoren

RANKL-Inhibitoren

Unter RANKL-Inhibitoren ist die **Hypokalzämie** deutlich ausgeprägter als unter BP. Deshalb soll eine Prophylaxe mit Kalzium und Vitamin D erfolgen. (außer bei bestehender Hyperkalzämie). Im Zusammenhang mit der Gabe von Denosumab ist es zu schweren Hypokalzämien, teilweise mit Todesfolge, gekommen (AMGEN, Rote-Hand-Brief vom 3.9.2012). Daher müssen Laborkontrollen von Kalzium vor der Gabe von Denosumab erfolgen.

Nach ersten klinischen Beobachtungen scheinen medikamentös bedingte Kieferosteonekrosen (MRONJ) unter Denosumab aufgrund der höheren Wirkpotenz etwas häufiger aufzutreten.

Die Metabolisierung von Denosumab entspricht dem normalen Abbau von Immunglobulinen. Sie ist damit unabhängig von einer Nieren- oder Leberfunktionsstörung. Ein Vorzug der Substanz im Vergleich zu den herkömmlichen Bisphosphonaten kann damit bei Mammakarzinom-Patientinnen mit eingeschränkter Nierenfunktion gegeben sein, zum anderen auch, um aufgrund der höheren Wirkpotenz bei symptomatischen Hyperkalzämien infolge diffuser Knochenmetastasierung einen schnelleren Wirkeintritt zu erzielen.

Molekulare Tumordiagnostik beim metastasierten Mammakarzinom

molekulare Tumordiagnostik

2018 hat die AGO Mamma als erste Fachgesellschaft international Stellung genommen und eine Leitlinienempfehlung zur Thematik der molekularen Diagnostik – über die bekannten Parameter wie HR-Status und HER2-Status hinaus – verfasst.

Testungen auf molekularer Ebene beim metastasierten Mammakarzinom werden für Keimbahnmutationen (insbes. BRCA 1 und 2) sowie aus Tumorgewebe (aktuelle Metastasenbiopsie) vorgenommen. Standardisierung und Validierung für die Testung aus Serumproben stehen für das Mammakarzinom noch aus. Auch die Wahl des Panels, Analyse, Monitoring und Organisationsstrukturen im Bereich der molekularen Diagnostik an den Schnittstellen von Senologie, Onkologie, Pathologie, IT, Humangenetik und vielen mehr sind aktive Forschungsfelder.

Die Planung zielgerichteter Therapien anhand molekularer Zusatzanalysen hat Relevanz im Bereich der PARP-Inhibitoren bei BRCA1/2-Mutation, der Kombinationstherapie mit Alpelisib bei PIK3CA-Mutation, der Datenlage zu Neratinib und Lapatinib bei HER2-Mutation, der Präferenz in der endokrinen Therapie bei ESR1-

Mutation, dem Einsatz von Larotrectinib und Entrectinib bei Nachweis einer NTRK-Genfusion beim seltenen, sekretorischen Mammakarzinom oder der zusätzlichen Analyse von Mikrosateliteninstabilität (MSI) oder Tumormutationslast (TMB) beim Einsatz von Checkpoint-Inhibitoren. Diese Beispiele zeigen, wie für bestimmte Untergruppen die molekulare Diagnostik bereits richtungsweisend wird für die Therapiesequenzen bei metastasierten Mammakarzinom (MBC) und wie wichtig die gemeinsame Weiterentwicklung dieses Bereiches durch Senolog(inn)en/gynäkologische Onkolog(inn)en zusammen mit den Hämatoonkolog(inn)en ist.
Im Bereich der Companion Diagnostics ist die Zusammenarbeit mit der Pathologie Voraussetzung für sinnvolle Therapiekonzepte (siehe auch Kapitel *Pathologie*). Immer häufiger werden dabei Biomarker-Diagnostik und Medikation in einem Zulassungsverfahren geprüft und bewertet. Neben der gezielten Analyse von Einzelfaktoren (wie PD-L1, IC-Zellen oder CPS-Score beim geplanten Einsatz von Checkpoint-Inhibitoren) werden zunehmend Panels mit einer Suche nach bis zu 150 Mutationen mit zielgerichteten Therapieansätzen in der Gesamtonkologie oder sogar durch Whole Genome Sequencing eingesetzt.
Durch die „Arbeitsgruppe Präzisionsmedizin" der ESMO wurde eine Skala (ESCAT-Skala) entwickelt, die genetische Veränderungen in die Kategorien I–V und X einteilt, je nachdem, welche Evidenz für mögliche Therapieoptionen vorliegt (Mosele et al. 2020; Mateo et al. 2018).
Die interdisziplinäre Zusammenarbeit in einem Molekularen Tumorboard und das Einbringen dieser Daten sowie der klinischen Daten und des Follow-ups in Registern ist Voraussetzung für eine zunehmend personalisierte Medizin beim Mammakarzinom. Sie wird in den Comprehensive Cancer Centers (CCCs)umgesetzt. Dort findet sich auch zunehmend die Möglichkeit zur Teilnahme an Basket-Studien bei spezifischen Mutationen, insbesondere im Rahmen von Phase-I/II-Studien.
Ein Beispiel ist auch das Masterprogramm in Zusammenarbeit mit dem NCT Heidelberg. Diese Kooperation wird an beiden Münchner Universitätskliniken angeboten.
Da sich das Mammakarzinom durch eher niedrige Tumormutationslast (TMB) auszeichnet, ergeben sich nach der Testung im Rahmen von standardisierten Multi-Gen-Panels oft keine Mutationen oder therapierelevante Hinweise. Dies muss mit den Patientinnen vor der Testung besprochen werden.
In der AGATA-Studie (Pernas et al. 2018) erhielten von 260 untersuchten Patientinnen mit Mammakarzinom 45 % eine Empfehlung des Molekularen Tumorboards, bei 5 % wurde eine zielgerichtete experimentelle Therapie durchgeführt. Auch im Rahmen des deutschen PRAEGNANT-Registers können diese Zahlen bestätigt werden (Fasching et al. 2015), ebenso in eigenen Arbeiten aus der LMU München (Sultova et al 2021): Hier wurde bei 100 Vorstellungen mit metastasiertem Mammakarzinom im MTB bei 72 % mindestens eine molekulare Alteration gefunden (am häufigsten PIK3CA und TP53), was zu einer Umsetzung in eine zielgerichtete Therapie in 16 % führte sowie einer besseren Ratio des PFS dieser Therapie im Vergleich zur Vortherapie bei 56 % der behandelten Patientinnen.
Weitere Daten zum Mammakarzinom zeigt Tabelle 3:

© Tumorzentrum München und Zuckschwerdt Verlag | DOI 10.4486/395.08

Tabelle 3 Studien zur Präzisionsonkologie beim metastasierten Mammakarzinom

Autor	**Einge-schlossene Patienten**	**Patienten mit molekulargenetischer Analyse (% der eingeschlossenen Pat.)**	**Patienten mit „actionable" Mutationen (% der eingeschlossenen Pat.)**	**Implementierte Therapien (% der eingeschlossenen Pat.)**	**Klinischer Benefit**
André et al. (SAFIR01) 2014	423	299 (71 %)	195 (46 %)	55 (13 %)	4 Pat. mit objektivem Ansprechen, 9 Pat. mit SD > 16 Wochen (3 % der Pat. mit Analyse
Parker et al. 2015	43	43 (100 %)	40 (93 %)	17 (43 %)	7 Pat. mit SD für > 6 Monate (2) oder PR (5) (16 % der Pat. mit Analyse)
Van Geelen et al. 2020	322	234 (72 %)	171 (53 %)	74 (23 %)	nicht angegeben
Hempel et al. 2020	41	41 (100 %)	68 %	nicht angegeben	nicht angegeben
Sultova et al. 2021	100	89 (89 %)	53 (53 %)	16 (16 %)	9 Pat. mit PFS-Ratio ≥ 1,3, 6 Pat. mit PR oder SD > 16 Wochen (7 % der Pat. mit Analyse)

Im Rahmen der experimentellen, personalisierten Therapiesuche nach Ausschöpfung der Standardtherapien muss unter Voraussetzung eines ausreichend guten Allgemeinzustands und Mobilität der Patientin/des Patienten oft eine große Zahl von Fällen gescreent werden, um aus den Panels relevante Therapien zu generieren, die dann oft erst noch für den Einzelfall durch die Krankenkassen genehmigt werden müssen.

molekulare Paneldiagnostik

Voraussetzung für die Indikation einer molekularen Paneldiagnostik beim Mammakarzinom sind:

- Fortgeschrittene oder besonders aggressive Tumorerkrankungen, bei denen die Standardtherapien nach Leitlinie bereits durchgeführt wurden
- Spezielle Patientengruppen oder seltene Subtypen (z. B. sekretorisches Mammakarzinom)
- Patienten mit mehreren Karzinomen in der Vorgeschichte
- Tumoren mit unklarer Primärlokalisation (CUP-Syndrom)
- Sarkome
- Suche nach seltenen Genveränderungen

© Tumorzentrum München und Zuckschwerdt Verlag | DOI 10.4486/395.08

- Vermeidung von Nebenwirkungen bei vorhersehbarer Resistenz auf eine Substanz
- die o. g. individuellen Voraussetzungen und ggf. Studieneignung und die Einwilligung zur Teilnahme an Follow-up-Registern

Zusammenfassend sollten Patientinnen und Patienten mit MBC nach Ausschöpfen der Standardtherapien einer molekularen Diagnostik im erfahrenen Zentrum und in strukturierten Programmen zugeführt werden, um nach individuellen zusätzlichen Behandlungsansätzen zu screenen, nach Studienoptionen zu suchen, Einzelfallentscheidungen zu diskutieren und die Erfahrungen dieses Molekularen Tumorboards auszuwerten.

Erklärung zu Interessenkonflikten

V. Aivazova-Fuchs hat in den vergangenen drei Jahren Honorare oder Kostenerstattungen von Novartis erhalten. M. Braun hat in den vergangenen drei Jahren Honorare oder Kostenerstattungen von AstraZeneca, Celgene, Daiichi Sankyo, Exact Sciences, Medac, MSD, Novartis, Puma, Roche, Pfizer und Teva erhalten. N. Harbeck war in den vergangenen drei Jahren Berater oder Beiratsmitglied von Gilead, Roche, Sandoz, Sanofi und Seagen und hat Honorare oder Kostenerstattungen von Amgen, AstraZeneca, Daiichi Sankyo, EPG Communication, Gilead, Lilly, MEDSCAPE, MSD, Novartis, Pierre-Fabre, Pfizer, Roche, Sandoz, Sanofi, Seagen, Springer, Viatris und Zuelligpharma erhalten. Ihre Institution hat in den vergangenen drei Jahren Forschungsunterstützung von AstraZeneca, Daiichi Sankyo, GBG, Lilly, Novartis, MSD, Pfizer, Roche und WSG erhalten. F. Kotzur war in den vergangenen drei Jahren Berater oder Beiratsmitglied von Novartis und Pfizer und hat Honorare oder Kostenerstattungen von Pfizer, Daiichi Sankyo und Lilly erhalten. A. K. Krämer war in den vergangenen drei Jahren Berater oder Beiratsmitglied von Novartis und hat Honorare oder Kostenerstattungen von Novartis, Lilly, Daiichi Sankyo, Gilead und Glaxo-Smith-Kline erhalten. Ihre Institution hat in den vergangenen drei Jahren Forschungsunterstützung von Lilly und Sphingotec erhalten. G. Michl hat in den vergangenen drei Jahren Honorare oder Kostenerstattungen von SOBI erhalten. V. Milani war in den vergangenen drei Jahren Honorar oder Kostenerstattungen erhalten bzw. war Berater oder Beiratsmitglied von Amgen, AstraZeneca, Celegne, Daiichi Sankyo, Eisai, MSD, Novartis, Pfizer, Roche, Sandoz/Hexal, Teva, Lilly, BeiGene und BMS. D. Kurz und A. Stefan geben keine Interessenkonflikte an.

© Tumorzentrum München und Zuckschwerdt Verlag | DOI 10.4486/395.08

Was ist neu?
Was sollte beachtet werden?

Die kombinierte endokrine Therapie (Aromatasehemmer oder Fulvestrant) in Kombination mit einem CDK4/6-Inhibitor bleibt Standard in der Erstlinientherapie beim HR-positiven, HER2-negativen metastasierten Mammakarzinom (MBC).

Bei der prämenopausalen Patientin muss zusätzlich zur endokrinen Therapie immer eine dauerhafte Ovarialsuppression sichergestellt sein (Gabe von GnRH-Analoga oder Ovarektomie).

Nach endokriner Vortherapie ist im Falle einer somatischen PIK3CA-Mutation die Kombination aus Fulvestrant und dem PI3-Kinase-Inhibitor Alpelisib eine zugelassene Therapieoption.

Die PARP-Inhibitoren Olaparib und Talazoparib sind zugelassene Therapieoptionen bei Patientinnen mit BRCA1/2-Mutation in der Keimbahn und HER2-negativem MBC.

Der Checkpoint-Inhibitor Atezolizumab in Kombination mit nab-Paclitaxel ist eine zugelassene Erstlinien-Therapieoption beim PD-L1-IC-positiven metastasierten TNBC. Ebenso zugelassen ist der Checkpointinhibitor Pembrolizumab in Kombination mit Chemotherapie; Indikationsstellung einer der beiden Checkpointinhibitoren in Abhängigkeit Immunstatus; daher sollten beim metastasierten TNBC vor einer Therapieentscheidung der PD-L1-Score bzw. der CPS am Tumorgewebe bestimmt werden; ergänzend auch der BRCA-Status an der Keimbahn. Zweitlinienstandard beim mTNBC ist Sacituzumab Govitecan. Sacituzumab Govitecan wurde auch beim HR-positivem/HER2-negativem Mammakarzinom zugelassen, wenn zuvor eine endokrinbasierte Therapie und mindestens zwei zusätzliche systemische Therapien bei fortgeschrittener Erkrankung erfolgt sind.

Trastuzumab-Deruxtecan ist eine neu zugelassene Therapieoptionen beim HER2-positiven MBC, die bereits als Zweitlinientherapiestandard eingeführt wurde. Ebenso kommt Trastuzumab-Deruxtecan bei HER2-low-Tumoren nach vorangegangener Chemotherapie zum Einsatz.

Bei stabiler Knochenmetastasierung ist die dreimonatliche Bisphosphonat-Gabe eine sinnvolle Alternative zur vierwöchentlichen Gabe.

Bei ausgeschöpften Standardtherapieoptionen ist eine molekulare Diagnostik im Rahmen eines Molekularen Tumorboards sinnvoll, um Erkenntnisse über mögliche weitere Therapieoptionen zu erhalten.

© Tumorzentrum München und Zuckschwerdt Verlag | DOI 10.4486/395.08

Literatur

Aapro M, Tjulandin S, Bhar P et al (2011) Weekly nab-paclitaxel is safe and effective in ≥65 years old patients with metastatic breast cancer: a post-hoc analysis. Breast 20: 468–474

Addison C, Pond G, Zhao H et al (2014) Effects of de-escalated bisphosphonate therapy on bone turnover biomarkers in breast cancer patients with bone metastases. Springerplus 3: 577

AGO Arbeitsgemeinschaft Gynäkologische Onkologie e. V. (2021) Diagnostik und Therapie früher und fortgeschrittener Mammakarzinome; Empfehlungen der AGO-Kommission Mamma.

Amadori D, Aglietta M, Alessi et al (2013) Efficacy and safety of 12-weekly versus 4-weekly zoledronic acid for prolonged treatment of patients with bone metastases from breast cancer (ZOOM): a phase 3, open label, randomized, non-inferiority trial. Lancet 14: 663–70

Amir E, Miller N, Geddie W et al (2012) Prospective study evaluating the impact of tissue confirmation of metastatic disease in patients with breast cancer. J Clin Oncol 30: 587–92

Anderson M, Lidbrink E, Bjerre K et al (2011) Phase III randomized study comparing docetaxel plus trastuzumab with vinorelbine plus trastuzumab as first-line therapy of metastatic or locally advanced human epidermal growth factor receptor 2-positive breast cancer. J Clin Oncol 29: 264–71

André F, Park YH, Kim SB et al (2023) Trastuzumab deruxtecan versus treatment of physician's choice in patients with HER2-positive metastatic breast cancer (DESTINY-Breast02): a randomised, open-label, multicentre, phase 3 trial. The Lancet 401.10390: 1773–85

André F, Ciruelos E, Rubovszky G et al (2019) Alpelisib for PIK3CA-mutated, hormone receptor-positive advanced breast cancer. N Engl J Med 380(20): 1929–40

André F, Bachelot T, Commo F et al (2014) Comparative genomic hybridisation array and DNA sequencing to direct treatment of metastatic breast cancer: a multicentre, prospective trial (SAFIR01/UNICANCER). Lancet Oncol. 15(3): 267–74, doi: 10.1016/S1470–2045(13)70611–9. Epub 2014 Feb 7. PMID: 24508104

Aragon-Ching JB, Ning YM, Chen CC et al (2009) Higher incidence of osteonecrosis of the jaw (ONJ) in patients with metastatic castration resistant prostate cancer treated with anti-angiogenic agents. Cancer Invest 27: 221–6

Arpino G, de la Haba Rodríguez J, Ferrero JM et al (2023) Trastuzumab, and an Aromatase Inhibitor for HER2-Positive and Hormone Receptor-Positive Metastatic or Locally Advanced Breast Cancer: PERTAIN Final Analysis. Clin Cancer Res 14, 29(8):1468–76

AWMF Arbeitsgemeinschaft der Wissenschaftlichen Medizinischen Fachgesellschaften e. V., DKG Deutsche Krebsgesellschaft e. V. und DKH Deutsche Krebshilfe (2020) Erweiterte S3-Leitlinie Palliativmedizin für Patienten mit einer nicht heilbaren Krebserkrankung. AWMF-Registernummer: 128/001O

Bachelot T, Bourgier C, Cropet C et al (2012) Randomized phase II trial of everolimus in combination with tamoxifen in patients with hormone receptor-positive, human epidermal growth factor receptor 2-negative metastatic breast cancer with prior exposure to aromatase inhibitors: a GINECO study. J Clin Oncol 30(22): 2718–24

Bachelot T, Romieu G, Campone M et al (2013) Lapatinib plus capecitabine in patients with previously untreated brain metastases from HER2-positive metastatic breast cancer (LANDSCAPE): a single-group phase 2 study. Lancet Oncol 14 (1): 64–71

Badros A, Weikel D, Salama A et al (2006) Osteonecrosis of the jaw in multiple myeloma patients: clinical features and risk factors. J Clin Oncol 24: 945–52

Bagan JV, Jimenez Y, Murillo J et al (2006) Jaw osteonecrosis associated with bisphophonates: multiple exposed areas and its relationship to teeth extractions. Study of 20 cases. Oral Oncol 42: 327–9

Bakitas M, Lyons K, Hegel M et al (2009) Effects of a palliative care intervention on clinical outcomes in patients with advanced cancer: the Project ENABLE II randomized controlled trial. JAMA 302: 741–9

Bardia A, Tolaney SM, Punie K et al (2021) Biomarker analyses in the phase III ASCENT study of sacituzumab govitecan versus chemotherapy in patients with metastatic triple-negative breast cancer. Ann Oncol 32.9: 1148–56

Bardia A, Neven P, Streich G et al (2021) Elacestrant, an oral selective estrogen receptor degrader (SERD), vs investigator's choice of endocrine monotherapy for ER+/HER2-advanced/metastatic breast cancer (mBC) following progression on prior endocrine and CDK4/6 inhibitor therapy: Results of EMERALD phase 3 trial. San Antonio Breast Cancer Symposium Vol. 2021

Bardia A, Bidard FC, Neven P et al (2022) EMERALD phase 3 trial of elacestrant versus standard of care endocrine therapy in patients with ER+/HER2-metastatic breast cancer: updated results by duration of prior CDK4/6i in metastatic setting. Proceedings of the SABC.

Bakitas M, Tosteson T, Li Z et al (2015) Early versus delayed initiation of concurrent palliative oncology care: patient outcomes in the ENABLE III randomized controlled trial. J Clin Oncol 33: 1438–45

Bardia A, Hurvitz SA, Tolaney SM et al (2021), Sacituzumab Govitecan in Metastatic Triple-Negative Breast Cancer. N Engl J Med: 384 (16): 1529–41

Bardia A, Tolaney SM, Punie K et al (2021), Biomarker analyses in the phase III ASCENT study of sacituzumab govitecan versus chemotherapy in patients with metastatic triple-negative breast cancer. Ann Oncol 32 (9): 1148–56

Bartsch R, Bago-Horvath Z, Berghoff A et al (2012) Ovarian function suppression and fulvestrant as endocrine therapy in premenopausal women with metastatic breast cancer. Eur J Cancer 48: 1932–8

Bartsch R, Berghoff AS, Furtner J et al (2022) Trastuzumab deruxtecan in HER2-positive breast cancer with brain metastases: a single-arm, phase 2 trial. Nat Med. 28(9):1840–7

Baselga J, Gelmon KA, Verma S et al (2010) Phase II trial of pertuzumab and trastuzumab in patients with human epidermal growth factor receptor 2-positive metastatic breast

© Tumorzentrum München und Zuckschwerdt Verlag | DOI 10.4486/395.08

cancer that progressed during prior trastuzumab therapy. J Clin Oncol 28: 1138–44

Baselga J, Campone M, Piccart M et al (2012a) Everolimus in postmenopausal hormone-receptor-positive advanced breast cancer. N Engl J Med 366: 520–9

Baselga J, Cortés J, Kim SB et al (2012b) Pertuzumab plus trastuzumab plus docetaxel for metastatic breast cancer. N Engl J Med 366: 109–19

Bergh J, Jönsson PE, Lidbrink EK et al (2012) FACT: an open-label randomized phase III study of fulvestrant and anastrozole in combination compared with anastrozole alone as first-line therapy for patients with receptor-positive postmenopausal breast cancer. J Clin Oncol 30: 1919–25

Berruti A, Zola P, Buniva T et al (1997) Prognostic factors in metastatic breast cancer patients obtaining objective response or disease stabilization after first-line chemotherapy with epirubicin. Evidence for a positive effect of maintenance hormonal therapy on overall survival. Anticancer Res 17: 2763–8

Blackwell KL, Burstein HJ, Storniolo AM et al (2012) Overall survival benefit with lapatinib in combination with trastuzumab for patients with human epidermal growth factor receptor 2-positive metastatic breast cancer: final results from the EGF104900 study. J Clin Oncol 30: 2585–92

Bonneterre J, Thürlimann B, Robertson J et al (2000) Anastrozole versus tamoxifen as first-line therapy for advanced breast cancer in 668 postmenopausal women: results of the Tamoxifen or Arimidex Randomized Group Efficacy and Tolerability study. J Clin Oncol 18: 3748–57

Bonneterre J, Buzdar A, Nabholtz J et al; Arimidex Writing Committee, Investigators Committee Members (2001) Anastrozole is superior to tamoxifen as first-line therapy in hormone receptor positive advanced breast carcinoma. Cancer 92: 2247–58

Bonneterre J, Dieras V, Tubiana-Hulin M et al (2004) Phase II multicentre randomised study of docetaxel plus epirubicin vs 5-fluorouracil plus epirubicin and cyclophosphamide in metastatic breast cancer. Br J Cancer 91: 1466–71

Brett JO, Spring LM, Bardia A et al (2021) ESR1 mutation as an emerging clinical biomarker in metastatic hormone receptor-positive breast cancer. Breast Cancer Res 23: 1–15

Burris HA, Tibbitts J, Holden SN et al (2011) Trastuzumab emtansine (T-DM1): a novel agent for targeting HER2+ breast cancer. Clin Breast Cancer 11: 275–82

Burstein HJ, Kuter I, Campos SM et al (2001) Clinical activity of trastuzumab and vinorelbine in women with HER2-overexpressing metastatic breast cancer. J Clin Oncol 19: 2722–30

Burstein HJ, Sun Y, Dirix LY et al (2010) Neratinib, an irreversible ErbB receptor tyrosine kinase inhibitor, in patients with advanced ErbB2-positive breast cancer. J Clin Oncol 28(8): 1301–7

Butters DJ, Ghersi D, Wilcken N et al (2010) Addition of drug/s to a chemotherapy regimen for metastatic breast cancer. Cochrane Database Syst Rev (11): CD003368

Buzdar AU, Robertson JF, Eiermann W et al (2002) An overview of the pharmacology and pharmacokinetics of the newer generation aromatase inhibitors anastrozole, letrozole, and exemestane. Cancer 95: 2006–16

Cameron D, Casey M, Oliva C et al (2010) Lapatinib plus capecitabine in women with HER-2-positive advanced breast cancer: final survival analysis of a phase III randomized trial. Oncologist 15(9): 924–34

Cameron D, Casey M, Press M et al (2008) A phase III randomized comparison of lapatinib plus capecitabine versus capecitabine alone in women with advanced breast cancer that has progressed on trastuzumab: updated efficacy and biomarker analyses. Breast Cancer Res Treat 112: 533–43

Carausu M, Bidard FC, Callens C et al (2019) ESR1 mutations: a new biomarker in breast cancer. Expert Rev Mol Diagn 19(7): 599–611

Cardoso F, Paluch-Shimon S, Senkus E et al (2020) 5th ESO-ESMO international consensus guidelines for advanced breast cancer (ABC 5). Ann Oncol 31(12): 1623–49

Carter P, Presta I, Gorman CM et al (1992) Humanization of an anti-p185HER2 antibody for human cancer therapy. Proc Natl Acad Sci U S A 89: 4285–9

Chan S, Friedrichs K, Noel D et al (1999) Prospective randomized trial of docetaxel versus doxorubicin in patients with metastatic breast cancer. J Clin Oncol 17: 2341–54

Chan S, Romieu G, Huober J (2009) Phase II study of gemcitabine plus docetaxel compared with capecitabine plus docetaxel for anthracycline-pretreated patients with metastatic breast cancer. J Clin Oncol 27: 1753–60

Caswell-Jin J, Plevritis SK, Tian L et al (2018) Change in Survival in Metastatic Breast Cancer with Treatment Advances: Meta-Analysis and Systematic Review. JNCI Cancer Spectr 2(4): pky062

Clemons M, Ong M, Stober C et al (2021) A randomised trial of 4-versus 12-weekly administration of bone-targeted agents in patients with bone metastases from breast or castration-resistant prostate cancer. Eur J Cancer 142: 132–40

Coates A, Gebski V, Bishop JF et al (1987) Improving the quality of life during chemotherapy for advanced breast cancer. N Engl J Med 317: 1490–5

Cobleigh MA, Vogel CL, Tripathy D et al (1999) Multinational study of the efficacy and safety of humanized anti-HER2 monoclonal antibody in women who have HER2-overexpressing metastatic breast cancer that has progressed after chemotherapy for metastatic disease. J Clin Oncol 17: 2639–48

Cocconi G, Bisagni G, Bacchi M et al (1990) A comparison of continuation versus late intensification followed by discontinuation of chemotherapy in advanced breast cancer. A prospective randomized trial of the Italian Oncology Group for Clinical Research (G.O.I.R.C.). Ann Oncol 1: 36–44

Cortes J, O'Shaughnessy J, Loesch D et al (2011) Eribulin monotherapy versus treatment of physician's choice in patients with metastatic breast cancer (EMBRACE): a phase 3 open-label randomised study. Lancet 377: 914–23

Cortés J, Fumoleau P, Bianchi GV et al (2012) Pertuzumab monotherapy after trastuzumab-based treatment and subsequent reintroduction of trastuzumab: activity and tolerability in patients with advanced human epidermal growth factor receptor 2-positive breast cancer. J Clin Oncol 30: 1594–1600

Cortes J, Cescon DW, Rugo HS et al (2020) Pembrolizumab plus chemotherapy versus placebo plus chemotherapy for previously untreated locally recurrent inoperable or metastatic triple-negative breast cancer (KEYNOTE-355): a randomised, placebo-controlled, double-blind, phase 3 clinical trial. Lancet 396(10265):1817–28

Cortes J, Kim S, Chung W et al (2021) Trastuzumab deruxtecan (T-DXd) vs trastuzumab emtansine (T-DM1) in patients with HER2+ metastatic breast cancer: Results of the randomized phase III DESTINY-Breast03 study. Ann Ocol 32(suppl_5): S1283–S1346

Curigliano G, Mueller V, Borges VF et al (2022) Tucatinib versus placebo added to trastuzumab and capecitabine for patients with pretreated HER2D metastatic breast cancer with and without brain metastases (HER2CLIMB): final overall survival analysis. Ann Oncol. 33(3):321–9

Curtit E, Nouyrigat P, Dohollou N et al (2011) Myotax: a phase II trial of docetaxel plus non-pegylated liposomal doxorubicin as first-line therapy of metastatic breast cancer previously treated with adjuvant anthracyclines. Eur J Cancer 47: 2396–2402

DGZMK Deutsche Gesellschaft für Zahn-, Mund- und Kieferheilkunde (2006) Wissenschaftliche Stellungnahme: Zahnärztliche Betreuung von Patienten unter/nach Bisphosphonat-Medikation. www.dgzmk.de/uploads/tx_szdgzmkdocuments/Zahnaerztliche_Betreuung_von_Patienten_unternach_Bisphosphonat-Medikation.pdf

Dickler MN, Tolaney SM, Rugo HS et al (2017) MONARCH 1, a phase II study of abemaciclib, a CDK4 and CDK6 inhibitor, as a single agent, in patients with refractory HR+/HER2- metastatic breast cancer. Clin Cancer Res 23: 5218–24

Diéras V, Miles D, Verma S et al (2017) Trastuzumab emtansine versus capecitabine plus lapatinib in patients with previously treated HER2-positive advanced breast cancer (EMILIA): a descriptive analysis of final overall survival results from a randomised, open-label, phase 3 trial. Lancet Oncol 18(6): 732–42

Di Leo A, Gomez HL, Aziz Z et al (2008) Phase III, double-blind, randomized study comparing lapatinib plus paclitaxel with placebo plus paclitaxel as first-line treatment for metastatic breast cancer. J Clin Oncol 26: 5544–52

Di Leo A, Jerusalem G, Petruzelka L et al (2010) Results of the CONFIRM phase III trial comparing fulvestrant 250 mg with fulvestrant 500 mg in postmenopausal women with estrogen receptor-positive advanced cancer. J Clin Oncol 28: 4594–4600

Durie BG, Katz M, Crowley J (2005) Osteonecrosis of the jaw and bisphosphonates. N Engl J Med 353: 99–102

Dustin D, Gu G, Fuqua SA (2019) ESR1 mutations in breast cancer. Cancer 125(21): 3714–28

Eckstein M, Erben P, Kriegmair MC et al (2019) Performance of the Food and Drug Administration/EMA-approved programmed cell death ligand-1 assays in urothelial carcinoma with emphasis on therapy stratification for first-line use of atezolizumab and pembrolizumab. Eur J Cancer 106: 234–43

El Saghir NS, Yap YS, Eralp Y et al (2023). Outcomes with first-line (1L) ribociclib (RIB)+ endocrine therapy (ET) vs physician's choice combination chemotherapy (combo CT) by age in pre/perimenopausal patients (pts) with aggressive HR+/HER2– advanced breast cancer (ABC): A subgroup analysis of the RIGHT Choice trial. J Clin Oncol 41 (16_suppl): 1063–1063

Emens LA, Adams S, Barrios CH et al (2021) First-line atezolizumab plus nab-paclitaxel for unresectable, locally advanced, or metastatic triple-negative breast cancer: IMpassion130 final overall survival analysis. Ann Oncol 32(8):983–93; doi: 10.1016/j.annonc.2021.05.355; Epub 2021 Jul 1

Ettl J (2019) Management of Adverse Events Due to Cyclin-Dependent Kinase 4/6 Inhibitors. Breast Care (Basel) 14(2): 86–92; doi: 10.1159/000499534; Epub 2019 Mar 28. Erratum in: Breast Care (Basel). 2020 Feb;15(1):102. PMID: 31798379; PMCID: PMC6886109

Ettl J, Harbeck N (2017) The safety and efficacy of palbociclib in the treatment of metastatic breast cancer. Expert Rev Anticancer Ther 17: 661–8

Ettl J, Quek RGW, Lee KH et al (2018) Quality of life with talazoparib versus physician's choice of chemotherapy in patients with advanced breast cancer and germline BRCA1/2 mutation: patient-reported outcomes from the EMBRACA phase III trial. Ann Oncol 29(9): 1939–47

Falkson G, Gelman G, Falkson CI et al (1991) Factors predicting response, time to treatment failure, and survival in women with metastatic breast cancer treated with DAVTH: a prospective Eastern Cooperative Oncology Group study. J Clin Oncol 9: 2156–61

Fasching PA, Brucker SY, Fehm TN et al (2015) Biomarkers in patients with metastatic breast cancer and the PRAEGNANT study network. Geburtshilfe Frauenheilkd 75(1): 41–50

Finn RS, Crown JP, Lang I et al (2015) The cyclin-dependent kinase 4/6 inhibitor palbociclib in combination with letrozole versus letrozole alone as first-line treatment of oestrogen receptor-positive, HER2-negative, advanced breast cancer (PALOMA-1/TRIO-18): a randomised phase 2 study. Lancet Oncol 16: 25–35

Finn RS, Martin M, Rugo HS et al (2016) Palbociclib and letrozole in advanced breast cancer. N Engl J Med 375: 1925–36

Fossati R, Confalonieri C, Tom V et al (1998) Cytotoxic and hormonal treatment for metastatic breast cancer: a systematic review of published randomized trials involving 31,510 women. J Clin Oncol 16: 3439–60

Fumoleau P, Largillier R, Clippe C et al (2004) Multicentre, phase II study evaluating capecitabine monotherapy in patients with anthracycline- and taxane-pretreated metastatic breast cancer. Eur J Cancer 40: 536–42

Garcia-Alvarez A, Papakonstantinou A, Oliveira M (2021) Brain Metastases in HER2-Positive Breast Cancer: Current and Novel Treatment Strategies. Cancers 13(12): 2927–48

Geyer CE, Forster J, Lindquist D et al (2006) Lapatinib plus capecitabine for HER2-positive advanced breast cancer. N Engl J Med 355: 2733–43

Gianni L, Romieu GH, Lichinitser M et al (2013) AVEREL: a randomized phase III trial evaluating bevacizumab in combination with docetaxel and trastuzumab as first-line therapy for HER2-positive locally recurrent/metastatic breast cancer. J Clin Oncol 31: 1719–25

Gibson L, Lawrence D, Dawson C et al (2009) Aromatase inhibitors for treatment of advanced breast cancer in postmenopausal women. Cochrane Database Syst Rev (4): CD003370

Giordano SH, Buzdar AU, Smith TL et al (2004) Is breast cancer survival improving? Cancer 100: 44–52

Giordano SH, Franzoi MAB, Temin S et al (2022) Systemic Therapy for Advanced Human Epidermal Growth Factor Receptor 2-Positive Breast Cancer: ASCO Guideline Update. J Clin Oncol 40(23): 2612–35

© Tumorzentrum München und Zuckschwerdt Verlag | DOI 10.4486/395.08

Giuliano M, Schettini F, Rognoni C et al (2019) Endocrine treatment versus chemotherapy in postmenopausal women with hormone receptor-positive, HER2-negative, metastatic breast cancer: asystematic reviewand network meta-analysis. Lancet Oncol 20(10): 1360–9; doi: 10.1016/S1470–2045(19)30420-

Gligorov J, Doval D, Bines J et al (2014) Maintenance capecitabine and bevacizumab versus bevacizumab alone after initial first-line bevacizumab and docetaxel for patients with HER2-negative metastatic breast cancer (IMELDA): a randomised, open-label, phase 3 trial. Lancet Oncol 15: 1351–60

Goetz MP, Toi M, Huober J et al (2022) LBA15 MONARCH 3: Interim overall survival (OS) results of abemaciclib plus a nonsteroidal aromatase inhibitor (NSAI) in patients (pts) with HR+, HER2-advanced breast cancer (ABC). Ann Oncol 33,: S1384

Gradishar WJ, Tjulandin S, Davidson N et al (2005) Phase III trial of nanoparticle albumin-bound paclitaxel compared with polyethylated castor oil-based paclitaxel in women with breast cancer. J Clin Oncol 23: 7794–7803

Gradishar WJ, Krasnojon D, Cheporov S et al (2012) Phase II trial of nab-paclitaxel compared with docetaxel as first-line chemotherapy in patients with metastatic breast cancer: final analysis of overall survival. Clinical breast cancer 12: 313–21

Gray R, Bhattacharya S, Bowden C et al (2009) Independent review of E2100: a phase III trial of bevacizumab plus paclitaxel versus paclitaxel in women with metastatic breast cancer. J Clin Oncol 27: 4966–97

Harbeck N (Hrsg) (2014) Zielgerichtete Therapien beim Mammakarzinom. Stuttgart: Schattauer Verlag

Harbeck N, Würstlein R (2013) Mammakarzinom: Individualisierte Therapiekonzepte. Internist (Berl) 54(2): 194–9

Harbeck N, Gnant M (2017) Breast cancer. Lancet 389: 1134–50

Hayes DF, Henderson IC, Shapiro CL (1995) Treatment of metastatic breast cancer: present and future prospects. Semin Oncol 22 (Suppl 5): 5–21

Heinemann V (2005) Gemcitabine in metastatic breast cancer. Expert Rev Anticancer Ther 5: 429–43

Hempel D, Ebner F, Garg A et al (2020) Real world data analysis of next generation sequencing and protein expression in metastatic breast cancer patients. Sci Rep 10(1):10459; doi: 10.1038/s41598–020–67393–9; PMID: 32591580; PMCID: PMC7319999.

Himelstein A, Foster J, Khatcheressian J et al (2017) Effect of longer-interval vs standard dosing of zoledronic acid on skeletal events in patients with bone metastases: a randomized clinical trial. JAMA 317: 48–58

Hillner BE, Ingle JN, Berenson JR et al (2000) American Society of Clinical Oncology guideline on the role of bisphosphonates in breast cancer. American Society of Clinical Oncology Bisphosphonates Expert Panel. J Clin Oncol 18: 1378–91

Hoff AO, Toth BB, Altundag K et al (2006) Osteonecrosis of the jaw in patients receiving intravenous bisphophonate therapy. J Clin Oncol 24(18 Suppl): Abstract 8528

Hortobagyi GN, Stemmer SM, Burris HA et al (2016) Ribociclib as first-line therapy for HR-positive, advanced breast cancer. N Engl J Med 375: 1738–48

Hortobagyi G, Van Poznak C, Harker WG et al (2017) Continued treatment effect of zoledronic acid dosing every 12 vs 4 weeks in women with breast cancer metastatic to bone: the OPTIMIZE-2 randomized clinical trial. JAMA Oncol 3: 906–12

Howell A, Robertson JFR, Abram P et al (2004) Comparison of fulvestrant versus tamoxifen for the treatment of advanced breast cancer in postmenopausal women previously untreated with endocrine therapy: a multinational, double-blind, randomized trial. J Clin Oncol 22: 1605–13

Howell SJ, Casbard A, Carucci M et al (2022) Fulvestrant plus capivasertib versus placebo after relapse or progression on an aromatase inhibitor in metastatic oestrogen receptor-positive, HER2-negative breast cancer (FAKTION): overall survival, updated progression-free survival, and expanded biomarker analysis from a randomised, phase 2 trial. Lancet Oncol 23(7): 851–864

Hu XC, Zhang J, Xu BH et al (2015) Cisplatin plus gemcitabine versus paclitaxel plus gemcitabine as first-line therapy for metastatic triple-negative breast cancer (CBCSG006): a randomised, open-label, multicentre, phase 3 trial. Lancet Oncol 16(4): 436–46

Hua X, Bi XW, Zhao JL et al (2022) Trastuzumab Plus Endocrine Therapy or Chemotherapy as First-line Treatment for Patients with Hormone Receptor-Positive and HER2-Positive Metastatic Breast Cancer (SYSUCC-002). Clin Cancer Res. 15;28(4): 637–45

Huober J, Fasching PA, Barsoum M et al (2012) Higher efficacy of letrozole in combination with trastuzumab compared to letrozole monotherapy as first-line treatment in patients with HER2-positive, hormone-receptor-positive metastatic breast cancer – results of the eLEcTRA trial. Breast 21: 27–33

Hurvitz SA, Dirix I, Kocsis J et al (2013) Phase II randomized study of trastuzumab emtansine versus trastuzumab plus docetaxel in patients with human epidermal growth factor receptor 2-positive metastatic breast cancer. J Clin Oncol 31: 1157–63

Hurvitz SA, Saura C, Oliveira M et al (2021) Efficacy of Neratinib Plus Capecitabine in the Subgroup of Patients with Central Nervous System Involvement from the NALA Trial. Oncologist 26(8): e1327–e1338

Hurvitz SA, Hegg R, Chung WP et al (2023) Trastuzumab deruxtecan versus trastuzumab emtansine in patients with HER2-positive metastatic breast cancer: updated results from DESTINY-Breast03, a randomised, open-label, phase 3 trial. Lancet 401(10371): 105–17

Im SA, Lu YS, Bardia A et al (2019) Overall survival with ribociclib plus endocrine therapy in breast cancer. N Engl J Med 381(4): 307–14

Jackisch C, Kim SB, Semiglazov V et al (2015) Subcutaneous versus intravenous formulation of trastuzumab for HER2-positive early breast cancer: updated results from the phase III HannaH study. Ann Oncol 26: 320–25

Jadu F, Lee L, Pharoah M et al (2007) A retrospective study assessing the incidence, risk factors and comorbidities of pamidronate-related necrosis of the jaws in multiple myeloma patients. Ann Oncol 18: 2015–19

Jacobson A (2022) Trastuzumab Deruxtecan Improves Progression-Free Survival and Intracranial Response in Patients with HER2-Positive Metastatic Breast Cancer and Brain Metastases. Oncologist. 27(Suppl 1): S3–S4

Jerusalem G, Park YH, Yamashita T et al (2022) Trastuzumab Deruxtecan in HER2-Positive Metastatic Breast Cancer Patients with Brain Metastases: A DESTINY-Breast01 Subgroup Analysis. Cancer Discov 12(12): 2754–62

Johnston S, Pippen J Jr, Pivot X et al (2009) Lapatinib combined with letrozole versus letrozole and placebo as first-line therapy for postmenopausal hormone receptor-positive metastatic metastatic breast cancer. J Clin Oncol 27: 5538–46

Johnston SR (2010) New strategies in estrogen receptor-positive breast cancer. Clin Cancer Res 16: 1979–87

Johnston S, Martin M, Di Leo A et al (2019) MONARCH 3 final PFS: a randomized study of abemaciclib as initial therapy for advanced breast cancer. NPJ Breast Cancer 5: 5

Jonat W, Kaufmann M, Blamey RW et al (1995) A randomised study to compare the effect of the luteinising hormone releasing hormone (LHRH) analogue goserelin with or without tamoxifen in pre- and perimenopausal patients with advanced breast cancer. Eur J Cancer 31A: 137–142

Kalinsky K, Accordino MK, Chiuzan C et al (2023) Randomized Phase II Trial of Endocrine Therapy With or Without Ribociclib After Progression on Cyclin-Dependent Kinase 4/6 Inhibition in Hormone Receptor–Positive, Human Epidermal Growth Factor Receptor 2–Negative Metastatic Breast Cancer: MAINTAIN Trial. J Clin Oncol: JCO-22.

Kaufmann B, Mackey JR, Clemens MR et al (2009) Trastuzumab plus anastrozole versus anastrozole alone for the treatment of postmenopausal women with human epidermal grwoth factor receptor 2-positive, hormone receptor-positive metastatic breast cancer: results from the randomized phase III TanDEM study. J Clin Oncol 27: 5529–37

Keller AM, Mennel RG, Georgoulias VA et al (2004) Randomized phase III trial of pegylated liposomal doxorubicin versus vinorelbine or mitomycin C plus vinblastine in women with taxane-refractory advanced breast cancer. J Clin Oncol 22: 3893–3901

Kettle J, Patel P (2017) Feasibility of extended dosing intervals of denosumab. J Oncol Pharm Pract 24(5): 343–7

Kloke O, Klaassen U, Oberhoff C et al (1999) Maintenance treatment with medroxyprogesterone acetate in patients with advanced breast cancer responding to chemotherapy: results of a randomized trial. Essen Breast Cancer Study Group. Breast Cancer Res Treat 55: 51–9

Krop IE, Kim SB, Martin AG et al (2017) Trastuzumab emtansine versus treatment of physician's choice in patients with previously treated HER2-positive metastatic breast cancer (TH3RESA): final overall survival results from a randomised open-label phase 3 trial. Lancet Oncol 18(6): 743–54

Krop IE, Lin NU, Blackwell K et al (2015) Trastuzumab emtansine (T-DM1) versus lapatinib plus capecitabine in patients with HER2-positive metastatic breast cancer and central nervous system metastases: a retrospective, exploratory analysis in EMILIA. Ann Oncol. 26(1): 113–9

Konecny GE, Kristeleit RS (2016) PARP inhibitors for BRCA1/2-mutated and sporadic ovarian cancer: current practice and future directions. Br J Cancer 115(10): 1157–73

Kornblum N, Zhao F, Manola J et al (2018) Randomized phase II trial of fulvestrant plus everolimus or placebo in postmenopausal women with hormone receptor-positive, human epidermal growth factor receptor 2-negative metastatic breast cancer resistant to aromatase inhibitor therapy: results of PrE0102. J Clin Oncol 36(16): 1556–63

Kuksis M, Gao Y, Tran W et al (2021) The incidence of brain metastases among patients with metastatic breast cancer: a systematic review and meta-analysis. Neuro Oncol 23(6): 894–904

Lang I, Brodowicz T, Ryvo L et al (2013) Bevacizumab plus paclitaxel versus bevacizumab plus capecitabine as first-line treatment for HER2-negative metastatic breast cancer: interim efficacy results of the randomised, open-label, non-inferiority, phase 3 TURANDOT trial. Lancet Oncol 14: 125–33

Leitlinienprogramm Onkologie (Deutsche Krebsgesellschaft, Deutsche Krebshilfe, AWMF): S3-Leitlinie Früherkennung, Diagnose, Therapie und Nachsorge des Mammakarzinoms, Version 4.4, 2021, AWMF Registernummer: 032-045OL, http://www.leitlinienprogramm-onkologie.de/leitlinien/mammakarzinom/ (abgerufen am: 09.07.2023)

Leone JP, Lin NU (2019) Systemic therapy of central nervous system metastases of breast cancer. Curr Oncol Rep 21(6): 49

Leyland-Jones B, Gelmon K, Ayoub JP et al (2003) Pharmacokinetics, safety, and efficacy of trastuzumab administered every three weeks in combination with paclitaxel. J Clin Oncol 21: 3965–71

Liao H, Huang W, Pei W et al (2020) Detection of ESR1 Mutations Based on Liquid Biopsy in Estrogen Receptor-Positive Metastatic Breast Cancer: Clinical Impacts and Prospects. Front Oncol 15: 10:587671; doi: 10.3389/fonc.2020.587671. PMID: 33384956; PMCID: PMC7770162.

Lin NU, Diéras V, Paul D et al (2009) Multicenter phase II study of lapatinib in patients with brain metastases from HER2-positive breast cancer. Clin Cancer Res 15: 1452–9

Lin NU, Borges V, Anders C et al (2020) Intracranial Efficacy and Survival With Tucatinib Plus Trastuzumab and Capecitabine for Previously Treated HER2-Positive Breast Cancer With Brain Metastases in the HER2CLIMB Trial. J Clin Oncol 38(23): 2610–9

Lin NU, Murthy RK, Abramson V et al (2023) Tucatinib vs Placebo, Both in Combination With Trastuzumab and Capecitabine, for Previously Treated ERBB2 (HER2)-Positive Metastatic Breast Cancer in Patients With Brain Metastases: Updated Exploratory Analysis of the HER2CLIMB Randomized Clinical Trial. JAMA Oncol 9(2): 197–205

Lindström LS, Karlsson E, Wilking UM et al (2012) Clinically used breast cancer markers such as estrogen receptor, progesterone receptor, and human epidermal growth factor receptor 2 are unstable throughout tumor progression. J Clin Oncol 30: 2601–8

Lipton A, Smith M, Fizazi K et al (2016) Changes in bone turnover marker levels and clinical outcomes in patients with advanced cancer and bone metastases treated with bone antiresorptive agents. Clin Cancer Res 22: 5713–21

Litton JK, Rugo HS, Ettl J et al (2018) Talazoparib in patients with advanced breast cancer and a germline BRCA mutation. N Engl J Med 379(8): 753–63

Litton JK, Hurvitz SA, Mina LA et al (2020) Talazoparib versus chemotherapy in patients with germline BRCA1/2-mutated HER2-negative advanced breast cancer: final overall

© Tumorzentrum München und Zuckschwerdt Verlag | DOI 10.4486/395.08

survival results from the EMBRACA trial. Ann Oncol 31(11): 1526–35

Llombart-Cussac A, Pérez-García JM, Bellet M et al (2020) PARSIFAL: A randomized, multicenter, open-label, phase II trial to evaluate palbociclib in combination with fulvestrant or letrozole in endocrine-sensitive patients with estrogen receptor (ER)[+]/HER2[-] metastatic breast cancer. J Clin Oncol 38 (15_suppl): 1007–1007

Lobbezoo DJ, van Kampen RJ, Voogd AC et al (2013) Prognosis of metastatic breast cancer subtypes: the hormone receptor/HER2-positive subtype is associated with the most favorable outcome. Breast Cancer Res Treat 141: 507–14

Lorusso D, Di Stefano A, Carone V et al (2007) Pegylated liposomal doxorubicin-related palmar-plantar erythrodysesthesia ('hand-foot' syndrome). Ann Oncol 18: 1159–64

Lu YS, Mahidin EIBM, Azim H et al (2022) Primary results from the randomized phase II RIGHT Choice trial of premenopausal patients with aggressive HR+/HER2– advanced breast cancer treated with ribociclib+ endocrine therapy vs physician's choice combination chemotherapy. In Proceedings of the 2022 San Antonio Breast Cancer Symposium, San Antonio, TX, USA: 6–10

Martín M, Ruiz A, Munoz B et al; Spanish Breast Cancer Research Group (GEICAM) trial (2007) Gemcitabine plus vinorelbine versus vinorelbine monotherapy in patients with metastatic breast cancer previously treated with anthracyclines and taxanes: final results of the phase III Spanish Breast Cancer Research Group (GEICAM) trial. Lancet Oncol 8: 219–25

Martín M, Loibl S, von Minckwitz G et al (2015) Phase III trial evaluating the addition of bevacizumab to endocrine therapy as first-line treatment for advanced breast cancer: the letrozole/fulvestrant and avastin (LEA) study. J Clin Oncol 33: 1045–52

Marty M, Cognetti F, Maraninchi D et al (2005) Randomized phase II trial of the efficacy and safety of trastuzumab combined with docetaxel in patients with human epidermal growth factor receptor 2-positive metastatic breast cancer administered as first-line treatment: the M77001 study group. J Clin Oncol 23: 4265–74

Mateo J, Chakravarty D, Dienstmann R et al (2018) A framework to rank genomic alterations as targets for cancer precision medicine: the ESMO Scale for Clinical Actionability of molecular Targets (ESCAT). Ann Oncol 29(9):1895–1902. doi: 10.1093/annonc/mdy263. PMID: 30137196; PMCID: PMC6158764.

Mauri D, Kamposioras K, Tsali L et al (2010) Overall survival benefit for weekly vs. three-weekly taxanes regimens in advanced breast cancer: a meta-analysis. Cancer Treat Rev 36: 69–74

Mehta AI, Brufsky AM, Sampson JH (2013) Therapeutic approaches for HER2-positive brain metastases: Circumventing the blood–brain barrier. Cancer Treat Re. 39(3): 261–9

Mehta RS, Barlow WE, Albain KS et al (2012) Combination anastrozole and fulvestrant in metastatic breast cancer. N Engl J Med 367: 435–44

Mehta RS, Barlow WE, Albain KS et al (2019) Overall survival with fulvestrant plus anastrozole in metastatic breast cancer. N Engl J Med 380(13): 1226–34

Migliorati CA, Woo SB, Hewson I et al (2010) A systematic review of bisphosphonate osteonecrosis (BON) in cancer. Support Care Cancer 18: 1099–1106

Miles D, Ciruelos E, Schneeweiss A et al (2021) Final results from the PERUSE study of first-line pertuzumab plus trastuzumab plus a taxane for HER2-positive locally recurrent or metastatic breast cancer, with a multivariable approach to guide prognostication. Ann Oncol 32(10): 1245–55

Miles DW, Diéras V, Cortés J et al (2013) First-line bevacizumab in combination with chemotherapy for HER2-negative metastatic breast cancer: pooled and subgroup analyses of data from 2447 patients. Ann Oncol 24: 2773–80

Miles D, Gligorov J, André F et al (2021) Primary results from IMpassion131, a double-blind, placebo-controlled, randomised phase III trial of first-line paclitaxel with or without atezolizumab for unresectable locally advanced/metastatic triple-negative breast cancer. Ann Oncol 32(8): 994–1004; doi: 10.1016/j.annonc.2021.05.801. Epub 2021 Jul 1.

Miller K, Wang M, Gralow J et al (2007) Paclitaxel plus bevacizumab versus paclitaxel alone for metastatic breast cancer. N Engl J Med 357: 2666–76

Modi S, Saura C, Yamashita T et al (2020) Trastuzumab Deruxtecan in Previously Treated HER2-Positive Breast Cancer. N Engl J Med 382 (7): 610–21

Modi S, Jacot W, Yamashita T et al (2022) Trastuzumab deruxtecan in previously treated HER2-low advanced breast cancer. N Engl J Med 387(1): 9–20

Montemurro F, Delaloge S, Barrios CH et al (2020) Trastuzumab emtansine (T-DM1) in patients with HER2-positive metastatic breast cancer and brain metastases: exploratory final analysis of cohort 1 from KAMILLA, a single-arm phase IIIb clinical trial. Ann Oncol 31(10): 1350–8

Montemurro F, Ellis P, Anton A et al (2019) Safety of trastuzumab emtansine (T-DM1) in patients with HER2-positive advanced breast cancer: Primary results from the KAMILLA study cohort 1. Eur J Cancer 109: 92–102

Mosele F, Remon J, Mateo J et al (2020) Recommendations for the use of next-generation sequencing (NGS) for patients with metastatic cancers: a report from the ESMO Precision Medicine Working Group. Ann Oncol 31(11): 1491–1505; doi: 10.1016/j.annonc.2020.07.014. Epub 2020 Aug 24. PMID: 32853681.

Motzer RJ, Escudier B, Oudard S et al (2010) Phase 3 trial of everolimus for metastatic renal cell carcinoma. Cancer 116: 4256–65

Mouridsen H, Gershanovich M, Sun Y et al (2001) Superior efficacy of letrozole versus tamoxifen as first-line therapy for postmenopausal women with advanced breast cancer: results of a phase III study of the international Letrozole Breast Cancer Group. J Clin Oncol 19: 2596–2606

Murthy RK, Loi S, Okines A et al (2020) Tucatinib, Trastuzumab, and Capecitabine for HER2-Positive Metastatic Breast Cancer. N Engl J Med 382 (7): 597–609

Muss HB, Case LD, Richards F et al (1991) Interrupted versus continuous chemotherapy in patients with metastatic breast cancer. The Piedmont Oncology Association. N Engl J Med 325: 1342–8

Nabholtz JM, Buzdar A, Pollak M et al (2000) Anastrozole is superior to tamoxifen as first-line therapy for advanced breast cancer in postmenopausal women: results of a North

© Tumorzentrum München und Zuckschwerdt Verlag | DOI 10.4486/395.08

American multicenter randomized trial. Arimidex Study Group. J Clin Oncol 18: 3758–67
Nickolich M, El-Jawahri A, Temel J et al (2016) Discussing the evidence for upstream palliative care in improving outcomes in advanced cancer. Am Soc Clin Oncol Educ Book 35: e534–538
O'Brien ME, Wigler N, Inbar M et al; CAELYX Breast Cancer Study Group (2004) Reduced cardiotoxicity and comparable efficacy in a phase III trial of pegylated liposomal doxorubicin HCL (CAELYX/Doxil) versus conventional doxorubicin for first-line treatment of metastatic breast cancer. Ann Oncol 15: 440–9
Oliveira M, Pominchuk D, Hamilton EP et al (2023) Clinical activity of camizestrant, a next-generation SERD, versus fulvestrant in patients with a detectable ESR1 mutation: Exploratory analysis of the SERENA-2 phase 2 trial. J Clin Oncol 41 (16_suppl): 1066–1066
Osborne CK, Pippen J, Jones SE et al (2002) Double-blind, randomized trial comparing the efficacy and tolerability of fulvestrant versus anastrozole in postmenopausal women with advanced breast cancer progressing on prior endocrine therapy: results of a North American trial. J Clin Oncol 20: 3386–95
O'Shaughnessy J, Miles D, Vukelja S et al (2002) Superior survival with capecitabine plus docetaxel combination therapy in anthracycline-pretreated patients with advanced breast cancer: phase III results. J Clin Oncol 20: 2812–23
Paridaens R, Biganzoli L, Bruning P et al (2000) Paclitaxel versus doxorubicin as first-line single-agent chemotherapy for metastatic breast cancer: a European Organization for Research and Treatment of Cancer randomized study with cross-over. J Clin Oncol 18: 724–33
Park YH, Jung KH, Kang SY et al (2019) A randomized phase II study of palbociclib plus exemestane with GNRH agonist versus capecitabine in premenopausal women with hormone receptor-positive metastatic breast cancer (KCSG-BR 15-10, NCT02592746) J Clin Oncol 37 (15_suppl): 1007–1007
Parker BA, Schwaederlé M, Scur MD et al (2015) Breast Cancer Experience of the Molecular Tumor Board at the University of California, San Diego Moores Cancer Center. J Oncol Pract 11(6): 442–9; doi: 10.1200/JOP.2015.004127. Epub 2015 Aug 4. PMID: 26243651.
Pegram MD, Pienkowski T, Northfelt DW et al (2004) Results of two open label, multicenter phase II studies of docetaxel, platinum salts, and trastuzumab in HER2-positive advanced breast cancer. J Natl Cancer Inst 96: 759–69
Perez EA, Vogel CL, Irwin DH et al (2001) Multicenter phase II trial of weekly paclitaxel in women with metastatic breast cancer. J Clin Oncol 19: 4216–23
Pernas S, Villagrasa P, Vivancos A et al (2018) Primary results of the first nationwide molecular screening program in Spain for patients with advanced breast cancer (AGATA SOLTI-1301 study). Ann Oncol 29 (Suppl 8): viii90–viii121
Petrelli F, Ghidini M, Lonati V et al (2017) The efficacy of lapatinib and capecitabine in HER-2 positive breast cancer with brain metastases: A systematic review and pooled analysis. Eur J Cancer 84: 141–8
Piccart M, Hortobagyi GN, Campone M et al (2014) Everolimus plus exemestane for hormone-receptor-positive, human epidermal growth factor receptor-2-negative advanced breast cancer: overall survival results from BOLERO-2†. Ann Oncol 25: 2357–62
Pivot X, Manikhas A, Zurawski B et al (2015) CEREBEL (EGF111438): a phase III, randomized, open-label study of lapatinib plus capecitabine versus trastuzumab plus capecitabine in patients with human epidermal growth factor receptor 2-positive metastatic breast cancer. J Clin Oncol 33: 1564–73
Rimawi M, Ferrero JM, Haba-Rodriguez J et al (2018) First-Line Trastuzumab Plus an Aromatase Inhibitor, With or Without Pertuzumab, in Human Epidermal Growth Factor Receptor 2-Positive and Hormone Receptor-Positive Metastatic or Locally Advanced Breast Cancer (PERTAIN): A Randomized, Open-Label Phase II Trial. J Clin Oncol 36(28): 2826–35
Robert NJ, Diéras V, Glaspy J et al (2011) RIBBON-1: randomized, double-blind, placebo-controlled, phase III trial of chemotherapy with or without bevacizumab for first-line treatment of human epidermal growth factor receptor 2-negative, locally recurrent or metastatic breast cancer. J Clin Oncol 29: 1252–60
Roberto M, Astone A, Botticelli A et al (2021) CDK4/6 Inhibitor Treatments in Patients with Hormone Receptor Positive, HER2 Negative Advanced Breast Cancer: Potential Molecular Mechanisms, Clinical Implications and Future Perspectives. Cancers 13(2): 332; doi: 10.3390/cancers13020332
Robertson JFR, Llombart-Cussac A, Feltl D et al (2014) Fulvestrant 500 mg versus anastrozole as first-line treatment for advanced breast cancer: overall survival from the phase II 'first' study. San Antonio Breast Cancer Symposium Dec 9–13, San Antonio/TX. Abstract S6-04
Robertson JFR, Bondarenko IM, Trishkina E et al (2016) Fulvestrant 500 mg versus anastrozole 1 mg for hormone receptor-positive advanced breast cancer (FALCON): an international, randomised, double-blind, phase 3 trial. Lancet 388: 2997–3005
Robinson DR, Wu YM, Vats P et al (2013) Activating ESR1 mutations in hormone-resistant metastatic breast cancer. Nat Genet 45(12): 1446–51; doi: 10.1038/ng.2823
Robson M, Im SA, Senkus E et al (2017) Olaparib for metastatic breast cancer in patients with a germline BRCA mutation. N Engl J Med 377: 523–33
Robson ME, Tung N, Conte P et al (2019) OlympiAD final overall survival and tolerability results: Olaparib versus chemotherapy treatment of physician's choice in patients with a germline BRCA mutation and HER2-negative metastatic breast cancer. Ann Oncol 30(4): 558–66
Robson ME, Im SA, Senkus E et al (2023) OlympiAD extended follow-up for overall survival and safety: Olaparib versus chemotherapy treatment of physician's choice in patients with a germline BRCA mutation and HER2-negative metastatic breast cancer. Eur J Cancer 184: 39–47
Ruggiero SL, Dodson TB, Fantasia J et al (2014) American Association of Oral and Maxillofacial Surgeons position paper on medication-related osteonecrosis of the jaw—2014 update. J Oral Maxillofac Surg 72(10): 1938–56
Rugo HS, Lerebours F, Juric D et al (2021a) Alpelisib + letrozole in patients with PIK3CA-mutated, hormone-receptor positive (HR+), human epidermal growth factor receptor-2-negative (HER2-) advanced breast cancer (ABC) previously treated with a cyclin-dependent kinase 4/6 inhibitor

© Tumorzentrum München und Zuckschwerdt Verlag | DOI 10.4486/395.08

(CDK4/6i) + fulvestrant: BYLieve study results. Oncologist 26 (Supplement 2): S15–S16

Rugo HS, Lerebours F, Ciruelos E et al (2021b) Alpelisib plus fulvestrant in PIK3CA-mutated, hormone receptor-positive advanced breast cancer after a CDK4/6 inhibitor (BYLieve): one cohort of a phase 2, multicentre, open-label, noncomparative study. Lancet Oncol 22(4): 489–98; doi: 10.1016/S1470-2045(21)00034-6

Rugo HS, Im SA, Cardoso F et al (2021c) Efficacy of Margetuximab vs Trastuzumab in Patients With Pretreated ERBB2-Positive Advanced Breast Cancer: A Phase 3 Randomized Clinical Trial. JAMA Oncol. 7(4): 573–84

Rugo HS, Bardia A, Marmé F et al (2022a), Primary results from TROPiCS-02: A randomized phase 3 study of sacituzumab govitecan versus treatment of physician's choice in patients with hormone receptor–positive/HER2-negative advanced breast cancer. J Clin Oncol 40 (suppl_17): LBA1001

Rugo HS, Bardia A, Marmé F et al (2022b), Overall survival results from the phase III TROPiCS-02 study of sacituzumab govitecan vs treatment of physician's choice in patients with HR+/HER2- metastatic breast cancer. Ann Oncol 33 (suppl_7): S1386

Rugo HS, Bianchini G, Cortes J et al (2022c) Optimizing treatment management of trastuzumab deruxtecan in clinical practice of breast cancer. ESMO open 7(4): 100553

Rugo HS, Im SA, Cardoso F et al (2023) Margetuximab Versus Trastuzumab in Patients With Previously Treated HER2-Positive Advanced Breast Cancer (SOPHIA): Final Overall Survival Results From a Randomized Phase 3 Trial. J Clin Oncol 41(2): 198–205

S3 Leitlinie Supportive Therapie (2020), Leitlinienprogramm Onkologie (Deutsche Krebsgesellschaft, Deutsche Krebshilfe, AWMF): Supportive Therapie bei onkologischen PatientInnen - Langversion 1.3, 2020, AWMF Registernummer: 032/054OL, https://www.leitlinienprogramm-onkologie.de/leitlinien/supportive-therapie/

Saura C, Oliveira M, Feng YH et al (2020) Neratinib Plus Capecitabine Versus Lapatinib Plus Capecitabine in HER2-Positive Metastatic Breast Cancer Previously Treated With ≥ 2 HER2-Directed Regimens: Phase III NALA Trial. J Clin Oncol 38(27): 3138–49

Scheel AH, Baenfer G, Baretton G et al (2018) Interlaboratory concordance of PD-L1 immunohistochemistry for non-small-cell lung cancer. Histopathology 72(3): 449–59

Scheel AH, Dietel M, Heukamp LC et al (2016) Harmonized PD-L1 immunohistochemistry for pulmonary squamous-cell and adenocarcinomas. Mod Pathol 29(10): 1165–72

Schmid P, Adams S, Rugo HS et al (2018) Atezolizumab and nab-paclitaxel in advanced triple-negative breast cancer. N Engl J Med 79(22): 2108–21

Schmid P, Adams S, Rugo HS et al (2019) Impassion 130: updated overall survival (OS) from a global, randomized, double-blind, placebo-controlled Phase III study of atezolizumab (atezo) +nab-paclitaxel (nP) in previously untreated locally advanced or metastatic triple-negative breast cancer (mTNBC). ASCO Annual Meeting 2019: Abstract #1003

Seidman A, Hudis C, Pierri MK et al (2002) Cardiac dysfunction in the trastuzumab clinical trials experience. J Clin Oncol 20: 1215–21

Seidman AD, Berry D, Cirrincione C et al (2008) Randomized phase III trial of weekly compared with every-3-weeks paclitaxel for metastatic breast cancer, with trastuzumab for all HER-2 overexpressors and random assignment to trastuzumab or not in HER-2 nonoverexpressors: final results of Cancer and Leukemia Group B protocol 9840. J Clin Oncol 26: 1642–9

Shah MA, Kennedy EB, Alarcon-Rozas AE et al (2023) Immunotherapy and targeted therapy for advanced gastroesophageal cancer: ASCO guideline. J Clin Oncol 41(7): 1470–91

Slamon DJ, Leyland-Jones B, Shak S et al (2001) Use of chemotherapy plus a monoclonal antibody against HER2 for metastatic breast cancer that overexpresses HER2. N Engl J Med 344: 783–91

Sledge GW Jr, Hu P, Falkson G et al (2000) Comparison of chemotherapy with chemohormonal therapy as first-line therapy for metastatic, hormone-sensitive breast cancer: an Eastern Cooperative Oncology Group study. J Clin Oncol 18: 262–6

Sledge GW, Neuberg D, Bernado P et al (2003) Phase III trial of doxorubicin, paclitaxel, and the combination of doxorubicin and paclitaxel as front-line chemotherapy for metastatic breast cancer: an intergroup trial (E1193). J Clin Oncol 21: 588–92

Sledge GW Jr, Toi M, Neven P et al (2017) MONARCH 2: Abemaciclib in combination with fulvestrant in women with HR+/HER2- advanced breast cancer who had progressed while receiving endocrine therapy. J Clin Oncol 35: 2875–84

Stopeck AT, Lipton A, Body JJ et al (2010) Denosumab compared with zoledronic acid for the treatment of bone metastases in patients with advanced breast cancer: a randomized, double-blind study. J Clin Oncol 28: 5132–9

Sultova E, Westphalen CB, Jung A et al (2021) Kumbrink J, Kirchner T, Mayr D, Rudelius M, Ormanns S, Heinemann V, Metzeler KH, Greif PA, Hester A, Mahner S, Harbeck N, Wuerstlein R. Implementation of Precision Oncology for Patients with Metastatic Breast Cancer in an Interdisciplinary MTB Setting. Diagnostics (Basel). 2021 11(4): 733; doi: 10.3390/diagnostics11040733. PMID: 33924134; PMCID: PMC8074310.

Swain SM, Baselga J, Miles D et al (2014) Incidence of central nervous system metastases in patients with HER2-positive metastatic breast cancer treated with pertuzumab, trastuzumab, and docetaxel: results from the randomized phase III study CLEOPATRA. Ann Oncol.25(6): 1116–21

Swain SM, Baselga J, Kim SB et al; CLEOPATRA Study Group (2015) Pertuzumab, trastuzumab, and docetaxel in HER2-positive metastatic breast cancer. N Engl J Med 372: 724–34

Tabernero J, Climent MA, Lluch A et al (2004) A multicentre randomised phase II study of weekly or 3-weekly docetaxel in patients with metastatic breast cancer. Ann Oncol 15: 1358–65

Tamura K, Inoue K, Masuda Net al (2017) Randomized phase II study of nab-paclitaxel as first-line chemotherapy in patients with HER2-negative metastatic breast cancer. Cancer Science 108: 987–94

Tarantino P, Hamilton E, Tolaney SM et al (2020) HER2-Low Breast Cancer: Pathological and Clinical Landscape. J Clin Oncol 38(17): 1951–1962; doi: 10.1200/JCO.19.02488

© Tumorzentrum München und Zuckschwerdt Verlag | DOI 10.4486/395.08

Tebbi CK, London WB, Friedman D et al (2007) Dexrazoxane-associated risk for acute myeloid leukemia/myelodysplastic syndrome and other secondary malignancies in pediatric Hodgkin's disease. J Clin Oncol 25: 493–500

Temel J, Greer J, Muzikansky A et al (2010) Early palliative care for patients with metastatic non-small-cell lung cancer. N Engl J Med 363: 733–42

Tolaney SM, Wardley AM, Zambelli S et al (2020) Abemaciclib plus trastuzumab with or without fulvestrant versus trastuzumab plus standard-of-care chemotherapy in women with hormone receptor-positive, HER2-positive advanced breast cancer (monarcHER): a randomised, open-label, phase 2 trial. Lancet Oncol 21 (6): 763–75

Tredan O, Follana P, Moullet I et al (2014) Arobase: a phase III trial of exemestane (Exe) and bevacizumab (BEV) as maintenance therapy in patients (pts) with metastatic breast cancer (MBC) treated in first line with paclitaxel (P) and BEV—a Gineco study. J Clin Oncol 32(15 Suppl): Abstract 501

Tripathy D, Im SA, Colleoni M et al (2021) Updated overall survival (OS) results from the phase III MONALEESA-7 trial of pre- or perimenopausal patients with hormone receptor positive/human epidermal growth factor receptor 2 negative (HR+/HER2–) advanced breast cancer (ABC) treated with endocrine therapy (ET) ± ribociclib [abstract]. In: Proceedings of the 2020 San Antonio Breast Cancer Virtual Symposium; 2020 Dec 8–11; San Antonio, TX. Philadelphia (PA): AACR; Cancer Res 2021;81(4 Suppl): Abstract nr PD2–04

Turner NC, Ro J, Andre F et al (2015) Palbociclib in hormone-receptor-positive advanced breast cancer. N Eng J Med 373: 209–19

Turner NC, Oliveira M, Howell S et al (2022) Capivasertib and fulvestrant for patients with aromatase inhibitor-resistant hormone receptor-positive/human epidermal growth factor receptor 2-negative advanced breast cancer: results from the phase III CAPItello-291 trial. In San Antonio Breast Cancer Symposium GS3–04

Tung NM, Robson ME, Ventz S et al (2020), TBCRC 048: Phase II Study of Olaparib for Metastatic Breast Cancer and Mutations in Homologous Recombination-Related Genes. J Clin Oncol 38(36): 4274–82

Tutt A, Tovey H, Cheang MCU et al (2018) Carboplatin in BRCA1/2-mutated and triple-negative breast cancer BRCAness subgroups: the TNT Trial. Nat Med 24(5): 628–37

Twelves C, Cortes J, Vahdat L et al (2014) Efficacy of eribulin in women with metastatic breast cancer: a pooled analysis of two phase 3 studies. Breast Cancer Res Treat 148: 553–61

Twelves C, Awada A, Cortes J et al (2016) Subgroup analyses from a phase 3, open-label, randomized study of eribulin mesylate versus capecitabine in pretreated patients with advanced or metastatic breast cancer. Breast Cancer (Auckl) 10: 77–84

Valagussa P, Brambilla C, Zambetti M et al (1989) Salvage treatments in relapsing resectable breast cancer. Recent Results Cancer Res 115: 69–76

Van den Wyngaert T, Huizing MT, Vermorken JB (2006) Bisphosphonates and osteonecrosis of the jaw: cause and effect or a post hoc fallacy? Ann Oncol 17: 1197–1204

van Geelen CT, Savas P, Teo ZL et al (2020) Clinical implications of prospective genomic profiling of metastatic breast cancer patients. Breast Cancer Res. 22(1): 91; doi: 10.1186/s13058–020–01328–0. PMID: 32811538; PMCID: PMC7436992.

Van Poznak C (2010) Osteonecrosis of the jaw and bevacizumab therapy. Breast Cancer Res Treat 122: 189–91

Van Poznak CH, Temin S, Yee GC et al; American Society of Clinical Oncology (2011) American Society of Clinical Oncology executive summary of the clinical practice guideline update on the role of bone-modifying agents in metastatic breast cancer. J Clin Oncol 29: 1221–7

Van Poznak CH, Unger JM, Darke AK et al (2019) Osteonecrosis of the jaw in patients with cancer receiving zoledronic acid for bone metastases: SWOG S0702, NCT00874211. J Clin Oncol 37(Suppl 15): abstr 11502

Verma S, Miles D, Gianni L et al (2012) Trastuzumab emtansine for HER2-positive advanced breast cancer. N Engl J Med 367: 1783–91

Vogel CL, Cobleigh MA, Tripathy D et al (2002) Efficacy and safety of trastuzumab as a single agent in first-line treatment of HER2-overexpressing metastatic breast cancer. J Clin Oncol 20: 719–26

von Minckwitz G, du Bois A, Schmidt M et al (2009) Trastuzumab beyond progression in human epidermal growth factor receptor 2-positive advanced breast cancer: a german breast group 26/breast international group 03–05 study. J Clin Oncol 27: 1999–2006

Winer EP, Lipatov O, Im SA et al (2021) Pembrolizumab versus investigator-choice chemotherapy for metastatic triple-negative breast cancer (KEYNOTE-119): a randomised, open-label, phase 3 trial. Lancet Oncol 22(4): 499–511; doi: 10.1016/S1470–2045(20)30754–3. Epub 2021 Mar 4.

Wörmann B, Bokemeyer C, Burmeister T et al (2020) Dihydropyrimidine dehydrogenase testing prior to treatment with 5-fluorouracil, capecitabine, and tegafur: a consensus paper. Oncology research and treatment, 43(11): 628–36

Wuerstlein R, Ellis P, Montemurro F et al. (2022) Final results of the global and Asia cohorts of KAMILLA, a phase IIIB safety trial of trastuzumab emtansine in patients with HER2-positive advanced breast cancer. ESMO Open 7(5):100561; doi: 10.1016/j.esmoop.2022.100561. Epub 2022 Sep 7

Yardley DA, Noguchi S, Pritchard KI et al (2013) Everolimus plus exemestane in postmenopausal patients with HR(+) breast cancer: BOLERO-2 final progression-free survival analysis. Adv Ther 30: 870–84

Yardley DA, Coleman R, Conte P et al (2018) nab-Paclitaxel plus carboplatin or gemcitabine versus gemcitabine plus carboplatin as first-line treatment of patients with triple-negative metastatic breast cancer: results from the tnAcity trial. Ann Oncol 29(8): 1763–70

Zervas K, Verrou E, Teleioudis Z et al (2006) Incidence, risk factors and management of osteonecrosis of the jaw in patients with multiple myeloma: a single-centre experience in 303 patients. Br J Haematol 134: 620–3

Zhang J, Lin Y, Sun XJ et al (2018) Biomarker assessment of the CBCSG006 trial: a randomized phase III trial of cisplatin plus gemcitabine compared with paclitaxel plus gemcitabine as first-line therapy for patients with metastatic triple-negative breast cancer. Ann Oncol 29(8): 1741–7

Zimmermann C, Swami N, Krzyzanowska M et al (2014) Early palliative care for patients with advanced cancer: a cluster-randomised controlled trial. Lancet 383: 1721–30

© Tumorzentrum München und Zuckschwerdt Verlag | DOI 10.4486/395.08

Ergänzende therapeutische Maßnahmen

M. Braun, W. Abenhardt, V. Aivazova-Fuchs, I. Bauerfeind, H. Budiman, O. Dathe, H. Falk, K. Härtl, R. Haidinger, A. Hartmann, K. Hermelink, C. Höß, C. Jakob-Ertel, J. Klein, D. Paepke, C. Riedner, H. Sommer, A. Stefan

Die Behandlung von Brustkrebs erfordert ein multidisziplinäres Vorgehen, das über die konventionelle medizinische Therapie hinausgeht. In diesem Kapitel werden ergänzende therapeutischen Maßnahmen behandelt, die eine ganzheitliche Unterstützung für Brustkrebspatienten bieten. Dabei wird auf verschiedene Bereiche wie Psychoonkologie, physikalische-therapeutische Maßnahmen und Rehabilitation, Linderung von Symptomen des Hormonentzugs, Ernährung und Sport sowie die integrative Therapie fokussiert. Alle diese Therapieformen verbindet, dass sie neben einer Verbesserung der Lebensqualität u. a. auch zur Verträglichkeit der schulmedizinischen Therapien beitragen können und somit einen potentiellen Einfluss auf die Compliance und letztendlich auch auf das Outcome der Erkrankung haben können.

Die Beschäftigung mit den Inhalten der einzelnen Maßnahmen ist umso wichtiger, als davon auszugehen ist, dass ein Großteil der Patient:innen diese fordert, bzw. u. U. auch ohne Absprache mit dem Therapie-Team einsetzt. Eine diesbezügliche mangelnde Kommunikation ist unter allen Umständen zu vermeiden, da mögliche Interaktionen zwischen den eingesetzten Onkotherapeutika und evtl. supportiven Maßnahmen/Medikamenten nachteilig für den Therapieverlauf sein können. Wir möchten an dieser Stelle auch auf das Manual *Supportive Maßnahmen in der Hämatologie und Onkologie (3. Auflage 2022)* verweisen. Hier werden u. a. die Themen Ernährung, körperliche Aktivität und Sozialrechtliche Aspekte bei Krebserkrankungen behandelt und zur ergänzenden Lektüre empfohlen.

© Tumorzentrum München und Zuckschwerdt Verlag | DOI 10.4486/395.09

Psychoonkologie in der Brustkrebstherapie

H. Falk, K. Härtl, R. Haidinger, A. Hartmann, K. Hermelink, C. Riedner

Schlagwörter

Krankheitsbewältigung • subjektive Krankheitstheorien • Tumorfatigue • Kinder krebskranker Eltern • psychoonkologische Interventionen • Brustkrebs bei Männern • Selbsthilfegruppen und Onlineangebote

Belastungen durch die Erkrankung und Therapie

Belastungen durch die Erkrankung und Therapie

Eine Krebsdiagnose versetzt die Betroffenen in eine Lage, die für Gesunde schwer einfühlbar ist – die Konfrontation mit der Endlichkeit der eigenen Existenz überschattet das Leben Krebskranker. Patientinnen mit einem Mammakarzinom sind darüber hinaus weiteren Belastungen ausgesetzt, die insbesondere auch ihre Weiblichkeit und Attraktivität bedrohen. Neben einem möglichen Verlust der Brust und – vorübergehend – der Haare müssen die meisten Patientinnen mit Mammakarzinom massive hormonelle Veränderungen durch eine endokrine Therapie hinnehmen. Zudem kann eine Chemotherapie bei prämenopausalen Patientinnen eine irreversible Schädigung der Ovarien bewirken, die mit dem Verlust der Fertilität, mit vorzeitiger Menopause und häufig mit sexuellen Problemen einhergeht. Weitere schwerwiegende Therapiefolgen wie Armmorbidität durch ein Lymphödem oder periphere Neuropathie nach taxanhaltiger Chemotherapie können hinzukommen. Neue Möglichkeiten der Therapie beim frühen Mammakarzinom führen zu manchmal sehr langen, nebenwirkungsreichen Primärtherapien. Die Bewältigung krankheits- und therapiebedingter Belastungen ist für jede Frau mit einem Mammakarzinom eine schwierige Aufgabe. Das soziale Umfeld der Erkrankten ist immer mitbetroffen und häufig überfordert. Partnerschaften, Beziehungen zu Angehörigen und zu engen Freund:innen sind erheblichem Druck ausgesetzt – wenn sie sich verschlechtern, erschwert das die Krankheitsverarbeitung zusätzlich.Ein großer Teil der Patientinnen profitiert von psychoonkologischen Interventionen, deren Wirksamkeit gut nachgewiesen ist (Faller et al. 2013; Kalter et al. 2018).

S3-Leitlinie Psychoonkologie

S3-Leitlinie Psychoonkologie

Im Jahr 2014 erschien erstmals die deutsche S3-Leitlinie *Psychoonkologische Diagnostik, Beratung und Behandlung von erwachsenen Krebspatienten* (Leitlinienprogramm Onkologie der AWMF, Deutschen Krebsgesellschaft, Deutschen Krebshilfe 2014). Psychoonkologie – synonym: Psychosoziale Onkologie – wird beschrieben als Arbeitsgebiet innerhalb der Onkologie, das sich durch Interdisziplinarität und Multiprofessionalität auszeichnet. Psychoonkologische Interventionen sollten in

© Tumorzentrum München und Zuckschwerdt Verlag | DOI 10.4486/395.09

allen Phasen der Diagnostik, Therapie, Rehabilitation und Nachsorge sowie während palliativer Behandlung zur Verfügung stehen. Orientiert am individuellen Bedarf, der durch ein Screening auf psychosoziale Belastung und ggf. weitergehende Diagnostik ermittelt werden sollte, kann eine Vielzahl von Interventionen eingesetzt werden (s. u.). Psychoonkologische Interventionen sind generell ressourcenorientiert und supportiv. Psychoonkologische Psychotherapie im engeren Sinne orientiert sich nicht an bestimmten Therapierichtungen, sondern ist schulenübergreifend. Der Anteil der Patientinnen, der Bedarf an psychoonkologischer Unterstützung hat, wird in der Leitlinie mit ungefähr einem Drittel angegeben.

Subjektive Krankheitstheorien

Warum gerade ich? Nach der Diagnose eines Mammakarzinoms steht diese Frage für viele Patientinnen im Vordergrund ihrer Bewältigungsanstrengungen.

An Brustkrebs erkrankte Frauen werden nicht nur in ihrer persönlichen Umgebung, sondern auch von den Medien und nicht zuletzt von Ärzt:innen und medizinischem Personal mit Erklärungsmodellen konfrontiert, die teilweise auf verbreiteten Vorurteilen und empirisch nicht belegten Theorien beruhen. Die subjektive Krankheitstheorie, die eine Patientin in der Auseinandersetzung mit solchen Vorstellungen entwickelt, spielt eine wichtige Rolle für das Gelingen ihrer Krankheitsbewältigung.

In den letzten Jahren ist die Rolle von Lebensstilfaktoren für die Entstehung von Krebserkrankungen in den Fokus der Aufmerksamkeit gerückt. Es ist gut belegt, dass modifizierbare Faktoren wie insbesondere Tabak- und Alkoholkonsum, Körpergewicht, Ernährung und Bewegung das Brustkrebsrisiko beeinflussen (Arthur et al. 2020). Das hat offenbar zur Verbreitung des Missverständnisses geführt, dass sich Krebserkrankungen durch einen gesunden Lebensstil vollständig vermeiden ließen. Betroffene sehen sich nun dem Verdacht ausgesetzt, ihre Krebserkrankung durch ihre Lebensweise selbst verursacht zu haben. So wird die Krankheit zu einer Strafe – nicht wie in einem religiösen Kontext für den Verstoß gegen moralische Gebote, sondern für „Sünden" beispielsweise in der Ernährung. Das kann für Erkrankte niederschmetternd sein. Statt Brustkrebspatientinnen auf diese Weise die Schuld an ihrer Erkrankung aufzubürden, sollte ihnen gegenüber klargestellt werden, dass sich das Risiko, an Krebs zu erkranken, nicht unter ein bestimmtes Niveau drücken lässt, dass die Bedeutung von Lebensstilfaktoren begrenzt ist und die Lebensweise zu ihrer individuellen Erkrankung möglicherweise nichts oder nur wenig beigetragen hat.

Missverständnis, dass sich Krebserkrankungen durch gesunden Lebensstil ganz vermeiden lassen

Bei einem zweiten, sehr weit verbreiteten Erklärungsansatz wird Stress als wesentlicher Faktor der Entstehung und Progression von Krebs betrachtet. Tatsächlich könnte Stress direkt durch die Modulation der Aktivitäten des Immunsystems oder indirekt durch einen stressbedingt ungesunden Lebensstil das Krebsrisiko erhöhen (Bowen et al. 2021). Trotz ausgedehnter Forschung zu diesem Thema fanden sich aber keine eindeutigen Belege für einen solchen Zusammenhang.

verbreitete Annahmen zur Verursachung von Krebs durch Stress

Es gibt keinerlei Anhaltspunkte dafür, dass beruflicher Stress das allgemeine Risiko, an Krebs zu erkranken, oder das Risiko für eine Erkrankung am Mammakarzinom erhöht, wie eine Metaanalyse (Heikkilä et al. 2013) und große neuere Studien (Vesterlund et al. 2017; Hadrevi et al. 2022) zeigen. Beim Stress durch belastende

© Tumorzentrum München und Zuckschwerdt Verlag | DOI 10.4486/395.09

Stress durch belastende Lebensereignisse

Lebensereignisse sieht es etwas anders aus: Vereinzelt wurden schwache Zusammenhänge mit der Erkrankung an Krebs berichtet (Bahri et al. 2019).

Eine umfassende Erhebung verschiedener Arten und Aspekte von Stress und ihrer Auswirkungen auf das Brustkrebsrisiko wurde in einer britischen Studie (Surtees et al. 2010) unternommen: Mehr als 11.000 gesunde Frauen wurden zu schwierigen Lebensumständen, belastenden Lebensereignissen und allgemeinem Stress in ihrer Lebensgeschichte befragt. Auch das subjektive Ausmaß der Belastung und die Stressbewältigung wurden untersucht. Nach einem Follow-up von im Median neun Jahren waren 313 Frauen an Brustkrebs erkrankt. Es fanden sich keinerlei signifikante Zusammenhänge irgendeines der erfassten Maße von Stress mit der Erkrankungswahrscheinlichkeit. Zum gleichen Ergebnis kam eine große prospektive Studie mit Teilnehmerinnen, die ein erhöhtes familiäres Brustkrebsrisiko hatten und 15 Jahre lang zu Stressoren und anderen psychosozialen Faktoren befragt wurden (Butow et al. 2018). Keiner dieser Faktoren und keine ihrer Kombinationen hing signifikant mit der Erkrankung an Brustkrebs zusammen.

allgemeiner Stress

Für die Annahme, dass Stress zu einer Erkrankung am Mammakarzinom beiträgt, gibt es trotz ausgedehnter Forschung kaum eine empirische Grundlage. Für Patientinnen ist diese Überzeugung manchmal mit der Hoffnung verbunden, die Erkrankung durch die Vermeidung von Stress oder die Bearbeitung psychischer Probleme kontrollieren zu können. Diese – illusorische – Vorstellung kann zwar zunächst eine Erleichterung sein, aber auch eine Bürde, und sie kann zu schlechten Entscheidungen führen. Ganz besonders problematisch wird das Gefühl persönlicher Verantwortung für den Krankheitsverlauf, wenn die Erkrankung fortschreitet. Zu allen damit verbundenen Belastungen kommt dann auch noch der Eindruck persönlichen Scheiterns.

Kinder sind mitbetroffen

Wenn Eltern an Krebs erkranken, ist das für Kinder und Jugendliche immer eine erhebliche Belastung. Von keiner anderen Krebserkrankung sind so viele Kinder bis 18 Jahre mitbetroffen wie vom Mammakarzinom (Romer et al. 2007). Die Belastung der Kinder wird von Eltern häufig unterschätzt (Forrest et al. 2006; Soby et al. 2023).

Die Daten zu psychischen Auffälligkeiten bei Kindern krebskranker Eltern sind unterschiedlich. Eine Metaanalyse stellt fest, dass eine mütterliche Erkrankung an Brustkrebs für die Kinder mit einem erhöhten Risiko von Depressivität, Angst und psychischer Belastung verbunden ist, dass aber kaum Verhaltensprobleme wie aggressives Verhalten auftreten und die soziale Kompetenz der Kinder eher steigt. Die Belastung der Kinder wurde durch die Schwere der Erkrankung und den psychischen Zustand der Mutter moderiert (Purc-Stephenson et al. 2016).

Viele Eltern versuchen, ihre Kinder zu schonen, indem sie sie nicht oder nicht vollständig über die Krebserkrankung informieren (Barnes et al. 2000; Barnes et al. 2002). Damit wird das Gegenteil erreicht: Nicht informierte Kinder haben größere Angst als informierte. Auch wenn Eltern die Krebserkrankung verheimlichen oder die Situation beschönigen, spüren Kinder, dass etwas Bedrohliches vor sich geht (Forrest et al. 2006). Sie glauben dann häufig, die Bedrohung sei so schrecklich, dass man nicht mehr darüber reden könne, und entwickeln Fantasien, die entsetz-

© Tumorzentrum München und Zuckschwerdt Verlag | DOI 10.4486/395.09

licher sind als die Realität. Mit ihrer Angst und oft auch mit ihren Schuldgefühlen bleiben sie allein. Tatsächlich ist sogar eine sehr traurige Wahrheit besser zu ertragen als große Angst vor etwas Ungewissem. Zudem kann es für Kinder auch kränkend sein, in etwas Wichtiges, das die Familie betrifft, nicht eingeweiht zu werden (Romer et al. 2007).

Oft versuchen Eltern, einen Mittelweg zwischen Offenheit und Verschweigen zu gehen: Sie vermeiden das Wort Krebs und sie informieren die Kinder nicht darüber, dass die Erkrankung lebensbedrohlich ist. Dann besteht die Gefahr, dass die Kinder die verschwiegenen Informationen zufällig doch noch erhalten – etwa durch Bemerkungen anderer Kinder im Kindergarten bzw. in der Schule oder durch das Mithören von Erwachsenengesprächen. Das, was die Kinder auf diese Weise erfahren, ist unter Umständen falsch, oder die Kinder ziehen aus solchen Bruchstücken von Informationen falsche Schlüsse. Vor allem aber wird das Vertrauen der Kinder in die Eltern verletzt, wenn die Kinder merken, dass die Eltern ihnen nicht die Wahrheit sagen.

Kinder sollten sich darauf verlassen können, dass die Eltern offen mit ihnen reden, dass Fragen willkommen sind und aufrichtig und verständlich beantwortet werden. Es spricht nichts dagegen, die Situation den Kindern gegenüber so hoffnungsvoll wie möglich darzustellen; Illusionen, Beschönigungen und falsche Versprechungen aber sollten vermieden werden (Rauch et al. 2004).

Wichtige Funktion des Behandlungsteams in Bezug auf die Kinder der Erkrankten

Ärzt:innen sprechen Patientinnen häufig nicht auf ihre Kinder an. Viele Patientinnen und ihre Partner sind aber sehr dankbar, wenn sie in ihrem Arzt oder ihrer Ärztin einen Ansprechpartner für Sorgen hinsichtlich der Kinder finden (Watson et al. 2006). Eine dänische Studie untersuchte, warum die Belastung der Kinder in der Betreuung von Schwerkranken eine so geringe Rolle spielt, und fand strukturelle und emotionale Barrieren: Für Gespräche über die Kinder ist keine Zeit vorgesehen, die Belange der Kinder werden nirgendwo dokumentiert, sodass die Informationen dazu verloren gehen, selbst wenn sie erhoben werden, und das klinische Personal fühlt sich auf diesem Gebiet unsicher und nicht kompetent genug. Zudem erscheint das Thema zu schmerzlich und löst oft große persönliche Betroffenheit aus, mit der Ärztinnen/Ärzte und Pflegende schwer umgehen können. Die Autorinnen der Studie empfehlen Trainingsprogramme für ärztliches und Pflegepersonal und regelhafte Erhebung und Dokumentation der Informationen zu den Kindern (Dencker et al. 2017).

Ärzt:innen und Pflegende haben wichtige Funktionen, wenn es um die Kinder krebskranker Eltern geht: Sie können die Eltern ermutigen, mit ihren Kindern offen zu reden, und sie können auf verschiedene Angebote zur Unterstützung der Eltern hinweisen: von Büchern und Broschüren, die Anregungen für altersgerechte Vermittlung von Information zum Krebs geben, über empfehlenswerte Internetseiten und psychoonkologische Beratungsmöglichkeiten bis hin zu speziellen Beratungsstellen, die Eltern und Kinder in schwierigen Situationen auffangen und die, wenn nötig, den Kontakt zu Kinder- und Jugendlichen-Psychotherapeut:innen herstellen.

© Tumorzentrum München und Zuckschwerdt Verlag | DOI 10.4486/395.09

Das Fatigue-Syndrom

Der Begriff „Tumorfatigue" stammt aus dem Französischen und bedeutet so viel wie Müdigkeit. Dieses Krankheitsbild hat erst in jüngerer Zeit größere Beachtung erfahren. Im Jahre 2001 veröffentlichte die American Fatigue Coalition Diagnosekriterien für das Fatigue-Syndrom und schlug die Aufnahme in die ICD vor. Diese Kriterien sind in der ICD-10-Version 2016 (ICD-10-CM 2016) mittlerweile zumindest als Symptomkomplex unter der Bezeichnung R53.0 (neoplastic malignant related fatigue) enthalten. Lange Zeit wurde nicht wahrgenommen, dass viele Krebskranke unter einem stark ausgeprägten Fatigue-Syndrom leiden. Vor allem während belastender Behandlungen wie Chemo- oder Strahlentherapie, aber auch darüber hinaus klagen Patient:innen häufig über Beschwerden wie z. B. Erschöpfung, körperliche Leistungsminderung, mangelndes Interesse, Antriebslosigkeit, Störungen des Kurzzeitgedächtnisses oder Schwierigkeiten bei der Wortfindung. Dabei handelt es sich um eine persistierende körperliche, affektive und/oder geistige Erschöpfung in Form von Schwäche und Müdigkeit, die in keinem angemessenen Verhältnis zur vorausgegangenen Aktivität steht und auch nach größeren Ruhepausen nicht oder zumindest nicht ausreichend verschwindet.
Die Prävalenz liegt bei Krebspatient:innen zwischen 59 und 96 % (Dietzfelbinger et al. 2014). Damit Fatigue eine der häufigsten Begleiterscheinungen der Erkrankung und der Therapie. Sie kann aber auch schon Jahre vor der Tumor-Erstdiagnose erstmals in Erscheinung treten.
Es gibt zwei Grundformen der Fatigue: die akute und die chronische Erschöpfung, die noch viele Jahre nach Abschluss der primären Therapie des Tumorleidens vorhanden sein kann (Fischer 2012). Fatigue kann nicht nur zu einer Beeinträchtigung der Lebensqualität, sondern auch zu Ängsten sowie zu Isolation und sozialen Problemen in Familie und Beruf führen. Betroffene Patient:innen, die nicht über das Fatigue-Syndrom informiert sind, missdeuten ihre Beschwerden oft als Symptome eines Rezidivs oder eines Fortschreitens der Krebserkrankung. Insbesondere nach Abschluss der Behandlungen leiden sie mit einer chronischen Fatigue unter Schuldgefühlen, weil sie den eigenen und den Ansprüchen der Angehörigen und des sozialen Umfelds nicht genügen können und nicht vollständig leistungsfähig sind. Das Fatigue-Syndrom ist ein multifaktorielles Phänomen, das unterschiedliche Funktionsbereich betrifft, neben dem physischen auch den emotionalen und den mental-kognitiven Bereich. Die physische Fatigue führt zu einer erheblichen Einschränkung in der Bewältigung der gewohnten täglichen Aktivitäten, die emotionale Erschöpfung zu Antriebslosigkeit und Depressivität und die mental-kognitive Fatigue zu Konzentrationsschwierigkeiten.

Auslöser der Fatigue

Andererseits können Auslöser der Fatigue das Tumorleiden selbst, verschiedene Therapien, aber auch Komorbiditäten wie Depressionen, Schlafstörungen und die schwierige Krankheitsverarbeitung sein (Dietzfelbinger et al. 2014). Die Tatsache, dass so viele Faktoren zur Fatigue beitragen oder sie verursachen können, zeigt die Relevanz der (Differenzial-)Diagnostik. Da Müdigkeit und Erschöpfung subjektive Empfindungen sind, sollte zur Diagnostik zumindest eine ausführliche Anamnese durchgeführt werden, z. B. mit dem Anamneseleitfaden der Deutschen Fatigue Gesellschaft (Fischer et al. 2016).

Behandlung der Fatigue

Zur Behandlung der Fatigue stehen vier Therapiesäulen zur Verfügung: körperliche Aktivität, psychosoziale Therapien, Mind-Body-Therapien und medikamentöse Therapien (NCCN Clinical Practice Guidelines in Oncology 2022).

© Tumorzentrum München und Zuckschwerdt Verlag | DOI 10.4486/395.09

Brustkrebs bei Männern

Erkranken Männer Brustkrebs, so profitieren sie grundsätzlich von den hochentwickelten Versorgungsstrukturen in Deutschland. Da die Inzidenz bei Männern mit Brustkrebserkrankung so gering ist, gibt es einige Unsicherheiten in der Versorgung. Laut einer Studie über Gleichbehandlung von Frauen und Männern bestand für männliche Behandlungsfälle ein erhöhtes Risiko einer geringeren Leitlinienadhärenz hinsichtlich der Behandlung. Bei Männern wurde demnach seltener eine prätherapeutische Sicherung einer Sentinel-Lymphknoten-Biopsie durchgeführt (Dippmann et al. 2020). Viele befragte männliche Betroffene empfinden die interdisziplinäre Zusammenarbeit insbesondere in der Nachsorge beklagenswert. Auch spezialisierte Rehabilitationseinrichtungen seien nicht vorhanden (Würstlein et al. 2018). Männliche Brustkrebspatienten berichten insbesondere in der Zeit der Nachsorge und Rehabilitation von dem Ausschluss aus speziellen Programmen. Die Sonderstellung als Mann und die fehlenden Strukturen können die psychische Belastung der Betroffenen im Sinne einer Stigmatisierung erhöhen. Bei einer schriftlichen Befragung zum grundsätzlichen Informationsbedürfnis brustkrebserkrankter Männer wurden folgende Bereiche als besonders relevant angegeben: Nebenwirkung der Behandlung, Nutzen und Nebenwirkungen von Medikamenten und ergänzende Naturheilverfahren (Giordano 2018; N-Male-Studie). Die Selbsthilfe kann hier wie auch bei den weiblichen Betroffenen viel leisten. Sie können eine Lücke im Versorgungssystem schließen, um insbesondere eine psychosoziale und praxisorientierte Anbindung zu gewährleisten (Overbeck-Schulte 2010). Die Patienten sind eingeladen, sich diesbezüglich an das „Netzwerk – Männer mit Brustkrebs e. V." wenden, um Rat oder Unterstützung zu erhalten.

Psychoonkologische Interventionen

„Eine psychoonkologische Intervention im engeren Sinne wird definiert als eine nicht-pharmakologische Intervention, in welcher psychologische, psychotherapeutische und sozialarbeiterische Methoden allein oder in Kombination, von professionellen Therapeut:innen oder Beratenden in einer persönlichen Interaktion mit Krebspatient:innen durchgeführt werden, um deren psychische und soziale Belastung zu vermindern und die Lebensqualität zu erhöhen." (Leitlinienprogramm Onkologie 2023)

Indikationsstellung

Die Leitlinie Psychoonkologie enthält folgende Empfehlungen (Leitlinienprogramm Onkologie 2023): Die Indikation für psychoonkologische Interventionen soll nach dem individuellen Bedarf, dem Setting, der Krankheitsphase und dem Unterstützungswunsch der Patientin gestellt werden. Zur Einschätzung des individuellen Bedarfs dient ein Screening auf psychosoziale Belastungen, das bei allen Patientinnen frühestmöglich und wiederholt im Krankheitsverlauf angeboten werden soll. Empfohlen werden als validierte und standardisierte Screeningverfahren:
Distress-Thermometer (DT)
Hospital Anxiety and Depression Scale (HADS)
Fragebogen zur Belastung von Krebspatienten (FBK)

© Tumorzentrum München und Zuckschwerdt Verlag | DOI 10.4486/395.09

Depressionsmodul des Patient Health Questionnaire (PHQ-9)
Generalized Anxiety Disorder Scale-7 (GAD-7) (Leitlinienprogramm Onkologie 2023)
„Patient:innen mit …

- keiner oder geringer Belastung sollen eine patient:innenorientierte Information und eine psychosoziale Beratung angeboten werden.
- subsyndromalen psychischen Belastungen solle psychotherapeutische/psychoonkologische Einzel- und/oder Gruppeintervention angeboten werden.
- diagnostizierten psychischen Störungen sollen entsprechend den vorhandenen störungsspezifischen Leitlinien versorgt werden.
- mit einer Anpassungsstörung gemäß ICD-10 sollen eine patient:innenorientierte Information und eine psychosoziale Beratung sowie zusätzlich eine psychotherapeutische Einzel- und/oder Gruppeintervention angeboten werden."

(Leitlinienprogramm Onkologie 2023)

Psychoonkologische Interventionen bei Brustkrebs umfassen psychoedukative und supportive Ansätze und psychotherapeutische Interventionen im engeren Sinne. Psychoonkologische Interventionen sind in der Praxis oft methodenübergreifend, d. h. Elemente aus verschiedenen Therapierichtungen werden kombiniert, und sie sind ressourcenorientiert. Es geht darum, die individuellen Ressourcen einer Patientin zu entdecken und zu stärken, damit sie diese bei der Bewältigung ihrer Brustkrebserkrankung nutzen kann.

Psychoedukative und supportive Ansätze

psychoedukative Interventionen

Psychoedukative Interventionen (Patienten:innenschulungen) werden beschrieben als standardisierte, multimodale und interaktive Interventionen mit einem breiten Themenspektrum (Leitlinienprogramm Onkologie 2023). Psychoedukation kann in Form von Einzelgesprächen oder in der Gruppe angeboten werden. Ziel ist die Vermittlung von Wissen zu unterschiedlichen Themen:

- Brustkrebserkrankung und Therapie
- Krankheitsverarbeitung und Bewältigungsstrategien
- Stressmanagement-Techniken
- Gesundheitsverhalten wie Ernährung und Bewegung

Neben den psychoedukativen Gruppenprogrammen mit Schwerpunkt auf dem informativen Aspekt gibt es auch Gruppen mit psychotherapeutischem Schwerpunkt. Die Teilnehmerinnen können sich als Gleichbetroffene in ihrer Krankheitsbewältigung gegenseitig unterstützen (Caspari et al. 2020).

Entspannungsverfahren, Visualisierungstechniken, achtsamkeitsbasierte Verfahren

Entspannungsverfahren und Visualisierungstechniken werden bei Brustkrebspatientinnen angewandt zur Stärkung des körpereigenen Abwehrsystems und zur Reduktion von Fatigue, Schmerzen, Schlafstörungen und anderen (psycho-)somatischen Symptomen. Entspannungsverfahren werden gezielt während der Che-

© Tumorzentrum München und Zuckschwerdt Verlag | DOI 10.4486/395.09

motherapie durchgeführt, um deren Nebenwirkungen wie Übelkeit, Erschöpfung oder Angst zu verringern. Zu den häufigsten Entspannungsverfahren zählen progressive Muskelrelaxation, autogenes Training und gelenkte Imaginationstechniken. Diese können nach Instruktion und Übung unter professioneller Anleitung von der Patientin in Eigenregie durchgeführt werden. Bei der Visualisierung leitet die Therapeutin gezielt innere Bilder auf allen Sinneskanälen der Patientin ein. Achtsamkeit als Konzentration auf den Moment bedeutet eine bewusste Wahrnehmung des Augenblicks, ohne diesen zu bewerten. Die Mindfulness-Based Stress Reduction (MBSR) wurde von Kabat-Zinn zur Reduktion chronischer Schmerzen und psychischer Belastung entwickelt (Kabat-Zinn 2019). Beschrieben werden eine Reihe von Techniken wie die Meditation und Konzentration auf das Atmen oder den Body Scan. Es gibt zahlreiche Literatur zu achtsamkeitsbasierten Strategien bei Krebs (z. B. Dobos et al. 2017; Harrer und Ebell 2022).

progressive Muskelrelaxation und autogenes Training

Körperliche Bewegung und Sport

Regelmäßige körperliche Bewegung und Sport zählen zu den wichtigen supportiven Interventionen bei Mammakarzinom und werden den Betroffenen bereits während der adjuvanten Chemotherapie empfohlen (Helbrich et al. 2019). Eine Reihe von Studien konnten positive Effekte hinsichtlich der Reduktion von körperlichen Symptomen, von Depression und der Verbesserung des Wohlbefindens und der Lebensqualität zeigen (Singh et al. 2018; van Vulpen et al. 2016). Körperliche Bewegung während der Behandlung ist entscheidend für das Ausmaß erlebter Fatigue (Wilhelmsson et al. 2017).

Psychotherapeutische Interventionen

Es gibt eine Vielzahl unterschiedlicher psychotherapeutischer Ansätze. Allen ist jedoch gemeinsam, dass die Patientin in ihrem individuellen Krankheitserleben ernst genommen wird und Gelegenheit bekommt, die mit der Brustkrebserkrankung verbundenen Gefühle von Angst, Unsicherheit, Wut und Trauer auszudrücken. Zu den häufigsten psychotherapeutischen Interventionen zählen verhaltenstherapeutische, tiefenpsychologisch fundierte, existenzielle und familientherapeutische Ansätze. Aber auch kreative Verfahren wie Kunsttherapie, Tanztherapie, Musiktherapie und Schreibtherapie spielen in der klinischen Praxis eine wichtige Rolle (Leitlinienprogramm Onkologie 2023).

Verhaltenstherapie

Die Verhaltenstherapie ist wegen ihrer in vielen kontrollierten Studien nachgewiesenen Wirksamkeit auch im Bereich der Psychoonkologie eine wichtige Möglichkeit psychotherapeutischer Hilfe (Kim et al. 2018; Qiu et al. 2018). Positive Verstärkung und Aktivitätenaufbau werden bei Patientinnen mit depressiver Rückzugssymptomatik durchgeführt; mithilfe von Rollenspielen werden schwierige soziale Situationen im Rahmen der Krebserkrankung geübt. Beispielsituationen sind: Eine Krebspatientin wird in die Rolle der „Bemitleidenswerten“ gedrängt oder ungefragt werden Fallgeschichten von anderen Patientinnen erzählt. Durch kognitive

Verhaltenstherapie

Techniken lernt die Patientin, ihre belastenden Denkmuster zu analysieren, zu hinterfragen und schrittweise zu verändern. Beispiele sind: „Ich habe immer Pech, jetzt habe ich auch noch Krebs bekommen, und bei mir wird es sicher schlecht ausgehen" oder: „Unsere Freunde rufen nicht an. Niemand mag mich mehr, weil ich Krebs habe." Integriert werden achtsamkeits- und akzeptanzbasierten Strategien, wobei die Klärung von Werten und Lebenszielen einen großen Raum einnimmt.

Tiefenpsychologisch fundierte Therapie

tiefenpsychologisch fundierte Therapie

In der tiefenpsychologisch fundierten Therapie steht die durch die Brustkrebserkrankung ausgelöste Identitätskrise im Mittelpunkt. Diese wird beschrieben als narzisstische Kränkung, Erschütterung des „So-Seins" der betroffenen Frau, ihres Vertrauens in den eigenen Körper und ihrer Geschlechtsidentität. Eine auf Deutung, Einsicht und Persönlichkeitsentwicklung abzielende Psychotherapie soll die Patientin in ihrem Krankheitsverarbeitungsprozess unterstützen und ihr ermöglichen, die Erkrankung in ihre Lebensgeschichte und ihr Selbstbild zu integrieren. Die Therapeutin bezieht die subjektive Krankheitstheorie der Patientin in den Therapieprozess ein und versucht im Einzelfall, Verbindungen zur Lebensgeschichte und zu prägenden Konflikten herzustellen.

Existenzielle Psychotherapie

Die existenzielle Psychotherapie nach Yalom befasst sich mit den existenziellen Ängsten, mit der Bedrohung des eigenen Lebens. Hintergrund ist die philosophische Theorie Heideggers, der den Prozess der Bewusstwerdung von der Möglichkeit des von ihm generierten Terminus des „Man stirbt" hin zu dem Erleben des „Ich sterbe" beschreibt. Im Sinne der existenziellen Psychotherapie sind folgende Interventionen möglich:

- Der Diagnoseschock äußert sich meist in intensivem Gedankenkreisen, dessen Sinn zunächst gemeinsam mit der Therapeutin betrachtet und durch ein gemeinsames Verstehen Wege hieraus erarbeitet werden (Falk 2017).
- Die Funktion von Angst wird gemeinsam formuliert, die individuelle Angst der Patientin analysiert („Was tut sie mir an?") und therapeutisch „reframed" („Vor was bewahrt sie mich") (Yalom 1989).

Paar- und Familientherapie

Paar- und Familientherapie

Die Brustkrebserkrankung belastet nicht nur die betroffene Person, sondern im hohen Maße auch die wichtigen Bezugspersonen. Paar- und familientherapeutische Ziele sind daher

- psychotherapeutische Unterstützung der Partner und Kinder bei der Verarbeitung der Brustkrebsdiagnose
- Förderung der Kommunikation überbelastende Gefühle, aber auch positive Gefühle von Wertschätzung
- Bewältigung familiärer Konfliktsituationen wie Schuldzuweisungen
- familientherapeutische Trauerbegleitung beim Tod der Patientin

© Tumorzentrum München und Zuckschwerdt Verlag | DOI 10.4486/395.09

Selbsthilfegruppen, Patientinnenorganisationen und Brustkrebsorganisationen

Eine Möglichkeit der Unterstützung bei der Bewältigung einer schwerwiegenden, potenziell tödlichen Erkrankung wie Brustkrebs kann der Austausch mit anderen betroffenen Frauen sein.
Im Gesundheitsbereich bedeutet „Selbsthilfe" die Auseinandersetzung mit einem Gesundheitsproblem und die Unterstützung bei seiner Bewältigung durch die Betroffenen selbst. Es gibt grundsätzlich die Selbsthilfe, bei der sich eine Betroffene selbst hilft, oder die Selbsthilfe durch eine Gruppe, diese ist hier gemeint. Hierbei fließen die eigenen Erfahrungen mit dem Gesundheitssystem und der Erkrankung in die „gemeinschaftliche Selbsthilfe" ein, die jede Patientin zu einer Expertin ihrer eigenen Erkrankung und ihrer Erfahrungen macht.
Die Unterscheidung zwischen Selbsthilfegruppe, Patientinnenorganisation und Brustkrebsorganisation ist teilweise fließend, da das eine das andere nicht ausschließt. Patientinnen sind Laien mit Erfahrungskompetenz im Vergleich zu Professionellen im medizinischen Betrieb. In einer gemeinschaftlichen Behandlung ergänzt sich beides. Allen gemeinsam ist, dass Erfahrungen, Tipps und Informationen ausgetauscht werden – bei persönlichen Treffen, über das Internet, in Brustkrebsforen, über das Telefon oder über Internetseiten.
Ob und wie sehr eine Patientin diese Unterstützung nutzen möchte, sollte ihr selbst überlassen bleiben. Häufig hilft es schon zu wissen, dass es solche Anlaufstellen gibt. Viele Patientinnen sehen sich auch verschiedene Angebote an und entscheiden dann, ob das für sie Richtige dabei ist. Daher ist es sehr wichtig, eine Patientin auf die vielfältigen Angebote hinzuweisen und ihr die Möglichkeit zu geben, „ihren eigenen Weg" durch die Erkrankung und die Krankheitsbewältigung zu finden.

Hochschulambulanzen und Beratungsstellen

Im Folgenden sind eine Reihe von Hochschulambulanzen und Beratungsstellen aufgeführt, die sich speziell mit den psychischen Belangen von Brustkrebspatientinnen beschäftigen. Darüber hinaus werden durch eine zunehmende flächendeckende Weiterbildung in Psychoonkologie weitere ambulante Angebote geschaffen.

- CCC München (Comprehensive Cancer Center) LMU, Klinik und Poliklinik für Frauenheilkunde und Geburtshilfe, Standort Großhadern: Tel. 089–4400–77 595 oder 089–4400–77 576, Standort: Innenstadt: Tel. 4400–3465654139 (auch psychologische Beratung bei familiärem Brust- und Eierstockkrebs bzw. genetischer Diagnostik)
- Interdisziplinäres Zentrum für Psycho-Onkologie (IZPO) Team CCC München LMU/Med. III Tel. 089/4400/74919 (C. Dietrich, Sekretariat Dienstag bis Freitag, 8:00 bis 13:00 Uhr) Email: psycho-onkologie@med.uni-muenchen.de; psycho-onkologie-lmu.de
- Klinikum rechts der Isar, Frauenklinik und Poliklinik, Ismaninger Straße 22, 81675 München, Tel. 089–4140–2412 (psychoonkologische Betreuung/Beratung während des stationären Aufenthalts, gegebenenfalls auch ambulant)

© Tumorzentrum München und Zuckschwerdt Verlag | DOI 10.4486/395.09

- Stationäre Psychoonkologische Versorgung in der Klinik Bad Trissl, Frau Dr. Schäfer, Tel 08033–20–266
- Betroffene beraten Betroffene, Renate Haidinger, 1. Vorsitzende von Brustkrebs Deutschland e. V. in der Frauenklinik der LMU München, Großhadern. Kontakt: Tel. 089–4400–76 806, jeden Dienstag von 10:00–12:30 Uhr nach Voranmeldung. Beratungsangebote
- Bayerische Krebsgesellschaft e. V., Nymphenburger Straße 21a, 80335 München, Tel: 089–548 840–21, -22, -23 (psychosoziale Krebsberatung, Angebote wie Sport, Qigong, Maltherapie, Vorträge), Internet: www.bayerische-krebsgesellschaft.de
- BRCA-Netzwerk e. V. – Hilfe bei familiärer Krebserkrankung (Selbsthilfe); Gesprächskreis München: Bayerische Krebsgesellschaft e. V., c/o Traudl Baumgartner, Nymphenburger Str. 21a, 80335 München, Tel. 0151–61 066 166, Treffen: jeden 3. Montag im Monat um 19:00 Uhr, E-Mail: traudl.baumgartner@brca-netzwerk.de, Internet: www.brca-netzwerk.de
- Krebsberatungsstelle des Bayerischen Roten Kreuzes, Perchtinger Str.5, 81379 München, Tel. 089–2373 276, -278 (viele verschiedene Angebote, z. B. psychosoziale Beratung, Gruppen- und Kursangebotewie „Aktivierung der Selbstheilungskräfte", Kontaktcafé, angeleitete Selbsthilfegruppen); E-Mail: krebsberatung@brk-muenchen.de, Internet: www.brk-muenchen.de/krebsberatung
- Krebsberatungsstelle am Tumorzentrum München Pettenkoferstraße 8a, 80336 München, Tel. 089–4400–53 351, Fax 089–4400–53 354; Gespräche (persönlich, telefonisch, auch per Video) nach telefonischer Vereinbarung, E-Mail: krebsberatung-tzm@med.uni-muenchen.de
- brustkrebs-muenchen e. V., Lise-Meitner-Str. 7, 85662 Hohenbrunn, Tel. 089–60 190 923 (viele Angebote, z. B.Online-Yoga, Informationsveranstaltungen, Chor, Telefonhotline und mehr), Internet: www.brustkrebs-muenchen.de
- Krebsberatungsstelle lebensmut e. V. am CCC München LMU (u. a. Psychosoziale Krebsberatung, Familiensprechstunde für Kinder & Jugendliche krebserkrankter Eltern, Krebs im Alter); Tel. 089/4400–74918, Email: ccc.lebensmut-kbs@med.uni-muenchen.de; www.lebensmut.org; www.krebs-im-alter.de
- Frauentherapiezentrum München, Güllstraße 3, 80336 München, Tel: 089–747 370–15, Psychoonkologie: Frau Elgard Schinko (Psychosoziale Selbsthilfegruppen, Angehörigenberatung, Beratung und Krisenintervention, Verfahren zur Krankheits- und Stressbewältigung), Internet: www.ftz-muenchen.de
- FrauenGesundheitsZentrum e. V., Grimmstr.1,1. Stock, 80336 München, Tel. 089–69310720 (Information, psychosoziale Beratung, Krisenintervention, angeleitete körperorientierte Gruppe für Frauen), Internet: www.fgz-muc.de
- Frauenselbsthilfe nach Krebs e. V., Haus der Krebs-Selbsthilfe, Thomas-Mann-Straße 40, 53111 Bonn, Geschäftsstelle, Tel. 0228–338 894–02, Internet: www.frauenselbsthilfe.de
- mamazone – Frauen & Forschung gegen Brustkrebs e. V. (im Haus des MDK Bayern), Max-Hempel-Straße 3, 86153 Augsburg, Tel. 0821–26 841910, Internet: www.mamazone.de
- Brustkrebsorganisation: Brustkrebs Deutschland e. V., Lise-Meitner-Str. 7, 85662 Hohenbrunn, Tel. 089–41 619 800, kostenloses Brustkrebstelefon: 0800–0117 112, jeden Montag von 17:30–19:00 Uhr kostenlose, ärztliche Telefonsprechstunde, viele Infos und Experten-Videointerviews, Internet: www.brustkrebsdeutschland.de und www.brustkrebsdeutschland.tv, E-Mail: info@brustkrebsdeutschland.de

© Tumorzentrum München und Zuckschwerdt Verlag | DOI 10.4486/395.09

Apps und Onlinecoaching

Im Bereich Brustkrebs gibt es aktuell 2 DiGAs für Online-Coaching, die zertifiziert und vom BfArM geprüft sind (DiGA-Verzeichnis (bfarm.de):
PINK! Coach: Individualisiertes Programm (in den Bereichen Bewegung, Ernährung, mentale Gesundheit), Nebenwirkungs-Chatbot, Terminverwaltung, Community-Funktion, Wallet zur Organisation von Befunden und Dokumenten PINK Coach (pink-brustkrebs.de)
Optimune: Medizinprodukt für ein gestärktes Immunsystem sowie seelische Belange bei Brustkrebs. Die psychoonkologischen Interventionen sind verhaltenstherapeutisch orientiert. Nur in der Nachsorge zugelassen und webbasiert.

Weitere Apps

AGO-App: Die AGO-Kommission Mammakarzinom der Arbeitsgemeinschaft Gynäkologische Onkologie e. V. (AGO) erarbeitet jedes Jahr die Empfehlungen zur Therapie und Diagnostik auf dem neuesten Stand. Die App ist kostenlos.
Breastcare-App: Die Brustkrebsvorsorge-App von Pink Ribbon Deutschland, die Frauen in verschiedenen Sprachen (Deutsch, Englisch, Türkisch, Französisch, Spanisch, Hocharabisch und Farsi) bezüglich Früherkennung informiert.

© Tumorzentrum München und Zuckschwerdt Verlag | DOI 10.4486/395.09

Physikalisch-therapeutische Maßnahmen und Rehabilitation

C. Jakob-Ertel, I. Bauerfeind

Schlagwörter

manuelle Lymphdrainage • Krankengymnastik • Lymphödem • Lymphdrainage • Heilmittelrichtlinie • Rehabilitation • sozialmedizinische Beurteilung

Allen Patientinnen nach Brustkrebsbehandlung stehen gesetzliche Leistungen zur Minderung von Beschwerden zu, die möglicherweise nach oder während einer Brustkrebstherapie entstanden sind. Zur Erfassung und Klassifikation von funktionellen Einschränkungen und Behinderungen steht die Internationale Klassifikation der Funktionsfähigkeit, Behinderung und Gesundheit (ICF) der WHO zur Verfügung (WHO 2001).
Im Prinzip können bei der Erstdiagnose drei Phasen der Rehabilitation definiert werden,

- postoperative Phase
- adjuvante Therapie
- Nachsorge

Physikalisch-therapeutische Maßnahmen in der postoperativen Phase

Die Liegedauer der Patientinnen nach der Operation der Brust beträgt derzeit im Durchschnitt 3 bis 5 Tage. Die physikalischen Maßnahmen müssen somit gut und rechtzeitig koordiniert und für den ambulanten Bereich organisiert werden.
Ziele der frühen Physiotherapie sind:

- Pneumonie- und Thromboseprophylaxe
- Ödemprophylaxe
- Verbesserung der Arm- und Schultermobilität
- Vermeidung von Fehl- und Schonhaltungen
- Förderung von Elastizität und Verschieblichkeit der Narbe
- Schmerzlinderung

Zum Einsatz können kommen: Krankengymnastik, Atemtherapie, manuelle Lymphdrainage bei Vorliegen eines postoperativen Ödems. Empfehlenswert sind Informationen zur Lymphödem-Prophylaxe (Flyer) vor Entlassung der Patientin ebenso wie, je nach Ausmaß der Operation, Hinweise auf eine Miederwaren- und Brustepithesen-Beratung.
Physikalisch-therapeutische Maßnahmen während der adjuvanten Therapie können die Patientinnen auch während der Chemotherapie und Strahlentherapie unterstützen. Dadurch können Nebenwirkungen wie

© Tumorzentrum München und Zuckschwerdt Verlag | DOI 10.4486/395.09

- Übelkeit,
- Schmerzen,
- Erschöpfung und Fatigue,
- Schlafstörungen und Ängste

reduziert werden.
Durch den Einsatz von Taxanen kann neben dem bekannten Risiko für eine Polyneuropathie auch das Risiko für die Entstehung eines Lymphödems erhöht werden (Haidinger und Bauerfeind 2019). Derzeit zeigen erste Studienergebnisse, dass Kühlsysteme an den Extremitäten während der Infusion das Risiko für eine PNP reduzieren können. Helfen kann auch das Erlernen von Entspannungsverfahren, z. B. Muskelentspannung nach Jakobson, sowie leichtes Ausdauertraining ohne Überbelastung nach Anweisung durch den Arzt und Physiotherapeuten.
Durch die Radiotherapie kann es zu einer perilymphovaskulären radiogenen Fibrose kommen. Manuelle Lymphdrainage kann simultan während der Bestrahlung unterstützend angewendet werden. Es sollte darauf geachtet werden, hierbei nur im angrenzenden gesunden Quadranten zu agieren. Auf eine intensive Hautpflege des bestrahlten Gebietes ist hinzuweisen.
Während und direkt nach der Bestrahlung kann die Schultermobilität beeinträchtigt sein. Regelmäßige, therapieangepasste Krankengymnastik und Übungen zu Hause können dieses Risiko reduzieren.

Physikalisch-therapeutische Maßnahmen nach Abschluss der adjuvanten Therapie

Die Teilnahme an Krebssportgruppen und/oder am onkologischen Reha-Sport soll aktiv empfohlen werden. Mit dem Formular 56 kann onkologischer REHA-Sport rezeptiert werden (Abbildung 1).

Koster übernahme Rehabilitationssport

Eine Verbesserung der physischen-psychischen-sozialen Komponenten kann erreicht werden durch kontrollierte, langsame Übungen beim Krafttraining, eine vollständige Bewegungsamplitude, die Atemtechnik und das Einhalten von Belastungswechseln. Empfehlenswert ist immer das Tragen eines Sport-BHs und bei bestehendem Armlymphödem eines Armstrumpfs (Földi und Földi 2010). Die Patientinnen sollen eigentlich schon während der adjuvanten Therapie zur Bewegung angeleitet werden, wie z. B.:

- Wandern
- Nordic Walking
- Schwimmen

Physikalisch-therapeutische Verordnungen nach Bedarf sind wieder:

- Krankengymnastik
- Atemtherapie
- manuelle Lymphdrainage
- manuelle Therapie

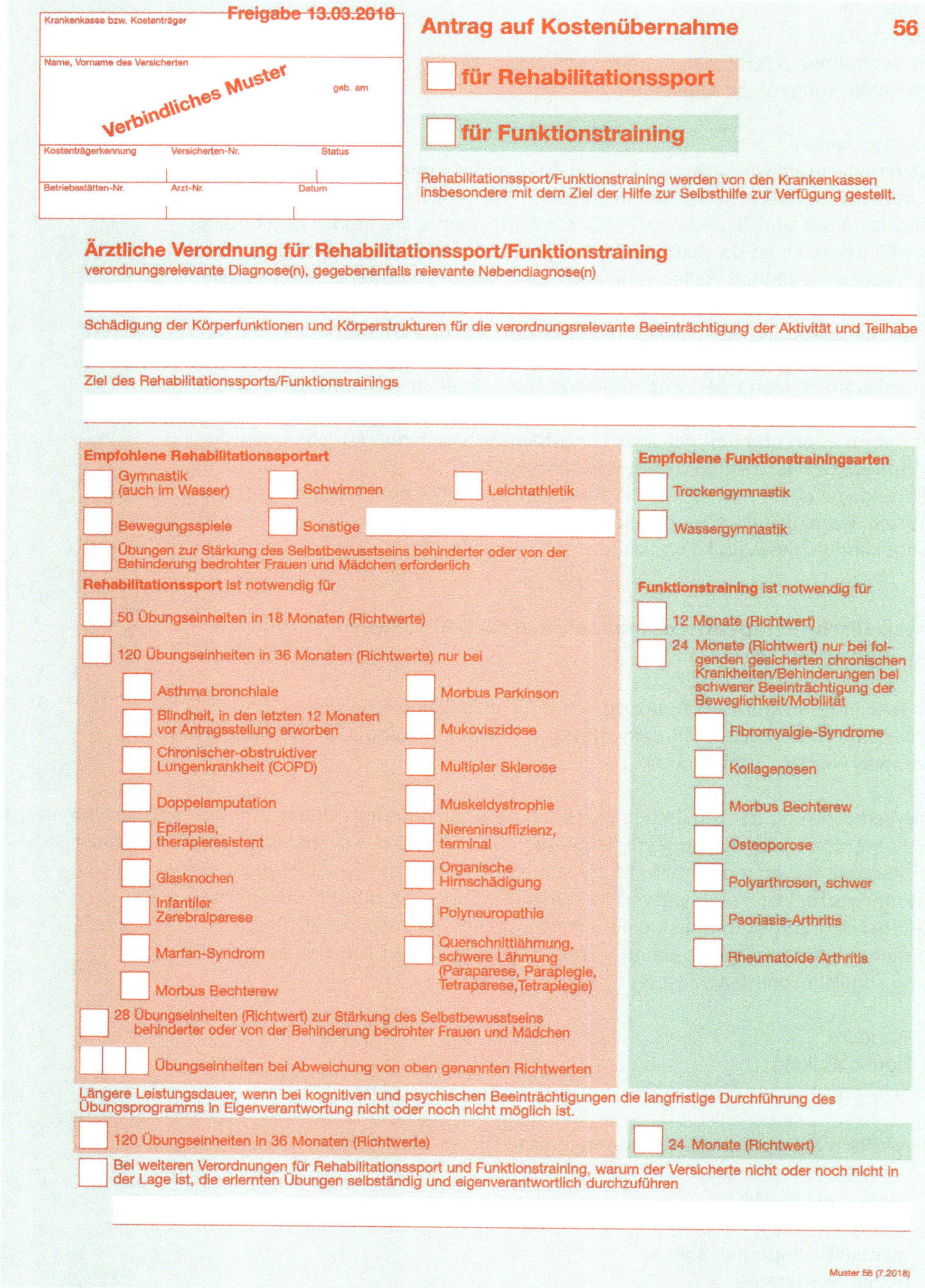

Krankenkasse bzw. Kostenträger

Freigabe 13.03.2018

Name, Vorname des Versicherten

geb. am

Verbindliches Muster

Kostenträgerkennung | Versicherten-Nr. | Status

Betriebsstätten-Nr. | Arzt-Nr. | Datum

Antrag auf Kostenübernahme **56**

☐ **für Rehabilitationssport**

☐ **für Funktionstraining**

Rehabilitationssport/Funktionstraining werden von den Krankenkassen insbesondere mit dem Ziel der Hilfe zur Selbsthilfe zur Verfügung gestellt.

Ärztliche Verordnung für Rehabilitationssport/Funktionstraining

verordnungsrelevante Diagnose(n), gegebenenfalls relevante Nebendiagnose(n)

Schädigung der Körperfunktionen und Körperstrukturen für die verordnungsrelevante Beeinträchtigung der Aktivität und Teilhabe

Ziel des Rehabilitationssports/Funktionstrainings

Empfohlene Rehabilitationssportart

☐ Gymnastik (auch im Wasser) ☐ Schwimmen ☐ Leichtathletik

☐ Bewegungsspiele ☐ Sonstige

☐ Übungen zur Stärkung des Selbstbewusstseins behinderter oder von der Behinderung bedrohter Frauen und Mädchen erforderlich

Rehabilitationssport ist notwendig für

☐ 50 Übungseinheiten in 18 Monaten (Richtwerte)

☐ 120 Übungseinheiten in 36 Monaten (Richtwerte) nur bei

☐ Asthma bronchiale

☐ Blindheit, in den letzten 12 Monaten vor Antragsstellung erworben

☐ Chronischer-obstruktiver Lungenkrankheit (COPD)

☐ Doppelamputation

☐ Epilepsie, therapieresistent

☐ Glasknochen

☐ Infantiler Zerebralparese

☐ Marfan-Syndrom

☐ Morbus Bechterew

☐ Morbus Parkinson

☐ Mukoviszidose

☐ Multipler Sklerose

☐ Muskeldystrophie

☐ Niereninsuffizienz, terminal

☐ Organische Hirnschädigung

☐ Polyneuropathie

☐ Querschnittlähmung, schwere Lähmung (Paraparese, Paraplegie, Tetraparese,Tetraplegie)

☐ 28 Übungseinheiten (Richtwert) zur Stärkung des Selbstbewusstseins behinderter oder von der Behinderung bedrohter Frauen und Mädchen

☐☐☐ Übungseinheiten bei Abweichung von oben genannten Richtwerten

Empfohlene Funktionstrainingsarten

☐ Trockengymnastik

☐ Wassergymnastik

Funktionstraining ist notwendig für

☐ 12 Monate (Richtwert)

☐ 24 Monate (Richtwert) nur bei folgenden gesicherten chronischen Krankheiten/Behinderungen bei schwerer Beeinträchtigung der Beweglichkeit/Mobilität

☐ Fibromyalgie-Syndrome

☐ Kollagenosen

☐ Morbus Bechterew

☐ Osteoporose

☐ Polyarthrosen, schwer

☐ Psoriasis-Arthritis

☐ Rheumatoide Arthritis

Längere Leistungsdauer, wenn bei kognitiven und psychischen Beeinträchtigungen die langfristige Durchführung des Übungsprogramms in Eigenverantwortung nicht oder noch nicht möglich ist.

☐ 120 Übungseinheiten in 36 Monaten (Richtwerte)

☐ 24 Monate (Richtwert)

☐ Bei weiteren Verordnungen für Rehabilitationssport und Funktionstraining, warum der Versicherte nicht oder noch nicht in der Lage ist, die erlernten Übungen selbständig und eigenverantwortlich durchzuführen

Muster 56 (7.2018)

Abbildung 1 *Formular 56 zur Verordnung von Rehabilitationssport (Vorderseite)*

© Tumorzentrum München und Zuckschwerdt Verlag | DOI 10.4486/395.09

Rehabilitationssport in Herzgruppen ist notwendig für

☐ 90 Übungseinheiten in 24 Monaten (Richtwerte) als Erstverordnung

☐ 45 Übungseinheiten in 12 Monaten (Richtwerte) bei weiterer Verordnung nur bei Belastbarkeit < 1,4 Watt/kg Körpergewicht

☐ 120 Übungseinheiten in 24 Monaten (Richtwerte) bei Kinderherzgruppen

☐☐☐ Übungseinheiten bei Abweichung von oben genannten Richtwerten

Längere Leistungsdauer, wenn bei kognitiven und psychischen Beeinträchtigungen die langfristige Durchführung des Übungsprogramms in Eigenverantwortung nicht oder noch nicht möglich ist.

☐ 45 Übungseinheiten in 12 Monaten (Richtwerte)

Empfohlene Anzahl wöchentlicher Übungsveranstaltungen für Rehabilitationssport/Funktionstraining

☐ 1 mal ☐ 2 mal

☐ 3 mal, Begründung ____________________

Für die ärztliche Verordnung ist die Nr. 01621 EBM berechnungsfähig

Datum T T M M J J

Vertragsarztstempel / Unterschrift des Arztes

Antrag auf Kostenübernahme

Rehabilitationssport/Funktionstraining soll bei folgendem Leistungserbringer durchgeführt werden

Verein, Träger usw., Postleitzahl, Ort

____

☐ Ich nehme am Rehabilitationssport/ Funktionstraining bereits teil seit M M J J

Datum T T M M J J

Unterschrift des Versicherten

Kostenübernahmeerklärung der Krankenkasse

Die Kosten werden entsprechend der bestehenden Vereinbarung übernommen zur Durchführung und Finanzierung des

☐ **Rehabilitationssports** gemäß § 43 Abs.1 Satz 1 SGB V i.V. m. § 64 Abs. 1 Nr. 3 SGB IX

für

☐ 50 Übungseinheiten / 18 Monate

☐ 120 Übungseinheiten / 36 Monate

☐☐☐ Übungseinheiten

☐ 90 Übungseinheiten / 24 Monate (Herzgruppen)

☐ 120 Übungseinheiten / 24 Monate (Kinderherzgruppen)

☐ 45 Übungseinheiten / 12 Monate (Herzgruppen)

☐ **Funktionstrainings** gemäß § 43 Abs. 1 Satz 1 SGB V i.V. m. § 64 Abs. 1 Nr. 4 SGB IX

Anzahl wöchentlicher Übungsveranstaltungen

☐ 1 mal ☐ 2 mal ☐ 3 mal

für die Dauer von

☐ 12 Monaten

☐ 24 Monaten

☐☐ Monaten

für den Zeitraum vom T T M M J J längstens bis T T M M J J

Datum T T M M J J

Diese Erklärung erfolgt unter der Voraussetzung, dass ein Leistungsanspruch gegenüber unserer Krankenkasse weiter besteht

Freigabe 13.03.2018

Verbindliches Muster

Stempel der Krankenkasse / Unterschrift

Abbildung 1 *Formular 56 zur Verordnung von Rehabilitationssport (Rückseite)*

© Tumorzentrum München und Zuckschwerdt Verlag | DOI 10.4486/395.09

Als Kontraindikationen für Sport während aller Phasen der Krebstherapie gelten akute Erkrankungen, Fieber und (plötzliche) Schmerzen. Bei Vorliegen eines dieser Symptome müssen diese abgeklärt werden, jedes Training hat hier zu unterbleiben. Ein normales Blutbild gilt zusätzlich als Grundlage für die Trainingsempfehlung. Knochenmetastasen sollten unbedingt auf dem Rezept für den onkologischen Sport vermerkt werden!

Spezielle Probleme

Strangbildung (Axillary-Web-Syndrom, AWS)

Strangbildung

Am häufigsten wird die Strangbildung durch die Entnahme von Lymphknoten aus der Achselhöhle ausgelöst. Die Menge der entfernten Lymphknoten spielt möglicherweise eine Rolle bei der Häufigkeit der Strangbildung (Koehler et al. 2018). Es ist nicht in jedem Fall zu erwarten, dass sich die Strangbildung innerhalb der ersten drei Monate zurückbildet. Differenzialdiagnostisch oder auch gleichzeitig kann ein sogenannter M. Mondor im Bereich der Achselhöhle, aber auch im Bereich der operierten Brust und/oder Thoraxwand bestehen. Hierbei handelt es sich am ehesten um eine reaktive Thrombophlebitis oder Vaskulitis. Eine (Begleit-) Thrombose der benachbarten Gefäße sollte ausgeschlossen werden.
Prozedere:

Selbstbehandlung

- Der Therapeut kann Dehnung und Lösungsgriffe in die Sitzung integrieren, die Einweisung der Patientin in die Selbstbehandlung sollte selbstverständlich sein.
- Verordnet werden können manuelle Therapie, manuelle Lymphdrainage und Krankengymnastik.
- Antiphlogistika können die Beschwerden verringern, den Verlauf aber eher nicht verkürzen.

Polyneuropathien an Händen und Füßen

präventive Maßnahmen
Polyneuropathien

Mindestens ein Drittel aller Patientinnen erleidet nach einer taxanhaltigen Therapie eine chronische Polyneuropathie (PNP). Etwa 20 % aller betroffenen Frauen haben auch ohne taxanhaltige Chemotherapie Sensibilitätsstörungen in den Extremitäten (Haidinger und Bauerfeind 2019). Die PNP ist extrem schwer zu therapieren. Zur Vermeidung sollten präventive Maßnahmen (Kühlung der Hände und Füße) schon während der Taxan-Applikation ergriffen werden.
Weitere unterstützende Maßnahmen sind:

- Hitzeeinwirkung sowie starker Druck und Reibung sollten vermieden werden, dazu gehören auch die Vermeidung zu heißer Duschen und das Waschen der Hände mit heißem Wasser
- pH-neutrale Seifen oder Duschöle verwenden
- weiche, bequeme Schuhe tragen
- mehrmals tgl. die Hände eincremen, z. B. mit Onlife-Creme (vormals Kapdolen)
- Verzicht auf Dampfbäder und Saunagänge

Neuropathische Schmerzen an Händen und Füßen nach Chemotherapie können durch physikalische Therapie nur kurzzeitig beeinflusst werden. Das Gleiche gilt

© Tumorzentrum München und Zuckschwerdt Verlag | DOI 10.4486/395.09

für Muskel- und Gelenkschmerzen als Folge der Einnahme von Medikamenten, die die Östrogenproduktion senken. Medikamentöse Therapie und Schmerzbewältigungsstrategien können hier lindernd wirken, ebenso wie Motivation zu onkologischem Reha-Sport.

Therapie des Hand-Fuß-Syndroms

Therapie des Hand-Fuß-Syndroms

Das Hand-Fuß-Syndrom (palmar-plantare Erythrodysästhesie) ist eine mit schmerzhafter Schwellung und Rötung einhergehende erythematöse Hautveränderung an den Handflächen und Fußsohlen, die als Begleitreaktion von Chemotherapien auftreten kann. In den Studien zur Capecitabin-Monotherapie (mit einer Dosis von 1250 mg/m^2 zweimal täglich an den Tagen 1 bis 14 eines 3-wöchigen Behandlungszyklus) wurde eine palmar-plantare Erythrodysästhesie aller Schweregrade mit einer Häufigkeit von 53–60 % beobachtet. Im Capecitabin/Docetaxel-Arm zur Behandlung des metastasierten Mammakarzinoms betrug die Häufigkeit 63 %. Bei einer Capecitabin-Dosis von 1000 mg/m^2 zweimal täglich an den Tagen 1 bis 14 eines 3-wöchigen Behandlungszyklus wurden in der Kombinationstherapie Hand-Fuß-Syndrome aller Schweregrade mit einer Häufigkeit von 22–30 % beobachtet (www.ado-homepage.de/komitee-kutane-nebenwirkungen.htlm).
Prozedere:

- Feuchtigkeitslotionen, Salben und Uridincremes
- kühle Bäder mit Traubenkernextrakt

Beschwerden durch die Brustprothese

Häufig sind z. B. Druckschmerz, zu kleine, zu große, zu schwer empfundene Prothese, Reiben des Büstenhalters oder die Fixierung der externen Prothesen problematisch. Zunächst sollte die Patientin zur Rücksprache mit dem Sanitätshaus angehalten werden, in dem die Versorgung gekauft wurde. Eine gute Zusammenarbeit und Kooperation mit den orthopädischen Fachgeschäften ist hilfreich. Die Patientin soll darauf hingewiesen werden, dass der lymphatische Abfluss nicht durch Abschnürungen der Unterwäsche behindert werden darf!

Mögliche Maßnahmen bei fortgeschrittener Metastasierung

Physikalische Therapieoptionen können die notwendigen lokalen, aber häufiger doch systemischen Therapieoptionen begleiten und körperliche Symptome lindern. Mögliche Interventionen bei starken Schmerzen sind – zusätzlich zur medikamentösen Schmerztherapie nach WHO – Entspannungstherapien zur Reduktion der reaktiven Hypertonie betroffener Muskeln, Elektrotherapie (z. B. TENS) und sanfte, ausstreichende Massagen, z. B. mit Lavendelöl. Neuropathische Schmerzen an Händen und Füßen nach Chemotherapie können durch physikalische Therapie nur kurzzeitig beeinflusst werden.
Bei Dyspnoe (Pleuritis carcinomatosa und/oder Lungenmetastasen, Kompression durch Tumor etc.) ist die Verordnung von Atemtherapie in allen Stadien der Erkrankung möglich und sinnvoll. Dadurch wird eine Verbesserung der Atemkontrolle, Muskelstärkung und Funktionsverbesserung erreicht. Dies führt zur Linderung von Angst und Stresssymptomen. Die frühzeitige Erkennung respiratorischer Probleme ist ausschlaggebend für ein optimales Dyspnoe-Management (Földi und Földi 2010).

© Tumorzentrum München und Zuckschwerdt Verlag | DOI 10.4486/395.09

Das sekundäre Lymphödem

Das Lymphödem ist eine regionale Weichteilschwellung durch Anreicherung proteinreicher Flüssigkeit im Interstitium, bedingt durch eine Insuffizienz des lymphatischen Systems. Daraus entwickelt sich eine chronische Erkrankung mit bleibenden, typischen Verdickungen und Verhärtungen des Gewebes durch Eiweißfibrosen (Damstra et al. 2008; Kalusche et al. 2011). Durch die Entfernung und/oder Bestrahlung von Achsellymphknoten kann es zum sekundärem Lymphödem des Armes und gleichseitigen Rumpfquadranten kommen.
Das Lymphödem wird nach den Leitlinien der AWMF in verschiedene Stadien eingeteilt (Tabelle 1).

Tabelle 1 Stadieneinteilung des Lymphödems (AWMF 2017)

Stadium		Pathologie	Symptome
0	Latenzstadium	keine Schwellung	pathologisches Lymphszintigramm
I	reversibel	eiweißreiches Ödem, fokale fibrosklerotische Gewebsveränderungen	weiche, Dellen hinterlassende Schwellung, Hochlagern reduziert die Schwellung, Akren häufig einbezogen
II	spontan nicht reversibel	lymphostatische Fibrosklerose	Gliedmaßen dekonturiert, Gewebe palpatorisch konsistenzvermehrt, auf Hochlagern nicht reagierende Schwellung
III	Elephanthiasis	ausgedehnte Fibrosklerose, Fettgewebsproliferation	säulenförmige Entstellung der Gliedmaßen, häufige Komplikationen (Erysipel, Mykosen, Lymphfisteln/-zysten, Hyperkeratose), invalidisierend

Mit Verbesserung der Operationstechnik sowie Zunahme der Sentinel-Node-Technik und damit größerer Schonung der axillären Lymphgefäße hat die Häufigkeit des Lymphödems in den letzten Jahren deutlich abgenommen. Derzeit erleiden nur noch 15–25 % der Frauen ein sekundäres Lymphödem.

Diagnostik

Basis der Diagnostik sind Anamnese, Inspektion und Palpation.

Anamnese

Komplikationen

Wichtig sind Fragen nach: Krankheitsbeginn, auslösenden Ursachen (OP, Radiatio, Überlastung etc.), postoperativer Wundheilung, Schmerzen, Spannungs-/Schweregefühl, Händigkeit (rechts- oder linkshändig), Komplikationen wie z. B. Erysipel, lymphokutanen Fisteln etc. sowie der bisherigen Behandlung.

© Tumorzentrum München und Zuckschwerdt Verlag | DOI 10.4486/395.09

Inspektion

Kennzeichen des benignen Lymphödems:
- einseitig oder asymmetrisch
- schmerzfrei
- Hautfarbe erhalten
- Handrücken geschwollen
- natürliche Hautfalten vertieft
- Stemmer-Zeichen positiv (Verdickung der Haut oberhalb der Zehengrundgelenke, außer bei proximaler Betonung, dann falschnegativ)

Ein benignes Lymphödem verursacht nie anhaltende Schmerzen, neurologische Symptome (wie Lähmungen oder Parästhesien) oder Hautveränderungen.

Palpation

- Brust, Thoraxwand,
- gesamter Rumpfquadrant vorne und hinten!
- das gesamte Einzugsgebiet der axillären Lymphknoten (Thorax vorne und hinten, Brust links und rechts, Supraklavikulargrube, Arm und Hand, dies alles im Seitenvergleich)
- Kraft und Sensibilität im Seitenvergleich
- Konsistenz des Lymphödems
- Armumfangmessung und Fotodokumentation

Therapie

Das sekundäre Lymphödem nach Brustkrebsoperation kann direkt nach dem Eingriff (postoperativ, postradiogen) oder aber auch nach jahrelanger Latenzphase auftreten. Es ist empfehlenswert, die Patientin bereits im Entlassungsgespräch darauf hinzuweisen, dass die Möglichkeit eines Lymphödems besteht, und ihr schon in diesem Zusammenhang zu erläutern, wie wichtig das sofortige Einsetzen der Therapie ist. Wenn die betroffenen Patientinnen rechtzeitig mit der Entstauungstherapie beginnen, ist nicht selten wieder der Zustand der Latenzphase zu erreichen. Sobald sekundäre Gewebsveränderungen vorhanden sind, ist dies nicht mehr möglich.

Komplexe physikalische Entstauungstherapie

- Manuelle Lymphdrainage
- Hautpflege
- Kompressionstherapie
- Bewegungstherapie

Wenn die Patientin sich in der ärztlichen Praxis mit einem Lymphödem auch geringster Ausprägung vorstellt, wird eine 2-Phasen-Entstauungstherapie eingeleitet.

© Tumorzentrum München und Zuckschwerdt Verlag | DOI 10.4486/395.09

Entstauungsphase

- *Phase 1: Entstauungsphase:*
  - Tägliche Behandlung an 5 Tagen mit manueller Lymphdrainage – Hautpflege – Kompressionstherapie – Bewegungstherapie.
  - Der Kompressionsverband sollte möglichst über Nacht getragen werden. Der Termin für die nächste Behandlung sollte im Laufe des Vormittags des nächsten Tages angeboten sein.
  - dieses Vorgehen so lange fortsetzen, bis der Arm eine maximale Entstauung erreicht hat; dann nahtloser Übergang in

Erhaltungsphase

- *Phase 2: Erhaltungsphase:*
  - In einem lymphologisch zertifizierten Sanitätshaus wird der Patientin ein i. d. R. flachgestrickter medizinischer Kompressionsstrumpf nach Maß angefertigt.
  - Wichtig: Bis zum Eintreffen des Strumpfes muss die Patientin weiter gewickelt werden!
  - In der Erhaltungsphase ist es nicht in allen Fällen notwendig, regelmäßige ML-Behandlungen durchzuführen, außer bei Vorliegen fibrosklerotischer Veränderungen: in diesem Fall – je nach Schweregrad 1–3 x/Woche – ML, adäquate Hautpflege über Nacht, viel Bewegung.

Nach einer Tragezeit von etwa 6 bis 8 Monaten verlieren die Strümpfe ihre Elastizität und müssen erneuert werden. Damit sich das Lymphödem nicht verschlechtert, das Gewebe sich nicht weiter verhärtet und es nicht zur Fettgewebsvermehrung kommt, muss jetzt unbedingt wieder eine Entstauungsphase eingeleitet werden.
Der Kompressionsstrumpf hat lediglich eine erhaltende Funktion, d. h., ohne vorausgegangene Phase 1 der Entstauung ist das Tragen wirkungslos. Ebenso hat sich das prophylaktische Tragen eines Strumpfes nicht bewährt.

Maligne Lymphödeme

- Eine „Sonderstellung" nimmt das maligne Lymphödem ein: Definitionsgemäß entsteht es dadurch, dass ein maligner Tumor oder seine Metastasen den Lymphabfluss blockieren. Hier empfiehlt sich eine manuelle Lymphdrainage der gesunden angrenzenden Quadranten.
- Anlegen einer leichten, angepassten Kompressionsbandage, gut abgepolstert mit Schaumstoff. Die Bandage darf niemals Schmerzen verursachen!

Es gibt keine Hinweise darauf, dass durch äußere Faktoren wie Massage, manuelle Therapie oder Lymphdrainage eine Metastasierung induziert werden kann. Manuelle Lymphdrainage „verschleppt" keine Krebszellen.

Hautpflege

Im ärztlichen Gespräch ist die Patientin auf die Möglichkeit der Entstehung eines Erysipels und dessen Prävention hinzuweisen.
Aufgrund des durch die gestörte Mikro- und Makrozirkulation beeinträchtigten Hautstoffwechsels ist die Haut von Patienten mit Lymphgefäßerkrankungen häufig geschädigt oder empfindlich. Jede auch nur kleinste Verletzung kann zu einer

© Tumorzentrum München und Zuckschwerdt Verlag | DOI 10.4486/395.09

schweren bakteriellen Entzündung oder Infektion und somit zu einer Verschlechterung des Lymphödems führen (Földi und Földi 2010).
Zur Hautpflege werden seifenfreie medizinische Waschlotionen, pH7 oder leicht sauer pH5, empfohlen. Vorsichtiges Abtrocknen nach dem Waschen, vor allem in den Fingerzwischenräumen, ist wichtig, um die Bildung von Mykosen zu vermeiden.

Neurologische Nebenwirkungen

Eine Armplexuslähmung als Spätfolge der direkten Bestrahlung des Plexus ist heutzutage sehr selten. Sie beginnt meist mit Parästhesien und diskreter Schwäche in der Hand, die über Monate und Jahre zunimmt. Die Kombination mit Armödemen ist häufig. Krankengymnastik und Ergotherapie können indiziert sein, um die Restfunktionen zu erhalten. Die Versorgung mit Hilfsmitteln in der Küche ist Aufgabe der Ergotherapie, ebenfalls die Versorgung mit modernen Schienen.
Liegt zusätzlich ein Lymphödem vor, so können Hochlagern und Kompressionsstrumpf evtl. nicht vertragen werden. Hier sollte die Patientin selbst herausfinden, was für sie am besten ist. Da die Hand meist unangenehm kalt ist, hat sich auch zu Hause das Tragen von Wollhandschuhen ohne Fingerspitzen zur Schmerzreduktion und Trophikverbesserung bewährt.

Ergotherapie

neurologische Nebenwirkungen

Operative Möglichkeit bei Armödem

Tritt nach konsequenter konservativer Therapie eines Lymphödems keine befriedigende Verbesserung ein, so kann die Möglichkeit einer direkten Rekonstruktion der in der Achsel unterbrochenen Lymphbahnen durch eine autogene mikrochirurgische Lymphgefäßtransplantation erwogen werden. Falls eine lympho-lymphatische Transplantation nicht möglich ist, kann der mikrochirurgische Anschluss der Transplantate an ortsständige Lymphknoten in Erwägung gezogen werden (Baumeister et al. 2003, Wallmichrath et al. 2011). Die Überweisung an spezialisierte Zentren ist unabdingbar.

Lymphgefäßtransplantation

Kompressionsstrumpfversorgung bei sekundärem Lymphödem

Ein Kompressionsstrumpf hat keine entstauende Wirkung. Sollte die Patientin ein Lymphödem auch nur geringen Ausmaßes vorweisen, muss der Arm erst durch den Therapeuten mit Kompressionsbandagen entstaut werden. Eine Patientin, die noch kein Lymphödem vorweist, benötigt auch keinen Armstrumpf. Kontrollmessungen am Arm können das Lymphödem objektivieren.
Verordnet werden beim Lymphödem Kurzzugstrümpfe. Diese werden als flachgestrickte Maßstrümpfe hergestellt. Sie zeichnen sich, richtig angepasst, durch perfekten Sitz und exakten Kompressionsdruck aus (Földi und Földi 2010).
Armstrümpfe werden ausschließlich nach Maß hergestellt. In der Regel reicht die Kompressionsklasse 1 oder 2 aus.
Spätestens nach 8 Monaten müssen die Strümpfe ausgewechselt werden, da die eingelegten Gummifäden ihre Elastizität verlieren. Jeder Patient hat das Recht,

© Tumorzentrum München und Zuckschwerdt Verlag | DOI 10.4486/395.09

eine Wechselversorgung zu bekommen. Bitte mit der Zweitversorgung auf jeden Fall warten, bis sichergestellt ist, dass der Armstrumpf richtig passt.
Auf dem Rezept muss auf jeden Fall stehen:

- Erstversorgung oder Zweitversorgung
- Anzahl der Strümpfe ggf. mit Begründung
- Kompressionsklasse
- Länge und Ausführung
- Maßanfertigung!
- Sonderanfertigungen und notwendige Zusätze
- sowie die Diagnose.

Anziehhilfen wie z. B. Easy Slide erleichtern das Anziehen (Földi und Földi 2010).

Heilmittel

Umfangreiche Änderungen vereinfachen die Heilmittelverordnung ab dem 1. Januar 2021. Die Heilmittel-Richtlinie führt ab diesem Datum ein gemeinsames Verordnungsformular für alle Fachbereiche ein (Abbildung 2).
Es wurde eine orientierende Behandlungsmenge pro Verordnungsfall eingeführt. Die maximale Verordnungsmenge beträgt sechs Behandlungen je Verordnung. Ausnahme: Verordnungen mit langfristigem Heilmittelbedarf oder besonderem Verordnungsbedarf. Hier kann die Verordnungsmenge mit Begründung für bis zu zwölf Wochen bestimmt werden.
Ist die orientierende Behandlungsmenge ausgeschöpft, gibt es auch weiterhin die Möglichkeit, Heilmittel zu verordnen. Die Therapie muss medizinisch begründet sein und dokumentiert.
Bei physiotherapeutischen Verordnungen und auch in der Ergotherapie können die Verordnungseinheiten je Verordnung auf maximal drei unterschiedliche vorrangige Heilmittel aufgeteilt werden, soweit der Heilmittelkatalog in der Diagnosegruppe mehrere vorrangige Heilmittel vorsieht.
In der Lymphologie gibt es künftig folgende Leitsymptomatiken:

a) Schädigung der Lymphgefäße, Lymphknoten, Kapillaren
b) Schädigung der Haut (Verdickung von Kutis, Subkutis, trophische Veränderungen der Epidermis)
c) Schmerzen
d) individuelle Symptomatik

Es können auch mehrere Leitsymptome angegeben werden sowie konkrete Therapieziele formuliert werden.
Im Falle eines vorliegenden Armlymphödems muss, wie vorher auch, das Kompressionsmaterial extra verordnet werden.
Hier bieten verschiedene Firmen gut sortierte Bandagesets an, das Material kann jedoch auch einzeln verordnet werden. Die Physiotherapeutin/der Physiotherapeut kann beurteilen, wie viele Kompressionsbinden benötigt werden.

© Tumorzentrum München und Zuckschwerdt Verlag | DOI 10.4486/395.09

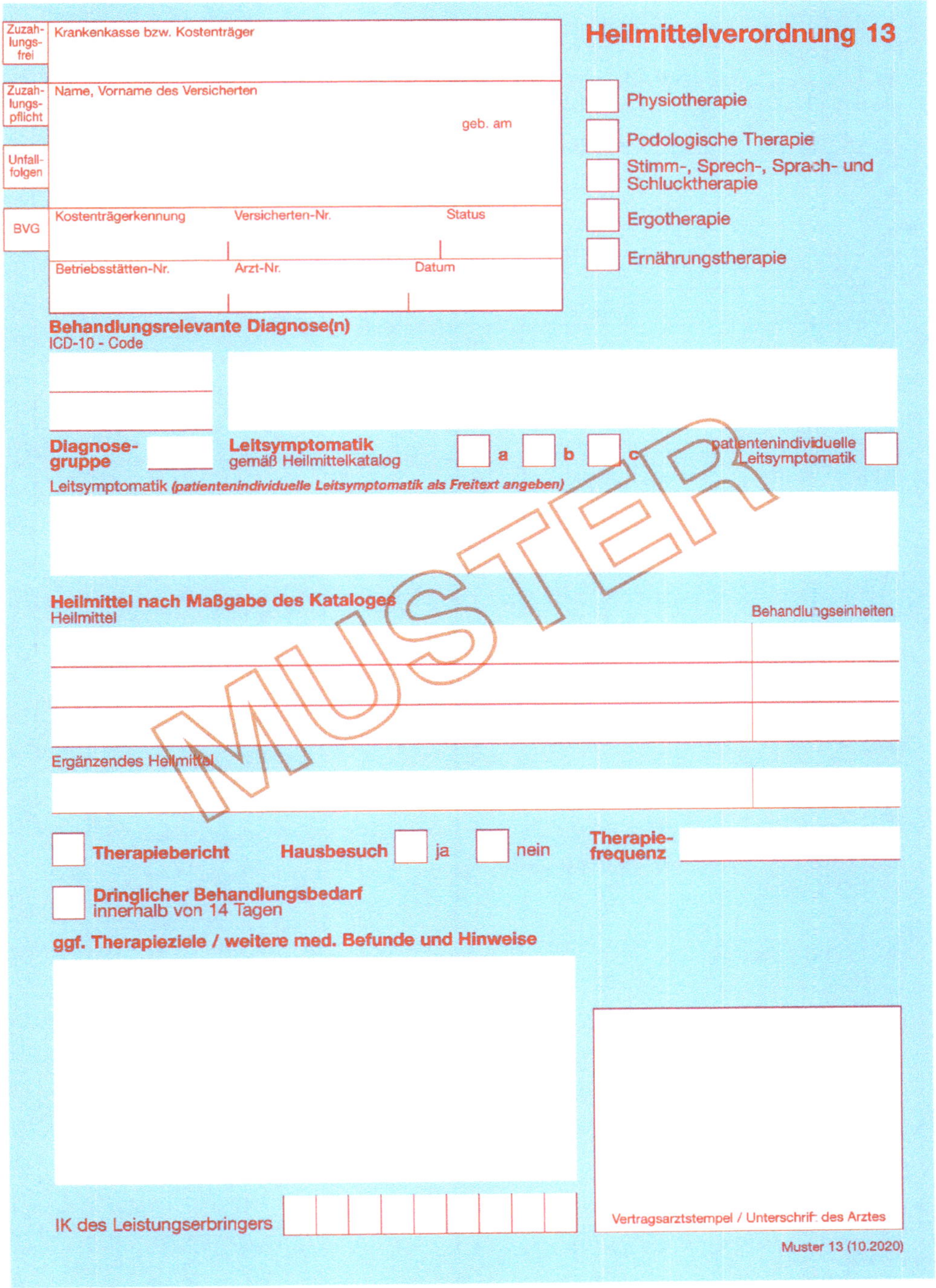

Zuzahlungsfrei | Krankenkasse bzw. Kostenträger

Zuzahlungspflicht | Name, Vorname des Versicherten | geb. am

Unfallfolgen

BVG | Kostenträgerkennung | Versicherten-Nr. | Status

Betriebsstätten-Nr. | Arzt-Nr. | Datum

Heilmittelverordnung 13

- Physiotherapie
- Podologische Therapie
- Stimm-, Sprech-, Sprach- und Schlucktherapie
- Ergotherapie
- Ernährungstherapie

Behandlungsrelevante Diagnose(n)
ICD-10 - Code

Diagnosegruppe | **Leitsymptomatik** gemäß Heilmittelkatalog | a | b | c | patientenindividuelle Leitsymptomatik

Leitsymptomatik *(patientenindividuelle Leitsymptomatik als Freitext angeben)*

Heilmittel nach Maßgabe des Kataloges
Heilmittel | Behandlungseinheiten

Ergänzendes Heilmittel

Therapiebericht | **Hausbesuch** ja | nein | **Therapiefrequenz**

Dringlicher Behandlungsbedarf innerhalb von 14 Tagen

ggf. Therapieziele / weitere med. Befunde und Hinweise

IK des Leistungserbringers

Vertragsarztstempel / Unterschrift des Arztes

Muster 13 (10.2020)

MUSTER

Abbildung 2 *Verordnungsformular 13 (Quelle: www.kbv.de); Vorderseite*

© Tumorzentrum München und Zuckschwerdt Verlag | DOI 10.4486/395.09

Empfangsbestätigung durch den Versicherten

Ich bestätige, die im Folgenden aufgeführten Behandlungen erhalten zu haben

	Datum	Maßnahmen *(erhaltene Heilmittel, ggf. auch Hausbesuche)*	Leistungserbringer	Unterschrift des Versicherten
1				
2				
3				
4				
5				
6				
7				
8				
9				
10				
11				
12				
13				
14				
15				
16				
17				
18				
19				
20				

MUSTER

Abrechnungsdaten des Heilmittelerbringers

Rechnungsnummer

IK des Leistungserbringers

Belegnummer

Behandlungsabbruch

T T M M J J

Nach Rücksprache mit dem Arzt

☐ Abweichung von der Frequenz

Änderung in

☐ Gruppentherapie ☐ Einzeltherapie

Begründung

Stempel/Unterschrift des Leistungserbringers

Abbildung 2 *Verordnungsformular 13 (Quelle: www.kbv.de); Rückseite*

© Tumorzentrum München und Zuckschwerdt Verlag | DOI 10.4486/395.09

Ergotherapie

Die Ergotherapie bietet eine große Breite an Behandlungsmöglichkeiten. Sie dient der überleitenden Vorbereitung zum Lebensalltag. Besonders häufig sollte sie als zusätzliche Therapieoption direkt nach einer Brustkrebsoperation, während einer belastenden Chemo- und/oder Strahlentherapie zur Anwendung kommen. Das Therapieziel hier ist eine psychische und körperliche Stabilisation der Patientin, Minderung sensomotorischer Einschränkungen und Wiedergewinnung von Lebensfreude durch kreatives Arbeiten.
Besonders bei den Polyneuropathien nach Taxan-Therapie profitieren die Patientinnen von einer funktionellen Kombination aus Ergotherapie, Physiotherapie und Bewegungstherapie
Ergotherapie kann des Weiteren bei sekundärer Plexusschädigung als Spätfolge der Bestrahlung eventuell zusammen mit Krankengymnastik verordnet werden. So werden verbleibende Funktionen der betroffenen Extremität möglichst lange erhalten. Die Schienenversorgung kann von Ergotherapeuten oder orthopädischen Fachgeschäften vorgenommen werden. Diese ist als Hilfsmittel zu verordnen.

Medizinische Rehabilitation

Sozialrechtliche Voraussetzungen

Vorrangiger Auftrag der gesetzlichen *Deutschen Rentenversicherung* (DRV) in Bezug auf Leistungen zur Rehabilitation ist die Sicherung der Erwerbsfähigkeit ihrer Versicherten. Es gilt das Prinzip „Rehabilitation vor Rente".
Ihrem gesetzlichen Auftrag entsprechend erbringt die DRV Leistungen zur medizinischen Rehabilitation beziehungsweise zur Teilhabe am Arbeitsleben sowie ergänzende Leistungen zur Rehabilitation mit dem Ziel, die Erwerbsfähigkeit ihrer Versicherten zu erhalten oder zu bessern und diese dauerhaft in das Erwerbsleben zu integrieren (§ 9 SGB VI).
Dafür erfolgt eine Anschlussheilbehandlung (AHB), je nach Kostenträger auch Anschlussrehabilitation oder Anschlussgesundheitsmaßnahme (AGM) sowie medizinische Rehabilitation im Antragsverfahren (MRA) genannt.

Anschlussheilbehandlung

Bei Vorliegen einer onkologischen Erkrankung kann die RV jedoch, anders als bei den übrigen Indikationen, auch Leistungen zur medizinischen Rehabilitation und ergänzende Leistungen zur Rehabilitation für andere Personengruppen – also nicht nur für die Versicherten – erbringen. Leistungsberechtigt sind bei Vorliegen der persönlichen und sozialmedizinischen Voraussetzungen nach § 31 Absatz 1 Satz 1 Nummer 3 SGB VI auch Bezieher einer Rente (Altersrentner, Hinterbliebenenrentner, Erwerbsminderungsrentner ohne Zeitrente) sowie nichtversicherte Angehörige von Versicherten oder Rentenbeziehern.
Für sie gelten im Falle einer onkologischen Erkrankung die übergeordneten Ziele der Rehabilitation: die positive Beeinflussung der durch die Erkrankung oder deren Therapie bedingten körperlichen, seelischen und/oder sozialen Behinderungen (Aster-Schenck et al. 2010).

© Tumorzentrum München und Zuckschwerdt Verlag | DOI 10.4486/395.09

Voraussetzungen für die onkologische Rehabilitation

Rehabilitationsfähigkeit

- Für die Rehabilitationsfähigkeit sind ein ausreichender Allgemeinzustand des Rehabilitanden mit einem Karnofsky-Index von über 60 %, eine ausreichende Belastbarkeit für etwa 5 Anwendungen pro Tag und Motivation Voraussetzung. Der Rehabilitand sollte sich selbst versorgen sowie zu den Mahlzeiten und Anwendungen gehen können. Er soll aufgrund seiner geistigen Aufnahmefähigkeit und psychischen Verfassung in der Lage sein, aktiv bei der Rehabilitation mitzuarbeiten.
- Der Rehabilitand sollte in der Regel allein reisefähig sein (mit Einschränkungen).
- Die entsprechenden versicherungsrechtlichen Voraussetzungen müssen erfüllt sein.

Eine hohe Pflegebedürftigkeit, die bei weit fortgeschrittenen Tumorerkrankungen eine palliative Behandlung erfordert, schließt eine onkologische Rehabilitationsmaßnahme aus. Sind Patientinnen nach diesen Kriterien nicht rehabilitationsfähig, kommt gegebenenfalls eine sekundäre Akutbehandlung in Betracht.
Adressen der Reha-Einrichtungen erhalten die Patientinnen bei ihren Kranken- und Rentenversicherungen.

Zugangswege zur onkologischen Rehabilitation

Antrag

Voraussetzung für eine Leistung zur medizinischen Rehabilitation ist immer ein Antrag der Versicherten, der in der Regel durch einen haus- oder fachärztlichen Befundbericht ergänzt wird. Der Befundbericht sollte die vorliegenden funktionellen Beeinträchtigungen von Aktivitäten und Teilhabe sowie Angaben zur Rehabilitationsfähigkeit enthalten. Im Anschluss an einen stationären Krankenhausaufenthalt kann eine onkologische Rehabilitation im Rahmen der Anschlussheilbehandlung erfolgen.
Leistungen zur onkologischen Rehabilitation werden in erster Linie von den gesetzlichen Rentenversicherungen erbracht. Gesetzliche Krankenversicherungen sind dann zuständig, wenn kein anderer Kostenträger vorrangig ist. Die Kostenträger sind zur Zusammenarbeit verpflichtet (§ 12 SGB IX). Wird ein Antrag auf Rehabilitation bei einem Kostenträger gestellt, der sich nach Prüfung nicht für zuständig erachtet, so muss er innerhalb von 14 Tagen den Antrag an den vermutlich zuständigen Kostenträger weiterleiten, der dann bei Vorliegen der Voraussetzungen einen Bescheid erteilen muss. Wenn kein Versicherer zuständig ist, übernimmt die Sozialhilfe die Kosten.
Private Krankenversicherungen übernehmen meist die Kosten für Anschlussrehabilitationen nach Akutbehandlungen; ob Leistungen für Heilverfahren übernommen werden, hängt vom jeweils individuell geschlossenen Vertrag ab.
In selteneren Fällen wird ein als rehabilitationsbedürftig angesehener Patient vom Sozialleistungsträger zur Stellung eines Antrags auf medizinische Rehabilitation bei der RV aufgefordert: Die Krankenkassen fordern langzeitarbeitsunfähige Patienten nach § 51 SGB V auf, einen Antrag zur medizinischen Rehabilitation zu stellen. Die Bundesagentur für Arbeit fordert arbeitsunfähige Arbeitslose nach § 125 SGB III auf, einen Antrag auf Rehabilitationsleistungen zu stellen.
Bei der Rentenversicherung selbst wird von Sozialmedizinern im Rahmen von Anträgen auf Rente wegen Erwerbsminderung gemäß § 10 und/oder § 15 SGB VI ge-

© Tumorzentrum München und Zuckschwerdt Verlag | DOI 10.4486/395.09

prüft, ob durch Rehabilitationsleistungen voraussichtlich die drohende Minderung oder die bereits verminderte Erwerbsfähigkeit abgewehrt werden kann. Sofern dies zu bejahen ist, fordern auch die RV-Träger den Rentenbewerber zur Teilnahme an einer medizinischen Rehabilitation auf (Aster-Schenck et al. 2010).
Eine AHB wird bis zu 2 Wochen nach einer stationären Akutbehandlung oder nach einer Bestrahlung (stationär oder ambulant, hier gelten andere Fristen) begonnen. Die Anträge werden noch vor Behandlungsende vom zuständigen Krankenhaus (bzw. der ambulanten Strahlenpraxis) an die RV-Träger geleitet. Diese entscheiden kurzfristig über die Bewilligung und beauftragen eine geeignete Rehabilitationseinrichtung. Eine Ausnahme bildet die DRV Bund: Hier darf das Krankenhaus bei entsprechender Indikation direkt einen Termin vereinbaren mit einer der Reha-Einrichtungen, die in einem Katalog der DRV festgelegt wurden. Die Versicherten dürfen Wünsche bzgl. der Reha-Einrichtung äußern, die endgültige Entscheidung obliegt jedoch den Kostenträgern.
Onkologische Heilverfahren erfolgen auf Antrag des Versicherten, der durch einen haus- oder fachärztlichen Befundbericht ergänzt werden sollte. In der Regel wird eine Rehabilitation für 3 Wochen bewilligt, in Ausnahmefällen auch für bis zu 4 Wochen (abhängig vom Kostenträger). Eine Verlängerung oder Verkürzung der stationären Rehabilitationsdauer kann bei medizinischer Notwendigkeit durch die Reha-Einrichtungen erfolgen, jedoch nur im Rahmen der Vorgaben der Kostenträger.

Ambulante Rehabilitation

Onkologische Rehabilitationsangebote im ambulanten Bereich sind nur wenig vorhanden. Der sehr geringe Anteil der Onkologie am Diagnosespektrum der ambulanten Rehabilitation erklärt sich nicht aus fehlenden Strukturen, sondern dürfte u. a. aus den komplexeren Anforderungen und möglicherweise der speziellen Situation von Tumorpatienten resultieren. Hier werden derzeit einzelne entsprechende Konzepte umgesetzt.

Heilverfahren

Die Träger der Rentenversicherung können als sonstige Leistungen zur Rehabilitation nach § 31 Abs. 1 SGB VI onkologische Nachsorgeleistungen bei malignen Geschwulst- und Systemerkrankungen erbringen. Diese werden bis zum Ablauf eines Jahres nach einer beendeten Primärbehandlung gewährt. Darüber hinaus können spätestens bis zum Ablauf von 2 Jahren nach beendeter Primärbehandlung Maßnahmen im Einzelfall erbracht werden, wenn erhebliche Funktionsstörungen entweder durch die Tumorerkrankung selbst oder durch Komplikationen bzw. Therapiefolgen vorliegen (Ca-Richtlinien der Rentenversicherungsträger in der geänderten Fassung vom 01.07.2018). Da zu selten von den Möglichkeiten der Anschlussheilbehandlung Gebrauch gemacht wird, werden oftmals erst im Rahmen dieser Heilverfahren die verschiedenen spezifischen Rehabilitationsmöglichkeiten genutzt.
Einschränkungen der *Teilhabe* in bedeutsamen Lebensbereichen werden durch Maßnahmen zur verbesserten Selbstversorgung, Haushaltsführung, sozialen Integration im Erwerbsleben und bei den Freizeitaktivitäten oder zur Benutzung von Verkehrsmitteln gemildert. Damit wird eine Verbesserung der Lebensqualität angestrebt.

© Tumorzentrum München und Zuckschwerdt Verlag | DOI 10.4486/395.09

Besondere Inhalte von Reha-Maßnahmen

Rehabilitations-Behandlungspfad

Eine qualitative hochwertige Rehabilitation berücksichtigt die Einhaltung typischer Behandlungsprozessmerkmale im Sinne eines Rehabilitations-Behandlungspfades sowie die Auswahl aus typischen Therapiemodulen.

- Bewegungstherapie
- funktionelle und arbeitsweltbezogene Therapien
- Lymphödemtherapie
- krankheitsspezifische Patientenschulung
- Gesundheitsbildung
- ernährungstherapeutische Leistungen
- psychologische Interventionen und künstlerische Therapien
- Entspannungsverfahren
- Leistungen zur sozialen und beruflichen Integration
- Vorbereitung nachgehender Leistungen

Um diese Bereiche abzudecken, ist ein multimodales Behandlungskonzept notwendig, das ein multiprofessionelles Team integriert. Neben dem Ärzte- und Pflegeteam einschließlich Pflegekräften mit Ausbildung im Wundmanagement sind Physiotherapeuten, Sportlehrer, Diätberater, Psychologen, Sozialpädagogen, Ergotherapeuten, Kunst-, Musik- und Tanztherapeuten sowie, entsprechend den Wünschen der Patientinnen, auch Seelsorger in die Therapiemaßnahmen einbezogen. Regelmäßige Teambesprechungen sind unerlässlich für das Erreichen der Rehabilitationsziele.

Sozialmedizinische und berufliche Rehabilitation als Leistungen zur Teilhabe am Arbeitsleben (LTA)

Die zunehmende Beschäftigungsrate von Frauen im Berufsleben und die Tatsache, dass mehr als die Hälfte der Betroffenen unter 60 Jahre alt ist, lässt eine hohe berufliche Problematik erwarten. Nach aktuellem Stand der Literatur kann postuliert werden, dass mehr als die Hälfte aller Patientinnen mit Brustkrebs in Deutschland nach einer onkologischen Erkrankung wieder ins Erwerbsleben zurückkehren.
Während die gesetzlichen Krankenkassen medizinische Rehabilitationsleistungen zur Vermeidung gesundheitlicher Verschlechterung initiieren (SGB V), übernehmen die gesetzlichen Rentenversicherungen (DRV Bund und DRV Land) in erster Linie die Kostenträgerschaft für ambulante und stationäre Rehabilitationsleistungen, um den Reintegrationsprozess in das Erwerbsleben zu fördern (SGB VI, IX), und haben hierzu auch den gesetzlichen Gestaltungsauftrag.

Reintegrationsprozess in das Erwerbsleben

Es ist zu prüfen:

- Ist die Rückkehr an den bestehenden Arbeitsplatz möglich?
- Kann innerhalb des Betriebes ein geeigneter Arbeitsplatz zur Verfügung gestellt werden?
- Besteht Belastbarkeit für Qualifizierungsmaßnahmen oder Umschulungen?
- Können Leistungen auf dem Arbeitsmarkt zur Hilfestellung erbracht werden?

© Tumorzentrum München und Zuckschwerdt Verlag | DOI 10.4486/395.09

Hierzu können auch die Rehabilitationsfachberater der RV-Träger miteinbezogen werden.
Für die sozialmedizinische Beratung und Beurteilung gelten dabei prinzipiell die gleichen gesetzlichen Bestimmungen der Rentenversicherungen wie bei der Begutachtung von Patienten mit anderen Tumoren oder anderen Erkrankungen.

Sozialrechtliche Informationen

- Information und Beratung zur Rehabilitation und Teilhabe behinderter Menschen (SGB IX, Bundesteilhabegesetz 2017)
- Information und Beratung zu Leistungen der Krankenversicherung (SGB V), der Rentenversicherung (SGB VI), der Pflegeversicherung (SGB XI), der Arbeitsverwaltung (SGB III) sowie Leistungen zur Sicherung des Lebensunterhaltes (SGB XII und SGB II)

Im Einzelfall umfasst dies u. a.:
- Beratung zum Schwerbehindertenrecht, Hilfestellung bei Antragstellung, Ausweise
- Beratung zu beruflichen Perspektiven
- Beratung und Antragstellung zur stufenweisen Wiedereingliederung
- Kontaktaufnahme zum Arbeitgeber
- wirtschaftliche Sicherung (Krankengeld, Übergangsgeld, Grundsicherung)
- Beratung zu Renten bei Erwerbsminderung
- rechtliche Fragen
- Wohnungssituation
- Kontaktaufnahme zu Vor- und Nachbehandelnden
- sonstige Fragen zur Rehabilitation
- soziale Integration

Beratung zur nachstationären Versorgung der Patienten bei Pflegebedürftigkeit: *Pflegebedürftigkeit*
- Einleitung häuslicher oder stationärer Pflege
- Ermittlung des Pflegebedarfs, ggf. Stellung des Antrags auf Pflegegrad/Leistungen der Pflegeversicherung
- Organisation/Unterstützung ambulanter Hilfen (z. B. Einschalten eines Pflegedienstes vor Ort, Hilfestellung bei der Suche nach einer Haushaltshilfe) *Pflegedienste*
- Vermittlung/Hilfestellung bei der Suche nach Pflegeeinrichtungen oder ggf. Hospizen
- Beratung von Angehörigen zur nachstationären Betreuung der Patienten

Sonstige Angebote und Hilfestellung

- Vermittlung von Selbsthilfegruppen in der Krebsnachsorge
- Vermittlung von Beratungsstellen in Wohnortnähe für Senioren oder onkologisch Erkrankte
- Unterstützung bei Beantragung einmaliger Beihilfen aus diversen Härtefonds
- Bereitstellung von Antragsformularen, Broschüren und Informationsschriften
- Unterstützung bei der Versorgung mit Hilfsmitteln
- enge Zusammenarbeit mit externen Fachdiensten und Kostenträgern

© Tumorzentrum München und Zuckschwerdt Verlag | DOI 10.4486/395.09

Schwerbehindertenrecht

Der durch die Tumorerkrankung festgestellte Grad der Behinderung (GdB) unterliegt der sog. „Heilbewährung" und wird in der Regel für zwei bis fünf Jahre ausgestellt. Bei Verschlimmerung der Erkrankung oder Hinzukommen weiterer Behinderungen empfiehlt es sich, einen Antrag zur Erhöhung des GdB zu stellen.

Sozialmedizinische Beurteilung, Erwerbsminderung und Berentungsfragen

Ärztlicherseits muss sehr gründlich und sorgfältig Stellung zur Belastbarkeit am Arbeitsplatz bezogen werden. Einschränkungen, Behinderungen und Vorbeugemaßnahmen müssen den speziellen Gegebenheiten entsprechend mitgeteilt werden. Dazu gehören auch alle Fragen über die berufliche Anpassung, Fortbildung und evtl. auch Umschulung. Konzeptionelles Bezugssystem ist hierzu die vorgenannte *International Classification of Functioning, Disability and Health*.
Körperliche Behinderungen als Folge einer operativen oder radiotherapeutischen Lokalbehandlung, der Chemotherapie und auch der hormonellen Maßnahmen sind für die verbliebene Leistung der Karzinompatientinnen von wesentlicher Bedeutung. Gerade bei länger dauernden adjuvanten Behandlungsmaßnahmen oder bei palliativer Tumorbehandlung sind die Patientinnen längere Zeit arbeitsunfähig. Der maximale Zeitraum bis zur Aussteuerung durch die Krankenkasse ist dabei 18 Monate.
Nach Abschluss einer stationären Rehabilitation muss eine sozialmedizinische Beurteilung der Erwerbsfähigkeit erstellt werden. § 43 SGB VI definiert den Begriff der „Rente wegen Erwerbsminderung". Das quantitative Leistungsvermögen wird dabei unterteilt in „6 Stunden und mehr", „3 bis unter 6 Stunden" und „unter 3 Stunden".

Leistungsvermögen

- Teilweise erwerbsgemindert sind danach Versicherte, die wegen Krankheit oder Behinderung auf nicht absehbare Zeit außerstande sind, unter den üblichen Bedingungen des allgemeinen Arbeitsmarktes mindestens 6 Stunden täglich erwerbstätig zu sein. Oftmals finden chronische Schmerzen und Lymphödem hier nicht ausreichend Berücksichtigung.
- Voll erwerbsgemindert sind Versicherte, die wegen Krankheit oder Behinderung auf nicht absehbare Zeit außerstande sind, unter den üblichen Bedingungen des allgemeinen Arbeitsmarktes mindestens 3 Stunden täglich erwerbstätig zu sein.
- Bei einem Leistungsvermögen von 6 Stunden und mehr sind die medizinischen Voraussetzungen einer Erwerbsminderung nicht erfüllt.

Für die sozialmedizinische Leistungsbeurteilung ist nach wie vor ausschlaggebend, dass nicht allein der Nachweis einer Diagnose oder einer Behinderung maßgebend ist, sondern die daraus resultierenden Funktionseinschränkungen und deren Auswirkungen auf die Ausübung einer Erwerbstätigkeit. Hierzu existiert die *Leitlinie zur sozialmedizinischen Beurteilung der Leistungsfähigkeit bei Mammakarzinom* (Deutsche Rentenversicherung 2011), in der im Einzelnen auf die Beurteilung der verschiedenen möglichen Funktionsstörungen eingegangen wird.
Berentungen wegen Erwerbsminderung werden im Regelfall zeitlich befristet. Nur wenn eine Wiederaufnahme jeglicher Erwerbstätigkeit aus medizinischen Gründen sicher auch für die Zukunft auszuschließen ist, kann von der Befristung abgesehen werden.

© Tumorzentrum München und Zuckschwerdt Verlag | DOI 10.4486/395.09

Zu betonen ist hierbei, dass allein die Diagnose eines Mammakarzinoms nicht mit der Aufhebung der Leistungsfähigkeit gleichzusetzen ist. Auch die medizinisch exakt erhobenen und wichtigen prognostischen Faktoren des Mammakarzinoms sind für die voraussichtliche Dauer einer Leistungseinschränkung und die Erfolgsaussichten rehabilitativer Maßnahmen nicht von Bedeutung. Die sozialmedizinische Beurteilung muss sich an dem „Ist-Zustand" und nicht an den Prognosekriterien orientieren.
Neben der Tumorerkrankung oder etwaigen Therapiefolgen sind insbesondere Zweiterkrankungen bzw. eine Multimorbidität der Patientinnen entscheidend für die Einschränkung der Leistungsfähigkeit. Es sind für die sozialmedizinische Beurteilung nicht die einzelnen mindernden Einschränkungen, sondern die Gesamtleistungsfähigkeit festzustellen.
Der behandelnde Arzt sowie der beigezogene Sozialarbeiter oder Rentenberater sollten dabei ganz besonders berücksichtigen, dass eine weitere Berufsfähigkeit der Patientinnen nach Mammakarzinom für das Selbstwertgefühl, die Lebensphilosophie und die Förderung sozialer Kontakte von großer Bedeutung sein kann.
Bezüglich der Beantragung einer Altersrente ist die Angabe der Existenz eines Schwerbehindertenausweises (ab GdB 50 %) unter Umständen sehr wichtig: Gemäß den verschiedenen Rentenreformen der letzten Zeit wird den Antragstellern beim Versichertenberater, Versicherungsamt oder der DRV je nach Geburtsjahrgang und erreichter Wartezeit individuell die Möglichkeit eines frühzeitigeren Eintritts der Altersrente berechnet. Unter Umständen ist eine vorzeitige Berentung ab dem 60. Lebensjahr mit maximalem Abschlag von 10,8 % bestenfalls abschlagsfrei möglich. Voraussetzungen für die Gewährung einer vorzeitigen Inanspruchnahme der Rente aufgrund der Schwerbehinderung sind:

Schwerbehindertenausweis

- Die rentenrechtliche Wartezeit (Mindestversicherungszeit) von 35 Jahren muss erfüllt sein.
- Die Schwerbehinderteneigenschaft von mindestens 50 % muss zum Rentenbeginn vorhanden sein.

Der genaue Zeitpunkt, ab wann eine vorgezogene Altersrente in Anspruch genommen werden kann, richtet sich nach dem Geburtsjahrgang der Schwerbehinderten.

Hilfestellungen zur Teilhabe am Arbeitsleben

Stufenweise Wiedereingliederung

Um nach längerer Arbeitsunfähigkeit den Wiedereinstieg an den alten Arbeitsplatz zu erleichtern, gibt es die Möglichkeit, mit zunächst reduziertem Stundenumfang die gewohnte Tätigkeit wieder aufzunehmen. Eine stufenweise Wiederaufnahme der Erwerbstätigkeit können arbeitsunfähige Versicherte binnen 4 Wochen nach einer medizinischen Rehabilitationsleistung mit Zahlung von Übergangsgeld durch die RV nutzen (§ 51 Abs. 5 SGB IX n. F.).

stufenweise Wiedereingliederung

Eine erst zu einem späteren Zeitpunkt medizinisch mögliche stufenweise Wiederaufnahme der Erwerbstätigkeit kann auf Antrag bei der zuständigen Krankenkasse während der Krankengeldzahlung ermöglicht werden. Durch eine stufenweise Wiedereingliederung verlängert sich der gesetzliche Krankengeldanspruch nicht, auch wenn die SWE durch die Rentenversicherung getätigt wird.

© Tumorzentrum München und Zuckschwerdt Verlag | DOI 10.4486/395.09

Eine Wiedereingliederung ist für Patientinnen immer wieder von großem Vorteil, um sich nach langer Arbeitsunfähigkeit in ihrer Leitungsfähigkeit einzuschätzen und in angemessenen Schritten bis zur vollen Arbeitsleitung zu steigern.

Ambulanter Rehabilitationssport nach Krebserkrankungen

Es ist eine wichtige ärztliche Aufgabe, Patientinnen nach Krebserkrankungen zu einer besseren Lebensqualität zu motivieren. Sport in der Krebsnachsorge hat viele Vorteile, unter anderem Besserung der Gelenkfunktionen, besonders auf der operierten Seite, Koordination, Entspannung, Steigerung der Leistungsfähigkeit und Stärkung des Immunsystems (Schüle 1999).
Es gibt Hinweise aus aktuellen Studien, dass Gewichtsnormalisierung mit fettarmer Diät – am besten zusammen mit regelmäßigem Ausdauertraining – sogar geeignet ist, die Prognose zu verbessern.
Die Verordnung erfolgt über die behandelnde Ärztin/den behandelnden Arzt.

Gesetzliche Krankenkasse

Über das Formular Muster 56 „Antrag auf Kostenübernahme für Rehabilitationssport" stehen der Patientin i. d. R. 50 Übungseinheiten zur Verfügung, die in einem Zeitraum von etwa 12 Monaten abtrainiert werden müssen.
Bei chronischen Erkrankungen, dazu zählt z. B. auch die Polyneuropathie, sind es 120 Übungseinheiten.

Deutsche Rentenversicherung

Dieses Formular nennt sich „Verordnung von Rehabilitationssport/Funktionstraining Formular G850".
Bei einer Verordnung von mehr als 6 Monaten bis längstens 12 Monaten muss die behandelnde Ärztin/der behandelnde Arzt eine ausführliche Begründung abgeben.
Trainingseinheiten 2 x pro Woche, mit ausführlicher Begründung auch 3 x pro Woche.
Rehabilitationssport für die Zeit nach der Reha-Maßnahme kann auch durch den behandelnden Arzt der Reha-Klinik verordnet werden.

© Tumorzentrum München und Zuckschwerdt Verlag | DOI 10.4486/395.09

Therapieempfehlungen nach Mammakarzinom-erkrankung

C. Höß, H. Budiman, A. Stefan, W. Abenhardt

Schlagwörter

Kontrazeption • Ovarprotektion • Schwangerschaft und klimakterischer Symptomenkomplex • Lebensqualität

Die Ausschaltung der Ovarialfunktion sowie die Gabe von Östrogenrezeptormodulatoren und Aromatasehemmern gehören zu den effektivsten Therapiestrategien beim hormonrezeptorpositiven Mammakarzinom und betreffen somit ca. zwei Drittel aller Patientinnen. In diesen Fällen ergeben sich problematische Themenbereiche wie Kontrazeption, Ovarprotektion, Schwangerschaft und klimakterischer Symptomenkomplex.

Kontrazeption

Eine sichere Kontrazeption ist gerade bei Patientinnen während einer Chemotherapie oder auch zielgerichteter Therapien dringend erforderlich.

Da orale Kontrazeptiva mit einer leichten Erhöhung des Mammakarzinomrisikos einhergehen, werden sie für Frauen nach einer solchen Diagnose – unabhängig vom Rezeptorstatus – nicht eingesetzt.

Barrieremethoden; Kupferspirale; Levonorgestrel enthaltende IUD; Salpingektomie

Für jüngere Frauen ist sicherlich eine Kupferspirale oder -Kette zu empfehlen. Mit Patientinnen ohne Kinderwunsch sollten Barrieremethoden diskutiert und diesen kann bei Wunsch nach definitiver Kontrazeption die Salpingektomie mit ihren präventiven Vorteilen für die Entstehung eines Tuben-/Ovarialkarzinoms angeraten werden.

Das Levonorgestrel (LNG) enthaltende IUD Mirena® schützt zwar auch vor – zumindest benignen – tamoxifeninduzierten Veränderungen des Endometriums und vor chemotherapieinduzierten Blutungsproblemen, deren Anwendung ist aber im Zustand nach Mammakarzinom aufgrund der limitierten und inkonsistenten Datenlage nicht zu empfehlen. Mehrere Studien zeigten zwar kein generell erhöhtes Risiko, aber doch in Subgruppen jüngeren Alters ein leicht erhöhtes Risiko für das Auftreten eines Mammakarzinoms unter Mirena®-Anwendung. Auch fand eine retrospektive belgische Studie in einer Subgruppenanalyse ein im Vergleich zu Nichtanwenderinnen grenzwertig erhöhtes Rezidivrisiko für Brustkrebspatientinnen, die Mirena® zum Zeitpunkt der Diagnose sowie auch nach der Diagnosestellung weiter anwendeten (Trinh et al. 2008; Soini et al. 2014). Im März 2007 wurde die Fachinformation (Rote-Hand-Brief) dahingehend geändert, dass dieses IUD bei Frauen mit hormonabhängigem Tumor entfernt werden müsse, die AGO beurteilt diese Situation mit +/- (AGO 2023), sodass die unklare Datenlage sowie die juristische Situation den Einsatz zurückhaltend beurteilen lässt. In dieser rechtlich problematischen Situation ist es nur nach ausführlicher Diskussion mit der

© Tumorzentrum München und Zuckschwerdt Verlag | DOI 10.4486/395.09

aufgeklärten Patientin vertretbar, eine bereits liegende Mirena®-Spirale nicht zu entfernen.
Ob neue, niedrig dosierte LNG-IUP (Jaydess®, Kyleena®) anders zu bewerten sind, bleibt abzuwarten. Manche Autoren halten diese nach nicht-hormonellen Kontrazeptionsmethoden durchaus für eine Option zweiter Wahl (auch zur Endometriumsprotektion unter Tamoxifen) für Frauen mit niedriger Rezidiv-Wahrscheinlichkeit, nach beidseitiger Mastektomie oder nach längerem krankheitsfreiem Intervall und ausführlicher Diskussion der eingeschränkten Datenlage (Casey et al. 2014; Vaz-Luis et al. 2018; Chen 2021b).
Weiterhin sind Barrieremethoden oder die Kupferspirale bzw. je nach Lebenssituation eine sichere und endgültige Kontrazeption durch Tubensterilisation – onkologisch optimal durch Salpingektomie – zu bevorzugen.

Notfallkontrazeption

Die „Notfallkontrazeption" mit dem Kupfer-IUD oder Ulipristalacetat, sogar eine kurzfristige Gabe von Levonorgestrel erscheint auch nach Mammakarzinom vertretbar (Casey et al. 2014; AGO 2023).

Fertilitätsprotektion

Die zur Fertilitätsprotektion erforderlichen hormonellen Maßnahmen können als sichere und effektive Optionen gerade Patientinnen mit Mammakarzinom angeboten werden (Vaz-Luis et al. 2018).

Schwangerschaft

Die Prognose für eine Frau mit Mammakarzinom scheint unabhängig vom Rezeptorstatus durch eine nachfolgende Schwangerschaft nicht belastet zu sein (Azim et al. 2011; Lambertini et al. 2018). Die jüngsten Ergebnisse des Positive-Trials zeigen bei Patientinnen mit hormonrezeptorpositivem Mammakarzinom nach Pausierung der antihormonellen Therapie keine erhöhten Rezidivraten (Partridge et al. 2022). Ein Follow-up ist geplant (siehe Kapitel *Mammakarzinom und Schwangerschaft*).

Vasomotorische Beschwerden

Vasomotorische Beschwerden betreffen 75–80 % der Frauen in der perimenopausalen Phase, dauern median 7–8 Jahre und verschlechtern die Lebensqualität in individuell sehr unterschiedlicher Ausprägung (Santen et al. 2021), insbesondere bei adipösen Frauen und Raucherinnen (Whiteman et al. 2003), bei Frauen mit erhöhtem FSH-Spiegel sowie bei manchen ethnischen Gruppen (Afrikanerinnen), und können bis ins hohe Alter persistieren. Es kommt zu profuser Perspiration, Palpitationen oder Angstzuständen, insbesondere nachts zu Schwitzattacken, Schlafstörungen und Müdigkeit (Stuenkel et al. 2015).

vasomotorische Symptome

Der Pathomechanismus vasomotorischer Symptome ist nicht völlig geklärt, scheint aber in Störungen der Thermoregulation zu liegen. Diese werden unter anderem von erhöhten zerebralen Norepinephrin-Spiegeln verursacht, die die thermoneutrale Zone verschmälern. Auch serotonerge, dopaminerge, glutamerge und cholinerge Transmittersysteme, auch der steroid-sensitive Neuroregulator

© Tumorzentrum München und Zuckschwerdt Verlag | DOI 10.4486/395.09

Kisspeptin mit Neurokinin B und Dynorphin spielen eine Rolle. Somit sind Hormone, Stress und Angst eng mit der Schwere und Häufigkeit dieser Beschwerden verbunden (Santen et al. 2021).
Im Vergleich zu einem Kontrollkollektiv haben Überlebende nach Mammakarzinomen ein 5,3-fach erhöhtes Risiko für klimakterische Beschwerden (Bordeleau et al. 2007).
Durch die Therapie eines Mammakarzinoms mit Zytostatika, GnRH-Analoga oder Anti-Östrogenen kann bei noch prämenopausalen Patientinnen eine iatrogene Ovarialinsuffizienz mit besonders heftigen Symptomen induziert werden. 20 bis zu 55 % der Frauen mit Mammakarzinom führen eine adjuvante Therapie aufgrund von Hormonmangelbeschwerden, vor allem Hitzewallungen, nicht weiter und nehmen eine höhere Rezidivrate in Kauf (Fellowes et al. 2001; Barron et al. 2007; Hickey et al. 2008; Cella et al. 2008; Avis 2008).

Hormonmangelbeschwerden

Eine Hormonsubstitution würde in dieser Situation in den meisten Fällen die Beschwerden beheben, jedoch ist eine wirksame Hormonsubstitution mit Östrogenen allein oder in Kombination mit Gestagenen bei Mammakarzinom-Patientinnen prinzipiell kontraindiziert.
Während die Therapie des klimakterischen Symptomenkomplexes schon bei Patientinnen ohne maligne Erkrankung ganz individuell – unter Berücksichtigung kardiovaskulärer, stoffwechsel- und knochenspezifischer, insbesondere anderweitiger onkologischer Risiken – gehandhabt werden muss, gilt dies für Patientinnen nach der Behandlung eines Mammakarzinoms in verstärktem Maß.

Mammakarzinom-Patientinnen und HRT

Die Behandlung mit Östrogenen und Gestagenen ist im Zustand nach Mammakarzinom prinzipiell kontraindiziert. Sogar bei rezeptornegativen Karzinomen kann im individuellen Fall eine Risikoerhöhung aufgrund der möglichen proliferativen Eigenschaften der Östrogene und Gestagene nicht ausgeschlossen werden.

Östrogene und Gestagene bei Z. n. Mammakarzinom

Die offene, randomisierte skandinavische HABITS-Studie, bei der die Rezidivhäufigkeit bei Mammakarzinom-Patientinnen unter überwiegend kombinierter HRT untersucht worden war, wurde nach einer medianen Nachbeobachtungszeit von 2,1 Jahren abgebrochen, da die substituierten Frauen ein deutlich erhöhtes Risiko für ein erneutes Brustkrebswachstum zeigten (n = 434, 26 % nodal-positiv, 21 % unter Tamoxifen, 26 Ereignisse mit vs. 8 ohne HRT, RR 3,5; bei Hormonrezeptorpositivität im Primärtumor RR 4,8; bei Rezeptornegativität 1,9) (Holmberg et al. 2004). Eine erneute Auswertung 2008 bestätigte diese Ergebnisse, die jedoch aufgrund der niedrigen Fallzahl keine valide Aussage zulassen (Holmberg et al. 2008).
In der prospektiv-randomisierten Stockholm-Studie war dagegen nach einer medianen Beobachtungsdauer von 4 Jahren das Risiko für ein Rezidiv nicht mit der HRT assoziiert (n = 378, 16 % nodal-positiv, höherer Anteil an reiner Östrogentherapie, 52 % unter Tamoxifen, 11 Ereignisse mit vs. 13 ohne HRT, RR 0,82) (von Schoultz et al. 2005). Im Rahmen einer Re-Analyse der Daten von 2013 nach 10,8 Jahren Follow-up wurde weiterhin kein signifikanter Unterschied zwischen der HRT- und der Placebo-Gruppe beobachtet (60 Ereignisse in der Hormongruppe und 48 in der Kontrollgruppe). Allerdings zeigte sich das Risiko für kontralaterale Karzinome erhöht (Fahlén et al. 2013).
Auch wenn viele kleinere Studien uneinheitliche Ergebnisse erbrachten und selbst die HABITS-Studie zu klein für eine definitive Aussage war und das Risiko mögli-

cherweise überschätzte, ist mit einem ungünstigen Effekt der HRT bei Patientinnen nach einer Mammakarzinom-Erkrankung zu rechnen. Bei rezeptorpositiven Karzinomen, insbesondere unter Therapie mit Aromatasehemmern, ist eine Hormonsubstitution kontraindiziert (S3-Leitlinie 2021; AGO 2023).
Allerdings fand man in randomisierten, kontrollierten Studien (Poggio et al. 2022, Wang et al. 2018) bei rezeptornegativen Fällen – im Gegensatz zu den rezeptorpositiven Karzinomen – keine signifikanten Unterschiede bei den Rezidivraten nach HRT (HR 1,15 [95 %-KI 0,7–1,8], p = 0,55). Auch die AGO bewertet die Indikation in diesen Fällen mit „+/-".
In anderweitig therapieresistenten Fällen mit klinisch sehr ausgeprägter oder subjektiv besonders belastender Symptomatik darf aber auch eine Hormonsubstitution nicht ausgeschlossen werden (Bordeleau et al. 2007). Bei definitivem Wunsch der Patientin ist eine möglichst niedrig dosierte und zeitlich begrenzte Hormongabe nach Aufklärung über Off-Label-Use und unter Inkaufnahme eines möglicherweise erhöhten Rezidivrisikos denkbar.
Insbesondere in der palliativen Situation bestimmt die optimale Symptomlinderung die Therapieentscheidung.
Die Hoffnungen auf eine risikoärmere Substanz wurden bei Tibolon durch die groß angelegte prospektiv-randomisierte LIBERATE-Studie mit 3098 analysierten Patientinnen enttäuscht (Stuenkel et al. 2015). So raten auch alle aktuellen Leitlinien von dieser Substanz nach Mammakarzinom-Erkrankung ab (Stute und Kiesel 2018; Ortmann et al. 2020; AGO 2023).
Prinzipiell sollte versucht werden, die Symptome ohne systemische hormonelle Substitution zu bessern. Es gilt, in jedem Einzelfall Prognose, Beschwerdebild und Risikobereitschaft einer Frau in die Entscheidung mit einzubeziehen und die Patientinnen aktiv zu einem Verhalten zu motivieren, das ohne medikamentöse Intervention für eine Linderung geeignet ist.
Seltene Ausnahmen bestehen am ehesten bei rezeptornegativer Erkrankung unter Berücksichtigung einer mäßig guten Datenlage oder unter Therapie mit Tamoxifen, da bei niedrig dosierter HRT die östrogenmodulatorische Wirkung an der Tumorzelle noch immer proliferationshemmend wirkt.
Siehe auch Empfehlungen der AGO und S3-Leitlinie (AGO 2023: „+/-", Ortmann et al. 2020).

Nichthormonelle Maßnahmen bei klimakterischen Beschwerden

(siehe auch Kapitel *Integrative Medizin*)
Regelmäßiges Betreiben von Ausdauersport verbessert Stimmung und Schlafqualität. Dies kann dem günstigen Effekt auf die eventuell vorhandene Insulinresistenz zuzuschreiben sein. Es gibt jedoch bislang keine ausreichende Evidenz für den positiven Einfluss von Sport auf vasomotorische Symptome.
Die günstige Beeinflussung klimakterischer Beschwerden durch Vermeidung von Übergewicht, ggf. Gewichtsabnahme (Huang et al. 2010), Verzicht auf Nikotin und exzessiven Alkoholgenuss wurde belegt (Anderson et al. 2015; Richardson 2013). Koffein scheint keinen negativen Einfluss zu haben (Chen 2021a).
Kleine praktische Maßnahmen wie z. B. Absenken der Zimmertemperatur, Verwendung von Handventilatoren, Kleidung nach dem Zwiebelschalenprinzip, Vermeidung von Auslösern wie z. B. scharfen Speisen und Stresssituationen können hilfreich sein.

© Tumorzentrum München und Zuckschwerdt Verlag | DOI 10.4486/395.09

Akupunktur, Yoga und Hypnose

Darüber hinaus scheinen klimakterische Beschwerden für Akupunktur, Yoga und sogar Hypnose zugänglich zu sein.
Einige Autoren beschreiben eine statistisch signifikante Wirkung unterschiedlicher Akupunkturformen speziell nach induzierter Menopause. Z. B. erreichte Elektroakupunktur bei 120 Karzinompatientinnen mit Hitzewallungen in einer prospektiv randomisierten und kontrollierten Studie Placebo gegenüber eine signifikante Überlegenheit, verbesserte die Lebensqualität und war einschließlich der Gruppe der Sham-Akupunktur (In der Sham-Akupunktur werden Nadeln oberflächlich an definierten Nichtakupunkturpunkten gesetzt und sie wird i. d .R. als „Placebo-Methode" in Akupunkturstudien angewendet) sogar Gabapentin überlegen (Mao et al. 2015).

kognitive Verhaltenstherapien

Auch wurde der Einsatz von kognitiven Verhaltenstherapien (Cognitive behavioral therapy (CBT)) in Form von intensiver Gruppenarbeit, telefonischem Coaching oder Selbsthilfe weiterentwickelt, durch die Schlaflosigkeit oder das Empfinden von Hitzewallungen trotz z. T. gleichbleibender Zahl an Ereignissen verbessert werden konnten.

Homöopathika und Phytotherapeutika

Die Wirksamkeit von homöopathischen Mitteln scheint nach vielen Autoren nicht über der eines Placebo-Effekts zu liegen (Clover und Ratsey 2002; Thompson und Reilly 2003; Rada et al. 2010).
Die Beliebtheit homöopathischer Mittel insbesondere bei onkologischen Patientinnen und auch deren (indirekte) Wirksamkeit könnte an der intensiveren Arzt-Patienten-Beziehung liegen.
Unter pflanzlichen Präparaten finden Zubereitungen von *Cimicifuga racemosa* (Traubensilberkerze, Black Cohosh) die häufigste Anwendung und sind klinisch durchaus wirksam. In einem systematischen Review von 2014 wurden keine Bedenken bezüglich der Sicherheit auch nach Brustkrebserkrankung geäußert (Beer 2014; Fritz et al. 2014). Die in älteren Arbeiten nachgesagte östrogene Wirkung konnte in neueren Untersuchungen nicht bestätigt werden, da der Östrogenrezeptor nicht beeinflusst wird. Aktuellere Daten weisen darauf hin, dass der Effekt auf zentralregulatorischen Phänomenen wie der Interaktion mit Serotonin- und Dopaminrezeptoren basiert. Widersprüchliche Ergebnisse von In-vitro-Studien mit ethanolischen Extrakten an humanen Mammakarzinom-Zelllinien zeigten sowohl Hemmung als auch Proliferation und führten zu Warnhinweisen in Beipackzetteln bezüglich östrogenabhängiger Tumoren. Präparate mit isopropanolischen Extrakten (Remifemin®) enthalten diesen Hinweis nicht und werden am ehesten empfohlen (Beer 2014). Die Kombination von Cimicifuga mit Johanniskraut (Remifemin plus®) ist jedoch aufgrund der Metabolisierung über CYP450 zu vermeiden, da es nicht nur zur Wirkungsabschwächung gängiger Antiemetika, sondern auch zur Effektivitätsminderung von z. B. Lapatinib kommt (Izzo 2004).

Phytoöstrogene

Lignane und Isoflavone sind Phytoöstrogene (Genistein und Daidzein), die in besonders hoher Konzentration in Hülsenfrüchten wie z. B. in Linsen, Soja, Rotklee, Vollkorngetreide und in verschiedenen Samen und Beeren vorkommen. Sie besitzen aber eine hohe Bindungsaffinität zum Östrogenrezeptor-beta, der anti-entzündliche und anti-proliferative Effekte vermittelt, während die Bindungsfähigkeit zum klassischen Östrogenrezeptor-alpha, der mit einer zellproliferativen Wirkung assoziiert ist, gering ist. Daher können sie sowohl östrogene als auch anti-östrogene Wirkungen entfalten und sind somit einem SERM ähnlich. Sie sind je nach Studie bei der Bekämpfung von klimakterischen Beschwerden manchmal wirksam, jedoch onkologisch nicht unbedenklich (Taku et al. 2012, S3-Leitlinie 2021, AGO 2023).

© Tumorzentrum München und Zuckschwerdt Verlag | DOI 10.4486/395.09

Vor allem ist die Einnahme von Nahrungsergänzungsmitteln, die Phytoöstrogene in konzentrierter Form enthalten, wegen deren möglichen unbekannten Langzeitfolgen nicht empfehlenswert, zumal für ihre Zulassung, anders als bei Arzneimitteln, keine Studien vorgelegt werden müssen, die die Sicherheit und Unbedenklichkeit belegen.

Gegen den Verzehr natürlicher phytoöstrogenhaltiger Lebensmittel ist dagegen nichts einzuwenden (Lethaby et al. 2013), asiatische Ernährungsgewohnheiten sollen bei jahrzehntelangem Verzehr z. B. von Soja schützend gegen Brustkrebs wirken. In der großen Shanghai-Studie, an der mehr als 5000 asiatische Frauen nach Brustkrebs teilnahmen, war der Verzehr von sojahaltigen Lebensmitteln invers assoziiert mit der Mortalität und Rezidivrate; dies galt auch für Tamoxifen-Anwenderinnen. Laut dieser aktuellen Publikation zu komplementärmedizinischen Ansätzen zur Therapie von Hitzewallungen und vasomotorischen Symptomen zeigte sich in diesem Kollektiv außerdem für prä- und perimenopausale Frauen eine inverse Korrelation zwischen hohem Sojaverzehr und osteoporotischen Frakturen (Zheng et al. 2019). Allerdings haben sie bei Frauen in westlichen Kulturen, die ihre Ernährung nur zum Teil und oft im späteren Leben umstellen, anders als bei Asiatinnen, nur marginale protektive Wirkungen (Chen et al. 2014).

nichthormonelle Behandlungsoptionen, Psychopharmaka

Bezüglich anderer nichthormoneller medikamentöser Therapieansätze fasste eine Cochrane-Analyse von 2010 die Ergebnisse von zehn randomisierten klinischen Studien zusammen und konnte keine Effektivität von Vitamin E, jedoch Wirksamkeit von Clonidin und Gabapentin (3 × 300 mg/d) (Rada et al. 2010) nachweisen. Die orale Gabe von 0,1 mg/d des zentral wirksamen Alpha-2-Agonisten Clonidin stellt eine Therapieoption insbesondere der durch Tamoxifen induzierten Hitzewallungen dar. Die Nebenwirkungen wie Sedierung, Mundtrockenheit, Obstipation und Schlafstörungen schränken die Anwendung jedoch ein.

Für Frauen mit Hitzewallungen in den ersten vier Stunden des Schlafs kann besonders eine abendliche Gabe des Antiepileptikums Gabapentin (beginnend mit 100 mg bis zu 900 mg) hilfreich sein, ohne tagsüber sedierend zu wirken (Freedman und Roehrs 2006). In Metaanalysen reduziert es 20–30 % besser als Placebo klimakterische Beschwerden, wirkt aber individuell wohl nicht ganz so gut wie Venlafaxin, dem es auch in der Präferenz von Patientinnen etwas unterliegt (Pandya et al. 2005; Toulis et al. 2009; Barton et al. 2002; Bordeleau et al. 2010). Die Dosierung sollte in Absprache mit entsprechenden Fachkollegen einschleichend erfolgen.

Das Psychopharmakon/Antidepressivum Venlafaxin zählt zu den nichthormonellen Behandlungsmöglichkeiten der ersten Wahl: Dieser kombinierte Serotonin- und Norepinephrin-Wiederaufnahmehemmer (SSNRI) wird in der ersten Behandlungswoche mit 37,5 mg/d eingesetzt, die Dosis kann bei Bedarf auf 75 mg/d erhöht werden. Zusammen mit anderen SSNRI und SSRI Paroxetin, Citalopram und Escitalopram (10–20 mg/d) erreicht Venlafaxin und Desvenlafaxin (in Deutschland seit 2022 zugelassenes Racemat) signifikant die Reduktion der Anzahl von Hitzewallungsepisoden in 25–69 % und die des Scores aus Häufigkeit und Schwere in 27–61 %. Hierbei kommt auch der bei durchschnittlich 30 % (4–57 %) liegende Placebo-Effekt besonders den Patientinnen mit großer Ängstlichkeit und Stressbelastung zugute (Stuenkel et al. 2015).

Venlafaxin scheint der einzige – und bezüglich Hitzewallungen effektivste – dieser Substanzgruppe zu sein, der keine Hemmwirkung auf das Cytochrom P450, Geno-

© Tumorzentrum München und Zuckschwerdt Verlag | DOI 10.4486/395.09

typ 2D6 hat. Allerdings wird heute dessen Interaktion mit Tamoxifen kontrovers diskutiert und eher für vernachlässigbar gehalten (Santen et al. 2021).
Die Tendenz zu Mundtrockenheit, Appetitlosigkeit, Übelkeit, Obstipation und Kopfschmerz führt in 10–15 % der Fälle bei Mammakarzinom-Patientinnen zum Verlassen der SSRI und SNRI, bei den meisten Frauen überwiegt aber die deutliche Verbesserung der Lebensqualität (Stuenkel et al. 2015).
Das Anticholinergikum Oxybutinin, das aus der Therapie der Drang-Harninkontinenz bekannt ist, scheint Zahl und Schwere von Hitzewallungen günstig zu beeinflussen und ist auch unter antihormoneller Therapie einsetzbar (Off-Label-Use). Vorteilhaft ist die Verbesserung der Compliance bei der Einnahme antihormoneller Therapeutika und somit kann die Behandlung möglicherweise indirekt auch onkologisch relevant sein. Langzeitnebenwirkungen sind letztendlich jedoch noch nicht ausgeschlossen (Simon et al. 2016).

Tabelle 1 Vasomotorische Symptome: nichthormonelle medikamentöse Therapieansätze

Therapieform	**Substanzen**	**S3-Leitlinie 2020**		**AGO 2023**			**Bemerkungen**
Präparate (Dosierung)		Empfehlung	Begründung	Level of Evidence	Empfehlungsgrad	Empfehlung	Wirkungsweise
Soja-Supplemente	Phytoöstrogene: Lignane und Isoflavone = Isoflavonoide (Genistein und Daidzein) „nicht-steroidale Phyto-SERMS“	nicht empfohlen	mangelnde Wirksamkeit onkologische Unsicherheit evtl. Interaktion mit Tamoxifen (< 100 mg/d Isoflavonoide wenig bedenklich)	1b	B	-	ER-beta: antientzündlich, antiproliferativ, antiöstrogen ER-alpha: zellproliferativ, östrogenartig auch Placebowirkung
Trifolium pratense = Rotklee	Phytoöstrogene: Isoflavone	keine Empfehlung, aber möglich	keine ausreichende Evidenz	1b	B	+/-	Daten inkonsistent

Tabelle 1 Vasomotorische Symptome: nichthormonelle medikamentöse Therapieansätze

Therapieform	Substanzen	S3-Leitlinie 2020		AGO 2023			Bemerkungen
Cimicifuga racemosa = Traubensilberkerze = "black cohosh"	SERM-ähnlicher Mechanismus, keine Östrogenwirkung, Serotonin und Dopamin-Rezeptor-Interaktion	keine Empfehlung, aber möglich	keine ausreichende Evidenz	1b	B	+/-	Daten inkonsistent. Isopropanololische Extrakte: Verbesserung Gesamtüberleben
Hypericum perforatum = Johanniskraut	Hyperforin, Hypericin: Induktor von CYP450			1b	B	+/-	pharmakokinetische Interferenz mit endokriner Therapie, Zytostatika und Tyrosinkinase-Inhibitoren
Homöopathische Mittel	individuelle Anamnese, persönliche Zuwendung	keine Empfehlung, aber möglich	keine ausreichende Evidenz	1b	B	+/-	Placeboeffekt
Venlafaxin (beginnend mit 37,5 mg/d bis zu 75 mg)	Antidepressivum: selektiver Serotonin- und Norepinephrin-Reuptake-Inhibitor (SSNRI)			1a	A	+	keine Hemmung des Cytochrom P450, Genotyp 2D6
Desvenlafaxin	Racemat von Venlafaxin; SSNRI			1b	A	+/-	in Deutschland zugelassen seit 2022
Sertralin, Citalopram	SSRI			1b	A	+/-	schwache Wirkung evtl. Abschwächung der Tamoxifenwirkung

© Tumorzentrum München und Zuckschwerdt Verlag | DOI 10.4486/395.09

Tabelle 1 Vasomotorische Symptome: nichthormonelle medikamentöse Therapieansätze

Therapieform	**Substanzen**	**S3-Leitlinie 2020**		**AGO 2023**			**Bemerkungen**
Gabapentin (beginnend mit 100 mg bis zu 900 mg/d)	Antiepileptikum: GABA-ähnlich, Hemmung glutamaterger Erregungsübertragung			1a	A	+	abendliche Gabe schlaffördernd Dosierung einschleichend
Oxybutynin (2,5 mg/5 mg)	Anticholinergikum			1b	A	+/-	auch unter antihormoneller Therapie einsetzbar Off-Label-Use
Pregabalin	Antiepileptikum: GABA-Analogon			1b	A	+/-	Hemmung der Freisetzung von Neurotransmittern (Glutamat, Noradrenalin, Substanz P)
Clonidin (0,05 – 0,15 mg)	Alpha-2-Agonist, zentral wirksam			2a	B	+/-	insbesondere tamoxifeninduzierte Hitzewallungen
Vitamin E		keine Empfehlung, aber möglich	keine ausreichende Evidenz	1b	A	-	Daten inkonsistent
Omega-3-Fettsäuren	Eicosapentaensäure (EPA) und Docosahexaensäure (DHA)		keine ausreichende Evidenz	1b	A	+/-	Daten inkonsistent

© Tumorzentrum München und Zuckschwerdt Verlag | DOI 10.4486/395.09

Therapie der urogenitalen Atrophie

Dyspareunie

Die hormonmangelbedingten Veränderungen am Vaginalepithel und am Urothel prädisponieren zu Dyspareunie, Pruritus, petechialen Blutungen der Vagina, dysurischen Beschwerden und rezidivierenden Harnwegsinfekten. Die resultierende Libidoabnahme und Beeinträchtigung der Sexualfunktion wird häufig als starke Beeinträchtigung der Lebensqualität empfunden und belastet nicht selten die partnerschaftliche Beziehung.

Zur Linderung leichter Beschwerden können nicht hormonhaltige Präparate zur Lubrikation, die z. B. Hyaluron, Milchsäure oder Glycerin enthalten, ausreichend sein.

Bei ausgeprägten Beschwerden durch urogenitale Atrophie eignet sich die topische Östrogengabe, allerdings werden alle Östrogene bei vaginaler Anwendung – insbesondere bei aktuell dann vorliegender Alteration des Epithels – leicht resorbiert. Sie können zu nachweisbaren Serumspiegeln führen und proliferativ wirken, sodass zumindest östradiolhaltige Präparate nicht empfohlen werden (Moegle et al. 2012; S3-Leitlinie: Ortmann et al. 2020; AGO 2023).

In der placebokontrollierten MA.17-Studie waren verschiedene lokale Östrogenanwendungen intermittierend zugelassen, die nicht mit der Effektivität von Letrozol zu interferieren schienen (Goss et al. 2003), jedoch kann hieraus keine Sicherheit abgeleitet werden.

Aufgrund seiner optimalen Wirkung am Vaginalepithel bei ansonsten nur geringer proliferativer Potenz am Myometrium und Brustgewebe ist Östriol zu bevorzugen (Holtorf 2009; Stuenkel et al. 2015; Ortmann et al. 2020). Östriol bindet – im Gegensatz zu Östradiol – am Östrogenrezeptor (ER)-beta und kaum bzw. nur kurz am ER-alpha, außerdem ist es ein irreversibles Stoffwechselprodukt, und eine Konversion zu Östradiol findet nicht statt. Es kann sogar anti-östrogen und selektiv östrogenrezeptor-modulierend wirken (Lyytinen et al. 2006), da es Östradiol kompetitiv vom Rezeptor verdrängt und selbst wenig intrinsische Wirkung entfaltet. In den vorliegenden Studien erhöhte Östriol das Risiko für ein Mammakarzinom nicht bzw. führte nicht zu Rezidiven bei Patientinnen mit Mammakarzinom (Fournier et al. 2007). Nichtsdestotrotz muss vor allem simultan zu einer Behandlung mit Aromatasehemmern bei systemisch messbaren Spiegeln eine Reduktion von deren onkologischer Wirksamkeit befürchtet und somit vermieden werden.

Bei vaginaler Applikation sollte ebenso auf eine niedrige Dosierung geachtet werden. Auch in der „ultraniedrigen" Dosierung von 0,03 mg Östriol zweimal wöchentlich wird ein signifikant erhöhter vaginaler Reifungsindex erzielt, der vaginale pH-Wert normalisiert sich, und die subjektiven Leitsymptome wie Scheidentrockenheit, Drangsymptomatik und Dyspareunie werden verbessert (Griesser et al. 2012; Mueck 2018). Eine Gestagen-Anwendung zum Schutz des Endometriums ist hierbei nicht erforderlich.

Interessante Daten zu dieser „ultra-niedrig" dosierten vaginalen Östrioltherapieformen (0,03 mg-haltige Vaginaltabletten bzw. 0,005 % enthaltende Vaginal-Gels) zeigen nach einer kurzfristigen Erhöhung der Serumspiegel (initial verstärkte Resorption bei Atrophie) langfristig eine sehr niedrige systemische Bioverfügbarkeit und ein gutes Risikoprofil auch bezüglich des Endometriums (Buhling et al. 2012; Hirschberg et al. 2020). Eine Phase-I-Studie zeigte nach lokaler Anwendung von Low-Dose Östriol und *Lactobacillus acidophilus* (Gynoflor® für 28 Tage täglich, danach dreimal wöchentlich) bei Mammakarzinom-Patientinnen unter Aromatasehemmer-Therapie einen geringfügigen und nur vorübergehend auftretenden An-

© Tumorzentrum München und Zuckschwerdt Verlag | DOI 10.4486/395.09

stieg der Östriol-Serumspiegel), nicht jedoch der Spiegel von Östradiol oder Östron (Moegle et al. 2012; Donders et al. 2014; Mueck 2018). Auch 0,005 % östriolhaltiges Vaginalgel (drei Wochen täglich eine Anwendung, dann an zwei Tagen pro Woche eine Anwendung) unter Aromatasehemmertherapie zeigte lokale Wirksamkeit bei nach kurzer Zeit wieder unveränderten systemischen Östriol-Spiegeln (Hirschberg et al. 2020).
Allerdings wird von der AGO die Anwendung von ultraniedrig dosiertem lokal angewandten Östriol noch immer als Kur (vier Wochen täglich eine Anwendung, dann acht Wochen an drei Tagen eine Anwendung, danach Absetzen) empfohlen, da keine Langzeitdaten vorliegen (AGO 2023).
Letztendlich ist es unwahrscheinlich, dass Östriol in einer Dosierung von 0,03 mg Östriol zwei- bis dreimal pro Woche selbst bei chronischer Anwendung einen Einfluss auf das Brustkrebsrisiko hat. Die Anwendung wird in dieser Form von vielen Institutionen nach Erprobung nicht hormonaler Maßnahmen und Besprechung mit der Patientin auch beim Östrogenrezeptor-positiven Mammakarzinom für vertretbar gehalten (Moegle et al. 2012; Stuenkel et al. 2015; Ortmann et al. 2020).
Hinweise in Beipackzetteln aller östrogenhaltigen Präparate wären zu ändern bzw. zu differenzieren (Stuenkel et al. 2015; Manson et al. 2014).
DHEAS könnte je nach Dosis Verbesserungen gegenüber feuchtigkeitsspendenden Präparaten haben, ist aber bei der aktuellen Datenlage ebenso wie Gestagene oder Androgene nicht indiziert (Stuenkel et al. 2015; Barton et al. 2018; AGO 2023).

© Tumorzentrum München und Zuckschwerdt Verlag | DOI 10.4486/395.09

Zusammenfassung

- Bei der Betreuung von Frauen nach Mammakarzinom spielen hormonelle Themen wie Kontrazeption, klimakterische Beschwerden und urogenitale Atrophie eine zentrale Rolle. Im Mittelpunkt der Beratung steht die Ermittlung der individuell empfundenen Einschränkung der Lebensqualität sowie der durchaus unterschiedlichen Erwartungen der Patientin an die Therapie. Zwar sind die Behandlungsmöglichkeiten begrenzt, Garantien für Wirksamkeit und gleichzeitig absolute Sicherheit können nicht gegeben werden. Dennoch ist es möglich, zusammen mit der Patientin nach gemeinsamer Nutzen-/Risiko-Abwägung eine persönliche Strategie unter Ausschöpfung aller Optionen zu entwickeln.

- Hormonmangelbeschwerden, vor allem Hitzewallungen, bestehen oft therapiebedingt gerade bei Patientinnen mit Mammakarzinom und können durch nichthormonelle Therapiemethoden (Modifizierung des Lebensstils, Psychopharmaka (z. B. selektive Serotonin-Noradrenalin-Wiederaufnahmehemmer wie Venlafaxin), Antikonvulsiva (z. B. Gabapentin), aber auch Phytotherapeutika (wie Cimicifuga racemosa) verbessert werden.

- Die hormonmangelbedingten Veränderungen am Vaginalepithel und am Urothel sind nicht hormonhaltigen Präparaten zur Lubrikation, die z. B. Hyaluron, Milchsäure oder Glycerin enthalten, vor allem aber einer lokalen Anwendung von ultraniedrig dosiertem Östriol zugänglich.

- Für eine sichere, aber nicht endgültige Empfängnisverhütung bei Frauen nach Mammakarzinom ist der Einsatz von levonorgestrelhaltigen IUDs aufgrund der unklaren Datenlage zurückhaltend zu beurteilen und weiterhin z. B. die Kupferspirale zur Kontrazeption zu bevorzugen.

- Alle hormonellen Therapieformen müssen in Hinblick auf das Mammakarzinom- bzw. (bei bereits betroffenen Patientinnen) das Rezidivrisiko individuell abgewogen werden.

© Tumorzentrum München und Zuckschwerdt Verlag | DOI 10.4486/395.09

Gewicht – Ernährung

C. Höß

Schlagwörter

Bedeutung des Gewichts bzw. von Gewichtsveränderungen • spezielle Diäten zur sekundären Prävention • Alkoholkonsum

Lifestyle

Kombination von Gewichtskontrolle und körperlicher Aktivität

Körperliche Aktivität, Ernährung und Gewichtskontrolle als Faktoren der Bilanz von Energie-Aufnahme, -Verbrauch und -Speicherung werden als beeinflussende Faktoren nicht nur auf die Entstehung, sondern auch auf den Verlauf von Krebserkrankungen diskutiert. Nachhaltige Änderungen des Lebensstils zeigen bei Patientinnen mit Mammakarzinom bezüglich des Rezidivrisikos wie auch multipler Folgeerkrankungen einen möglichen Benefit (Goodwin 2006; Fair/Montgomery 2009; Chlebowski et al. 2006; Schwedhelm et al. 2016).

Ernährung und Gewicht

Bedeutung des Gewichts bzw. von Gewichtsveränderungen

Brustkrebserkrankte Frauen mit normalem Body-Mass-Index (BMI) haben ein signifikant längeres Gesamt- und krankheitsfreies Überleben als Patientinnen mit Adipositas zum Zeitpunkt der Primärdiagnose (Chlebowski 2005; Ewertz et al. 2011; Kroenke et al. 2005; Martel et al. 2021).

Das Anstreben eines normalen BMI wird in den aktuellen AGO-Mamma-Empfehlungen mit „++" bewertet.

Patientinnen mit einem BMI $\geq$ 30 kg/m^2 weisen nach Ewertz et al. 2011 im Vergleich zu einem BMI < 25 kg/m^2 ein signifikant (um 46 %) höheres Risiko für die Entwicklung einer Fernmetastasierung innerhalb der ersten 10 Jahre und ein 38 % höheres Risiko für Tod infolge des Mammakarzinoms nach 10 und mehr Jahren nach der Primärdiagnose auf (Ewertz et al. 2011).

Nicht auszuschließen ist bei diesem Thema ein gewisser Effekt durch oft aus Sorge um erhöhte Komplikationsraten reduzierter, nicht konsequent nach Körpergewicht-berechneter Dosierung systemischer Therapien bei Adipositas. Diese sollte nicht reduziert werden, da dies nachweislich gleich gut toleriert wird (Griggs et al. 2021).

Die Mortalitätserhöhung bei adipösen Patientinnen scheint in einer Auswertung von 80.000 Patientinnen unabhängig von anderen tumorspezifischen Daten insbesondere für prä- und perimenopausale Frauen mit rezeptorpositivem frühem Mammakarzinom zu gelten (Hongchao/Gray 2014).

Ob die Bemühung um eine für Lebensqualität und allgemeinmedizinische Ziele sinnvolle Gewichtsreduktion bei übergewichtigen Mammakarzinompatientinnen für die Prognose der Erkrankung relevant ist, bleibt in der Literatur noch umstrit-

© Tumorzentrum München und Zuckschwerdt Verlag | DOI 10.4486/395.09

ten bzw. finden sich wenig onkologisch relevante Daten (Shaikh et al. 2020; Rock et al. 2015; Goodwin et al. 2014).

Ergebnisse der deutschen SUCCESS C-Studie legen trotz fehlender Signifikanz für DFS und OS in der intention-to-treat-Analyse bei den erreichten – eher geringen – Gewichtsveränderungen, jedoch durchaus bei vollständig abgeschlossener Intervention des zweijährigen Programms eine signifikante Verbesserung der Prognose nahe (Janni et al. 2019).

Eine signifikante Gewichtszunahme nach Mammakarzinomdiagnose scheint mit einer schlechteren Prognose einherzugehen. Zumindest tendieren die meisten, wenn auch nicht alle Studien bezüglich der brustkrebsspezifischen Mortalität zu dieser Aussage. Vor allem die Zunahme des BMI um > 2 kg/m^2. war in der Nurses'-Health-Studie mit erhöhter karzinomspezifischer Mortalität assoziiert (RR, 1,64; 95 % CI, 1,07 to 2,51) (Kroenke et al. 2005).

Letztendlich scheinen starke Gewichtsschwankungen in beide Richtungen zu einer schlechteren Prognose nach Brustkrebsdiagnose zu führen. In einer neueren Kohortenstudie fand sich eine Assoziation sowohl ein posttherapeutischer Anstieg des Körpergewichts um > 10 % mit einer Erhöhung der Gesamtmortalität (HR 1,64, 95 % CI 1,02, 2,62) und der brustkrebsspezifischen Mortalität (HR 2,25, 95% CI 1,25, 4,04) als auch eine deutliche Gewichtsreduktion um > 10 % mit erhöhter Mortalität. Letzteres betrifft hier die tumorspezifische (HR 3,07, 95 % CI 1,69, 5,60) wie auch die Gesamtmortalität (HR 2,50, 95 % CI 1,61, 3,88), etwas weniger das rezidivfreie Intervall (HR 1,43, 95 % CI 0,87, 2,36) (Jung et al. 2021).

Martel bestätigt 2021 für HER2-positive Patientinnen mit frühem Mammakarzinom bereits bei einer Gewichtszunahme als auch -abnahme von ≥ 5 % nach zwei Jahren eine ungünstigere Prognose (Martel et al. 2021).

Ernährung

Das Einhalten einer niedrig fetthaltigen Diät ab der Diagnose Brustkrebst erbrachte bei Patientinnen der prospektiv randomisierten „Women's Interventional Nutrition Study" (WINS) neben einer leichten Gewichtsreduktion die Verbesserung des DFS nach median 5,6 Jahren (HR 0,76/95 % CI von 0,60–0,98), die aber bei längerem Follow-up nicht mehr signifikant war. Rezeptornegative Fälle profitierten mehr als rezeptorpositive (DFS: HR = 0,58; 95 % CI = 0,37 to 0,91 vs. HR = 0,85; 95 % CI = 0,63). Bezüglich des Überlebens schien nur die Gruppe der hormonrezeptornegativen Patientinnen (HR 0,46, 95 % CI 0,27–0,78) einen Benefit zu haben (Chlebowski et al. 2006). Ob die Erfolge der WINS-Studie auf die leichte Gewichtsreduktion zurückzuführen sind, ist Gegenstand weiterer Forschung.

Andere Studien mit ähnlichem Design und Patientinnenprofil zeigten keine Verbesserungen nach Randomisierung zu Diäten mit niedrigem Fettgehalt, hohem Obst- und Gemüse-Anteil nach ebenfalls median 5,6 Jahren (Pierce et al. 2007).

Spezielle Diäten zur sekundären Prävention

Der Einfluss der Ernährung in der Prävention, der Genese und der Rezidivprophylaxe von Karzinomen ist seit Langem Gegenstand vieler Studien. Die diskutierten Diäten unterscheiden sich maßgeblich in der Zusammensetzung der Fett-, Kohlenhydrat- und Proteinanteile. Die Durchführung von einseitigen Diäten wird kontrovers diskutiert, letztendlich konnte keine Studie eine onkologische Wirksamkeit zeigen.

© Tumorzentrum München und Zuckschwerdt Verlag | DOI 10.4486/395.09

Trotzdem sehen wir uns in der Patientenaufklärung mit diesem Thema konfrontiert, da viele Patientinnen an der Durchführung von Diäten zusätzlich zu empfohlenen adjuvanten Therapien interessiert sind. Ein Grund hierfür ist wahrscheinlich, dass das Gefühl der Selbstkontrolle über die Erkrankung durch eine aktive Ernährungsumstellung wünschenswert ist.
Das Manual „Supportive Maßnahmen" des TZM 2022 stellt auf Seite 194 ausgewählte Krebsdiäten im Überblick zusammen, hält jedoch keine einzige für empfehlenswert, da das Risiko von Mangel- bzw. Fehlernährung besteht (Kerschbaum/ Martignoni 2022).
Auch die AGO rät 2023 von allen Diätextremen ab und erwähnt weder Intervall-Fasten noch ketogene Diät. Kurzzeitfasten wird während der Behandlungsphase zur Reduktion von Toxizitäten mit +/- bewertet und nur im Rahmen von Studien empfohlen.

Alkoholkonsum

lineare Zunahme der Inzidenz

Während Alkohol nachweislich das Risiko für Mammakarzinome mit linearer Zunahme der Inzidenz in Abhängigkeit von der konsumierten täglichen Alkoholmenge erhöht, zeigen die gering vorhandenen Studien zur Sekundärprophylaxe vor allem bei postmenopausalen und übergewichtigen Patientinnen Anhalt für ein signifikant erhöhtes Rezidiv-Risiko, zum Teil schon bei sehr geringen Mengen (Simapivapan et al. 2016; Kwan et al. 2010). Bereits das tägliche Konsumieren von ≥ 6 g Alkohol pro Tag (entsprechend mindestens 3–4 alkoholischen Getränken pro Woche) zeigt nach der größten Studie von 2010 signifikant höhere Rezidiv-(HR = 1,35; 95 % CI 1,0–1,83) und krankheitsspezifische Mortalitäts-Raten (HR 1,51; 95 % CI 1,0–2,29) gegenüber einer letztendlichen Alkoholabstinenz bei < 0,5 g/ täglich. Übergewichtige und postmenopausale Patientinnen scheinen am meisten gefährdet zu sein. Ob das Risiko für ein Zweitkarzinom ebenfalls steigt, ist weniger klar, da die Datenlage nicht ausreichend ist (Simapivapan et al. 2016).
Die AGO Mamma empfiehlt eine Reduktion des Alkoholkonsums auf < 6 g/die.

Zusammenfassend empfiehlt sich bei Karzinompatientinnen zur Unterstützung des Genesungsprozesses, Reduktion von Therapienebenwirkungen, Steigerung des subjektiven Wohlbefindens und möglicherweise auch zur Rezidivprävention (Sekundärprophylaxe) eine bezüglich der Kalorien und insbesondere der Eiweißzufuhr bedarfsadaptierte, ausgewogene Ernährung. Diese beinhaltet das Vermeiden von Alkohol, rotem Fleisch, tierischem Fett, „Fastfood" und anderen verarbeiteten Lebensmitteln, die reich an Stärke oder Zucker sind. Sinnvoll wären frisch zubereitete, tendenziell fettarme Speisen im Sinne einer mediterranen Kost.
Spezielle Diäten werden aufgrund der Gefahr einer Mangelernährung eher nicht empfohlen. Die Kombination mit altersadaptierten Trainingsprogrammen und das Erreichen bzw. Halten des Normalgewichtes scheint am effektivsten zu sein.

© Tumorzentrum München und Zuckschwerdt Verlag | DOI 10.4486/395.09

Integrative Medizin

*W. Abenhardt, V. Aivazova-Fuchs, O. Dathe, A. Hartmann,
C. Höß , J. Klein, D. Paepke, H. Sommer*

Schlagwörter

Integrative Medizin • Komplementärmedizin • Alternativmedizin • biologische Therapien• orthomolekulare Therapie • Mindfulness-Based Stress Reduction • Phytotherapie • Homöopathie • anthroposophische Medizin • Misteltherapie • Hyperthermie

Ziel einer jeden Krebstherapie sollte eine individualisierte Behandlung sein. Diese sollte sich nicht nur nach den Leitlinien, sondern auch nach den Bedürfnissen, Wertvorstellungen und Erwartungen der Patientin richten. Die patienteneigenen Ressourcen, aber auch die Eigenverantwortung sollten in jeder Therapiephase mitbedacht und besprochen werden.
Krebs ist eine Erkrankung, die nicht nur den Körper belastet, sondern sich auch auf Ebenen wie Psyche, Lebensqualität und soziales Umfeld auswirkt.
Auch heißt vom Krebs geheilt zu sein nicht immer, sich gesund zu fühlen. Viele Krebspatientinnen leiden unter den Folgen der notwendigerweise durchgeführten Therapien und klagen u. a. über Fatigue, Schlafstörungen, Depressionen und klimakterische Beschwerden. Daher ist es nur verständlich, dass Patientinnen neben der schulmedizinischen Therapie nach Möglichkeiten suchen, die über die Behandlung der „causa externa“ hinausgehen.
Anders als die traditionelle Schulmedizin, die den Fokus auf physiologisch objektivierbare Mechanismen bei der Entstehung von Krankheiten legt, versucht die Integrative Medizin, alle Faktoren zu berücksichtigen, die Einfluss auf die Krankheitsentstehung, aber auch auf primäre und sekundäre Prävention haben, wie Psyche, Lebensstil und Emotionen.
Die integrative Medizin steht für eine ganzheitliche medizinische Versorgung und vollzieht einen Paradigmenwechsel von der rein biomedizinischen zur biopsychosozialen Auffassung von Gesundheit und Krankheit.

Integrative Medizin

Integrative Onkologie ist eine multidisziplinäre, patientenfokussierte Behandlungsweise. Ihr Ziel besteht darin, Gesundheit, Lebensqualität sowie klinisches Outcome zu optimieren und Patient(inn)en in die Krebstherapie aktiv mit einzubeziehen. Die Perspektive geht über die Akutbehandlung weit hinaus. Auch in der Nachsorge sollen Patienten einen möglichst gesundheitsfördernden Lebensstil pflegen (Witt et al. 2017). Das integrative Konzept besteht darin, Verfahren der evidenzbasierten konventionellen Medizin mit komplementärmedizinischen Therapien zu kombinieren. Körperliche und psychische Beschwerden, die aus der Erkrankung oder ihrer Behandlung resultierten, sollten so nach Möglichkeit gelindert und die Lebensqualität damit entscheidend verbessert werden.

© Tumorzentrum München und Zuckschwerdt Verlag | DOI 10.4486/395.09

Ein strukturiertes Fortbildungscurriculum zur integrativen Medizin in der Gynäkologie wird für Ärzte seit 2019 angeboten. Weiterführende Informationen sind erhältlich unter www.ago-online.de/de/infothek-fuer-aerzte/kommissionen/kommission-imed.

Komplementärmedizin (CAM)

CAM Complementary and Alternative Medicine

Ein Großteil der im Rahmen von integrativer Onkologie angewandten Therapiekonzepte gehört zur sogenannten CAM-Familie. Das Akronym CAM steht zwar für *Complementary and Alternative Medicine*, genutzt wird es allerdings meist zur Beschreibung ausschließlich komplementärmedizinischer Verfahren. Dabei handelt es sich um diagnostische und therapeutische Maßnahmen, die zum Teil außerhalb der klassischen, evidenzbasierten Medizin stehen und ergänzend zu ihr eingesetzt werden. Grundlage des Wirkkonzepts der CAM-Verfahren sind Elemente der Autoregulation, der Immunmodulation und der Selbstheilung (Hack et al. 2013; Paepke et al. 2014).
Das NCCIH hat daher CAM-Verfahren in die in Tabelle 1 aufgeführten drei Subgruppen unterteilt [NCCIH 2018].

Tabelle 1 Einteilung der CAM-Verfahren nach NCCIH [NCCIH 2018]

1. Naturheilmittel	Nahrungsergänzungsmittel, Vitamine, Mineralien, Phytotherapeutika, Probiotika etc.
2. Mind-Body-Medizin	Yoga, Meditation, Akupunktur, Osteopathie, Chiropraktik, manuelle Therapien, Mindfulness-Based Stress Reduction (MBSR) etc.
3. Komplementärmedizinische Ansätze (Whole Medical Systems)	ayurvedische Medizin, traditionelle chinesische Medizin (TCM); Naturheilkunde etc.

Alternativmedizin

Deutlich abzugrenzen von integrativen oder komplementären Therapieverfahren sind in Bezug auf onkologische Patientinnen Maßnahmen der sogenannten Alternativmedizin. Sie stehen außerhalb der wissenschaftlich begründeten Medizin und sollen nach Ansicht ihrer Verfechter auch an ihrer Stelle eingesetzt werden. Aufgrund der damit unterbleibenden onkologischen Therapie sind die möglicherweise nachteiligen Folgen für das Outcome den Patientinnen bewusst zu machen. Aus schulmedizinischer Sicht können entsprechende Therapieformen nach Ansicht der Autoren nicht unterstützt werden.

Anwendung integrativer Therapieverfahren

In Ländern der westlichen Welt wie den USA, Australien und Europa sind sogenannte biologically based CAMs (BB-CAMs) führend unter den komplementärmedizinischen Methoden (Drozdoff et al. 2018). Dabei handelt es sich im Wesent-

© Tumorzentrum München und Zuckschwerdt Verlag | DOI 10.4486/395.09

lichen um freiverkäufliche Nahrungsergänzungsmittel, Vitamine, Mineralien, Phytotherapeutika und Probiotika.
Onkologische Patienten erwarten, dass ihr Arzt auf dem Gebiet der Komplementärmedizin informiert ist. Häufig erfolgt jedoch die Anwendungsempfehlung zur integrativen Medizin durch Freunde, Familienangehörige und Heilpraktiker und nur in wenigen Prozenten durch den behandelnden Onkologen. Dies beinhaltet die Gefahr der Nutzung alternativer oder unseriöser Methoden sowie bei Selbstmedikation die potenzielle Gefahr von Medikamenteninteraktionen (Drozdoff et al. 2019).
Wir sollten Patientinnen mit Wunsch nach integrativer Therapie darin bestärken und ebenso geeignete Therapiemethoden proaktiv anbieten.
Patientinnen, die den Wunsch nach komplementärer Behandlung äußern, sollten konkret an Kolleg:innen mit einer entsprechenden Zusatzausbildung verwiesen werden.

Homöopathie

klassische Homöopathie

Die klassische Homöopathie wurde von dem deutschen Arzt *Samuel Hahnemann* (1755–1843) begründet. Sie lässt sich *„... als Regulationstherapie definieren. Ihr Ziel ist die Steuerung der körpereigenen Regulation mithilfe einer Arznei, die jedem einzelnen Kranken in seiner personalen Reaktionsweise entspricht ...“.*
Hahnemanns Prinzip des *„similia similibus curentur“* (Ähnliches soll durch Ähnliches geheilt werden) geht davon aus, dass bestimmte Substanzen, dem Menschen verabreicht, Erscheinungen hervorrufen, die Krankheitsbildern ähnlich sind. Das Arzneimittel setzt einen Reiz, der die Heilkraft anregen soll.
Die Grenze der Wirkung liegt damit auch zum Teil in der vorhandenen Reaktionsmöglichkeit des Erkrankten.
Die Heilmittel werden nicht in substanzieller, sondern in potenzierter Form (10er Potenzen) gegeben.
In einer ausführlichen Anamnese werden neben den pathognomonischen Symptomen ebenfalls die individuellen Symptome abgefragt und in gleicher Wertigkeit mit in die Arzneimittelfindung einbezogen.

Regeln des amtlichen Homöopathischen Arzneibuchs

Homöopathische Arzneimittel werden alle nach gesetzlichen Regeln des amtlichen Homöopathischen Arzneibuchs, dem HAB 1, hergestellt.
Homöopathische Zubereitungen werden von rein wissenschaftlich orientierten Schulmedizinern aufgrund des Fehlens einer validen wissenschaftlichen Erklärung der Mechanismen, über die Tatsache, wie hochverdünnte Substanzen wirken sollen, wenn kein Molekül mehr nachweisbar ist, seit Jahren kritisch gesehen. In der Literatur wird kontrovers diskutiert, da auch systematische Reviews zu keinem schlüssigen Ergebnis kommen konnten. Der Grund hierfür liegt in der Heterogenität der Studien mit methodischen Schwächen, insbesondere der meist niedrigen Fallzahl.
Nichtsdestotrotz darf die Verbesserung des individuellen Wohlbefindens nicht außer Acht gelassen werden. Homöopathika und Phytotherapeutika genießen eine hohe Akzeptanz in der Bevölkerung.
Die Beliebtheit homöopathischer Mittel bei vielen, insbesondere onkologischen Patientinnen und auch deren Wirksamkeit könnte an der intensiveren Arzt-Patienten-Beziehung liegen. Die Verbesserung der Lebensqualität erreicht in vielen (oft kleinen, unverblindeten und nicht placebokontrollierten) Studien Signifikanz-

© Tumorzentrum München und Zuckschwerdt Verlag | DOI 10.4486/395.09

niveau und hilft damit individuell, die subjektive Lage positiv zu beeinflussen. Die AGO Mamma hat für den Einsatz homöopathischer Medizin zur Behandlung von Nebenwirkungen eine +/- Empfehlung (Diese Untersuchung oder therapeutische Intervention hat keinen Nutzen für den Patienten gezeigt und darf nur im Einzelfall durchgeführt werden. Eine generelle Empfehlung kann nach derzeitigem Kenntnisstand nicht gegeben werden) ausgesprochen, bei einem LoE 1b.

Anthroposophische Medizin

Die anthroposophische Medizin wurde begründet durch die gemeinsame Arbeit der Allgemein- und Frauenärztin *Ita Wegmann* (1876–1943) und des Begründers der Anthroposophie, *Rudolf Steiner* (1861–1925). Seit 1976 ist die anthroposophische Medizin in Deutschland neben der Phytotherapie und der Homöopathie als „besondere Therapierichtung" im Arzneimittelgesetz anerkannt. Sie versteht sich als ein integrales, die Schulmedizin erweiterndes Therapiekonzept, das nicht in Opposition zur Schulmedizin steht.
Die Anwendung der Heilmittel erfolgt nicht wie in der klassischen Homöopathie über das Simile-Prinzip, sondern aufgrund des Wesensbildes, das sich aus einem Krankheitsprozess ergibt. Die eingesetzten Heilmittel (Pflanzen, Mineralien, Metalle) sollen die Selbstheilungskräfte des Patienten unterstützen und werden gewählt gemäß den *„Zusammenhängen zwischen menschlichen Organen bzw. Prozessen und Heilmitteln"* (Steiner/Wegmann 1925).

Unterstützung der Selbstheilungskräfte

Misteltherapie

Die Misteltherapie gehört in Deutschland zu den am meisten verordneten komplementär-medizinischen Krebsmedikamenten (Hoffmann 2011).
Sie kann sowohl in der adjuvanten als auch in der palliativen Situation, in Kombination mit einer konventionellen Therapie oder in der Nachsorge als alleinige Therapiemaßnahme mit dem Ziel der Verbesserung der Lebensqualität eingesetzt werden.
Es stehen in Europa verschiedene Mistelpräparate zur Verfügung; die Präparate der anthroposophischen Therapierichtung (abnobaVISCUM®, HELIXOR®, ISCADOR®, ISCUCIN®) und der Phytotherapie (LEKTINOL®). In der anthroposophischen Therapierichtung wird der Gesamtextrakt als wirksam angesehen, ebenso die Wahl des Wirtsbaumes, Applikationsfrequenz und Dosierung (Wilkens 2006; Bopp 2007). Bei den phytotherapeutischen Präparaten, die ausschließlich die Pappel als Wirtsbaum verwenden, wird die Wirkung des Mistellektins I (ML I) als zentral erachtet, dessen Konstanz durch Inhaltsstoffstandardisierung gewährleistet wird (Wilkens 2006).
Der Gesamtextrakt der Mistel besteht aus einem reichhaltigen Gemisch vieler Inhaltsstoffe: über 600 verschiedene Proteine, darunter viele Enzyme, verschiedene Viscotoxine, DNS, Thiole, Triterpene, Fette, Flavonoide, Phosphor und Kalium (Bopp 2006).
In der Leitlinie der Society for Integrative Oncology (SIO) ist die subkutane Misteltherapie zur Verbesserung der Lebensqualität mit der Empfehlung Grad C angezeigt (Greenlee et al. 2017). Im Juni 2018 wurde diese Leitlinie durch die amerikanische Krebsgesellschaft (ASCO) übernommen und anerkannt (Lymann et al.

© Tumorzentrum München und Zuckschwerdt Verlag | DOI 10.4486/395.09

Verbesserung der Lebensqualität

2018). Diese Empfehlung bedeutet, dass die Mistel für die Verbesserung der Lebensqualität bei Brustkrebs verwendet werden kann.
Die AGO-Kommission Mamma vergab 2023 erneut für den Einsatz der Misteltherapie zur Verbesserung der Lebensqualität unter Systemtherapie eine „+/-“-Empfehlung (Oxford LoE 1a, Oxford GR B, AGO-Empfehlung „+/–“). Die S3-Leitlinie Komplementärmedizin in der Behandlung onkologischer Patient:innen hat ebenfalls für den Einsatz der Misteltherapie zur Verbesserung der Lebensqualität bei soliden Tumoren eine Kann-Empfehlung ausgesprochen, nicht jedoch für das Ziel einer Verlängerung der Überlebenszeit (S3-Leitlinie Komplementärmedizin 2021 (awmf.org).

Studienlage Mammakarzinom

Die Verbesserung der Lebensqualität von Mammakarzinompatientinnen unter der Chemotherapie durch eine Misteltherapie konnte in einer von Eisenbraun 2011 durchgeführten nichtinterventionellen, prospektiven klinischen Studie bestätigt werden. In dieser Studie wurde die Lebensqualität von 270 Brustkrebspatientinnen während einer adjuvanten Chemotherapie mit 4–6 Zyklen CMF (Cyclophosphamid, Methotrexat, 5-FU bzw. EC (Epirubicin, Cyclophosphamid) untersucht, welche begleitend zur Chemotherapie eine Misteltherapie mit abnobaVISCUM Mali® (Apfelbaummistel) dreimal pro Woche in ansteigender Dosierung bis zu 20 mg applizierten. Die Lebensqualität wurde durch die EORTC QLQ-C30- und EORTC QLQ-BR23-Fragebögen erfasst. Die Studie zeigte, nach einer anfänglichen Verschlechterung der Lebensqualität, bereits 4 Wochen nach Beginn der Therapien eine signifikante ($p < 0{,}0001$) Verbesserung der Lebensqualität. Die Scores blieben bis zum letzten Chemotherapiezyklus stabil. Die Verträglichkeit der Therapie wurde von den Ärzten für 91 % der Patientinnen als gut oder sehr gut bewertet (Eisenbraun et al. 2011). Das OS wurde nicht verlängert.
Beuth et al. untersuchten 2008 in einer retrospektiven epidemiologischen Kohortenstudie die Unbedenklichkeit und Wirksamkeit einer Misteltherapie in der Nachsorge von Mammakarzinompatientinnen. 53 Behandlungszentren (Kliniken, Arztpraxen) rekrutierten 741 Patientinnen mit primärem Mammakarzinom, um die therapie- bzw. krankheitsbedingten Beschwerden in der Nachsorgephase zu evaluieren. 681 Patientinnen konnten ausgewertet werden. Von diesen 681 Patientinnen erhielten 167 Patientinnen nach erfolgter Standardtherapie in der Nachsorge eine Misteltherapie mit HELIXOR M® (Apfelbaummistel), HELIXOR P® (Kiefermistel) oder HELIXOR A® (Tannenbaummistel). Die Kontrollgruppe ($n = 514$) erhielt keine Misteltherapie. Die Behandlungs- und Beobachtungsdauer betrug ca. fünf Jahre. Im Verlauf der Nachsorge zeigten die Patientinnen in der Mistelgruppe signifikant weniger krankheits- und therapiebedingte Beschwerden als Patientinnen in der Kontrollgruppe (56,3 % versus 70,0 %, $p < 0{,}001$). Der Unterschied in den Gruppen verstärkte sich bis zum fünften Jahr der Nachsorge und war ab dem zweiten Jahr statistisch signifikant. Bezüglich Rezidiv- und Metastasenhäufigkeit bestanden keine signifikanten Unterschiede zwischen Prüf- und Kontrollgruppe (3,6 vs. 2,9 % bzw. 3,6 vs. 4,3 %) (Beuth et al. 2008).
In einem Review von 2019 mit 28 Studien und 2639 Patient:innen wurde der Stand der Forschung zur Misteltherapie hinsichtlich des Überlebens überprüft. Die Misteltherapie wurde u. a. eingesetzt bei Zervix,-Uterus,-Mamma,-Ovarialkarzinom. In fast allen Studien erhielten die Patient:innen eine Misteltherapie ergänzend zur

© Tumorzentrum München und Zuckschwerdt Verlag | DOI 10.4486/395.09

konventionellen Therapie. Für den Zielparameter Gesamtüberleben wurden 14 Studien (n = 1091) einbezogen. Von diesen 14 Studien zeigte sich in 5 Studien ein signifikanter positiver Effekt der Misteltherapie auf das Gesamtüberleben u. a. für das Mammakarzinom. In 6 Studien zeigte sich ein positiver Trend. In 3 Studien zeigte sich kein Unterschied (Freuding et al. 2019). Laut der S3-Leitlinie Komplementaermedizin reichen die Daten insgesamt für eine klare abschließende Bewertung nicht aus. Es wird daher keine Empfehlung für oder gegen eine Verordnung von Mistelgesamtextrakt (Viscum album L.) enthaltenden Präparaten mit dem Ziel der Verlängerung der Überlebenszeit gegeben.

Zu den unerwünschten Ereignissen gehören bei zu hoher Dosierung überschießende lokale Reaktionen an der Injektionsstelle und grippeartige Symptome wie Fieber, Schüttelfrost, leichte gastrointestinale Beschwerden und Kopfschmerzen. Deshalb ist die Information über die Mistel-Anwendung unbedingt den behandelnden Onkolog:innen mitzuteilen.

Nebenwirkung Lokalreaktionen

Mistelpräparate sind bei Autoimmunerkrankungen oder Überempfindlichkeit gegenüber einem der Bestandteile zu meiden. Bei Fieber und akuten Entzündungen sollte die Misteltherapie kurzzeitig unterbrochen werden, bis die Symptome abgeklungen sind. Vorsicht geboten ist bei gleichzeitiger Behandlung mit anderen immunmodulierenden Arzneimitteln.

Anwendungshinweise

Üblicherweise wird der Mistelextrakt subkutan injiziert, es gibt jedoch auch andere Applikationsformen (z. B. intravenös, peritumoral oder intrapleural).

In Bezug auf die Dosierung und Dauer der Therapie gibt es keine eindeutigen Empfehlungen, beides kann auf die Bedürfnisse der Patienten eingestellt werden. Im Allgemeinen gilt in der palliativen Situation eine zeitlich unbegrenzte Misteltherapie, in der adjuvanten Behandlung dauert eine Therapie durchschnittlich 5 Jahre andauern, jedoch liegen keine wissenschaftlichen Daten für die Sicherheit der Langzeitanwendung vor.

Erstattung

Die Misteltherapie wird von den Krankenkassen in der palliativen Situation erstattet. Vor Verordnung einer adjuvanten Misteltherapie sollte eine Kostenübernahme der Krankenkasse eingeholt werden bzw. ein Privatrezept ausgestellt werden.

Verordnung einer adjuvanten Misteltherapie

Mind-Body-Medizin

Um das psychische Gleichgewicht zu stabilisieren, können u. a. Therapien angeboten werden, die unter die Rubrik Mind-Body-Medizin fallen. Angelehnt an J. Kneipp wird in den deutschsprachigen Ländern der Begriff „Ordnungstherapie“ verwendet. MBM liegt ein ganzheitlicher Behandlungsansatz zugrunde und kann als eine effektive Ergänzung zu den klassischen onkologischen Behandlungen angeboten werden. Zu den MBM-Therapien gehört u. a. die Meditation, Yoga, Tai-Chi, Qi Gong, Heileurythmie, Autogenes Training bis hin zur Hypnose.

Mindfulness-Based Stress Reduction, MBSR

Impulse zur Lebensgestaltung und Nutzung der individuellen Ressourcen

Wahrnehmung und Akzeptanz von Körperempfindungen

Die Basis der achtsamkeitsbasierten Stressreduktion (*Mindfulness-Based Stress Reduction*, MBSR) nach *Jon Kabat-Zinn* ist ein Mehrkomponenten-Programm mit den Bereichen Stressmanagement, gesunde Ernährung, Bewegung und Entspannung. Das integrative Konzept ermöglicht es, auf diesen verschiedenen Ebenen – ergänzt durch verhaltenstherapeutische Ansätze – dauerhafte Impulse zur Lebensgestaltung zu geben. Dieses achtwöchige Programm beinhaltet insgesamt 24 Stunden Gruppenübungen sowie tägliche 45-minütige eigenständige Übungen. Im Fokus des Programms steht das Prinzip der Achtsamkeit, der bewussten Wahrnehmung und Akzeptanz von Körperempfindungen, Gedanken und Gefühlen. Es werden beispielsweise Körperwahrnehmungsübungen, Yogaübungen und Sitzmeditationen durchgeführt. Essenziell ist auch die Übertragung des Erlernten in den Alltag. Mit MBM-Methoden sollen langfristig die Eigenaktivität des einzelnen Menschen und die Nutzung seiner individuellen Ressourcen im Gesundungsprozess gestärkt werden.

Eine Reduktion von mit Krebs assoziierter Fatigue konnte ebenfalls gezeigt werden (Johns et al. 2015). Eine Metaanalyse mit insgesamt 964 Brustkrebsüberlebenden bestätigte signifikante Effekte bezüglich der Stressbewältigung und Lebensqualität (Huang et al. 2016). Bei Schlafstörungen zeigten sich signifikante Effekte der MBSR in Bezug auf die Schlafqualität kurz nach der Intervention, die allerdings im Langzeit-Follow-up nicht mehr signifikant waren (Andersen et al. 2013).

In einer Metaanalyse mit Literaturrecherche über den Effekt des MBSR und Mindfull-Based Cognitive Therapy (MBCT) in 10 Studien mit 1709 Patienten mit Mammakarzinom fand sich ein signifikanter postinterventioneller Effekt sowohl auf physische (Fatigue und Lebensqualität) wie auch psychische (Angst, Depression, Stress) Symptome. Nach 6 Monaten konnten nur bezogen auf die psychischen Symptome Angst und Depression leichte positive Effekte gezeigt werden, wohingegen nach 12 Monaten nur Effekte in Bezug auf Angst signifikant günstiger waren (Haller et al. 2017).

Die aktuellen AGO-Mamma-Empfehlungen bewerten das Programm mit „+" (www.ago-online.de). Weitere Informationen findet man u. a. unter www.mindbodymedicine.de.

Phytotherapeutika in der Onkologie

Trotz der regelhaften Anwendung von Phytopharmaka durch Krebspatienten ist die Datenlage zu den einzelnen Präparaten häufig ungenügend, da klinische Ergebnisse aus größeren Studien fehlen. Hier ist es wichtig, in der Beratung transparent zu sein, die Patientin darauf hinzuweisen und sie adäquat aufzuklären. Bezüglich des spezifischen Einsatzes von Heilpflanzen für bestimmte Indikationen bei Mammakarzinom oder gynäkologisch onkologischen Erkrankungen gibt es nur vereinzelt Studien.

Linderung von therapiebedingten Nebenwirkungen

Die Phytotherapie kann im Rahmen einer integrativen Behandlung zur Linderung von therapiebedingten Nebenwirkungen und von tumorbedingten Beschwerden dienen.

Der Einsatz von *Ingwer* zur Vorbeugung bzw. Linderung von chemotherapieinduzierter Übelkeit und Erbrechen hat sich in verschiedensten Studien bewährt. Die Leitlinie zur Komplementärmedizin hat dies in Gänze aufgearbeitet und kommt zu

© Tumorzentrum München und Zuckschwerdt Verlag | DOI 10.4486/395.09

dem Schluss (2 systematische Reviews, insg. 8 RCTs und 9 zusätzl. RCTs), dass die Wirksamkeit von Ingwer auf zytostatikainduzierte Übelkeit/Erbrechen bei onkologischen Patienten mit ausreichender Evidenz belegt ist und somit Ingwer zusätzlich zur leitliniengerechten Antiemese in der Therapie von zytostatikainduzierter Übelkeit/Erbrechen erwogen werden kann. Die AGO vergibt ein +/-.

Radiodermatitis-prophylaxe

Der Einsatz von *Curcumin* zur Verminderung einer Radiodermatitis hat ebenfalls von der *AGO Mamma* ein „+/-" erhalten. In einer aktuellen Metaanalyse wird von den Autoren die Einnahme von Curcumin zur Reduktion des Schweregrades einer Radiodermatitis als effektive Möglichkeit angesehen (Dhaka et al.2023).

Bezüglich des Einsatzes von *Traubensilberkerzen*-Phytopharmaka (*Cimicifuga racemosa*, z. B. Remifemin®, Menofem®, Klimadynon®) zur Behandlung von postmenopausalen Symptomen allgemein oder von Hitzewallungen unter endokriner Therapie bei Brustkrebspatientinnen ist die Studienlage sehr heterogen, weisen aber in Richtung positiver Effekte. (s. Abschnitt Hormone nach Mammakarzinom).

Johanniskraut

Johanniskraut (Hypericum perforatum) ist eine der am besten untersuchten Heilpflanzen überhaupt. Es gibt gute Evidenz zur Behandlung von Fatigue, leichten bis milden Depressionen und dem prämenstruellen Syndrom. Insgesamt ist der Einsatz bei Krebspatientinnen aufgrund möglicher Interaktionen mit Tumortherapeutika und der daraus resultierenden Abnahme des Wirkspiegels als kritisch zu bewerten.

Johanniskraut sollte nicht während der Chemotherapie oder Strahlentherapie eingesetzt und vor geplanten Operationen abgesetzt werden. Insgesamt wird Johanniskraut bei Mammakarzinom-Patientinnen derzeit aufgrund der oben genannten Gründe nicht empfohlen; eine klare Evidenz gibt es hierfür jedoch nicht.

Ginseng

Bezüglich des Einsatzes von *Ginseng* (Panax ginseng) ist das Fazit der aktuellen Leitlinie zur Komplementärmedizin, dass die Gabe von Ginseng zur Verbesserung von Fatigue bei onkologischen Patienten durchaus erwogen werden kann. (LOE 2b).

Hyperthermie

Die Hyperthermie (HT) ist trotz der insgesamt guten Datenlage keinesfalls eine Standardbehandlung im additiven Einsatz zur Strahlen- und/oder Chemotherapie, noch weniger ist sie eine Alternative zur leitliniengerechten Therapie des Brustkrebses. Gegenwärtig ist sie noch dem komplementären Bereich zuzuordnen.

Zahlreiche Kontroversen existieren leider auch unter den Hyperthermie-Befürwortern selbst: Seit über 30 Jahren wird an wenigen deutschen Universitäten zur HT geforscht und erst jetzt gibt es einen Standard, allein aus praktischen Erfahrungen heraus, zu einem einzigen Anwendungsgebiet, der regionalen Tiefenhyperthermie mit **elektromagnetischen Mikrowellen**, die in lediglich 10 Einrichtungen in Deutschland zum Einsatz kommt (BSD-Gerät). Dieser Standard, zwar als Leitlinie durch die IAH (*Interdisziplinäre Arbeitsgruppe Hyperthermie* der *Deutschen Krebsgesellschaft*) publiziert, hat aber keine ausreichende wissenschaftliche Grundlage (ähnlich S3-Leitlinien), sondern ist ausschließlich Erfahrungsmedizin (Bruggmoser et al. 2012).

Hyperthermie ist Erfahrungsmedizin

Die **kapazitative** Methode für die lokoregionale HT wird in über 200 (!) Einrichtungen in Deutschland durchgeführt, allerdings bisher ohne Standardisierung (Geräte der Firmen Oncotherm, Thermatron und Celsius 42 u. a.). Die Wirkungsverstärkung konventioneller onkologischer Methoden durch die kapazitative HT ist un-

© Tumorzentrum München und Zuckschwerdt Verlag | DOI 10.4486/395.09

bestritten (Ghadiar et al. 2018). Als eine Indikation wird von der PG die Strahlentherapie mit additiver Hyperthermie bei Brustwandrezidiv angesehen.

HT additiv zu Strahlen- oder Chemotherapie

Es gibt zu allen Tumorentitäten positive Erfahrungen mit der additiven HT-Anwendung bei Strahlen- oder Chemotherapie im Rahmen von Studien (Wehner 2017; Lindner 2018; Notter 2020). Allerdings wird es aktuell immer schwieriger, Patientinnen in Studienarme zu randomisieren, da die Betroffenen, die in HT-Einrichtungen kommen, dort auch eine HT erhalten wollen. Prospektive, randomisierte Studien mit ausreichenden Patientenzahlen sind kaum realisierbar und liegen für das Mammakarzinom nicht vor.

Die *Arbeitsgemeinschaft Gynäkologische Onkologie* (AGO) hat 2012 erstmalig die hat im Rahmen der Strahlentherapie in ihre Leitlinienempfehlungen aufgenommen und 2021 bestätigt, ebenso bewerten die aktuelle S3-Leitlinie Mammakarzinom und die Deutsche Gesellschaft für Radioonkologie (DEGRO) die additive HT positiv.

Orthomolekulare Medizin

Der zweifache Nobelpreisträger *Linus Pauling* (1901–1994) gilt als der Begründer der orthomolekularen Medizin. Bereits 1966 vertrat er die These, dass zum Erhalt der Gesundheit und somit zur Vermeidung von Krankheiten eine ausreichende Zufuhr bestimmter Mikronährstoffe von grundlegender Bedeutung ist. In besonderem Maße seien das Zellreparatursystem und ein funktionsfähiges Immunsystem von diesen Mikronährstoffen abhängig.

Zufuhr bestimmter Mikronährstoffe

Neben der Verwendung in der Prävention gewinnt die orthomolekulare Medizin, heute auch oft als Mikronährstofftherapie bezeichnet, zunehmend Bedeutung als Begleittherapie konventioneller Behandlungskonzepte. Nach Ansicht der *Deutschen Gesellschaft für Orthomolekulare Medizin* ist diese Therapieform in erheblichem Maße auch ein Teil der Ernährungsmedizin, die Mikronährstoffe wie Vitamine, Mineralstoffe und Spurenelemente bei nachgewiesener defizitärer Versorgung substituiert.

Im Bereich der Prävention sollte man bei normaler vollwertiger Ernährung davon ausgehen, dass keine Mängel an Vitaminen, Mengenelementen und Spurenelementen auftreten. Die nationale Verzehrsstudie II (Max Rubner-Institut 2008) zeigte allerdings, dass viele Deutsche nicht die minimalen Zufuhrmengen täglicher Vitamin- und Mineralmengen erreichten, die die Deutsche Gesellschaft für Ernährung (DGE) für erforderlich hält (Gröber 2019)! Das gilt für die Prävention und in besonderem Maß für die Situation einer manifesten onkologischen Erkrankung. Die DGE empfiehlt eine zusätzliche Supplementierung nur bei Risikogruppen. Onkologische Patienten unter medikamentöser Tumortherapie werden dazugerechnet. Sie haben mitunter einen Mangel an Mikronährstoffen und Vitaminen.

Die größte Evidenz für den Einsatz von Mikronährstoffen in der Onkologie liegt für Selen und Vitamin D vor.

Selen

Patienten mit soliden Tumoren weisen in retrospektiven Beobachtungen sehr häufig einen Selenmangel auf. Franca et al. (2011) zeigten in einer Studie mit 209 Mammakarzinom-Patientinnen, dass 38,3 % der Patientinnen schon vor der Strahlentherapie (RTX) einen Selenmangel aufwiesen. Am Ende der RTX zeigten 85,6 %

© Tumorzentrum München und Zuckschwerdt Verlag | DOI 10.4486/395.09

der Patientinnen einen Selenmangel, davon 62,7 % mit einem Wert unter 40µg/l (Normbereich 100–140µg/l im Vollblut, 80–120 µg/l im Serum). Eine der Ursachen liegt in dem erhöhten Stoffwechsel der Tumorzellen und der damit verbundenen Produktion freier Radikale sowie dem vermehrten Anfall freier Radikale durch Tumordestruktion unter Chemotherapie (CTX) und RTX.
Die Gabe von Selen unter einer CTX und RTX ist umstritten, da diese den Tumor mitunter über Radikalbildung schädigen und eine Therapieabschwächung befürchtet wird. Daten zu dieser Hypothese gibt es nicht. Gegen diese Hypothese sprechen die zahlreichen Untersuchungen, die den Stellenwert einer ausreichenden, nicht defizitären Selenversorgung in Bezug auf eine effiziente Funktion von DNA-Reparatursystemen und Tumorsuppressor-Genen wie z. B. p53 beschreiben. Dadurch werden auch die zytoprotektiven Effekte von Selen in seiner anorganischen Form während einer Strahlentherapie erklärt (Fischer et al. 2007).

zytoprotektive Effekte

Selenit in Kombination mit Zytostatika (Docetaxel, Methotrexat, Mitomycin C, Gemcitabin, Etoposid, Mafosfamid) führt bei unterschiedlichen Karzinomzelllinien zu keiner Verminderung des zytostatischen Effekts (Gröber 2007; Gröber et al. 2010). Die Zytotoxizität von 5-FU, Platinderivaten, Irinotecan, Doxorubicin oder Taxol wird potenziert (Hübner 2008).
Eine unkontrollierte Substitution von Selen ist nicht empfehlenswert. Bei einem nachgewiesenen Selenmangel sollte dieser bedarfsadaptiert ausgeglichen werden. Eine teilweise engmaschige Verlaufskontrolle der Selensupplementierung während der standardtherapeutischen Behandlung ist sinnvoll und dient vorwiegend der Kontrolle der Dosishöhe. Nach Möglichkeit sollte die Bestimmung von Selen immer aus dem Vollblut erfolgen, um auch die zellulären Pools zu berücksichtigen.
Organisch gebundenes Selen sollte in der Onkologie wegen der fehlenden Bioverfügbarkeit (kein schneller Einbau in Selenoproteine) und der Gefahr der (toxischen) Akkumulation nicht eingenommen werden. Ansonsten gelten Dosierungen von bis zu 300 µg Selen pro Tag über längere Zeit hinweg gemäß den Richtlinien der Europäischen Union (Scientific Committee on Food, 28. November 2000) als unbedenkliche Obergrenze.
Von Natriumselenit ist bekannt, dass die gleichzeitige Einnahme von Vitamin C als extrem starkes Reduktionsmittel zu einer Ausfällung von elementarem Selen durch Reduktion und damit zu einem Wirkungsverlust führen kann. Der empfohlene Mindestabstand zwischen der Einnahme von Natriumselenit und der Einnahme von Vitamin C sollte mindestens 1 Stunde betragen.
Fisch, Fleisch, Innereien, Vollkorngetreide, Sojabohnen, Eier, Hülsenfrüchte, Nüsse, Reis, Haferflocken, Meeresfrüchte (insbesondere Hummer), Paranüsse und Eierteigwaren sind besonders selenreich, sodass eine Berücksichtigung dieses Wissens in der ausgewogenen Ernährung den Tagesbedarf von 60–70 µg Selen ohne Supplementierung decken könnte.

Vitamin D

Vitamin D (Colecalciferol) ist streng genommen ein Vorläuferhormon, das in der Haut aus Cholesterin mit Hilfe der Sonne gebildet werden kann. Anschließend erfolgt in verschiedenen Körperzellen eine Umwandlung über die Speicherform Calcidiol in Calcitriol als aktives Steroidhormon (Gröber2019).
Calcidiol (25-Hydroxy-Vitamin-D3) wird als objektiver Laborparameter genutzt („Vitamin-D-Spiegel" im folgenden Text). Dabei wird Vitamin-D „Mangel" definiert

© Tumorzentrum München und Zuckschwerdt Verlag | DOI 10.4486/395.09

mit einem Level unter 20 ng/ml und „Unterversorgung" unter 30 ng/ml. Dieser Grenzwert ergab sich im 20. Jahrhundert aus der Rachitisprophylaxe bei Kindern. Zur Vergleichbarkeit können Laborwerte von nmol/l in ng/ml umgerechnet werden indem durch 2,5 geteilt wird.

Analog zur Gesamtbevölkerung wurde bei mindestens 70 % der Krebspatienten eine Unterversorgung mit Vitamin D diagnostiziert (Plant et al. 2006).

Bei Patientinnen mit Mammakarzinom erwies sich der Vitamin-D-Status als unabhängiger Prädiktor für das Überleben. In einer kanadischen Studie wiesen Frauen mit niedrigem Vitamin-D-Spiegel (< 20 ng/ml) häufiger aggressivere und höhergradige Formen von Brustkrebs auf (p = 0,03). Nach 10 Jahren waren noch 83 % der Frauen mit adäquatem Vitamin-D-Spiegel (> 28,8 ng/ml) frei von Metastasen und 85 % lebten noch. Im Vergleich dazu lebten in der Gruppe mit schlechtem Vitamin-D-Spiegel nur noch 74 % und nur 69 % waren frei von Metastasen (Goodwin et al. 2009).

Mortalitätsreduktion durch Vitamin-D-Supplementierung

Auch die Supplementierung mit Vitamin D (Colecalciferol oral) ab Brustkrebsdiagnose führt zu einer Mortalitätsverminderung. In einer retrospektiven irischen Studie fand sich bei Auswertung von 5417 Brustkrebspatientinnen eine Reduktion der brustkrebsspezifischen Mortalität um 20 % bei (erstmaliger) Einnahme von Vitamin D (> 400 IE/d). Dieser Effekt war mit 49 % noch ausgeprägter, wenn die Einnahme innerhalb von 6 Monaten nach Diagnose begonnen wurde (Madden, Murphy et al. 2018)

Eine Metaanalyse über den Einfluss des Vitamin-D-Spiegels zur Zeit der Brustkrebsdiagnose auf die Überlebensrate bei Brustkrebspatientinnen bestätigte eine starke präventive Wirkung von Vitamin D in Bezug auf das Sterblichkeitsrisiko. Patientinnen mit der besten Versorgung an Vitamin D (ca. 30 ng/ml) hatten eine um 44 % geringere Sterblichkeitsrate als Frauen mit Vitamin-D-Mangel (ca. 17 ng/ml) (Mohr et al. 2014).

Der niedrige Vitamin-D-Spiegel bei Brustkrebspatientinnen unter einer anthrazyklin- und taxanhaltigen Chemotherapie soll kontrolliert und durch adäquate Supplementierung kompensiert werden (Santini et al. 2010).

Ein Vitamin-D-Mangel begünstigt das Auftreten einer chemotherapieinduzierten Mukositis und Dysgeusie (Fink 2011).

Ein Vitamin-D-Mangel stellt eine Kontraindikation für eine Bisphosphonat-Therapie dar (Favus 2010). Auch das Risiko für eine Kieferosteonekrose wird durch einen Vitamin-D-Mangel deutlich gesteigert (Bedogni et al. 2012; Gröber et al. 2013).

Die adjuvante Therapie mit Bisphosphonaten und/oder Aromatasehemmern kann durch eine Supplementierung von Vitamin D (mindestens 1000–2000 IE) im Hinblick auf den Knochenstoffwechsel und die Nebenwirkungsrate (vor allem Arthralgien unter AI) optimiert werden (Lester et al. 2008; Wang-Gillam et al. 2008; Khan et al. 2010; Prieto-Alhambra et al. 2011).

Song veröffentlichte 2019 eine weitere Übersichtsarbeit zu 68 prospektiven Studien aus aller Welt, um den Zusammenhang von Vitamin-D-Blutspiegeln und Brustkrebsrisiko darzustellen. 39.095 Brustkrebsfälle und 53.060 Kontrollfälle wurden einbezogen. Ein höherer Vitamin-D-Spiegel ging mit vermindertem Risiko für Brustkrebs einher. Der höchste Vitamin-D-Spiegel (85 ng/ml) war mit einer Risikominderung auf ca. 15 % verbunden (73 ng/ml – 20 % Risiko; 40 ng/ml – 40 % Restrisiko). Es wurden lineare und nichtlineare Trendanalysen durchgeführt, die zeigten, dass ein Anstieg des Vitamin-D-Spiegels im Blut um 2 ng/ml mit einem Rückgang des Brustkrebsrisikos um 6 % einherging.

© Tumorzentrum München und Zuckschwerdt Verlag | DOI 10.4486/395.09

Vom Deutschen Krebsforschungszentrum, Abteilung Klinische Epidemiologie und Alternsforschung, wird 2021 von Niedermaier geschätzt, dass mittels Vitamin-D-Supplementation mit 1000 IE pro Tag/Person über 50 Jahren in Deutschland 30.000 Krebstodesfälle verhindert werden könnten. Basis dieser Schätzung sind Daten aus drei Metaanalysen aus 2019 mit dem Ergebnis der Reduktion der Krebsmortalität allgemein um 13 %. Mit Supplementationskosten von 25 Euro pro Jahr würde sich eine Kostenersparnis, bezogen auf Behandlungskosten, von 254 Millionen Euro jährlich für Deutschland ergeben.

Der Vitamin-D-Spiegel sollte 40–60 ng/ml erreichen (Gröber et al. 2014). Im onkologischen Setting sind (unter Berücksichtigung der o. g. Literatur und Expertenempfehlungen) Spiegel zwischen 60–90 ng/ml ideal.

Hinweis: In Deutschland sind die Vitamin-D-Spiegel- Bestimmung und Supplementierung keine gesetzliche Krankenkassenleistung (ggf. mit wenigen Ausnahmen). Jedoch sind die Laborkosten mit 20–30 € nicht hoch, sodass die Bestimmung aus medizinischen Gründen angeboten werden sollte (der Allgemeinbevölkerung) und müsste (im onkologischen Setting). Die nachfolgend besprochene Supplementation auf Rezept ist ebenfalls nicht im Leistungskatalog der (gesetzlichen und auch privaten) Krankenkassen enthalten – mit Ausnahme eines nachgewiesenen Mangels (unter 20 ng/ml).

Zur Supplementation reicht die Zufuhr über die Nahrung oder die Sonnenexposition nicht aus.

Praktikabel und kostengünstiger (im Schnitt 30 € Präparatkosten pro 6 Monate) ist die orale Supplementation mittels Tropfen, Tabletten oder Weichkapseln. Bis zu 10.000 IE (internationale Einheiten) Colecalciferol pro Tag für Erwachsene sind nachgewiesenermaßen sicher (Hathcock et al. 2007). In Deutschland existieren rezeptpflichtige Kapseln mit 20.000 IE, die eine einfache und zuverlässige Aufdosierung auf den Vitamin-D-Spiegel Zielwert sowie dessen Aufrechterhaltung ermöglicht.

Eine Faustregel für die Dosisberechnung zur Beibehaltung eines gewünschten Vitamin-D-Spiegels ist: Tagesdosis ca. 1000 IE/10 kg Körpergewicht – z. B. 7000 IE/Tag bei 70 kg KG).

Die AGO-Kommission Mamma vergab 2023 zu Vitamin D (nach Spiegel) zur Rezidivprävention/Verbesserung Gesamtüberleben eine „+/-“-Empfehlung (Oxford LoE 2b, Oxford GR B, A-GO-Empfehlung „+/–“).

Marine Omega-3-Fettsäuren in der Onkologie

Um die Bedeutung der marinen Omega-3-Fettsäuren Eicosapentaensäure (EPA) und Docosahexaensäure (DHA) zu verstehen, muss man wissen, dass klinische Ereignisse eng mit bestimmten Biomarkern von EPA und DHA korrelieren, am engsten mit dem prozentualen Anteil von EPA und DHA in Erythrozyten, dem Omega-3-Index (von Schacky 2021; Harris et al. 2021). Diesen misst man vorzugsweise mit einer standardisierten und wissenschaftlich umfangreich belegten Analytik im EDTA Blut, nicht nüchtern (HS-Omega-3 Index®, von Schacky 2021) im Speziallabor. Die Laborkosten betragen aktuell unter 75 Euro.

Klinische Ereignisse korrelieren schlecht, bezogen auf die Zufuhr von EPA und DHA (von Schacky 2021). Außerdem ist die Bioverfügbarkeit von EPA und DHA komplex und interindividuell hochvariabel (von Schacky 2021). Deshalb sind epidemiologische Studien zur Zufuhr in der Aussage denen unterlegen, die Spiegel, vorzugsweise den Omega-3 Index, erfassten. In einer Metaanalyse derartiger Studien wa-

© Tumorzentrum München und Zuckschwerdt Verlag | DOI 10.4486/395.09

ren nicht nur die karzinombedingte Mortalität, sondern auch Gesamtmortalität, kardiovaskuläre Mortalität und sonstige Mortalität (spiegelabhängig bei höheren Spiegeln) geringer (Harris et al. 2021). Laut einer Metaanalyse epidemiologischer Studien waren hohe Blutspiegel von EPA und DHA konzentrationsabhängig mit einem geringeren Risiko assoziiert, an Mammakarzinom zu erkranken (Yang 2019) Metaanalysen von Interventionsstudien mit EPA und DHA an Patienten, die einer Radio- und/oder Chemotherapie unterzogen werden mussten, zeigten u. a. eine geringere inflammatorische Reaktion, verbesserte Lebensqualität sowie Gesamt-Gesundheit, Kognition und soziales Funktionieren (de van der Schueren et al. 2018; de Aguiar Pastore Silva et al. 2015)

Die Intervention mit EPA und DHA war bei den genannten Patienten laut Metaanalysen von insgesamt 57 Interventionsstudien verträglich und sicher (Zeng et al. 2020; Newell et al. 2020).

Von Schacky (Expertenmeinung 2023) fasst zusammen: „Omega-3 Fettsäuren beugen soliden Carcinomen vor. Radio- und Chemotherapie werden besser toleriert, und so wirksamer. Komplikationen bei Operationen sind seltener, ebenso Neuropathie. In der Summe steigt die Überlebenswahrscheinlichkeit. Die komplexe Bioverfügbarkeit der Omega-3 Fettsäuren erfordert den gezielten Einsatz auf Basis des Biomarkers HS-Omega-3 Index, um Effektivität zu maximieren und Nebenwirkungen zu minimieren."

Autacoide/Endocannabinoide/PEA

Bekannte Autacoide mit gut untersuchten biologischen Effekten sind z. B. Eicosanoide, Angiotensin, Kinine, Histamin, Serotonin, Endotheline und letztlich Palmitoyl-Ethanolamid (PEA).

Der Begriff Autacoide beschreibt eine Vielzahl von biologischen, endogenen Substanzen, die ähnlich den Hormonen eine lokale und meist kurz anhaltende Wirkung entfalten.

Im Kontext des Begriffes Neuroprotektion, z. B. während neurotoxischer Chemotherapie, hat sich Palmitoyl-Ethanolamid (PEA) als mittlerweile sehr gut untersuchte endogene Substanz etabliert. In der Pathogenese der Neurotoxizität spielen neben der direkten neurotoxischen Schädigung durch z. B. das jeweilige Chemotherapeutikum und den dadurch ausgelösten oxidativen Stress u. a. inflammatorische Umgebungsprozesse eine wesentliche Rolle.

Für die praktische Anwendung kann PEA zusammen mit einem Fettsäuregemisch aus alpha-Linolensäure, Linolsäure und Omega-3-FA sowohl systemisch als Tablette (z. B. von Miccis, Hepatica) oder auch lokal topisch als Creme z. B. KapDolen eingesetzt werden.

Zusammenfassend scheinen Endocannabinoide, die in Deutschland als Nahrungsergänzungen im Handel sind, ein interessantes neuroprotektives Potenzial zur Prophylaxe und Behandlung der chemotherapieinduzierten Neuropathie (CIPN) zu besitzen.

Die Autoren des Kapitels verweisen bei Anwendungen komplementärmedizinischer Maßnahmen auf die aktuelle AGO Empfehlungen und der S3-Leitlinie Komplementärmedizin in der Behandlung von onkologischen Patient:innen.

© Tumorzentrum München und Zuckschwerdt Verlag | DOI 10.4486/395.09

Literatur

Psychoonkologie in der Brustkrebstherapie

Arthur R S, Wang T, Xue X et al (2020) Genetic Factors, Adherence to Healthy Lifestyle Behavior, and Risk of Invasive Breast Cancer Among Women in the UK Biobank. J Natl Cancer Inst 112(9): 893–901

Bahri N, Fathi Najafi T, Homaei Shandiz F et al (2019) The relation between stressful life events and breast cancer: a systematic review and meta-analysis of cohort studies. Breast Cancer Res Treat 176(1): 53–61

Barnes J, Kroll L, Burke O et al (2000) Qualitative interview study of communication between parents and children about maternal breast cancer. West J Med 173(6): 385–9

Barnes J, Kroll L, Lee J et al (2002) Factors predicting communication about the diagnosis of maternal breast cancer to children. J Psychosom Res 52(4): 209–14

Bowen D J, Fernandez Poole S, White M et al (2021) The Role of Stress in Breast Cancer Incidence: Risk Factors, Interventions, and Directions for the Future. Int J Environ Res Public Health 18(4): 1871

Butow P, Price M, Coll J et al (2018) Does stress increase risk of breast cancer? A 15-year prospective study. Psychooncology 27(8): 1908–14

Caspari C, Ritter L, Härtl K (2020). Warum können Gruppentherapien bei Krebspatienten hilfreich sein? Eine qualitative Studie zu psychodynamischer Kunst-, Tanz- und Gesprächspsychotherapie mit Brustkrebspatientinnen. PID - Psychotherapie im Dialog 21: 54–7

Dadak C, Sohlmann S (2014) Sexualität nach einer Krebserkrankung. Die Gynäkologie 47 (2)

Dencker A, Rix B A, Boge P et al (2017) A qualitative study of doctors' and nurses' barriers to communicating with seriously ill patients about their dependent children. Psychooncology 26(12): 2162–7

Dietzfelbinger H, Raßmann I, Abbrederis K (2014) Fatigue-Syndrom als fundamentale Belastung. In: Dorfmüller M, Dietzfelbinger H (Hg) Psychoonkologie. 4. Aufl. München: Elsevier Urban & Fischer, 59–63

Dippmann A (2020) Werden Männer und Frauen mit Brustkrebs in Deutschland gleichbehandelt? Zeitschrift für Evidenz, Fortbildung und Qualität im Gesundheitswesen, Volume 155: 1–10

Dobos G, Choi KE, Horneber M et al (2017) Mind-Body-Medizin in der integrativen Onkologie. Onkologe 23: 206–10

Faller H, Schuler M, Richard M et al (2013) Effects of psycho-oncologic interventions on emotional distress and quality of life in adult patients with cancer: systematic review and meta-analysis. J Clin Oncol 31(6): 782–93

Fischer I, Riedner C, Bojko P et al (2016) Consultation Program for Patients with Cancer-Related Fatigue:A Systematic Evaluation of the Experiences of the Bavarian Cancer Society. Oncol Res Treat 39(10):646–51

Falk H (2017) Die Metamorphose des Geistes durch die Konfrontation des eigenen Sterbens vor dem Hintergrund der ‚Zeitlichkeit' Heideggers. München: Academia edu

Forrest G, Plumb C, Ziebland S et al (2006) Breast cancer in the family--children's perceptions of their mother's cancer and its initial treatment: qualitative study. Bmj 332(7548): 998–1003

Giordano SH, Halbach S, Midding E (2018) zusammengefasst und herausgegeben von der ‚N-Male'-Studie. Forschungsstelle für Gesundheitskommunikation und Versorgungsforschung (CHSR), Klinik und Poliklinik für Psychosomatik und Psychotherapie, Universitätsklinik Bonn. Gefördert durch die Deutsche Krebshilfe. Veröffentlicht durch das ‚Netzwerk Männer mit Brustkrebst e. V.' (www.brustkrebs-beim-mann.de)'

Hadrevi J, Myte R, Olsson T et al (2022) Work-Related Stress Was Not Associated with Increased Cancer Risk in a Population-Based Cohort Setting. Cancer Epidemiol Biomarkers Prev 31(1): 51–7

Harrer ME, Ebell HJ (2022). Hypnose und Achtsamkeit in der Psychoonkologie. München: Knaur.

Heikkilä K, Nyberg S T, Theorell T et al (2013) Work stress and risk of cancer: meta-analysis of 5700 incident cancer events in 116,000 European men and women. Bmj 346: f165

Helbrich H, Friese K, Härtl K (2019) Körperliche Bewegung von Brustkrebspatientinnen während der Chemotherapie. Gynäkologe 52: 69–80

Horneber M, Fischer I, Dimeo F et al (2012) Related Fatigue: Epidemiology, Path ogenesis,Diagnosis, and Treatment. Dtsch Arztebllnt. Cancer 109(9): 161–72

Kabat-Zinn J (2019) Gesund durch Meditation. Das große Buch der Selbstheilung. München: Knaur

Kalter J, Verdonck-de Leeuw I M, Sweegers M G et al (2018) Effects and moderators of psychosocial interventions on quality of life, and emotional and social function in patients with cancer: An individual patient data meta-analysis of 22 RCTs. Psychooncology 27(4): 1150–61

Kim YH, Choi KS, Han K, Kim HW (2018). A psychological intervention programme for patients with breast cancer under chemotherapy and at a high risk of depression: A randomised clinical trial. Journal of clinical nursing 27: 572–81

Leitlinienprogramm Onkologie der AWMF, Deutschen Krebsgesellschaft, Deutschen Krebshilfe: S3-Leitlinie Psychoonkologische Diagnostik, Beratung und Behandlung von erwachsenen Krebspatienten. Version 1.1

Leitlinienprogramm Onkologie (Deutsche Krebsgesellschaft, Deutsche Krebshilfe, AWMF): Psychoonkologische Diagnostik, Beratung und Behandlung von erwachsenen Krebspatient*innen, Kurzversion 2.01, 2023, AWMF-Registernummer: 032/051OL https://www.leitlinienprogramm-onkologie.de/leitlinien/psychoonkologie/; [Zugriff am 19.05.2023]

NCCN Clinical Practice Guidelines in Oncology: Cancer-Related Fatigue Version 2.2022 (last accessed on 31 March 2022)

Overbeck-Schulte B (2010) Männer mit Brustkrebs. Der Gynäkologe 43: 827–31

Purc-Stephenson R and Lyseng A (2016) How are the kids holding up? A systematic review and meta-analysis on the psychosocial impact of maternal breast cancer on children. Cancer Treat Rev 49: 45–56

Qiu H, Ren W, Yang Y et al (2018) Effects of cognitive behavioral therapy for depression on improving insomnia and quality of life in Chinese women with breast cancer: results of a randomized, controlled, multicenter trial. Neuropsychiatric Dis Treat 14: 2665–73

Rauch P K and Muriel A C (2004) The importance of parenting concerns among patients with cancer. Crit Rev Oncol Hematol 49(1): 37–42

Romer G and Haagen M (2007). Kinder körperlich kranker Eltern. Göttingen, Hogrefe

Singh B, Spence RR, Steele ML et al (2018) A systematic review and meta-analysis of the safety, feasibility and effect of exercise in women with stage II+ breast cancer. Arch Phys Med Rehabil 99: 2621–36

Soby AKH, Moos CM, Andersen AH et al (2023) Adolescents' needs for information and psychosocial support during their mother's breast cancer trajectory: A systematic review. Psychooncology. Ahead of print 06.05.2023; doi 10.1002/pon.6172

Surtees P G, Wainwright N W, Luben R N et al (2010) No evidence that social stress is associated with breast cancer incidence. Breast Cancer Res Treat 120(1): 169–74

van Vulpen JK, Peeters PHM, Velthuis et al (2016) Effects of physical exercise during adjuvant breast cancer treatment on physical and psychosocial dimensions of cancer-related fatigue: a meta-analysis. Maturitas 85: 104–11

Vesterlund G K, Hoeg B L, Johansen C et al (2017) Prolonged job strain and subsequent risk of cancer in women - a longitudinal study, based on the Danish Nurse Cohort. Acta Oncol 56(2): 301–6

Watson M, St James-Roberts I, Ashley S et al (2006) Factors associated with emotional and behavioural problems among school age children of breast cancer patients. Br J Cancer 94(1): 43–50

Wilhelmsson A, Roos M, Hagberg L et al (2017) Motivation to uphold physical activity in women with breast cancer during adjuvant chemotherapy treatment. Eur J Oncol Nurs 29: 17–22

Würstlein, R. (2018). ‚Mammakarzinom beim Mann: Tastbefund an der Brust: Auch bei Männern immer abklären!' Focus online, Volume 21: 16–8

Yalom Y (1989) Existenzielle Psychotherapie. Bergisch Gladbach: Verlag Andreas Kohlhage

Physikalisch-therapeutische Maßnahmen und Rehabilitation

Aster-Schenck I, Berger D, Pottins I et al (2010) Anforderungsprofil für eine stationäre Einrichtung zur onkologischen Rehabilitation Erwachsener. Deutsche Rentenversicherung Bund; www.deutsche-rentenversicherung.de/cae/servlet/contentblob/226542/publicationFile/56509/onko_reha_erwachsene.pdf

Baumeister RGH, Frick A (2003) Die mikrochirurgische Lymphgefäßtransplantation. Handchir Mikrochir Plast Chir 35: 202–9

Damstra RJ, Brouwer ER, Partsch H (2008) Controlled, comparative study of relation between volume changes and interface pressure under short-stretch bandages in leg lymphedema patients. Dermatol Surg 34: 773–8

Deutsche Rentenversicherung (Hg) (2009) Rahmenkonzept zur medizinischen Rehabilitation in der gesetzlichen Rentenversicherung, 3. Aufl. Berlin: Deutsche Rentenversicherung Bund; https://www.deutsche-rentenversicherung.de/SharedDocs/Downloads/DE/Experten/infos_reha_einrichtungen/konzepte_systemfragen/konzepte/rahmenkonzept_medizinische_reha.pdf

Deutsche Rentenversicherung (2011) Leitlinien für die sozialmedizinische Begutachtung – Leistungsfähigkeit bei Mamma-Karzinom; https://www.deutsche-rentenversicherung.de/SharedDocs/Downloads/DE/Experten/infos_fuer_aerzte/begutachtung/leitlinie_leistungsfaehigkeit_mamma_carzinom_pdf.pdf

Deutsche Rentenversicherung (2016) Reha-Therapiestandards Brustkrebs: Leitlinie für die medizinische Rehabilitation der Rentenversicherung; https://www.deutsche-rentenversicherung.de/SharedDocs/Downloads/DE/Experten/infos_reha_einrichtungen/quali_rehatherapiestandards/Brustkrebs/rts_brustkrebs_download.pdf

Földi M, Földi E (Hrsg) (2010) Lehrbuch Lymphologie für Ärzte, Physiotherapeuten und Masseure/medizinische Bademeister. München: Elsevier Urban&Fischer

Haidinger R, Bauerfeind I (2019) Long-term side effects of adjuvant therapy in primary breast cancer patients: results of a web-based survey. Breast Care 14: 111–6

Kalusche EM, Adam G, Rick O (2011) Sekundäres Lymphödem. Diagnostik und Therapie. Onkologe 17: 913–22

Koehler LA, Haddad TC, Hunter DW et al (2018) Axillary web syndrome following breast cancer surgery: symptoms, complications, and management strategies. Breast Cancer (Dove Med Press) 11: 13–9

Leitlinienprogramm Onkologie der AWMF, Deutschen Krebsgesellschaft e. V. und Deutschen Krebshilfe (Hg) (2018) Interdisziplinäre S3-Leitlinie für die Früherkennung, Diagnostik, Therapie und Nachsorge des Mammakarzinoms. Langversion 4.2, 2019, AWMF-Register-Nummer: 032–045OL. München: Zuckschwerdt; www.awmf.org/uploads/tx_szleitlinien/032–045OLl_S3_Mammakarzinom_2019–08.pdf

Schüle K (1999) Ausbildungsinhalte „Sport in der Krebsnachsorge". Forum DKG 14: 1–11

Wallmichrath J, Baumeister RGH, Giunta R et al (2011) Lymphgefäßtransplantation mit Anastomosierung der Transplantate an regionale Lymphknoten zur Therapie von Lymphödemen. LymphForsch 16(2): 68–71

WHO (2001) International Classification of Functioning, Disability and Health (ICF). Geneva, Switzerland: World Health Organisation

© Tumorzentrum München und Zuckschwerdt Verlag | DOI 10.4486/395.09

Therapieempfehlungen nach Mammakarzinomerkrankung

AGO Mamma, Empfehlungen 2023; www.ago-online.de/

Anderson DJ, Seib C, McCarthy AL et al (2015) Facilitating lifestyle changes to manage menopausal symptoms in women with breast cancer: a randomized controlled pilot trial of The Pink Women's Wellness Program. Menopause 22: 937–45

Avis NE (2008) Breast cancer survivors and hot flashes: the search for nonhormonal treatments. J Clin Oncol 26: 5008–10

Azim Jr HA, Luigi Santoro L, Pavlidis N et al (2011) Safety of pregnancy following breast cancer diagnosis: a meta-analysis of 14 studies. Eur J Cancer 47:74–83

Barron TI, Connolly R, Bennett K et al (2007) Early discontinuation of tamoxifen: a lesson for oncologists. Cancer 109: 832–9

Barton D, La Vasseur B, Loprinzi C et al (2002) Venlafaxine for the control of hot flashes: results of a longitudinal continuation study. Oncol Nurs Forum 29: 33–40

Barton DL, Sloan JA, Shuster LT et al (2018) Evaluating the efficacy of vaginal dehydroepiandosterone for vaginal symptoms in postmenopausal cancer survivors: NCCTG N10C1 (Alliance). Supportive Care in Cancer 26: 643–50

Beer AM (2014) Update Cimicifuga racemosa – neue Erkenntnisse aus Wissenschaft und Forschung: Differenzierte Evidenz für Wirksamkeit und Sicherheit von Traubensilberkerzen-Arzneimitteln zur Behandlung klimakterischer Beschwerden. J Gynäkol Endokrinol 24: 6–10

Bordeleau L, Pritchard K, Goodwin P et al (2007) Therapeutic option for the management of hot flashes in breast cancer survivors: an evidence-based review. Clin Ther 29: 230–41

Bordeleau L, Jugovic O, Ennis M et al (2010) Multicenter, Randomized, Cross-Over Clinical Trial of Venlafaxine Versus Gabapentin for the Management of Hot Flashes in Breast Cancer Survivors. J Clin Oncol 28: 5147–52

Boyd NF, Dite GS, Stone J et al (2002) Heritability of mammographic density, a risk factor for breast cancer. N Engl J Med 347: 886–94

Buhling KJ, Eydeler U, Borregaard S et al (2012) Systemic bioavailability of estriol following single and repeated vaginal administration of 0,03 mg estriol containing pessaries. Arzneimittelforschung 62: 378–83

Casey PM, Faubion SS, MacLaughlin KL et al (2014) Caring for the breast cancer survivor's health and well-being. World J Clin Oncol 5: 693–704

Cella D, Fallowfield LJ (2008) Recognition and management of treatment-related side effects for breast cancer patients receiving adjuvant endocrine therapy. Breast Cancer Res Treat 107: 167–80

Chen M, Rao Y, Zheng Y et al (2014) Association between soy isoflavone intake and breast cancer risk for pre- and postmenopausal women: a meta-analysis of epidemiologic studies. PLoS One 9(2): e89288

Chen WY (2021a) Factors that modify breast cancer risk in women. Menopausal hormone therapy and the risk of breast cancer. www.uptodate.com: 1–36

Chen WY (2021b) Approach to the patient following treatment for Breast cancer. www.uptodate.com: 15–33

Clover A, Ratsey D (2002) Homeopathic treatment of hot flushes: a pilot study. Homeopathy 91: 75–9

Donders G, Neven P, Moegele M et al (2014) Ultra-low dose estriol and Lactobacillus acidophilus vaginal tablets (Gynoflor®) for vaginal atrophy in postmenopausal breast cancer patients on aromatase inhibitors: pharmacokinetic, safety, and efficacy phase I clinical study. Breast Cancer Res Treat 145: 371–9

Fahlén M, Fornander T, Johansson H et al (2013) Hormone replacement therapy after breast cancer: 10 years follow up of the Stockholm randomised trial. Eur J Cancer 49: 52–9

Fellowes D, Fallowfield LJ, Saunders CM et al (2001) Tolerability of hormone therapies for breast cancer: how informative are documented symptome profiles in medical notes for 'well-tolerated' treatments? Breast Cancer Res Treat 66: 73–81

Fournier A, Berrino F, Clavel-Chapelon F (2007) Unequal risk for breast cancer associated with different hormone replacement therapies; results from the E3N cohort study. Breast Cancer Res Treat 107: 103–11

Freedman RR, Roehrs TA (2006) Effects of REM sleep and ambient temperature on hot flash-induced sleep disturbance. Menopause 13: 576–83

Fritz H, Seely D, McGowan J et al (2014) Black cohosh and breast cancer: a systematic review. Integr Cancer Ther 13: 12–29

Goss PE, Ingle JN, Martion S et al (2003) A randomized trial of letrozole in postmenopausal women after five years of tamoxifen therapy for early-stage breast cancer. N Engl J Med 349: 1793–1802

Griesser H, Skonietzki S, Fischer T et al (2012) Low dose estriol pessaries for the treatment of vaginal atrophy: a double-blind placebo-controlled trial investigating the efficacy of pessaries containing 0,2 mg and 0,03 mg estriol. Maturitas 71: 360–8

Hickey M, Saunders C, Partridge A et al (2008) Practical clinical guidelines for assessing and managing menopausal symptoms after breast cancer. Ann Oncol 19: 1669–80

Hirschberg AL, Sánchez-Rovira P, Presa-Lorite J et al (2020) Efficacy and safety of ultra-low dose 0.005% estriol vaginal gel for the treatment of vulvovaginal atrophy in postmenopausal women with early breast cancer treated with nonsteroidal aromatase inhibitors: a phase II, randomized, double-blind, placebo-controlled trial. Menopause 27: 526–34

Holmberg L, Anderson H; HABITS steering and data monitoring committees (2004) HABITS (hormonal replacement therapy after breast cancer--is it safe?), a randomised comparison: trial stopped. Lancet 363: 453–5

Holmberg L, Iversen OE, Rudenstam CM et al (2008) Increased risk of recurrence after hormone replacement therapy in breast cancer survivors. J Natl Cancer Inst 100: 475–82

Holtorf K (2009) The bioidentical hormone debate: are bioidentical hormones (estradiol, estriol and progesterone) safer or more efficacious than commonly used synthetic versions in hormone replacement therapy? Postgrad Med 121: 73–85

Huang AJ, Subak LL, Wing R et al (2010) An intensive behavioral weight loss intervention and hot flushes in women. Arch Intern Med 170: 1161–7

Izzo AA (2004) Drug interactions with St. John's Wort (Hypericum perforatum): a review of the clinical evidence. Int J Clin Pharmacol Ther 42: 139–48

Lambertini M, Kroman N, Ameye L et al (2018) Long-term Safety of Pregnancy Following Breast Cancer According to Estrogen Receptor Status. J Natl Cancer Inst 110:426–9

Leitlinienprogramm Onkologie (Deutsche Krebsgesellschaft, Deutsche Krebshilfe, AWMF): S3-Leitlinie Früherkennung, Diagnose, Therapie und Nachsorge des Mammakarzinoms, Version 4.4, 2021, AWMF Registernummer: 032-045OL, http://www.leitlinienprogramm-onkologie.de/leitlinien/mammakarzinom/(abgerufen am: 19.04.2023)

Lethaby A, Marjoribanks J, Kronenberg F et al (2013) Phytoestrogens for menopausal vasomotor symptoms. Cochrane Database Syst Rev 12: CD001395

Lyytinen H, Pukkala E, Ylikorkala O (2006) Breast cancer risk in postmenopausal women using estrogen-only therapy. Obstet Gynecol 108: 1354–60

Manson JE, Goldstein SR, Kagan R et al (2014) Why the product labeling for low-dose vaginal estrogen should be changed. Menopause 21: 911–6

Mao JJ, Bowman MA, Xie SX et al (2015) Electroacupuncture Versus Gabapentin for Hot Flashes Among Breast Cancer Survivors: A Randomized Placebo-Controlled Trial. J Clin Oncol 33: 3615–20

Moegle M, Buchholz S, Seitz S et al (2012) Vaginal estrogen therapy in postmenopausal breast cancer patients treated with aromatase inhibitors. Arch Gynecol Obstet 285: 1397–1402

Mueck AO, Ruan X, Prasauskas V (2018) Treatment of vaginal atrophy with estriol and lactobacilli combination: a clinical review. Climacteric 21: 140–7

Ortmann O, Emons G, Tempfer C (2020) S3-Leitlinie Peri- und Postmenopause – Diagnostik und Interventionen/HRT und Brustkrebsrisiko AWMF Register Nr. 015–062 Kap. 6.1: 94–101

Pandya KM, Morrow GR, Roscoe JA et al (2005) Gabapentin for hot flashes in 420 women with breast cancer: a randomised double-blind placebo-controlled trial. Lancet 366: 818–24

Partridge A, Pagani O, Niman SM et al (2023)Abstract GS4–09: Pregnancy Outcome and Safety of Interrupting Therapy for women with endocrine responsIVE breast cancer: Primary Results from the POSITIVE Trial (IBCSG 48–14/BIG 8–13). Cancer Res 83 (suppl 5): GS4–09

Poggio F, Del Mastro L, Bruzzone M et al (2023) Safety of systemic hormone replacement therapy in breast cancer survivors: a systematic review and meta-analysis. Breast Cancer Res Treat 191(2): 269–75

Rada G, Capurro D, Pantoja T et al (2010) Non-hormonal interventions for hot flushes in women with a history of breast cancer. Cochrane Database Syst Rev (9): CD004923

Richardson MK (2013) Alternatives to hormone therapy for hot flashes: many choices but science is lacking. Menopause 20: 980–2

Santen RJ, Loprinzi CL, Casper RF et al (2021) Menopausal hot flashes. UpToDate/Wolters Kluwer www.UpToDate.com

Simon J, Gaines T, LaGuardia K (2016) Extended-release oxybutynin therapy for vasomotor symptoms in women: a randomized clinical trial. Menopause 23: 1214–21

Soini T, Hurskainen R, Grénman S et al (2014) Cancer risk in women using the levonorgestrel-releasing intrauterine system in Finland. Obstet Gynecol 124: 292–9

Stuenkel CA, Davis SR, Gompel A et al (2015) Treatment of Symptoms of the Menopause: An Endocrine Society Clinical Practice Guideline. J Clin Endocrinol Metab 100: 3975–4011

Stute P und Kiesel L (2018) S3-Leitlinie Hormonelle Empfängnisverhütung AWMF-Registernummer 015/015 Stand September 2020 Version 1.2: 172–176

Taku K, Melby K, Kronenberg F et al (2012) Extracted or synthesized soybean isoflavones reduce menopausal hot flash frequency and severity: systematic review and meta-analysis of randomized controlled trials. Menopause 19: 776–90

Thompson EA, Reilly D (2003) The homeopathic approach to the treatment of symptoms of oestrogen withdrawal in breast cancer patients: a prospective observational study. Homeopathy 92: 131–4

Toulis KA, Tzellos T, Kouvelas D et al (2009) Gabapentin for the treatment of hot flashes in women with natural or tamoxifen-induced menopause: a systematic review and meta-analysis. Clin Ther 31: 221–35

Trinh XB, Tjalma WA, Makar AP et al (2008) Use of the levonorgestrel-releasing intrauterine system in breast cancer patients. Fertil Steril 90: 17–22

Vaz-Luis I, Ann H, Partridge AH (2018) Exogenous reproductive hormone use in breast cancer survivors and previvors. Nat Rev Clin Oncol 15: 249–61

von Schoultz E, Rutqvist LE; Stockholm Breast Cancer Study Group (2005) Menopausal hormone therapy after breast cancer: the Stockholm randomized trial. J Natl Cancer Inst 97: 533–5

Wang Y, Lewin N, Qaoud Y et al (2018) The oncologic impact of hormone replacement therapy in premenopausal breast cancer survivors: A systematic review. Breast 40: 123–30

Whiteman MK, Staropoli CA, Langenberg PW et al (2003) Smoking, body mass, and hot flashes in midlife women. Obstet Gynecol 101: 264–72

Zheng N, Hsieh E, Cai H et al (2019) Soy food consumption, exercise, and body mass indexand osteoporotic fracture risk among breast cancer survivors: the shanghai breast cancer survival study. JNCI Cancer Spectrum 3: pkz017

© Tumorzentrum München und Zuckschwerdt Verlag | DOI 10.4486/395.09

Gewicht – Ernährung

Chlebowski RT (2005) Obesity and early-stage breast cancer. J Clin Oncol 23: 1345–7

Chlebowski RT, Blackburn GL, Thomson CA et al (2006) Dietary fat reduction and breast cancer outcome: Interim efficacy results from the Women's Intervention Nutrition Study. J Natl Cancer Inst 98(24):1767–76

Ewertz M, Jensen MB, Gunnarsdóttir KA et al (2011) Effect of obesity on prognosis after early-stage breast cancer. J Clin Oncol 29: 25–31

Fair AM, Montgomery K (2009) Energy balance, physical activity, and cancer risk. Methods Mol Biol 472: 57–88

Goodwin P (2006) Energy balance and cancer prognosis. In: Cancer Prevention and Management Through Exercise and Weight Control, McTiernan A (Ed), Taylor and Francis, Boca Raton: 405

Goodwin PJ, Segal RJ, Vallis M et al (2014) Randomized trial of a telephone-based weight loss intervention in postmenopausal women with breast cancer receiving letrozole: the LISA trial. J Clin Oncol 32(21): 2231–9; doi: 10.1200/JCO.2013.53.1517; Epub 2014 Jun 16; PMID: 24934783.

Griggs JJ, Bohlke K, Balaban EP et al (2021) Appropriate Systemic Therapy Dosing for Obese Adult Patients With Cancer: ASCO Guideline Update. J Clin Oncol 39(18): 2037–48

Hongchao P, Gray RG (2014) Effect of obesity in premenopausal ER+ early breast cancer: EBCTCG data on 80,000 patients in 70 trials. J Clin Oncol 32 (suppl 15): 503–503

Janni W, Rack BK, Friedl TW et al (2019) Lifestyle Intervention and Effect on Disease-free Survival in Early Breast Cancer Pts: Interim Analysis from the Randomized SUCCESS C Study [abstract]. In: Proceedings of the 2018 San Antonio Breast Cancer Symposium: 4–8; San Antonio, TX. Philadelphia (PA): AACR; Cancer Res 79 (Suppl 4): Abstract nr GS5-03

Jung AY, Hüsing A, Behrens S et al (2021) Postdiagnosis weight change is associated with poorer survival in breast cancer survivors: A prospective population-based patient cohort study. IJC 148: 18–27

Kerschbaum E, Martignoni M (2022) Ernährung. in: Rieger C. (Hg), Supportive Maßnahmen in der Hämatologie und Onkologie Empfehlungen zur Diagnostik, Therapie und Nachsorge, Zuckschwerdt, München, 194–5

Kroenke CH, Chen WY, Rosner B et al (2005) Weight, weight gain, and survival after breast cancer diagnosis. J Clin Oncol 23: 1370–8

Kwan ML, Kushi LH, Weltzien E et al (2010) Alcohol consumption and breast cancer recurrence and survival among women with early-stage breast cancer: the life after cancer epidemiology study. J Clin Oncol 28 (29): 4410–6; doi: 10.1200/JCO.2010.29.2730; Epub 2010 Aug 30; PMID: 20805458; PMCID: PMC2988633

Martel S, Lambertini M, Agbor-Tarh D et al (2021) Body Mass Index and Weight Change in Patients With HER2-Positive Early Breast Cancer: Exploratory Analysis of the ALTTO BIG 2-06 Trial. J Natl Compr Canc Netw 19(2): 181

Pierce JP, Natarajan L, Caan BJ et al (2007) Influence of a diet very high in vegetables, fruit, and fiber and low in fat on prognosis following treatment for breast cancer: the Women's Healthy Eating and Living (WHEL) randomized trial. JAMA 298 (3): 289–98

Rock CL, Flatt SW, Byers TE et al (2015) Results of the Exercise and Nutrition to Enhance Recovery and Good Health for You (ENERGY) Trial: A Behavioral Weight Loss Intervention in Overweight or Obese Breast Cancer Survivors. J Clin Oncol 33(28): 3169–76; doi: 10.1200/JCO.2015.61.1095; Epub 2015 Aug 17; PMID: 26282657; PMCID: PMC4582146.

Schwedhelm C, Boeing H, Hoffmann G et al (2016) Effect of diet on mortality and cancer recurrence among cancer survivors: a systematic review and meta-analysis of cohort studies. Nutr Rev 74: 737–48

Shaikh H, Bradhurst P, Ma LX et al (2020) Body weight management in overweight and obese breast cancer survivors. Cochrane Database Syst Rev 12(12): CD012110; doi: 10.1002/14651858.CD012110.pub2; PMID: 33305350; PMCID: PMC8094215

Simapivapan P, Boltong A, Hodge A (2016) To what extent is alcohol consumption associated with breast cancer recurrence and second primary breast cancer? A systematic review. Cancer Treat Rev 50: 155–67

Integrative Medizin

AGO Breast Committee (2020) Diagnosis and Treatment of Patients with Primary and Metastatic Breast Cancer. Recommendations 2020; www.ago-online.de

AGO Komission Mamma; www.ago-online.de/de/infothek-fuer aerzte/leitlinienempfehlungen/mamma

Andersen SR, Würtzen H, Steding-Jessen M et al (2013) Effect of mindfulness-based stress reduction on sleep quality: results of a randomized trial among Danish breast cancer patients. Acta Oncol 52(2): 336–44

Bedogni A, Saia G, Bettini G et al (2012) Osteomalacia: the missing link in the pathogenesis of bisphosphonate-related osteonecrosis of the jaws? Oncologist 17: 1114–9

Beuth J, Schneider B, Schierholz JM (2008) Impact of complementary treatment of breast cancer patients with standardized mistletoe extract during aftercare: a controlled multicenter comparative epidemiological cohort study. Anticancer Res 28: 523–7

Bopp A (2006) Die Mistel – Heilpflanze in der Krebstherapie. Zürich: Rüffer & Rub Sachbuchverlag

© Tumorzentrum München und Zuckschwerdt Verlag | DOI 10.4486/395.09

Bruggmoser G, Bauchowitz S, Canters R et al (2012) Leitlinie für die klinische Applikation, die Dokumentation und die Analyse klinischer Studien bei der regionalen Tiefenhyperthermie. Strahlenther Onkol Supplement 2: 1–15

de Aguiar Pastore Silva J, Emilia de Souza Fabre M et al (2015) Omega-3 supplements for patients in chemotherapy and/or radiotherapy: A systematic review. Clin Nutr 34:359–66

de van der Schueren M, Laviano A, Blanchard H et al (2018) Systematic review and meta-analysis of the evidence for oral nutritional intervention on nutritional and clinical outcomes during chemo(radio)therapy: current evidence and guidance for design of future trials. Ann Oncol 29: 1141–53

DEGRO (2016) Practical guidelines for radiotherapy of breast cancer. Therapy of locoregional breast cancer recurrences

Drozdoff L, Klein E, Kalder M et al (2019) Potential Interactions of Biologically Based Complementary Medicine in Gynecological Oncology. Integr Cancer Ther 18: 1534735419846392

Drozdoff L, Klein E, Kiechle M et al (2018) Use of biologically-based complementary medicine in breast and gynecological cancer patients during systemic therapy. BMC Complement Altern Med 18(1): 259

Eisenbraun J, Scheer R, Kroz M et al (2011) Quality of life in breast cancer patients during chemotherapy and concurrent therapy with a mistletoe extract. Phytomedicine 18: 151–7

Fink M (2011) Vitamin D deficiency is a cofactor of chemotherapy-induced mucocutaneous toxicity and dysgeusia. J Clin Oncol 29: 81–2

Fischer JL, Mihelc EM, Pollok KE et al (2007) Chemotherapeutic selectivity conferred by selenium: a role for p53-dependent DNA repair. Mol Cancer Ther 6: 355–61

Franca CAS, Nogueira CR, Ramalho A et al (2011) Serum levels of selenium in patients with breast cancer before and after treatment of external beam radiotherapy. Ann Oncol 22: 1109–12

Freuding M, Keinki C, Micke O et al (2019) Mistletoe in oncological treatment: a systematic review: part 2: quality of life and toxicity of cancer treatment. J Cancer Res Clin Oncol 145(4): 927–39

Ghadiar P, Wust P, Budach V et al (2018) Verbessert die kapazitative Hyperthermie das Schmerzansprechen bei der palliative Radiatio? Strahlenther Onkol 194(12): 1186–8

Greenlee H, DuPont-Reyes MJ, Balneaves LG et al (2017) Clinical practice guidelines on the evidence-based use of integrative therapies during and after breast cancer treatment. CA Cancer J Clin 67: 194–232

Gröber U (2007) Arzneimittel und Mikronährstoffe. Medikationsorientierte Supplementierung. Stuttgart: Wissenschaftliche Verlagsgesellschaft

Gröber U (2019) Die wichtigsten Nahrungsergänzungsmittel. München Südwest Verlag

Gröber U, Holzhauer P, Kisters K (2014) Mikronährstoffe während der Krebstherapie. Dtsch Z Onkol 46: 104–11

Gröber U, Spitz J, Reichrath J et al (2013) Vitamin D: Update 2013: From rickets prophylaxis to general healthcare. Dermatoendocrinol 5: 331–47

Gröber U, Hübner J, Holzhauer P et al (2010) Antioxidantien und andere Mikronährstoffe in der komplementären Onkologie. Checkliste komplementäre Onkologie. Stuttgart: Hippokrates

Goodwin PJ, Ennis M, Pritchard KI et al (2009) Prognostic effects of 25-hydroxyvitamin D levels in early breast cancer. J Clin Oncol 27: 3757–63

Hack CC, Hüttner N, Paepke D et al (2013) Integrative Medizin in der Gynäkologischen Onkologie – Möglichkeiten und Grenzen Teil 1. Geburtshilfe Frauenheilkunde 73(10): R63–R80

Haller H, Winkler MM, Klose P et al (2017) Mindfulness-based interventions for women with breast cancer: An updated systematic review and meta-analysis. Acta Oncol 56(12): 1665–76

Harris W, Tintle N, Imamura F et al (2021) Blood n-3 fatty acid levels and total and cause-specific mortality from 17 prospective studies. Nature Communications, e-pub April 22

Hathcock JN al, Risk assessment for vitamin D. Am J Clin Nutr 85: 6–18

Hoffmann F (2011) Versorgung mit Krebstherapeutika im Jahr 2010. In: Glaeske G, Schicktanz C, editors. Schriftreihe zur Gesundheitsanalyse. Schwäbisch Gmünd: Barmer GEK

Huang HP, He M, Wang HY et al (2016) A meta-analysis of the benefits of mindfulness-based stress reduction (MBSR) on psychological function among breast cancer (BC) survivors.Breast Cancer 23(4): 568–76

Hübner J (2008) Komplementäre Onkologie. Supportive Maßnahmen und evidenzbasierte Empfehlungen. Stuttgart: Schattauer

S3-Leitlinie Mammakarzinom (leitlinienprogramm-onkologie.de 2021)

Issels RD (2008) Hyperthermia adds to chemotherapy. Eur J Cancer 44(17): 2546–54

Johns SA, Brown LF, Beck-Coon K et al (2015) Randomized controlled pilot study of mindfulness-based stress reduction for persistently fatigued cancer survivors. Psychooncology 24(8): 885–93

Khan QJ, Reddy PS, Kimler BF et al (2010) Effect of Vitamin D supplementation on serum 25-hydroxy vitamin D levels, joint pain, and fatigue in women starting adjuvant letrozole treatment for breast cancer. Breast Cancer Res Treat 119: 111–8

Lester JE, Dodwell D et al (2008) Prevention of anastrozole-induced bone loss with monthly oral ibandronate during adjuvant aromatase inhibitor therapy for breast cancer. Clin Cancer Res 14: 6336–42

Lindner L (2018) Mit Wärme gegen Krebs. Münchner Ärztliche Anzeigen 9: 3–5

Lyman GH, Greenlee H, Bohlke K et al (2018) Integrative Therapies During and After Breast Cancer Treatment: ASCO Endorsement of the SIO Clinical Practice Guideline. J Clin Oncol 36: 2647–55

Madden JM, Murphy L et al (2018) De novo Vitamin D supplement use post-diagnosis is associated with breast cancer survival. Breast Cancer Research and Treatment 172: 179–90

Mohr SB, Gorham ED, Kim J et al (2014) Meta-analysis of vitamin D sufficiency for improving survival of patients with breast cancer. Anticancer Res 34: 1163–6

Nationale Verzehrsstudie II, Teil 2, Max-Rubner-Institut 2008; www.bmel.de/SharedDocs/Downloads/DE/_Ernaehrung/

© Tumorzentrum München und Zuckschwerdt Verlag | DOI 10.4486/395.09

NVS_ErgebnisberichtTeil2.html?__blob=publicationFile%26v%3D2
NCCIH (2018) Complementary, Alternative, or Integrative Health: What's In a Name? https://www.nccih.nih.gov/health/complementary-alternative-or-integrative-health-whats-in-a-name
Newell M, Mazurak V, Postovit L et al (2020) N-3 Long-Chain Polyunsaturated Fatty Acids, Eicosapentaenoic and Docosahexaenoic Acid, and the Role of Supplementation during Cancer Treatment: A Scoping Review of Current Clinical Evidence. Cancers 13: 1206
Niedermaier T, Gredner T, Kuznia S et al (2021) Vitamin D supplementation to the older adult population in Germany has the cost-saving potential of preventing almost 30 000 cancer deaths per year. Mol Oncol 15(8): 1986–94; doi: 10.1002/1878-0261.12924
Notter M, Thomsen A, Nitsche M, Hermann R et al (2020) Combined wIRA-Hyperthermia and Hypofractionated Re-Irradiation in the Treatment of Locally Recurrent Breast Cancer: Evaluation of Therapeutic Outcome Based on a Novel Size Classification. Cancers 12(3): 606
Paepke D, Hack CC, Hüttner N et al (2014) Integrative Medizin in der Gynäkologischen Onkologie – Möglichkeiten und Grenzen Teil 2 Geburtsh Frauenheilk 74: R1–R20 ISSN 0016–5751
Plant AS, Tisman G (2006) Frequency of combined deficiencies of Vitamin D and holotranscobalamin in cancer patients. Nutr Cancer 56: 143–8
Prieto-Alhambra D, Javaid MK, Servitja S et al (2011) Vitamin D threshold to prevent aromatase inhibitor-induced arthralgia: a prospective cohort study. Breast Cancer Res Treat 125: 869–78
Ryan JL, Heckler CE, Roscoe JA et al (2012) Ginger (Zingiber officinale) reduces acute chemotherapy-induced nausea: a URCC CCOP study of 576 patients. Support Care Cancer 20(7): 1479–89
S3-Leitlinie Komplementärmedizin in der Behandlung von onkologischen PatientInnen Kurzversion https://register.awmf.org/assets/guidelines/032-055O_k_Komplementaermedizin-in-der-Behandlung-von-onkologischen-Patient-Innen-2021-11.pdf
Santini D, Galluzzo S, Vincenzi B et al (2010) Longitudinal evaluation of Vitamin D plasma levels during anthracycline- and docetaxel-based adjuvant chemotherapy in early-stage breast cancer patients. Ann Oncol 21: 185–6
Song D, Deng Y, Liu K et al (2019) Vitamin D intake, blood vitamin D levels, and the risk of breast cancer: a dose-response meta-analysis of observational studies. Aging 11(24): 12708–32
Steiner R, Wegmann I (1925) Grundlegendes für eine Erweiterung der Heilkunst. Dornach: Rudolf Steiner Verlag
von Schacky C (2021) Importance of EPA and DHA Blood Levels in Brain Structure and Function. Nutrients 13: 1074
Wang WL, Chen KH, Pan YC et al (2020) The effect of yoga on sleep quality and insomia in women with sleep problems:a systematic review and meta-analysis. BMC psychiatry 20: 195
Wehner H (2017) Erfahrungen und Potenziale der Hyperthermie. COmed. 23: 54–6
Wilkens J, Scheffler A (2006) Misteltherapie: differenzierte Anwendung der Mistel nach Wirtsbäumen: Georg Thieme Verlag
Witt CM, Balneaves LG, Cardoso MJ et al (2017) A Comprehensive Definition for Integrative Oncology. J Natl Cancer Inst Monogr (52); doi: 10.1093/jncimonographs/lgx012
Yang B, Ren X, Wang Z et al (2019) Biomarker of long-chain n-3 fatty acid intake and breast cancer: Accumulative evidence from an updated meta-analysis of epidemiological studies. Crit Rev Food Sci Nutr 59: 3152–64
Zeng Z, Mishuk A, Qian J (2020) Safety of dietary supplements use among patients with cancer: A systematic review. Crit Rev Oncol Hematol 152: 103013

Erklärung zu Interessenkonflikten

M. Braun hat in den vergangenen drei Jahren Honorare oder Kostenerstattungen von AstraZeneca, Celgene, Daiichi Sankyo, Exact Sciences, Medac, MSD, Novartis, Puma, Roche, Pfizer und Teva erhalten. W. Abenhardt war in den vergangenen drei Jahren Berater oder Beiratsmitglied von IPSEN, Servier und GSK und hat in den vergangenen drei Jahren Honorare oder Kostenerstattungen von Pfizer, Roche, Amgen, Janssen und AstraZeneca erhalten. V. Aivazova-Fuchs hat in den vergangenen drei Jahren Honorare oder Kostenerstattungen von Novartis erhalten. A. Hartmann hat in den vergangenen drei Jahren Honorare oder Kostenerstattungen von Daiichi Sankyo, AIM und Lilly erhalten. K. Hermelink hat in den vergangenen drei Jahren Honorare oder Kostenerstattungen von AstraZeneca erhalten. C. Höß hat in den vergangenen drei Jahren Honorare oder Kostenerstattungen von der Bayerischen Landeskammer für Facharztprüfungen erhalten. I. Bauerfeind, H. Budiman, O. Dathe, H. Falk, K. Härtl, R. Haidinger, C. Jakob-Ertel, J. Klein, C. Riedner, H. Sommer und A. Stefan geben keine Interessenkonflikte an.

Nachsorge

*W. Abenhardt, O. Dathe, R. Haidinger, A. Scharl,
C. Schindlbeck, H. Sommer, J. C. de Waal*

Schlagwörter

Nachsorgedauer • Intervalle • Nebenwirkungen • Lokalrezidiv • Metastasen • intensivierte Nachsorge • apparative Diagnostik • Tumormarker • Ernährung • Sport

Laut S3-Leitlinie zum Mammakarzinom „umfasst die Nachsorge im engeren Sinne die strukturierten Untersuchungen zum lokoregionalen bzw. intramammären Rezidiv und zum kontralateralen Mammakarzinom, Untersuchungen auf Fernmetastasen und die Begleitung bei Langzeittherapien mit Diagnostik und Therapie von Folge- und Nebenwirkungen. Sie beginnt nach dem Abschluss der primären lokoregionären Therapie" (Leitlinienprogramm Onkologie der AWMF, DKG e. V. und DKH 2021).

Einleitung

Ziele der Nachsorge

Obwohl Konsens über die Notwendigkeit einer standardisierten und strukturierten Nachsorge nach Primärtherapie des Mammakarzinoms besteht, gibt es wenige empirische Daten über deren Dauer, Nachsorgeintervalle und Inhalt der Nachsorgeuntersuchungen. Zudem werden in der Nachsorge Patientinnen mit völlig unterschiedlicher Ausgangslage und Risikoprofil betreut. Zur Adaptation der Nachsorgeempfehlungen an das individuelle Rezidivrisiko liegen kaum aktuelle Studien vor.

Ziele der strukturierten Nachsorge

Die strukturierte Nachsorge bei Patientinnen mit Mammakarzinom verfolgt mehrere Ziele. Primär ging es viele Jahrzehnte lang überwiegend darum, Lokal- oder Fernrezidive zu erkennen und die Patientinnen dann einer Behandlung zuzuführen. Epidemiologische Daten zeigen, dass sich die Prognose von Mammakarzinompatientinnen dank Früherkennungsuntersuchungen und vor allem dank moderner Therapien seit Mitte der 1990er-Jahre deutlich verbessert hat. So liegt die 5-Jahres-Überlebensrate inzwischen insgesamt bei über 90 %. Aus diesem Grunde ist mit immer mehr Langzeitüberlebenden zu rechnen. Allein in Deutschland leben derzeit ca. 360.000 Patientinnen nach Abschluss der primären Therapie bei Brustkrebs (Feiten et al. 2016). Bei diesen „Breast Cancer Survivors" geht es im Verlauf der Nachsorge zunehmend um die psychosoziale Begleitung, Erkennung und

© Tumorzentrum München und Zuckschwerdt Verlag | DOI 10.4486/395.10

Linderung von Nebenwirkungen sowie allgemeine Beratung hinsichtlich „Lifestyle“ und Lebensplanung.
Nachfolgend eine Zusammenstellung der wichtigsten Ziele, adaptiert entsprechend der AGO-Leitlinie 2022 (www.ago-online.de).

- Früherkennung von heilbaren Rezidiven: intramammäre und lokoregionäre Rezidive (LoE 1a B ++)
- Früherkennung kontralateraler Karzinome (LoE 1a B++)
- Früherkennung von Metastasen (LoE 1a A)
- Verbesserung der Lebensqualität (LoE 2b B)
- Verbesserung der körperlichen Leistungsfähigkeit (LoE 2a B)
- Reduktion bzw. zeitnahe Erkennung therapiebedingter Nebenwirkungen (wie z. B. Osteoporose, Herzinsuffizienz, Fatigue, Neurotoxizität, Lymphödeme, sexuelle Beschwerden, kognitive Einschränkungen, Sterilität, Zweitmalignome) und Veranlassung notwendiger Therapien (LoE 2b B)
- Teilnahme an Interventionsprogrammen in der Nachsorge (z. B. Lifestyle, Therapieadhärenz etc.) (LoE 3b B)
- Evaluation laufender adjuvanter Therapien inklusive Überprüfung der Adhärenz endokriner Therapien (LoE 2b B)
- proaktive Verbesserung der Adhärenz durch Patientenaufklärung über die günstigen Daten einer 5- bis 10-jährigen adjuvanten endokrinen Therapie (LoE 5 D)
- psychosoziale Aspekte der Beratung: Schwangerschaft, Kontrazeption, Sexualität, Lebensqualität, Menopausensyndrom, Angst vor Rezidiv. Einbeziehung von Bezugspersonen (Partner, Familie, Freunde, Betreuer)
- auf Wunsch Zweitmeinung zur Primärtherapie (LoE 2c B)
- allgemeine Beratung, z. B. Überprüfung der aktuellen Indikation zur genetischen Beratung (z. B. bei neu aufgetretenem Mamma-/Ovarial-/Pankreas-/Prostata-Ca. in der Familie), HRT, Operationen, Brustrekonstruktion)
- Vermittlung psychotherapeutischer Betreuung und ggf. Angebot bzw. Vermittlung professioneller Hilfe (Psychotherapie, Ergotherapie, Familientherapie, Selbsthilfegruppe etc.) (LoE 4C)
- Optimierung des Lebensstils (Diabeteseinstellung, Gewicht, Ernährung, Rauchen, Sport) (LoE 2a-b B, Sport 1b A)
- sozialmedizinische Unterstützung mit Angebot bzw. Vermittlung von sozialen Hilfen (Schwerbehinderung mit Schwerbehindertenausweis, Reha, Behindertensport, Pflegeleistungen, Haushaltshilfe, Heil- und Hilfsmittel, Mieder- und Prothesenberatung) (LoE 4C)

Nachsorgeleitlinien

Die wesentlichen Empfehlungen zur Nachsorge finden sich in der deutschen S3-Leitlinie zum Mammakarzinom (6/2021) (Leitlinienprogramm Onkologie der AWMF, DKG e. V. und DKH 2021), in den Empfehlungen der Arbeitsgemeinschaft Gynäkologische Onkologie (AGO 4/2022), den ASCO Guidelines 2022 (Runowicz et al. 2022) und den Empfehlungen des National Comprehensive Cancer Networks (NCCN) der USA.
Aufgrund der Komplexität der modernen, oft multimodalen (neo-)adjuvanten Therapiekonzepte mit z. B. einer Anti-HER2-Therapie über 12 Monate oder auch

© Tumorzentrum München und Zuckschwerdt Verlag | DOI 10.4486/395.10

postneoadjuvanten Chemotherapie ist die Grenze zwischen Primärtherapie und Nachsorge unscharf geworden. Laut S3-Leitlinie beginnt die onkologische Nachsorge per definitionem nach Abschluss der primären lokoregionären Therapie, d. h. nach Abschluss von operativer Therapie, (neo-)adjuvanter Chemotherapie und Strahlentherapie.

Die Nachsorge besteht primär aus Anamnese, körperlicher Untersuchung, ärztlicher Beratung, Betreuung und Begleitung sowie bildgebender Diagnostik zur Erkennung eines lokal- und lokoregionären Rezidivs und eines kontralateralen Mammakarzinoms. Bei auffälligem Befund ist die Nachsorge symptomorientiert zu konzipieren.

Nebenwirkungen

Zur Feststellung von therapieassoziierten Nebenwirkungen können besondere Untersuchungen im Rahmen der Nachsorge notwendig werden, wenn bestimmte Medikamente (wie z. B. Tamoxifen, Aromatasehemmer, Bisphosphonate, Trastuzumab) verabreicht werden. Unter Tamoxifen-Einnahme ist das Risiko für Augenerkrankungen wie Sehstörungen, Linsentrübung, Netzhaut- und Sehnervschädigung minimal erhöht, was jedoch keine generellen augenärztlichen Untersuchungen rechtfertigt. Dennoch sollten die Patientinnen über die möglichen Symptome aufgeklärt werden und bei Beschwerden einen Augenarzt aufsuchen. Insbesondere nach länger dauernder Tamoxifentherapie ist das Risiko eines Korpuskarzinoms auf dem Boden einer Endometriumhyperplasie erhöht. Eine regelmäßige gynäkologische Untersuchung einmal jährlich sollte obligat sein. Bei vaginalen Blutungsstörungen bzw. Postmenopausenblutung unter Tamoxifen muss eine Abklärung des Endometriums mittels fraktionierter Abrasio erfolgen.
Bei hormonrezeptorpositiven Tumoren sollte eine systemische Hormontherapie zur Behandlung von klimakterischen Beschwerden möglichst vermieden werden. Auch die Einnahme hormoneller Kontrazeptiva (Pille, hormonhaltige Spirale) ist zu vermeiden (siehe entsprechendes Kapitel im Tumormanual). **Östriolhaltige Externa (Salbe, Vaginalzäpfchen) in der lokalen Anwendung hingegen gelten als unbedenklich.**
Bei potenziell kardiotoxischer Therapie (Anthrazykline, Anti-HER2-Therapie) ist eine Echokardiografie 6–12 Monate und 5 Jahre nach Beendigung der Therapie – v. a. im Fall höher dosierter Anthrazykline oder bei vorliegenden Risikofaktoren (linksseitige Radiatio, Nikotin, Hypertonie, Diabetes, Dyslipidämie, Übergewicht, Alter ≥ 60 J. während der Therapie, kardiale Vorerkrankungen, reduzierte Pumpfunktion, Zustand nach Myokardinfarkt, ≥ mittelgradiges Vitium) – zu empfehlen.
Weitere seltene Spätfolgen sind degenerative ZNS-Erkrankungen mit zerebraler Dysfunktion sowie maligne Sekundärtumoren wie Leukämien, Lymphome, Sarkome im Bestrahlungsbereich.

Nachsorgedauer

Die Nachsorge sollte über die Dauer von mindestens 5, möglichst jedoch 10–15 Jahren durchgeführt werden. Nach dieser Zeit sollte die Nachsorge in eine individuell angepasste regelmäßige Krebsfrüherkennungsuntersuchung übergehen.

Betrachtet man das Rezidivrisiko insgesamt im zeitlichen Verlauf, so ist dieses im Jahr 1–2 nach Diagnose am höchsten, sinkt im Jahr 2–5 kontinuierlich ab und fällt

© Tumorzentrum München und Zuckschwerdt Verlag | DOI 10.4486/395.10

dann weiter langsam bis zum Jahr 10. Hierbei zeigt jedoch bereits die Tumorbiologie Unterschiede auf. So haben Patientinnen mit hormonrezeptornegativen Tumoren in den ersten drei Jahren ein höheres Rezidivrisiko als jene mit rezeptorpositiven Tumoren, während sich dieses im Verlauf dann angleicht oder sogar umkehrt (Cossetti et al. 2015). Eine aktuelle Auswertung der Daten des Tumorregisters München bestätigt dieses unterschiedliche Rezidivrisiko in Abhängigkeit von der Tumorbiologie. So haben in den ersten drei Jahren nach Primärdiagnose Patientinnen mit triple-negativen Tumoren das höchste Rückfallrisiko, gefolgt von denen mit ER-/HER2+ Tumoren, ER+/HER2+ Tumoren und ER+/HER2-negativen Tumoren. Im weiteren Verlauf gleicht sich dieses Rückfallrisiko dann an bzw. kehrt sich tendenziell um.

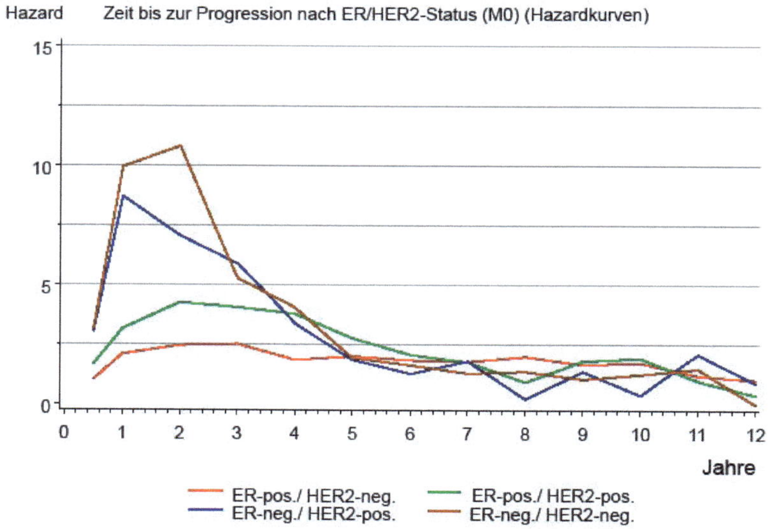

Abbildung 1 Rezidivrisiko bei primär M0 in Abhängigkeit vom Hormonrezeptor- und HER2-Status für die Diagnosen im Zeitraum 1998–2019, n = 42.155 (Auswertung des Tumorregisters München – TRM 2021, www.tumorregister-muenchen.de).

Nachsorgeintervalle

Darauf basierend werden folgende Nachsorgeintervalle empfohlen: Die Nachsorge sollte in den ersten drei Jahren vierteljährlich (ASCO: alle 3–6 Monate), im Jahr 4 und 5 halbjährlich (ASCO: alle 6–12 Monate) und ab dem 5. Jahr jährlich erfolgen.

© Tumorzentrum München und Zuckschwerdt Verlag | DOI 10.4486/395.10

Tabelle 1 Mammakarzinomnachsorge: Empfehlungen für symptomfreie Frauen nach abgeschlossener Primärbehandlung einer Mammakarzinom-Erkrankung (mod. nach AGO 2021)

	Nachsorge		Screening/Follow-up
Jahre nach Primärtherapie	**Jahr 1–3**	**Jahr 4–5**	**Jahr 6 und weitere**
Anamnese, körperliche Untersuchung, Aufklärung/Information	inv. CA: vierteljährlich in situ: halbjährlich	halbjährlich	jährlich
Selbstuntersuchung	monatlich		
Laboruntersuchungen, Untersuchungen mit bildgebenden Verfahren (Ausnahme: Mammografie und Mammasonografie)	nur bei klinischem Verdacht auf Rezidiv und/oder Metastasen bzw. Monitoring der Nebenwirkungen der Therapie		

Spätrezidive des MC

Das Mamma-Ca ist häufig eine chronische Erkrankung. Ca. die Hälfte der Rezidive tritt erst nach 5 Jahren auf. Pau machte eine Metaanalyse von 88 Studien der EBCTCG mit 500.692 Patientinnen, von denen 114.300 ER pos waren. Systemische Spätrezidive traten kontinuierlich bis 20 Jahre nach Erstdiagnose mit einer Kumulationsrate von 13–41 % auf:

T1N0 13 %, T1N1 20 %, T1N2 34 %, T2N0 19 %, T2N1 26 %, T2N2 41 %.

T- und N-Stadium, der ER-Status sowie molekulargenetische Tests waren deutlich, Ki67 und Grading nur mäßig prädiktiv. PR und HER waren gar nicht prädiktiv im Gegensatz zum Mamma-Ca in den ersten 5 Jahren. Pedderson kontrollierte im Dänischen Tumorregister 36.924 ER positive MC-Patientinnen bez. Spätrezidiv nach 10–23 Jahren. Die Inzidenzrate betrug global 15,5 pro 1000 Patientenjahren. Die kumulative Inzidenz betrug nach 32 Jahren 16,6 % und stieg kontinuierlich mit der Tumorgröße und dem Nodalbefall (z. B. T2N2 24,6 %).
Hieraus ist zu schließen, dass MC-Patientinnen nach Beendigung ihrer adjuvanten Hormontherapie wieder einem nicht unerheblichen Rezidivrisiko von ca. 15–20 % unterliegen. Wegen der fehlenden therapeutischen Konsequenz bez. OS spricht sich aber die PG nicht dafür aus, das Nachsorgeintervall nach Ende der adjuvanten Therapie zu verkürzen. Es bleibt abzuwarten, ob durch Einsatz neuer Techniken (ctDNA-Bestimmung durch liquid biopsy) die risikoadaptierte Langzeitnachsorge neu ausgerichtet wird.

Nachsorge hinsichtlich Lokalrezidiv

Das Lokalrezidivrisiko nach brusterhaltender Therapie ohne adjuvante Strahlentherapie wird mit 25–40 % angegeben und auch nach Mastektomie ohne Nachbestrahlung mit 9–20 %. Eine Strahlentherapie verringert dieses Risiko auf 5–10 %.

© Tumorzentrum München und Zuckschwerdt Verlag | DOI 10.4486/395.10

Die standardisierte Nachsorge selbst kann zwar Lokalrezidive nicht verhindern, aber wie in der Primärsituation durch eine frühzeitige Diagnose erneut eine kurative Situation herstellen. Das relative Risiko, ein kontralaterales Mammakarzinom zu entwickeln, beträgt nach Brustkrebs 2,5–5,0 % im Vergleich zum Normalkollektiv (Inzidenz 0,5–1,0 % pro Jahr), sodass dessen frühzeitige Entdeckung ebenfalls ein wesentliches Ziel der Nachsorge ist. Basis der Nachsorgeuntersuchung ist somit neben der Anamnese die Inspektion und Tastuntersuchung der betroffenen Brust bzw. Thoraxwand, der ipsilateralen Lymphabflussgebiete sowie der kontralateralen Brust und Lymphabflusswege.

Mammografie (LoE 1a A)

Analog zur Primärsituation ist auch in der Rezidivdiagnostik die Mammografie der klinischen Untersuchung überlegen. Eine retrospektive italienische Studie zeigte anhand von 1044 Zweitkarzinomen, dass die Sensitivität der Mammografie signifikant höher war, mehr kleine Karzinome detektiert wurden (58,1 vs. 22,6 %) und das relative Überleben dadurch um 27 bis 47 % besser war (Houssami et al. 2009). In einer amerikanischen Studie sank das relative Risiko eines tumorbedingten Todes durch eine jährliche Mammografie während der Nachsorge auf 0,77, bei 1846 älteren Patientinnen sogar auf 0,69 . Die S3-Leitlinie zum Mammakarzinom sieht deshalb mindestens eine jährliche Mammografie der betroffenen Brust sowie auch der Gegenseite vor. Dies entspricht auch den Empfehlungen der ASCO.

Mammasonografie (LoE 2a B)

Begleitend zur Mammografie sollte immer die Mammasonografie eingesetzt werden, da durch die Kombination der beiden Methoden die Sensitivität erhöht wird. Ein Vergleich der Sonografie nach BET zeigte im Vergleich zur Untersuchung der nicht voroperierten Brust zwar eine niedrigere Sensitivität und eine höhere Rate an Intervallkarzinomen, aber eine höhere Spezifität . In der Hand des erfahrenen Untersuchers ermöglicht die Sonografie eine gute Unterscheidung zwischen postoperativen bzw. postradiogenen zystischen (Serom, Ölzyste etc.) oder narbigen Veränderungen und einem Rezidiv. Analog zur Primärsituation gehört die Sonografie ebenso obligat zur Diagnostik eines kontralateralen Karzinoms (Cömert et al. 2023; Lee et al. 2021).

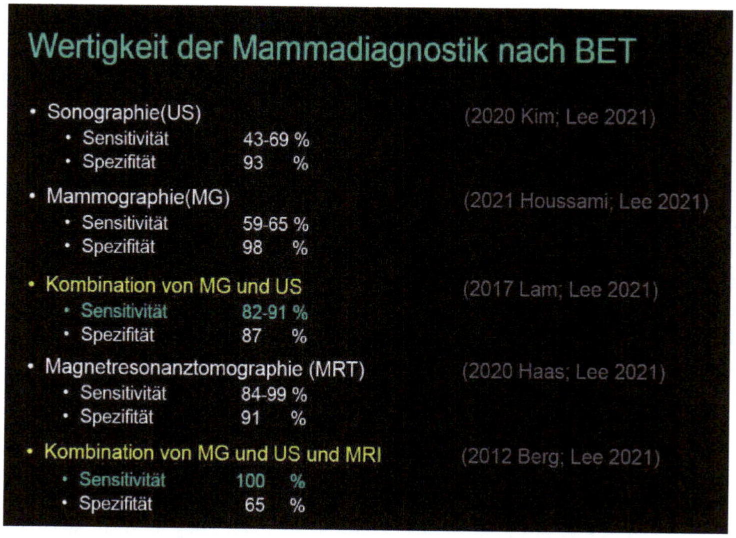

Abbildung 2 *Sensitivität und Wertigkeit diverserNachsorgeverfahren*

© Tumorzentrum München und Zuckschwerdt Verlag | DOI 10.4486/395.10

Eine Kernspintomografie besitzt im Vergleich zur Mammografie eine höhere Sensitivität in der symptomfreien Nachsorge und kann Rezidive früher erkennen (Weinstock et al. 2015). Allerdings wird eine MRT aufgrund der hohen Kosten und der schlechteren Spezifität nicht als Routinemethode in der Nachsorge empfohlen. Eine Ausnahme besteht bei Frauen mit bekannter BRCA1/2-Mutation, bei denen eine MRT einmal pro Jahr bereits als Vorsorgeuntersuchung vorgesehen ist (siehe entsprechendes Kapitel). Auch bei sehr jungen Frauen (< 50 Lj.) scheint die Kombination aus Mammografie und MRT nochmals sensitiver hinsichtlich der Detektion biologisch aggressiver Tumoren zu sein, wie eine Studie an 754 Frauen zeigte (Cho et al. 2017). Im Einzelfall kann eine MRT indiziert sein zur Differenzierung von narbigen Veränderungen sowie nach autologer Gewebs- oder Implantatrekonstruktion. Bezüglich der Details oben genannter Untersuchungen sei auf das Kapitel *Bildgebende und interventionelle Diagnostik* verwiesen.

Tabelle 2 *Mammografie/Sonografie*

Mammografie und ergänzende Sonografie		
	Jahr 1–3	**Jahr 4 + 5**
nach BET	alle 12 Monate (1. Mg. 6–12 Monate nach Abschluss der Radiatio)	alle 12 Monate
nach Ablatio	kontralateral alle 12 Monate	

Nachsorge nach Strahlentherapie

Eine besondere Situation ergibt sich für Patientinnen, die im Rahmen der Primärbehandlung bestrahlt worden sind. Aus Punkt 7.3.3 der aktualisierten und derzeit gültigen Richtlinie „Strahlenschutz in der Medizin" (14.07.14) ergeben sich folgende Pflichten für Nachsorgeuntersuchungen und Dokumentation: „Die Qualitätssicherung der strahlentherapeutischen Behandlungen erfordert, dass die Daten aller Patienten auf ihr Behandlungsergebnis hin durch den behandelnden Arzt überprüft werden. Daher muss der für die Durchführung der Behandlung verantwortliche Arzt mit der erforderlichen Fachkunde im Strahlenschutz die Wirkungen und die Nebenwirkungen der strahlentherapeutischen Behandlung durch geeignete, in angemessenen Zeitabständen erfolgende, Kontrolluntersuchungen erfassen und dokumentieren. Der Arzt mit der erforderlichen Fachkunde im Strahlenschutz kann Teile der Kontrolluntersuchungen an einen fachlich geeigneten Arzt übergeben, der diesem die Ergebnisse dann übermittelt." Er kann also diese Verpflichtung auch durch Informationsübermittlung und -verwertung der Untersuchungsbefunde anderer ausreichend erfahrener Nachsorgeärzte erfüllen, soweit von denen regelmäßige Berichte vorliegen. Ein Zeitfenster für die Nachsorge (Untersuchungsintervalle, Dauer der Nachsorge) durch den Strahlentherapeuten wird in der neuen Fassung der Richtlinie nicht mehr festgelegt.

© Tumorzentrum München und Zuckschwerdt Verlag | DOI 10.4486/395.10

Entsprechend den existierenden Leitlinien sollte die erste Mammografie 12 Monate nach der Primärmammografie, aber nicht früher als 6 Monate nach Ende der Strahlentherapie erfolgen.

Die ärztliche Stelle der BLÄK führt alle 2 Jahre ein Audit bei den Strahlentherapeuten durch. Hierbei wird insbesondere auch auf die dokumentierte Nachsorge nach Strahlentherapie Wert gelegt. Eine nicht ausreichend belegte Nachsorge kann Auditerfolg und dadurch eine Rezertifizierung des beteiligten Brustzentrums in Gefahr bringen, sodass auf eine zeitgerechte radioonkologische Verlaufsdokumentation zu achten ist.

Risikoadaptierte Nachsorge

Während die Gesamtüberlebensrate bei einem kleinen Tumor (pT1), negativen axillären Lymphknoten, Hormonrezeptor-Positivität, HER2-Negativität und niedrigem Grading auch nach 10 Jahren noch deutlich über 90 % beträgt, verringert sich diese bei T3-/T4-Tumoren bzw. im UICC-Stadium III nach 5 Jahren auf nur ca. 60 % (Daten des Tumorregisters München, www.tumorregister-muenchen.de).

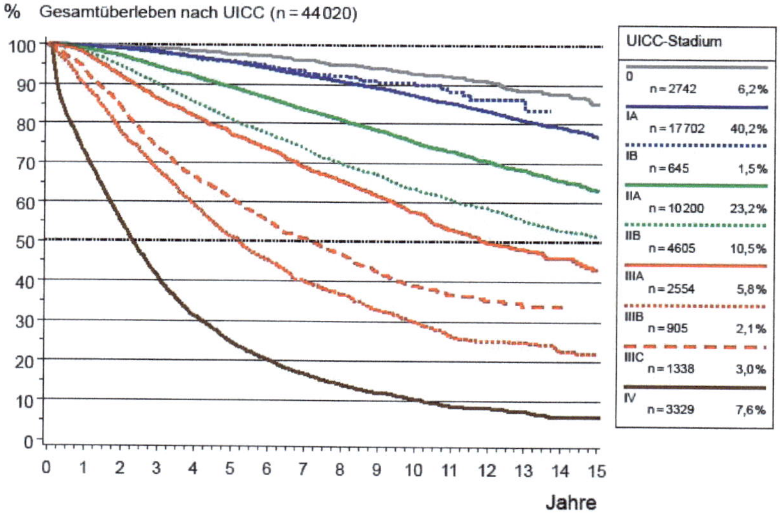

Abbildung 3 Gesamtüberleben für die Diagnosen im Zeitraum 1998–2019 in Abhängigkeit vom Tumorstadium, n = 51.449 (Auswertung des Tumorregisters München – TRM 2021, www.tumorregister-muenchen.de)

Multi-Gen-Tests

Zur Prädiktion des Benefits einer (neo-)adjuvanten Chemotherapie werden gelegentlich Multi-Gen-Tests wie Oncotype DX®, MammaPrint®, Endopredict® oder Prosigna® eingesetzt. Die Ergebnisse zeigen aber auch eine hohe prognostische Aussagekraft bezüglich des Rezidiv- und Metastasierungsrisikos. So hatten in einer Untersuchung von Sparano et al. Patientinnen mit HR+/HER2-neg-Tumoren und niedrigem Oncotype DX® Recurrence Score ein metastasenfreies Überleben

© Tumorzentrum München und Zuckschwerdt Verlag | DOI 10.4486/395.10

von 99,3 % (Sparano et al. 2015). Auch in Studien mit Einsatz von Endopredict (ABCSG6 und ABCSG8) konnte eine gute Prognoseabschätzung für frühe und späte (Jahr 5–10) Fernmetastasen getroffen werden (Dubsky et al. 2013). Wie die Studien mit Einsatz von Oncotype DX zeigen, besitzt der Test auch eine hohe prognostische Aussagekraft bezüglich des Lokalrezidivrisikos. In zwei amerikanischen Studien war das Lokalrezidivrisko 4,3 %, 7,2 %und 15,8 %, je nach Low-, Intermediate- oder High-Risk-Typ (Mamounas et al. 2010).
Zukünftig könnten derartige Gen-Panels, eventuell in Kombination mit einem Real-time Monitoring (Liquid Biopsy) z. B. mittels zirkulierender Tumorzellen (CTC) oder cell-free DNA eingesetzt werden und so die prognostische Genauigkeit verbessern. Aktuell sind allerdings derartige Tests im Rahmen der Nachsorge noch nicht etabliert.

Intensivierte Nachsorge

Zur Frage, ob sich durch eine intensivierte Nachsorge und den routinemäßigen Einsatz apparativer Methoden symptomlose Metastasen früher entdecken lassen und sich dadurch die Prognose der Patientinnen verbessert, existieren im Wesentlichen nur zwei ältere italienische randomisierte Studien aus den 1990er-Jahren. Diese dienen bis heute – bei Fehlen neuer Untersuchungen – als Hauptreferenzen zur Abfassung der internationalen Leitlinien.
In der Arbeit von Rosselli del Turco et al. wurden in der Zeit von 1985 bis 1986 in zwölf italienischen Zentren 1243 Patientinnen in einen Arm mit Röntgenuntersuchung des Thorax und Skelettszintigramm alle 6 Monate oder in einen Kontrollarm mit regelmäßiger klinischer Nachsorge randomisiert. Insgesamt fand sich eine eher günstige Risikoverteilung (57 % postmenopausal, 40,1 % pT1, 46,7 % pT2, 51,5 % pN0, 48,5 % positive Hormonrezeptoren). Nach 5 Jahren wurden durch die intensivere Nachsorge 31 Skelettmetastasierungen (84 vs. 53) sowie 10 Lungenmetastasierungen (28 vs. 18) zusätzlich (und damit früher) entdeckt. Das Gesamtüberleben allerdings unterschied sich nicht (80,5 % vs. 81,4 %) (Rosselli et al. 1994).
Im GIVIO-Trial (GIVO Investigators 1994) wurden in 26 italienischen Zentren insgesamt 1320 Patientinnen mit Mammakarzinom prospektiv randomisiert in einen Arm mit regelmäßiger klinischer Untersuchung und in einen Arm mit intensivierter Nachsorge mittels regelmäßiger Lebersonografie, Skelettszintigrafie, Thorax-Röntgen und Laboruntersuchung. Die Risikoverteilung war zwar in beiden Gruppen gleich, insgesamt hatte jedoch ein beträchtlicher Anteil günstige Risikofaktoren (57–59 % postmenopausal, 56 % pN0, 49–51 % pT1, 45–48 % pT2, nur 21–22 % negative Hormonrezeptoren). Nach einem medianen Follow-up von 3 Jahren konnte durch die intensivierte Nachsorge immerhin bei 27 Patientinnen (157 vs. 130) zusätzlich (und damit früher) eine Metastasierung entdeckt werden. Durch die Vorverlegung der Metastasendiagnose war die rezidivfreie Überlebenszeit (RFS) bei den „intensiv" nachgesorgten Frauen in der ersten Studie logischerweise sogar kürzer. Insgesamt aber zeigte sich erneut kein Unterschied bezüglich des Gesamtüberlebens (132 Todesfälle [20 %] in der Gruppe mit intensivierter Nachsorge vs. 122 Todesfälle [18 %] in der Kontrollgruppe) . Auch ließ sich durch die intensivierte Nachsorge die Lebensqualität nicht verbessern (Liberati 1995). Die Autoren kamen zu dem Schluss, dass Röntgenaufnahmen des Thorax, Skelettszintigramme, Lebersonografien und Laboruntersuchungen nicht als Routinemethoden in der Nachsorge von Frauen nach Primärbehandlung eingesetzt werden sollten.

© Tumorzentrum München und Zuckschwerdt Verlag | DOI 10.4486/395.10

Auch eine aktuelle Cochrane-Analyse aus dem Jahr 2019 über verschiedene Tumorentitäten hinweg kam zu ähnlichen Ergebnissen. So zeigte sich kein Unterschied im Overall Survival und „Time to Detection of Recurrence" in Abhängigkeit davon, ob die Nachsorge durch „Non-Specialists" (Pflegekräfte, Hausärzte) oder „Specialists" oder mittels intensivierter oder weniger intensivierter Nachsorge durchgeführt wurde. Auch bezüglich der Parameter Angst, Depression und Lebensqualität gab es keine signifikanten Unterschiede.
In den letzten Jahren haben sich allerdings die Therapieoptionen deutlich erweitert, die – vor allem beim frühzeitigen und individuell gezielten Einsatz – bei selektierten Kollektiven signifikante Verlängerungen der Überlebenszeit, im Einzelfall möglicherweise auch eine Langzeitremission bewirken können. Die Kombination aus antihormoneller Therapie mit CDK4/6-Inhibitoren, die erweiterten Möglichkeiten der Anti-HER2-Therapie, der Einsatz von PARP- oder Immuncheckpoint-Inhibitoren haben neue Perspektiven eröffnet. Auch hocheffektive lokale Verfahren sind hinzugekommen: Strahlentherapie (IMRT, Gammaknife), Thermotherapie (LITT/RFA), Radiotherapie (RIT, SIRT), im Einzelfall Metastasenchirurgie isolierter Herde.

Metastasensuche – apparative Diagnostik

Zu den Staginguntersuchungen bei Primärsituation und erhöhtem Metastasierungsrisiko gehört klassischerweise ein Skelettszintigramm (LoE1a A) sowie CT des Thorax und Abdomens (LoE 2a D). Im Vergleich zur Röntgen-Untersuchung des Thorax (LoE 1a A) oder Oberbauchsonografie (LoE 1a A) scheint ein CT bzw. PET-CT am besten geeignet, frühe Läsionen zu erkennen. Laut NCCN wie auch der ESMO Guidelines wird ein PET-CT nur als Zusatzuntersuchung empfohlen, wenn die Standarduntersuchungen kein eindeutiges Ergebnis zeigen.

apparative Diagnostik

Eine intensivierte apparative und labortechnische Diagnostik mit Röntgen-Thorax, Knochenszintigrafie, CT, PET oder MRT sowie Blutbildbestimmung, Serum-Biochemie oder Tumormarkerbestimmung gehört zur Metastasendiagnostik, nicht zur Standardnachsorge, und ist nur bei klinischen Auffälligkeiten indiziert.

Knochendichtemessung (Osteodensitometrie) LoE 5D

Bei chemo- oder antihormontherapiebedingter vorzeitiger Menopause und beim Einsatz von Aromatase-Inhibitoren kommt es (vor allem in den ersten beiden Jahren in ca. 5–7 %) zu Osteopenie bzw. Osteoporose. Die S3-Leitlinie empfiehlt prophylaktisch Bewegung, eine Umstellung der Ernährung und die Einnahme von Kalzium und Vitamin D. Zu Therapiebeginn sollte eine Knochendichtemessung (DXA-Scan) und risikoadaptiert in regelmäßigen Abständen (alle 2 Jahre) bei Frauen mit frühzeitiger Menopause bzw. unter Aromatasehemmer-Therapie erfolgen (AGO +). Bei nachgewiesener Osteoporose sollte eine Bisphosphonat- oder Denosumabtherapie (Prolia®) empfohlen werden.
Laut G-BA kann die Osteodensitometrie zulasten der GKV durchgeführt werden, wenn aufgrund konkreter Befunde eine gezielte medikamentöse Behandlungsabsicht besteht. Die Knochendichtemessung bei Therapie mit einem Aromatase-

© Tumorzentrum München und Zuckschwerdt Verlag | DOI 10.4486/395.10

hemmer ist auch initial seit 2–3 Jahren eine Kassenleistung, damit es einen Ausgangswert gibt.

Tumormarker

Die Diskussion um den Einsatz von Tumormarkern wird seit vielen Jahren kontrovers geführt. Entgegen allen Leitlinien und Empfehlungen werden diese häufig, nicht zuletzt auf Wunsch der Patientinnen, bestimmt. Eine Umfrage unter 107 deutschen Ärzten, die Nachsorgeuntersuchungen durchführen, ergab, dass 63 % Labortests und 40 % Tumormarkerbestimmungen vorgenommen wurden. Ein negatives Ergebnis trägt sicherlich zur Beruhigung der Patientin bei, allerdings beträgt die Sensitivität der einzelnen Marker maximal 50–90 % (Valenzuela et al. 2003).
Aufgrund der vorliegenden Daten wurde im Jahre 1998 am Klinikum Großhadern eine prospektive Nachsorgestudie initiiert, die die Tumormarker CEA, CA 15–3 und CA 125 in 6-wöchentlichen Intervallen bestimmt und kinetikbasiert standardisiert interpretiert hat. Die Auswertung der Ergebnisse von 743 Patientinnen zeigte eine hohe Spezifität von > 98 % (kaum falschpositive Befunde), aber nur eine Sensitivität von 66,3 % bei Kombination beider Marker (hoher Anteil falschnegativer Befunde) (Stieber et al. 2015).
Aufgrund der niedrigen Sensitivität wird die Bestimmung von (proteinbasierten) Tumormarkern nicht in der Nachsorge bei asymptomatischen Patientinnen empfohlen. Sämtliche Leitlinien der AGO, ASCO und NCCN stimmen darin überein.

Eine generelle Bestimmung von Laborwerten oder Tumormarkern wird im Rahmen der Nachsorge nicht empfohlen.

Zirkulierende Tumorzellen/Liquid Biopsy/cell-free DNA

Ein entscheidender Nachteil aller „klassischen" Prognosefaktoren ist der Umstand, dass das Tumorgewebe zum Zeitpunkt der Primärdiagnose betrachtet und daraus der weitere Verlauf der Erkrankung „extrapoliert" wird. Wünschenswert wäre hingegen ein „Real-time" Monitoring etwaiger Tumorresiduen, von denen später eine Metastasierung ausgehen könnte. Entwicklungen der Labortechnologie und der molekularbiologischen Verfahren haben in den letzten Jahren zunehmend den Nachweis von zirkulierenden Tumorzellen im Blut (CTC) ermöglicht. Wie mehrere Einzelstudien (Rack et al. 2014) und eine große Pooled Analysis von Janni et al. an 3173 Patientinnen zeigten (Janni et al. 2016), korreliert die Präsenz und Anzahl von CTC bei Primärdiagnose mit dem rezidivfreien, metastasenfreien und dem Gesamtüberleben. Im Rahmen der deutschen SUCCESS-Studie wurde erstmals ein CTC-Monitoring auch in die Nachsorge von Patientinnen nach Chemotherapie integriert. Wie Trapp et al. bei Untersuchung von 1087 Patientinnen mit Mammakarzinom im Stadium II–III zeigen konnten, waren bei 18,2 % der Patientinnen 2 Jahre nach Chemotherapie CTCs nachweisbar.
In den letzten Jahren rückt immer mehr der direkte Nachweis von zirkulierender Tumor-DNA (ctDNA) bzw. zellfreier DNA (cfDNA) im Blut in den Fokus des Interes-

© Tumorzentrum München und Zuckschwerdt Verlag | DOI 10.4486/395.10

ses. Wie eine aktuelle Metaanalyse von Cullinane et al. an 739 Patientinnen aus 8 Studien zeigt, ist der Nachweis von ctDNA sowohl bei Primärdiagnose als auch beim Lokalrezidiv und bei Fernmetastasen signifikant mit dem rezidivfreien Überleben assoziiert .

In der von der Universitäts-Frauenklink Ulm aktuell initiierten und vom BMBF (Bundesministerium für Bildung und Forschung) geförderten SURVIVE-Studie (Standard Surveillance versus Intensive Surveillance in Early Breast Cancer) werden Brustkrebs-PatientInnen mit mittlerem bis hohem Risikoprofil prospektiv randomisiert in einen Arm mit Standardnachsorge versus einen Arm mit einer auf liquid biopsy basierenden (intensivierten) Nachsorge. Bei auffälligen Befunden in der liquid biopsy erfolgt ein Staging zur Metastasensuche (CT Thorax/Abdomen, Knochenszintigramm). Falls eine Metastasierung detektiert wird, erfolgt die leitliniengerechte Behandlung. Andernfalls wird die intensivierte Nachsorge mit liquid biopsy Testungen fortgeführt. Es handelt sich hier erstmals seit den 1990er-Jahren um ein innovatives Studienkonzept um die Nachsorge dem individuellen Risiko anzupassen und neue Verfahren des Monitorings einzuführen.

Bedeutung von Bewegung und Sport in der Nachsorge

körperliche Aktivität

Mittlerweile gilt es als erwiesen, dass regelmäßige körperliche Aktivität der Neubildung von bösartigen Tumoren (Primärprävention), speziell bei Karzinomen der Mamma und des Kolons, vorbeugen kann. Da körperliche Aktivität sehr variabel und schwer messbar ist, hat man zur Objektivierung und besseren Vergleichbarkeit die Einheit MET, metabolisches Äquivalent, definiert: 1 MET entspricht einem ungefähren Energieverbrauch von 4,2 kJ (1 kcal)/kg Körpergewicht/Stunde.

In der Sekundärprävention (Verhinderung von Rezidiven) des Mammakarzinoms scheinen vor allem hormonrezeptorpositive Patientinnen zu profitieren. In der Nurses' Health Study (Holmes et al. 2005) bewirkte die körperliche Aktivität von 4 MET/Tag (entsprechend 1 Stunde langsamem Radfahren oder 5 km Nordic Walking) eine 50%ige Reduktion des Rezidivrisikos, allerdings nur bei hormonrezeptorpositiven Patientinnen. Frauen mit wenig körperlicher Aktivität hatten eine um 53 % erhöhte Mortalität .

> Patientinnen sollen zu körperlicher Aktivität (pro Woche > 150 Minuten moderates Training bzw. > 75 Minuten intensiviertes Training) und zur Normalisierung des Körpergewichts (bei erhöhtem BMI) im Rahmen der Nachsorge motiviert werden. Hilfestellungen sollten vermittelt werden.

Ernährung in der Tumornachsorge

Allgemein wird eine ausgewogene normokalorische Ernährung mit dem Ziel des Normalgewichts empfohlen. Diese sollte viel Gemüse, Obst, Vollkornprodukte, Hülsenfrüchte und wenig gesättigte Fette enthalten (Mittelmeerdiät). Hochkalorische Lebensmittel und Getränke sowie Alkohol sollten gemieden werden.

Spezielle Tumordiäten existieren definitiv nicht. Hypokalorische Mangeldiäten (insbesondere Heilfasten) bzw. ketogene Ernährung sollten nach heutigem Wissensstand vermieden werden.

© Tumorzentrum München und Zuckschwerdt Verlag | DOI 10.4486/395.10

Substitution von Vitaminen und Spurenelementen; eine unkritische Einnahme von Nahrungsergänzungsmitteln ist nicht zu empfehlen. Nachgewiesen ist allerdings ein vielfältiger schützender Effekt durch Vitamin-D-Substitution oral mit Colecalciferol (Madden et al. 2018). Grundlage sollte die Vitamin-D-(25-OH-3)-Spiegel-Bestimmung sein mit einem Zielwert von mindestens 40, besser 60–90 ng/ml (im onkologischen Setting, Näheres im Kapitel „Ergänzende therapeutische Maßnahmen").

Weitere Empfehlungen laut AGO:

- Einstellung Diabetes mellitus (Typ II) (> 25 % unerkannter DM bei postmenopausalen Mammakarzinompatientinnen)
- Alkoholkonsum reduzieren unter 6 g/d (0,5 l Bier oder 0,25 l Wein entsprechen bereits 20 g!)
- Nächtliche Nahrungskarenz > 13 h: Eine Studie von Marinac et al. an 2413 Frauen konnte nach einem Median von 7,3 Jahren eine Erhöhung der Brustkrebs-Sterblichkeit (RR = 1,36) zeigen, wenn die nächtliche Nahrungskarenz weniger als 13 Stunden betrug. Die Schlafdauer war reduziert, der HbA1c-Spiegel erhöht .
- Intervention bei Nikotinabusus (durch Rauchen 2 x erhöhte brustkrebsspezifische, 4 x erhöhte nicht brustkrebsspezifische Mortalität)

Aufklärungsgespräch

Jeder Nachsorgetermin sollte Anlass zu einem erneuten Aufklärungsgespräch mit der Patientin sein. Dabei sollte der Patientin ausreichend Zeit gegeben werden, ihre Probleme und Fragen anzusprechen. Das Wissen um eine bösartige, potenziell lebensbedrohliche Erkrankung, die Sorge um die eigene Zukunft, mögliche Probleme in Partnerschaft, Familie oder am Arbeitsplatz stellen eine psychische Belastung dar, die im Rahmen der Nachsorge angesprochen werden sollte. Den Patientinnen sollte eine entsprechende psychoonkologische Mitbetreuung angeboten und bei Bedarf vermittelt werden. In vielen Regionen existieren sehr aktive Selbsthilfegruppen, die den betroffenen Frauen vielfältige Hilfestellungen zur Krankheitsbewältigung geben können.

Nachsorgekalender

Das Tumorzentrum München hat bereits in den ersten Jahren seines Bestehens einen Nachsorgekalender eingeführt, der durch die primär behandelnde Klinik oder den primär behandelnden niedergelassenen Arzt ausgestellt werden soll, jedoch auch später noch jederzeit nachträglich angelegt werden kann. In den Nachsorgekalender werden die individuellen Tumordaten der Patientin und die im Verlauf der Nachsorge erfolgenden diagnostischen und therapeutischen Maßnahmen eingetragen. Ein so geführter Nachsorgekalender unterstützt die Kommunikation zwischen den an der Betreuung des Patienten beteiligten Ärzten und stellt auch für die Patientin eine Dokumentation der durchgeführten Maßnahmen dar. Dem betreuenden Arzt bietet ein sorgfältig geführter Kalender eine unschätzbar wertvolle schnelle Transparenz und Kommunikation, ohne sich durch Stapel von

Briefen und Befundberichten kämpfen zu müssen. Die Patientin kann in einem separaten Feld wichtige Fragen für das nächste Nachsorgetreffen vermerken.
Spätestens mit der Ausstellung des Kalenders ist die Patientin über die Inhalte der Krebsregistrierung in Bayern zu informieren, die im Anfangsteil des Kalenders erklärt wird. Grundlage hierfür ist nunmehr das im Jahr 2013 vom Bundestag verabschiedete Krebsfrüherkennungs- und -registergesetz (KFRG), welches vorsieht, dass die Länder flächendeckende klinische Krebsregister einrichten müssen. Laut Bayerischem Krebsregistergesetz (BayKRegG) vom März 2017 werden die Daten sämtlicher Bayerischer Tumorregister zentral über das Landesamt für Gesundheit und Lebensmittelsicherheit (LGL) erfasst. Die Meldung der Erstdiagnose und Nachsorgedaten ist verpflichtend und wird von den Krankenkassen finanziert.
Die Patientin sollte auf einer gewissenhaften, vollständigen und leserlichen Führung des Nachsorgekalenders durch den nachsorgenden Arzt bestehen.
Falls im Rahmen einer langjährigen Erkrankung ein Folgekalender ausgestellt werden muss, sollte die Nummer des Erstkalenders übertragen und die Nummer des Folgekalenders gestrichen werden.

Digitale Anwendungen (Apps) in der Nachsorge

Da die Versorgung der Brustkrebspatientinnen ein hohes Maß an interdisziplinärer Zusammenarbeit erforderlich macht, stellen telemedizinische Anwendungen eine gute Möglichkeit dar, Synergien zu schaffen und den Austausch zwischen den Beteiligten zu fördern. In der Praxis erscheint der Einsatz von telemedizinischen rehabilitativen Nachsorgeangeboten sinnvoll. In den letzten Jahren hat die Dokumentation in Smartphones als Alltagsbegleiter an Bedeutung zugenommen. Auch viele Studien nutzen inzwischen diese moderne Form der Kommunikation und Dokumentation. Interessierte Patientinnen im süddeutschen Raum können auf die Entwicklung der TU („Meine Busenfreundin"), der LMU („CANKADO PRO-React Onco") bzw. des Onkologischen Schwerpunktes Stuttgart („Onkonachsorge Aktiv") hingewiesen werden. Die Kooperation der Charité, NCT Heidelberg und Uni Leipzig ergab die Anwendung „Mika". Die wissenschaftliche Evaluation zum Nutzen dauert an. Die APP „PINK! Coach" ist als DiGA anerkannt und kann rezeptiert werden. Sie ist für Patientinnen speziell in der Zeit der Nachsorge sehr hilfreich. Sie ist von Frau Prof. Wülfing aus Hamurg mit ihrem Team entwickelt worden: https://www.pink-brustkrebs.de/

Erklärung zu Interessenkonflikten

W. Abenhardt war in den vergangenen drei Jahren Berater oder Beiratsmitglied von IPSEN, Servier und GSK und hat in den vergangenen drei Jahren Honorare oder Kostenerstattungen von Pfizer, Roche, Amgen, Janssen und AstraZeneca erhalten. A. Scharl war in den vergangenen drei Jahren Berater oder Beiratsmitglied der Deutschen Krebsgesellschaft und der Deutschen Gesellschaft SenologieGyn/Geb. C. Schindlbeck hat in den vergangenen drei Jahren Honorare oder Kostenerstattungen von der Dr. Wolff GmbH, Bielefeld erhalten. O. Dathe, J. C. de Waal, R. Haidinger und H. Sommer geben keine Interessenkonflikte an.

© Tumorzentrum München und Zuckschwerdt Verlag | DOI 10.4486/395.10

Mammakarzinomnachsorge: Merkblatt für betroffene Frauen

Nach Abschluss Ihrer akuten Behandlung wegen einer Brustkrebserkrankung ist bei Ihnen eine Nachsorge über einen Zeitraum von bis zu 10 Jahren empfehlenswert.

1. Nützlich für die Dokumentation der Nachsorge ist das sorgfältige Führen eines Nachsorgekalenders.
2. Bitte halten Sie die empfohlenen Nachsorgetermine ein. Wenn Ihnen bei sich selbst etwas auffällt, machen Sie eine entsprechende Aufzeichnung im Nachsorgekalender. Ihre Ärztin/Ihr Arzt trägt die Ergebnisse der Nachsorgeuntersuchungen im Kalender ein. Bestehen Sie darauf, Ihre Fragen und Probleme mit Ihrer Ärztin/Ihrem Arzt ausreichend besprechen zu können. Sortieren Sie diese nach Wichtigkeit.
3. Wenn Ihnen eine antihormonelle Therapie verordnet wurde, beachten Sie bitte, dass die positiven Effekte **nur bei konsequenter Langzeiteinnahme** der Medikamente zu erreichen sind. Unterbrechen Sie daher Ihre Medikation nicht. Bei starken Nebenwirkungen reden Sie mit Ihrer Ärztin/Ihrem Arzt.
4. Führen Sie regelmäßig monatlich eine Selbstuntersuchung der nicht behandelten, der operierten Brust und des Operationsgebietes sowie der Achselhöhlen durch. Ihre Ärztin/Ihr Arzt zeigt Ihnen die Untersuchungstechnik bzw. kann Ihnen eine schriftliche Anleitung aushändigen.
5. Wenn bei Ihnen Beschwerden auftreten oder Sie bei der Selbstuntersuchung Auffälligkeiten entdecken, suchen Sie Ihre Ärztin/Ihren Arzt zeitnah auf. Warten Sie nicht bis auf den nächsten vorgeplanten Nachsorgetermin.
6. Wenn Sie keine Beschwerden haben und weder Sie noch Ihre Ärztin/Ihr Arzt Auffälligkeiten entdeckt haben, sind weitere Untersuchungen nicht erforderlich (z. B. Röntgen, Ultraschall, Szintigrafie, Blutentnahmen für Laboruntersuchungen, Tumormarkerbestimmung). Die Mammografie, ergänzt durch Ultraschall, wird jedoch in der Regel einmal jährlich durchgeführt.
7. Fragen Sie Ihre Ärztin/Ihren Arzt (oder lassen Sie sich von ihr/ihm an eine entsprechende Stelle verweisen), wo Sie weitere Unterstützung und Informationen bekommen können (z. B. Psychoonkologie, Selbsthilfegruppen, Krankengymnastik und Reha-Sport, Sozialdienst).
8. Sofern eine Wächter-(Sentinel-)Lymphknotenentfernung erfolgt ist, ist das Risiko für einen Lymphstau sehr gering. Der Arm kann normal belastet werden. Besteht kein Lymphstau, kann der Arm der operierten Seite auch für Blutdruckmessungen, Blutabnahmen, Infusionen etc. verwendet werden. Anders bei Lymphstau oder kompletter Entfernung der Achsellymphknoten: Verletzungen im Bereich des betroffenen Armes sollten dann vermieden werden.
9. Beachten Sie einige allgemeine Regeln: Halten Sie ein normales Körpergewicht bzw. streben Sie dieses an. Spezielle Diäten bringen keinen Vorteil. Regelmäßige körperliche Aktivität 3–5 x/Woche hilft dabei, das Risiko für das Wiederauftreten der Erkrankung zu senken.

© Tumorzentrum München und Zuckschwerdt Verlag | DOI 10.4486/395.10

Literatur

Chlebowski RT, Blackburn GL, Hoy KM et al (2014) Final Survival Analyses from the Womens` Intervention Nutrition Study (WINS) – Evaluating Dietary Fat Reduction as Adjuvant Breast Cancer Therapy. San Antonio Breast Cancer Symposium S5-08

Cho N, Han W, Han BK et al (2017) Breast Cancer Screening With Mammography Plus Ultrasonography or Magnetic Resonance Imaging in Women 50 Years or Younger at Diagnosis and Treated With Breast Conservation Therapy. JAMA Oncol 3(11): 1495–1502

Cömert D, van Gils CH, Veldhuis WB et al (2023) Challenges and Changes of the Breast Cancer Screening Paradigm. J Magn Reson Imaging 57: 706–26

Cossetti RJ, Tyldesley SK, Speers CH et al (2015) Comparison of breast cancer recurrence and outcome patterns between patients treated from 1986 to 1992 and from 2004 to 2008. J Clin Oncol 33(1): 65–73

Dubsky P, Brase JC, Jakesz R et al (2013) The EndoPredict score provides prognostic information on late distant metastases in ER+/HER2- breast cancer patients. Br J Cancer 109(12): 2959–64

Feiten S, Dünnebacke J, Friesenhahn V et al (2016) Follow-up Reality for Breast Cancer Patients – Standardised Survey of Patients and Physicians and Analysis of Treatment Data. Geburtsh Frauenheilkd 76: 557–63

GIVIO Investigators (1994) Impact of follow-up testing on survival and health-related quality of life in breast cancer patients. A multicenter randomized controlled trial. JAMA 271(20): 1587–92

Holmes MD, Chen WY, Feskanich D et al (2005) Physical activity and survival after breast cancer diagnosis. JAMA 293(20): 2479–86

Houssami N, Ciatto S, Martinelli F et al (2009) Early detection of second breast cancers improves prognosis in breast cancer survivors. Ann Oncol 20(9): 1505–10

Janni W, Rack B, Friedl T et al (2018) Lifestyle Intervention and Effect on Disease-free Survival in Early Breast Cancer Pts: Interim Analysis from the Randomized SUCCESS C Study. San Antonio Breast Cancer Symposium, Oral Presentation

Janni WJ, Rack B, Terstappen LWMM et al (2016) Pooled Analysis of the Prognostic Relevance of Circulating Tumor Cells in Primary Breast Cancer. Clin Cancer Res 22(10): 2583–93

Lee JM, Ichikawa LE, Wernli KJ et al (2021) Digital Mammography and Breast Tomosynthesis Performance in Women with a Personal History of Breast Cancer. Radiology 300: 290–300

Leitlinienprogramm Onkologie der AWMF, DKG e. V. und DKH (2021) Interdisziplinäre S3-Leitlinie für die Diagnostik, Therapie und Nachsorge des Mammakarzinoms, 285–296

Liberati A (1995) The GIVIO trial on the impact of follow-up care on survival and quality of life in breast cancer patients. Interdisciplinary Group for Cancer Care Evaluation. Ann Oncol 6 Suppl 2: 41–6

Madden JM, Murphy L, Zgaga L et al (2018) De novo vitamin D supplement use post-diagnosis is associated with breast cancer survival. Breast Cancer Res Treat 172(1): 179–90

Mamounas EP, Tang G, Fisher B et al (2010) Association between the 21-gene recurrence score assay and risk of locoregional recurrence in node-negative, estrogen receptor-positive breast cancer: results from NSABP B-14 and NSABP B-20. J Clin Oncol 28(10): 1677–83

Rack B, Schindlbeck C, Jückstock J et al (2014) Circulating tumor cells predict survival in early average-to-high risk breast cancer patients. J Natl Cancer Inst 106(5)

Rosselli Del Turco M, Palli D, Cariddi A et al (1994) Intensive diagnostic follow-up after treatment of primary breast cancer. A randomized trial. National Research Council Project on Breast Cancer follow-up. JAMA, 271(20): 1593–7

Runowicz CD, Leach CR, Henry NL et al (2022) American Cancer Society/American Society of Clinical Oncology Breast Cancer Survivorship Care Guideline. CA Cancer J Clin 66(1): 43–73

Sparano JA, Gray RJ, Makower DF et al (2015) Prospective Validation of a 21-Gene Expression Assay in Breast Cancer. N Engl J Med 373(21): 2005–14

Stieber P, Nagel D, Blankenburg I et al (2015) Diagnostic efficacy of CA 15–3 and CEA in the early detection of metastatic breast cancer – A retrospective analysis of kinetics on 743 breast cancer patients. Clin Chim Acta 448: 228–31

Valenzuela P, Mateos S, Tello E et al (2003) The contribution of the CEA marker to CA 15.3 in the follow-up of breast cancer. Eur J Gynaecol Oncol 24(1): 60–2

Weinstock C, Campassi C, Goloubeva O et al (2015) Breast magnetic resonance imaging (MRI) surveillance in breast cancer survivors. Springerplus 4: 459

© Tumorzentrum München und Zuckschwerdt Verlag | DOI 10.4486/395.10

Sondersituationen: Schwangerschaft (PABC), Kinderwunsch, Mammakarzinom des Mannes (MBC)

A. Andrulat, M. Braun, M. Burgmann, J. Dorn, C. Kern, J. Klein, N. Rogenhofer, C. Scholz

Schlagwörter

Prognosefaktoren • Diagnostik • medikamentöse Therapie • Schwangerschaft nach Mammakarzinom • POSITIVE-Studie • Kryokonservierung von Oozyten/Ovargewebe • GnRH • Kontrazeption • endokrine Therapie des MBC

Schwangerschaftsassoziiertes Mammakarzinom (pregnancy associated breast cancer, PABC)

Häufigkeit

schwangerschaftsassoziiertes Mammakarzinom (PABC)

Das mit einer Schwangerschaft assoziierte Mammakarzinom (pregnancy associated breast cancer, PABC) wird definiert als Erkrankung, die während oder bis zu einem Jahr nach der Schwangerschaft (bzw. während der Stillzeit) diagnostiziert wird. In der angloamerikanischen Literatur wird die Inzidenz des PABC mit 0,2 % bis 3,8 % angegeben. Insgesamt treten weniger als 3 % aller Mammakarzinome während einer Schwangerschaft auf, bei ungefähr 1 von 3000–10.000 schwangeren Frauen wird ein Mammakarzinom diagnostiziert.
In Deutschland läuft über die GBG (www.germanbreastgroup.de) eine Registerstudie zur Diagnostik und Therapie des Mammakarzinoms in der Schwangerschaft (BCP).
Grundsätzlich sollte die Behandlung (Systemtherapie, Operation, Bestrahlung) des Mammakarzinoms von schwangeren Patientinnen an der Standardbehandlung nichtschwangerer Patientinnen mit Mammakarzinom ausgerichtet werden.
Voraussetzung für die Beratung und Betreuung schwangerer Patientinnen mit Mammakarzinom ist ein interdisziplinäres, erfahrenes Behandlungsteam in einem Perinatalzentrum und Brustzentrum, in das Geburtshilfe und Neonatologie von Beginn der Beratungen an und über den gesamten Schwangerschaftsverlauf hinweg involviert sein müssen. Dies betrifft auch die Risikoaufklärung bezüglich potenzieller fetaler Toxizität und Fehlbildungen, Wachstumsretardierung, Frühgeburtlichkeit sowie langfristigen Entwicklungsschäden und damit die postpartale Überwachung über die ersten Lebensjahre.

© Tumorzentrum München und Zuckschwerdt Verlag | DOI 10.4486/395.11

Prognose

Häufung ungünstiger Prognosefaktoren beim PABC

Nach aktueller Evidenz verbessert eine Beendigung der Schwangerschaft nicht den mütterlichen Erkrankungsverlauf (Loibl et al. 2015). In diesen Analysen konnte auch gezeigt werden, dass sich die Prognose in und außerhalb der Schwangerschaft nicht unterscheidet, wenn etablierte Prognosefaktoren in beiden Gruppen gleich verteilt sind. Die vorliegenden Studien zeigen jedoch, dass beim PABC signifikant häufiger ungünstige Prognosefaktoren wie höheres T-Stadium, positiver Nodalstatus, non luminale Tumore etc. vorliegen als bei einer nicht schwangeren Vergleichsgruppe.

Die ungünstigen Prognosefaktoren erklären die beim PABC signifikant geringere metastasenfreie und Gesamtüberlebensrate über 5 Jahre im Vergleich zu nicht schwangeren Mammakarzinom-Patientinnen gleichen Alters (Garcia-Manero et al. 2009; Shen et al. 1999; Stensheim et al. 2009). Zudem ist die Zeitdauer vom Auftreten des ersten klinischen Zeichens bis zur histologischen Diagnose bei PABC oft erheblich verzögert. Dies ist eine mögliche Erklärung für bereits fortgeschrittene Stadien des PABC bei Diagnosestellung. Das häufige Vorliegen entdifferenzierter und HR-negativer Karzinome lässt weiterhin eine aggressivere Tumorbiologie vermuten. Des Weiteren stellen ein verzögerter Therapiebeginn und eine inadäquate Therapie bei schwangeren Patientinnen mit Mammakarzinom eine Erklärung für das ungünstigere Überleben in einigen Studien dar. Eine Registerstudie mit den bisher größten publizierten Fallzahlen (Amant et al. 2013) zeigte nach Adjustierung für die oben genannten Prognosefaktoren ein ähnliches Gesamtüberleben für Patientinnen mit Brustkrebs in der Schwangerschaft und bei nicht schwangeren Patientinnen mit Brustkrebs (HR 1,19; p = 0,51).

Aktuelle Daten weisen darauf hin, dass der Zeitpunkt des Auftretens eines Mammakarzinoms in Bezug auf den Zeitpunkt der letzten Entbindung einen eigenständigen prognostischen Faktor darstellt (Lefrere et al. 2021; Shao et al. 2020, Zhang et al. 2022). Demnach ist die Diagnose eines Mammakarzinoms in der Schwangerschaft im Vergleich zu nicht schwangeren Vergleichskollektiven nicht mit einer Verschlechterung der Prognose vergesellschaftet. Tritt ein Mammakarzinom dagegen in den ersten 12 Monaten nach der letzten Entbindung auf, so besteht ein um bis zu 60 % erhöhtes Risiko für die Entwicklung von Fernmetastasen. Erst ca. 5–6 Jahre nach der Entbindung fällt das Risiko wieder unter das Signifikanzniveau (Shao et al. 2020). Als Erklärung für diese Beobachtung werden Umbauprozesse der Brustdrüse im Kontext der Schwangerschaft und Laktation genannt. So durchläuft das Brustdrüsenepithel in Vorbereitung auf die Laktation eine Proliferation und Differenzierung. Nach der Geburt und ohne Laktation oder während dem Abstillen kommt es zur Involution der Drüse. Die in Tierstudien bestätigte Hypothese besagt, dass diese Rückbildung bei Vorliegen einer subklinischen Erkrankung das metastasierende Potenzial von Brustkrebs erhöht. Dabei kommt es zu wundheilungsähnlichen Veränderungen in der Mikroumgebung der sich zurückbildenden Brustdrüse sowie zu einem Zustrom immunsuppressiver Zellen, die die Migration von Tumorzellen aus der Brustdrüse fördern. Bei Patientinnnen mit postpartalem Mammakarzinom (post partum breast cancer, PPBC) können Muster einer veränderten Immuninfiltration, Zytokinprofile oder beides über mehrere Jahre in der Mikroumgebung des Primärtumors bestehen bleiben (Amant et al. 2021). Eine Konsequenz aus diesen relativ neuen Erkenntnissen könnte sein, dass der Zeitpunkt des Auftretens eines Mammakarzinoms in Bezug auf den Termin der letzten

© Tumorzentrum München und Zuckschwerdt Verlag | DOI 10.4486/395.11

Entbindung als eigenständiger prognostischer Faktor für eine Therapieentscheidung herangezogen wird.

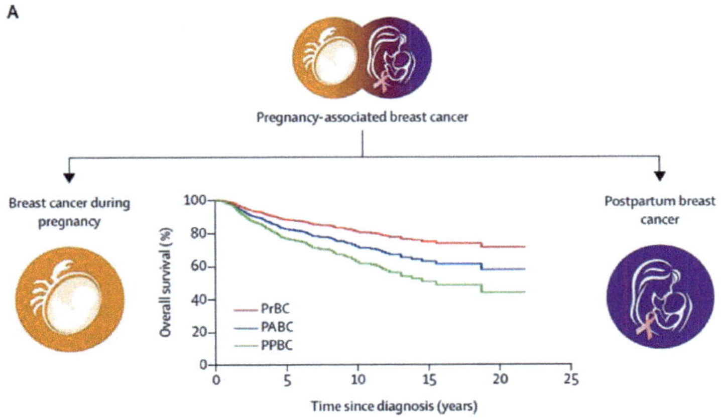

Abbildung 1 Wenn Fälle von PABC zwischen Mammakarzinomen in der Schwangerschaft (PrBC) und postpartalem Mammakarzinom (PPBC) unterschieden werden, gilt die verschlechterte Prognose in diesem Modell speziell für PPBC (aus Amant et al. 2021).

Diagnostik

Bildgebung und Biopsie

Die Diagnosestellung ist aufgrund der Konsistenzänderung und Gewichtszunahme der Brust während Schwangerschaft und Laktation erschwert. Durchschnittlich wird die Diagnose eines Mammakarzinoms durch die Schwangerschaft um 2–6 Monate verzögert. Unklare Befunde müssen deshalb auch in dieser Zeit konsequent abgeklärt werden, um eine verzögerte Diagnose und damit ein Fortschreiten der Erkrankung zu vermeiden.

Goldstandard ist die Sonografie der Brustdrüse. Suspekte Befunde müssen per Hochgeschwindigkeitsbiopsie gesichert werden. Theoretisch ist die Entstehung von Milchgangsfisteln bei einer Biopsie in der Stillzeit möglich, sollte aber kein Grund sein, einen Befund nicht abzuklären. Bei sonografisch unklaren oder hochsuspekten Befunden ist zusätzlich die Indikation zur Mammografie gegeben. So lassen sich in 25–78 % der Fälle Karzinome in der graviden Brust erkennen. Bei Einsatz moderner Geräte liegt die fetale Strahlenbelastung durch eine bilaterale Mammographie in jew. 2 Ebenen bei adäquater Abschirmung < 0,01 mGy (Woitek et al. 2016). Die Kernspintomografie (MR-Mammografie) während Schwangerschaft und Stillperiode liefert nur begrenzt therapierelevante Informationen, da die physiologische Hypervaskularisation des Drüsengewebes die malignen Veränderungen der Mamma maskiert. Weiterhin gibt es keine Daten zur Arzneimittelsicherheit des Kontrastmittels Gadolinium in der Schwangerschaft.

© Tumorzentrum München und Zuckschwerdt Verlag | DOI 10.4486/395.11

Staging

In Abhängigkeit vom Stadium bei Diagnose kann ein Staging indiziert sein. Dies beinhaltet während der Schwangerschaft eine Oberbauchsonographie, ein Röntgen Thorax (mit Abschirmung des Abdomens) und ein MRT der Wirbelsäule (ohne Kontrastmittel) zum Ausschluss von Knochenmetastasen (Amant et al. 2010; Woitek et al. 2016). Aufgrund der erhöhten Strahlenbelastung sollen Skelettszintigrafie und Computertomografie (insbesondere des Abdomens) nicht durchgeführt werden. Möglich ist ein Low-Dose-CT der Lunge bei besonderen Fragestellungen und therapeutischer Konsequenz (American College of Radiology 2018). Das Staging wird postpartal leitliniengerecht komplettiert.

Lokoregionäre Therapie

operative Therapie

Die operative Therapie erfolgt nach den Richtlinien für nicht schwangere Patientinnen. Eine brusterhaltende Therapie (BET) ist prinzipiell möglich, unterliegt den gleichen Indikationskriterien wie außerhalb der Schwangerschaft und ist prognostisch gleichwertig mit einer Mastektomie (Rojas et al. 2019). Dennoch erhalten fast die Hälfte der Patientinnen aufgrund der oft fortgeschrittenen oder inflammatorischen Karzinome eine Mastektomie (Amant et al. 2013). Bis auf die verlängerte Operations- und damit Narkosedauer scheint eine Sofortrekonstruktion nicht nachteilig für den Feten, sodass hier individuell abgewogen werden muss (Caragacianu et al. 2016). Bei einem relevanten Anteil der Patientinnen mit PABC besteht aufgrund des ausgeprägten Lymphknotenbefalls eine Indikation zur Axilladissektion. Bei klinisch und sonografisch unauffälliger Axilla soll auch in der Schwangerschaft eine Sentinel-Lymphknoten-Biopsie (SLNB) nach Radionuklidmarkierung erfolgen. Die Anwendung von Patentblau ist in der Schwangerschaft nicht zugelassen. Aktivitätsmessungen nach Radionuklidmarkierung lassen auf eine vernachlässigbar niedrige fetale Strahlenexposition schließen (Gentilini et al. 2004), und die zur Verfügung stehenden pro- und retrospektiven Berichte zeigen hohe Sentinel-Detektionsraten ohne erhöhtes fetales Risiko (Khera et al. 2008; Balaya et al. 2018). Generell wird bzgl. der axillären Operation ein Vorgehen entsprechend den aktuellen Empfehlungen für nicht schwangere Patientinnen angeraten. Nach Sentinel-Lymphonodektomie in der Stillzeit sollte die Milch für 24 Stunden verworfen werden (AGO 2023). Bei Mammakarzinomen in der Stillzeit ist prinzipiell zur Vermeidung von Milchgangsfisteln ein Abstillen vor der Brustoperation zu diskutieren, zumal sich in den meisten Fällen zeitnah an die Operation die adjuvante Systemtherapie oder Radiatio anschließen wird. Darunter ist Stillen kontraindiziert.

Bestrahlung

Die Bestrahlung der Brust oder Thoraxwand ist aufgrund des Risikos für neurologische Auffälligkeiten und spätere maligne Erkrankungen des ungeborenenen Kindes in der Schwangerschaft kontraindiziert (Kimler 1998; Kal und Struikmans 2005; Mazzola et al. 2019). Da die Mehrzahl der Patientinnen mit PABC aufgrund des meist fortgeschrittenen Stadiums und der häufig vorliegenden ungünstigen Prognosekriterien eine adjuvante Chemotherapie benötigt, wird es in den meisten Fällen möglich sein, die adjuvante Radiatio auf die Zeit nach der Entbindung zu verschieben. Im Falle einer brusterhaltenden Operation in der Schwangerschaft sollte das Tumorbett für eine postpartale (Boost-)Bestrahlung clipmarkiert werden.

© Tumorzentrum München und Zuckschwerdt Verlag | DOI 10.4486/395.11

Systemische Therapie

Bei einem Großteil der Frauen mit einem PABC besteht aufgrund des Alters, des Tumorstadiums (lokal fortgeschrittenes oder inflammatorisches Mammakarzinom) oder der histopathologischen Risikokonstellation die Indikation zu einer primären oder adjuvanten systemischen Therapie. Diese kann unter Berücksichtigung des Schwangerschaftsalters auch während der Schwangerschaft appliziert werden.
Im ersten Trimenon sollte eine Chemotherapie wegen der hohen Teratogenität (> 14 %) nicht durchgeführt werden. In diesem Fall kann mit der Patientin ein Schwangerschaftsabbruch diskutiert werden, um ihr eine adäquate und zeitnahe systemische Therapie zu ermöglichen. Der Schwangerschaftsabbruch per se ändert die Prognose für das Mammakarzinom jedoch nicht. Im zweiten und dritten Trimenon unterscheiden sich die Empfehlungen zur Chemotherapie für das PABC nicht von denen für nicht schwangere Frauen (Azim et al. 2010b; Robinson et al. 2007; Loibl et al. 2015).
Eine zytostatische Behandlung während des zweiten und dritten Trimenons erhöht das Risiko für eine intrauterine Wachstumsretardierung und Frühgeburtlichkeit. Jede zusätzliche Woche Chemotherapie führte zu einem geringeren Geburtsgewicht (Freret et al. 2020). Dagegen sind keine nachteiligen Effekte einer intrauterinen Chemotherapie-Exposition in Bezug auf das kognitive, kardiale oder teratogene Outcome der heranwachsenden Kinder zu erwarten (Amant et al. 2015; Loibl et al. 2015; Murthy et al. 2014; Vandenbroucke et al. 2020; Koraitki et al. 2020; Greiber et al. 2022).
Da der transplazentare Transfer von Epirubicin, Cyclophosphamid und Paclitaxel gering ist (Calsteren et al. 2010; Amant et al. 2012), bietet sich unter Berücksichtigung der aktuellen Datenlage eine anthrazyklin-cyclophosphamid-taxan-haltige Chemotherapiekombination an (Loibl et al. 2015). Aufgrund der hohen Hämatotoxizität und des entsprechenden Interventionsbedarfs sollte auf eine Dosisintensivierung verzichtet werden. Die Indikation zur primär systemischen Therapie erfolgt nach den gleichen Kriterien wie bei nicht schwangeren Patientinnen. Empfohlen wird der Einsatz von leitlinienkonformen Standardprotokollen ohne Dosisreduktion, mit regelmäßiger Anpassung an das steigende Körpergewicht und Therapiestopp vor dem geplanten Entbindungstermin.
Die Datenlage zur Kombination mit Cisplatin oder Carboplatin in der Schwangerschaft ist unzureichend (Loibl et al. 2015), Einzelfallentscheidungen sind bei TNBC ab dem zweiten Trimenon – dann bevorzugt mit Carboplatin – möglich. Daten zur Immuntherapie (CPI) in der Schwangerschaft fehlen. Lediglich zellkulturelle Daten zur Toxizität von PD-L1-Inhibitoren auf Embryonen liegen vor (Al-Asmakh et al. 2021).
Supportive Maßnahmen bei anthrazyklinhaltiger Chemotherapie, wie die Gabe von 5HT3-Antagonisten, (kurzzeitig) Kortikosteroiden und der Einsatz von G-CSF entsprechend den Therapierichtlinien, sind auch in der Schwangerschaft möglich (Loibl et al. 2015). Zu berücksichtigen sind besondere Warnhinweise, wie bei Ondansetron im ersten Trimenon.
Eine endokrine Therapie ist während der Schwangerschaft kontraindiziert.

zielgerichtete Therapie

Zur Anwendung von *Trastuzumab* in der Schwangerschaft liegen Metaanalysen von bis zu 28 Publikationen (30 Patientinnen) vor (Zagouri et al. 2013; Andrikopoulou et al. 2021). In einem Großteil der Fälle wurde ein Anhydramnion beobachtet, Fehlbildungen traten nicht auf. Dennoch ist aufgrund unzureichender Daten von

© Tumorzentrum München und Zuckschwerdt Verlag | DOI 10.4486/395.11

der Gabe von Trastuzumab und Pertuzumab in Schwangerschaft und Stillzeit abzuraten. Tritt eine Schwangerschaft unter Trastuzumab oder Pertuzumab auf und besteht der Wunsch auf Fortsetzung der Schwangerschaft, sollte die Therapie abgesetzt werden.

Planung der Entbindung

Prinzipiell sollte die Entbindung erst bei ausreichender kindlicher Reife erfolgen und im interdisziplinären Konsens mit dem neonatologischen und geburtshilflichen Team geplant werden. Der Entbindungsmodus unterscheidet sich hierbei nicht von dem der gesunden Schwangeren. Nur bei Frauen, die eine Chemotherapie während der Schwangerschaft nicht wünschen, kann diese nach Vollendung der 34. Schwangerschaftswoche vorzeitig beendet werden, um die Chemotherapie zu beginnen. Dies ist jedoch mit Frühgeburtlichkeit und erhöhter kindlicher Morbidität assoziiert und muss mit der Patientin individuell diskutiert werden. Zur Minimierung des erhöhten maternalen und fetalen Morbiditätsrisikos durch eine Neutropenie sollte die Chemotherapie nach Abschluss der 35. – 37. Schwangerschaftswoche pausiert werden, damit ein Intervall von 3 Wochen zwischen Geburt und letztem Zyklus Chemotherapie eingehalten wird. Wird die Chemotherapie nach der Geburt fortgesetzt, sollte abgestillt werden da Zytostatika in die Muttermilch übertreten.

palliative Therapie in der Schwangerschaft

Beim primär metastasierten Mammakarzinom in der Schwangerschaft ist ein kurativer Ansatz nicht mehr gegeben. Daher sollten v. a. die therapiebedingten Nebenwirkungen für den Feten möglichst gering gehalten werden. Ist aufgrund einer fortgeschrittenen viszeralen Metastasierung und lebensbedrohlicher Symptome eine Chemotherapie erforderlich, sollte eine Monotherapie bevorzugt werden. Auch hier liegen zu Anthrazyklinen die meisten Erfahrungen vor. Zum Einsatz von *Vinorelbin* in der Schwangerschaft wurden 6 Fallberichte publiziert: Fetale Fehlbildungen oder kindliche Gesundheitsstörungen wurden nie beobachtet.

Bevacizumab ist plazentagängig, Daten zur Anwendung in der Schwangerschaft liegen nur aus Tierversuchen vor. Skelettfehlbildungen, eine erhöhte Abortrate und intrauterine Wachstumsretardierung wurden beschrieben. Aufgrund der beschriebenen Risiken bzw. der fehlenden Daten sollte der Einsatz der genannten Antikörper und Biologicals grundsätzlich erst nach der Entbindung erfolgen (Johannsson et al. 1998; Loibl et al. 2015). Ebenso ist die Gabe von Bisphosphonaten, RANK-Liganden und Tyrosinkinase-Inhibitoren aufgrund ihres teratogenen Risikos kontraindiziert.

Bei lebensbedrohlichen Symptomen kann im 1. Trimenon der Schwangerschaftsabbruch gerechtfertigt sein, um unverzüglich die Systemtherapie einleiten zu können. Die Prognose für die Mutter verbessert sich durch den Schwangerschaftsabbruch jedoch nicht. Bei langsam fortschreitender Erkrankung kann die Therapie bis nach der Entbindung ausgesetzt werden.

Die Metastasierung eines Mammakarzinoms in die Plazenta wurde beschrieben, eine Ausbreitung der Erkrankung auf den Feten wurde bisher aber nicht beobachtet. Die Plazenta sollte pathologisch untersucht werden.

Schwangerschaft nach Therapie eines Mammakarzinoms

Beratung über Fertilitätschancen und Fertilitätserhalt

Eine Beratung über Fertilitätschancen und Möglichkeiten zum Fertilitätserhalt nach Diagnose und Therapie eines Mammakarzinoms ist heute obligater Bestandteil des Behandlungsplans bei jungen Frauen mit Kinderwunsch. Die Patientinnen sollen frühzeitig über geeignete Maßnahmen in einem erfahrenen Kinderwunsch-

© Tumorzentrum München und Zuckschwerdt Verlag | DOI 10.4486/395.11

zentrum informiert werden (Parulekar et al. 2005; Rodrigues-Wallberg und Oktay 2012). Auch eine Kombination verschiedener fertilitätserhaltender Maßnahmen ist möglich und kann der Patientin als Option zur Steigerung der Effektivität angeboten werden.
In einer großen Metaanalyse war die Wahrscheinlichkeit für eine spätere Schwangerschaft bei Patientinnen mit Mammakarzinom deutlich geringer als in der Normalbevölkerung (RR = 0,40) trotz der exzellenten Überlebenswahrscheinlichkeiten (Lambertini et al. 2021). Bei den insgesamt 7505 Patientinnen, die nach Diagnose eines Mammakarzinoms im Verlauf schwanger wurden, kamen Frühgeburtlichkeit und niedriges Geburtsgewicht signifikant häufiger als in der Normalbevölkerung vor. Im Vergleich zu Patientinnen mit Mammakarzinom, die nach Diagnose nicht schwanger wurden, war das Gesamtüberleben der Patientinnen mit Schwangerschaft besser (HR 0,56). Es zeigte sich kein signifikanter Unterschied bzgl. einer erhöhten kindlichen Morbidität oder Behinderung.
Dementsprechend müssen junge Patientinnen mit Mammakarzinom vor einer Systemtherapie, auch einer endokrinen Therapie, bezüglich der Familienplanung und fertilitätserhaltender Maßnahmen beraten werden.

Amenorrhö-Rate nach Systemtherapie

Die Induktion einer Amenorrhö ist vom Alter der Patientin, dem Chemotherapeutikum und von dessen kumulativer Dosis abhängig (Kim et al. 2011; Lambertini et al. 2016). Ein grober Überblick über das Amenorrhö-Risiko ist folgender Tabelle zu entnehmen. Zu dosisdichten Regimen existieren nur wenig Daten.

Tabelle 1 Risiko für Induktion einer permanenten Amenorrhö bei Einsatz bestimmter Substanzen (adaptiert von Lambertini et al. 2016)

Risiko für permanente Amenorrhö	**Substanz/Schema**
hoch (> 80 %)	CMF TAC (6x) bei Frauen ≥ 40 Jahre
intermediär (40–60 %)	CMF TAC (6x) bei Frauen zwischen 30–39 Jahren AC (4x) bei Frauen ≥ 40 Jahre AC o. EC (4x) gefolgt von Taxanen
niedrig (< 20 %)	CMF TAC (6x) bei Frauen ≤ 30 Jahre AC bei Frauen ≤ 40 Jahre
sehr niedrig bzw. kein Risiko	Methotrexat Fluorouracil Vincristine Tamoxifen
unbekannt	monoklonale Antikörper (Trastuzumab, Bevacizumab, Cetuximab) Tyrosinkinaseinhibitoren (Erlotinib, Imatinib)

© Tumorzentrum München und Zuckschwerdt Verlag | DOI 10.4486/395.11

Nahezu alle HR-positiven, prämenopausalen Patientinnen erhalten eine endokrine Therapie mit Tamoxifen, ggf. nach adjuvanter Chemotherapie. Bei prämenopausalen Frauen erhöht Tamoxifen die Östradiol-Konzentration im Blut und kann die Anzahl von Ovulationen steigern. Eine sichere Kontrazeptionsmethode wird daher empfohlen. Entsprechend den Angaben in der Fachinformation ist die Kombination von endokriner Therapie (Tamoxifen oder Aromatase-Inhibitor) mit GnRH-Analoga keine sichere Kontrazeption. Alle Patientinnen müssen unter laufender Systemtherapie über eine sichere, nicht hormonelle Kontrazeption aufgeklärt werden. Kam es bei Frauen nach Chemotherapie wieder zu einer Menstruation, konnten etwa 50 % spontan schwanger werden (Abel et al. 2021).

Fertilitätserhaltende Maßnahmen

Seit Juli 2021 werden die Kosten fertilitätserhaltender Maßnahmen vor gonadotoxischer Therapie für Versicherte im Alter von 18 bis 40 Jahren von den Krankenkassen übernommen. Das gilt für die Kryokonservierung von Eizellen oder Ovarialgewebe sowie die dazugehörigen medizinischen Maßnahmen.

Oozytenentnahme nach ovarieller Stimulation

Ziel der kontrollierten ovariellen Stimulation (controlled ovarian hyperstimulation, COH) ist die Gewinnung von reifen Eizellen, um diese der Kryokonservierung (Vitrifikation) zuzuführen. Die Oozytenentnahme (mittels vaginaler ultrasonografisch gesteuerter Follikelpunktion) erfolgt nach 10- bis 14-tägiger Stimulation, wobei in jeder Zyklusphase mit der Behandlung begonnen werden kann. Die Anzahl der zu gewinnenden Eizellen und die zu erwartende Schwangerschaftsrate sind abhängig vom Alter und der individuellen Ovarreserve der Patientin.
Die Hinzunahme von Letrozol 5 mg bei der COH vermindert den Estradiol-Peak ohne signifikante Auswirkungen auf den Oozytenertrag oder das krankheitsfreie Überleben (Rodgers et al. 2017). Bei adäquater Durchführung sind die Überlebens- und Befruchtungsraten kryokonservierter Eizellen sehr gut (Lawrenz et al. 2010). Nach Entnahme der Eizellen kann 1–3 Tage später mit der Chemotherapie begonnen werden. Laut aktueller Datenlage gibt es keinen Anhalt für eine Prognoseverschlechterung der Mammakarzinom-Erkrankung durch die Oozytenentnahme, wobei negative Effekte aufgrund fehlender umfangreicher prospektiv-randomisierter Studien nicht mit letzter Sicherheit ausgeschlossen werden können. Diese Aspekte müssen mit der Patientin individuell besprochen werden.
Nach Daten des Netzwerks FertiPROTEKT kann beim Auftau von kryokonservierten unfertilisierten Oozyten bei einer Frau im Alter von 31–35 Jahren mit einer Überlebensrate von 80–90 % und einer Fertilisationsrate von 76–83 % gerechnet werden. Bei Frauen im Alter von 31–35 Jahren (bei Kryokonservierung) kann von einer klinischen Schwangerschaftsrate von ca. 43 % (Fachbuch Fertiprotekt 2020). und einer Lebendgeburtenrate von ca. 32 % (Fraison et al. 2023), ausgegangen werden. Untersucht wurden Patientinnen mit unterschiedlichen Krebserkrankungen, u. a. Mammakarzinomen. Bei Frauen bis 35 Jahren kann mit einer geschätzten Schwangerschaftsrate von 38,5 % und einer Lebendgeburtenrate von ca. 30 % gerechnet werden (von Wolff et al. 2018). Die Kryokonservierung von Oozyten ist eine etablierte reproduktionsmedizinische Technik (S2k Leitlinie Fertilitätserhalt bei onkologischen Erkrankungen 2017) mit derzeit bester Aussicht auf eine Le-

© Tumorzentrum München und Zuckschwerdt Verlag | DOI 10.4486/395.11

bendgeburt. Das Deutsche IVF Register gibt eine Komplikationsrate von 0,8 % an (IVF Register Jahrbuch 2021). Insgesamt handelt es sich also um eine etablierte und sichere Behandlung.

Kryokonservierung von Ovarialgewebe

Eine weitere Option des Fertilitätserhalts ist die Kryokonservierung von Ovarialgewebe, die bis zu einem Patientinnenalter von 35 (Altersobergrenze laut Edinburgh-Kriterien) bis maximal 40 Jahren (Altersobergrenze in anderen internationalen Publikationen) empfohlen wird (Wallace et al. 2014; Schüring et al. 2018) und ebenso zu jedem Zykluszeitpunkt erfolgen kann.
Ziel ist durch die später eingesetzten Ovargewebetransplantate eine temporäre Restitution der endogenen Hormonproduktion und eine (spontane) Schwangerschaft zu ermöglichen. Insbesondere profitieren präpubertäre Mädchen und junge Frauen von dieser Methode. Das Ovarialgewebe wird laparoskopisch entnommen, was den Beginn der onkologischen Therapie um ca. 2–7 Tage verzögert. Eine Biopsie aus dem entnommenen Ovargewebe sollte zum Ausschluss von Malignität histologisch untersucht werden, da grundsätzlich das Risiko besteht auch maligne Zellen bei einer Re-Transplantation zu übertragen. Hierüber ist die Patientin in jedem Fall aufzuklären. Das Ovarialgewebe wird aus logistischen Gründen zentral in spezialisierten Zentren des FertiPROTEKT Netzwerks bearbeitet und kryokonserviert. Die dazu erforderlichen speziellen Transportgefäße werden ebenfalls über das Netzwerk zur Verfügung gestellt.
Zum Zeitpunkt der Retransplantation sollte laut Empfehlung die adjuvante Therapie seit ca. 2 Jahren abgeschlossen sein. Die Verwendungsrate nach Daten des Netzwerkes FertiPROTEKT wird mit 2,9 % angegeben mit einer Geburtenrate von 0,8 % pro Gesamtzahl der Krykonservierungen (n = 3845). Aktuellen Daten zufolge kann mit einer Lebendgeburtenrate von 28,2 % bei Patientinnen < 35 Jahre und 16,7 % > 35 Jahre gerechnet werden (Lotz et al. 2022).

Schwangerschaftsraten nach Kryokonservierung

Die Erfolgsraten zeigen eine starke Abhängigkeit vom Alter der Patientin zum Zeitpunkt der Kryokonservierung. Gemäß der größeren publizierten Studien (Van der Ven et al. 2016, Meirow et al. 2016; Jadoul et al. 2017; Diaz-Garcia et al. 2018; Gellert et al. 2018; Fortin et al. 2019) bekommt jede vierte Frau nach einer Transplantation ein Kind. In den genannten Studien konnte bei 69,4 % nach Transplantation eine Ovargewebeaktivität gezeigt werden. Bei 28 % (72/257) der Patientinnen wurde mindestens eine Schwangerschaft dokumentiert. 66,7 % der dokumentierten Schwangerschaften sind spontan eingetreten. Die Lebendgeburtenrate lag bei 24,1 %. Allerdings muss bei der Interpretation der Daten berücksichtigt werden, dass die Schwangerschaften auch aus Oozyten des nichttransplantierten Ovargewebes stammen könnten.

Ovarprotektion durch GnRH-Analoga

GnRH-Analoga

GnRH-Analoga können zur Ovarprotektion prämenopausaler Patientinnen mit Mammakarzinom während einer Chemotherapie eingesetzt werden. Deren Effektivität wird uneinheitlich bewertet, auch weil die Studien heterogene Patientenkollektive und Studienendpunkte aufweisen und so den Vergleich erschweren. Zudem sind die Nachbeobachtungszeiten oft kurz. Zusammenfassend zeigt die bisherige Datenlage eine positive Auswirkung auf die Prävention der prämaturen

© Tumorzentrum München und Zuckschwerdt Verlag | DOI 10.4486/395.11

Ovarialinsuffizienz (POI), jedoch nicht sicher protektive Effekte für die Fertilität (Peccatori et al. 2013; Lambertini et al. 2018). In dieser Indikation sollte der Einsatz von GnRH Analoga mit jeder prämenopausalen Patientin unabhängig vom HR-Status diskutiert werden.
Der Mechanismus der Ovarprotektion durch GnRH-Analoga ist bisher nicht ausreichend geklärt. Nach aktuellen Kenntnissen spielen u. a. die durch GnRH-Analoga verminderte Vulnerabilität der in Ruhephase verbleibenden Follikel, die Hypoperfusion der Ovarien und antiapoptotische Effekte, die zu einem verminderten Oozytenuntergang führen, eine Rolle (Poggio et al. 2019).
Studien zum Einsatz von GnRH Analoga während einer Chemotherapie bei Patientinnen mit HR-negativem Mammakarzinom lieferten unterschiedliche Ergebnisse. In der randomisierten, placebokontrollierten ZORO-Studie wurde kein Unterschied in der Menstruationsrate 6 Monate nach Ende der Chemotherapie unabhängig von der GnRH-Gabe beobachtet (Gerber et al. 2011). In der randomisierten Studie POEMS (*Prevention of Early Menopause Study*) traten signifikant häufiger Schwangerschaften nach GnRH Gabe ein und die Amenorrhö-Rate war niedriger (Moore et al. 2019). In einer prospektiven Studie mit vornehmlich HR-positiven Mammakarzinomen war die POI-Rate in der GnRH-Gruppe signifikant niedriger ohne Verschlechterung der Prognose. Es bestanden keine signifikanten Unterschiede in der Schwangerschaftsrate (Lambertini et al. 2015, 2022).
Die Applikation von GnRH-Analoga als Ovarschutz sollte idealerweise 1–2 Wochen vor der Chemotherapie begonnen und bis 4 Wochen nach dem letzten Zyklus fortgesetzt werden. Die monatliche Anwendung ist gegenüber Drei-Monats-Depots zu bevorzugen, da diese in den genannten Studien eingesetzt wurden.

potenzielle Nachteile von GnRH-Analoga

Als alleinige Methode zum Fertilitätserhalt scheinen GnRH-Analoga unzureichend und ersetzen die anderen o. g. fertilitätserhaltenden Maßnahmen nicht (Paluch-Simon et al. 2022). GnRH-Analoga verursachen klimakterische Beschwerden und können je nach Anwendungsdauer eine Abnahme der Knochendichte bewirken. In einigen Studien konnte zudem keine Ovarialsuppression nach GnRH Gabe mit Beginn der Chemotherapie gezeigt werden (Elgindy et al. 2013; Gerber et al. 2011).

Einfluss einer Schwangerschaft auf die Prognose des Mammakarzinoms

Derzeit gibt es keine Hinweise dafür, dass eine Schwangerschaft nach Mammakarzinom die Prognose verschlechtert oder das Rezidivrisiko erhöht. Eine aktuelle große Metaanalyse zeigte, dass eine Schwangerschaft nach Mammakarzinom die Prognose nicht beeinflusste (Lambertini et al. 2021).

Schwangerschaftsplanung nach Mammakarzinom

Eine adjuvante Therapie einschließlich Antikörper- und endokriner Therapie sollte vor Planung einer Schwangerschaft abgeschlossen werden. Die derzeitigen Empfehlungen bezüglich der Dauer einer adjuvanten endokrinen Therapie HR-positiver Mammakarzinome (5–10 Jahre) führen dabei nicht selten zu einem zeitlichen Engpass für die Patientinnen. Bei Patientinnen mit HR-positiven Tumoren und Kinderwunsch vor Abschluss der endokrinen Therapie, muss das potenzielle Risiko einer Prognoseverschlechterung durch die Unterbrechung der Therapie individuell mit der Patientin diskutiert werden. Strebt die Patientin dennoch eine Schwangerschaft an, ist ihr die Wiederaufnahme der endokrinen Therapie nach der Schwangerschaft zu raten (Raphael et al. 2015). Eine Bildgebung vor Konzeption kann mit der Patientin diskutiert werden.

© Tumorzentrum München und Zuckschwerdt Verlag | DOI 10.4486/395.11

Welchen prognostischen Einfluss eine Unterbrechung der adjuvanten endokrinen Therapie hat, wurde in der prospektiven POSITIVE-Studie untersucht (Partridge et al. 2023). Patientinnen mit Kinderwunsch unterbrachen die endokrine Therapie nach 18–30 Monaten für maximal zwei Jahre. Über 60 % der Patientinnen gebaren in diesem Zeitraum ein lebendes Kind. Nach Wiederaufnahme der endokrinen Therapie zeigte sich kein erhöhtes Rezidivrisiko für Brustkrebs. Die fetale Fehlbildungsrate war ebenfalls nicht erhöht.

POSITIVE-Studie

Ein aktueller Literatur-Review beschreibt 238 Fälle, in denen Tamoxifen in der Schwangerschaft eingenommen wurde (Schuurman et al. 2019). Bei 12,6 % der Schwangerschaften (im Vergleich zu 3,9 % in der Allgemeinbevölkerung) zeigten sich unspezifische fetale Auffälligkeiten mit unklarer Kausalität zur Tamoxifen-Einnahme. Aufgrund der limitierten Evidenz für fetale Risiken im Vergleich zur möglichen maternalen Prognoseverschlechterung durch Pausieren einer endokrinen Therapie, empfehlen die Autoren dieser Arbeit, mit der Patientin den Einsatz von Tamoxifen während der Schwangerschaft zu diskutieren, anstatt es als absolut kontraindiziert zu sehen.

Stillen nach Mammakarzinom

Die *Europäische Gesellschaft der Brustkrebsspezialisten* empfiehlt das Stillen mit der nicht betroffenen Brust nach Ausschluss von Kontraindikationen (Loibl et al. 2015; Peccatori et al. 2020). Zu diesen zählen laufende Strahlen- oder Systemtherapie. Zytostatika, Antikörper und endokrine Substanzen gehen in die Muttermilch über. Zu beachten ist, dass es bei der betroffenen Brust nach Behandlung zu Problemen mit dem Milchvolumen etc. kommen kann (Peccatori et al. 2020). Ebenso besteht ein erhöhtes Risiko für eine Mastitis.

Hinweise auf eine Prognoseverschlechterung durch die Laktation nach Mammakarzinom existieren nicht. Für ein Risiko des gestillten Neugeborenen gibt es keinerlei Anhalt (Freund et al. 2005; Azim et al. 2010a, Partridge et al. 2023).

Kontrazeption während und nach Therapie eines Mammakarzinoms

Während der Strahlen- und Systemtherapie soll eine sichere Kontrazeptionsmethode empfohlen werden. Dies gilt auch unter Therapie mit GnRH-Analoga in Kombination mit endokriner Therapie, da Ovulationen auftreten können. Nach abgeschlossener Chemotherapie sollte die Kontrazeption über 6 Monate fortgeführt werden, nach endokriner Therapie über 2–3 Monate. Aufgrund der langen Halbwertszeit von Trastuzumab wird eine konsequente Verhütung über mindestens 3 Monate empfohlen.

hormonelle Kontrazeptiva nach Mammakarzinom

Zur Kontrazeption nach Mammakarzinom wird vor allem die Anwendung nicht hormoneller Methoden empfohlen. Aufgrund der höheren kontrazeptiven Sicherheit im Vergleich zu Barrieremethoden sind kupferhaltige Intrauterinpessare die Methode der ersten Wahl. Bei abgeschlossener Familienplanung ist die Sterilisation eines Partners eine Option. Östrogen- und/oder gestagenhaltige Ovulationshemmer sind in den ersten 5 Jahren nach Mammakarzinom-Therapie kontraindiziert, dies gilt auch für Gestagen-Monopräparate und Gestagen-Implantate (WHO 2015). Der Einfluss eines Levonorgestrel freisetzenden Intrauterinpessars (IUD)

© Tumorzentrum München und Zuckschwerdt Verlag | DOI 10.4486/395.11

sowohl zur Vermeidung von Endometriumkarzinomen unter Tamoxifen sowie auf das Rezidivrisiko bei prämenopausalen Patientinnen mit Mammakarzinom ist derzeit unklar (Romero et al 2020). Bei einliegendem gestagenhaltigem IUD sollte bei Erstdiagnose Mammakarzinom dessen Entfernung empfohlen werden. Eine Notfallkontrazeption mit Levonorgestrel oder Ulipristalacetat ist bei Patientinnen mit Mammakarzinom möglich (Patel et al. 2012).

Das Mammakarzinom des Mannes (male breast cancer, MBC)

Verglichen mit dem Mammakarzinom der Frau ist das Mammakarzinom des Mannes (male breast cancer, MBC) mit weniger als 1 % aller Fälle selten. Größere Studien existieren kaum, die meisten Empfehlungen basieren auf Daten zur Behandlung des Mammakarzinoms der Frau. Dementsprechend wird im Folgenden insbesondere auf die Unterschiede eingegangen.
Männer mit Mammakarzinom sind bei Erstdiagnose durchschnittlich 5 Jahre älter als Frauen. In über 90 % der Fälle sind die Karzinome invasiv-duktal und HR-positiv. Cardoso et al. konnten immunhistochemisch bei 1483 Fällen in über 99 % Östrogenrezeptor-positive, in 82 % Progesteronrezeptor-positive und in 97 % Androgenrezeptor-positive Tumore nachweisen. Nach Eingruppierung in die molekularen Subtypen waren 41,9% der Tumore Luminal-A-Karzinome, 48,6 % Luminal-B/HER2/neu negativ, 8,7% HER2/neu positiv und nur 0,3 % triple-negativ (Cardoso et al. 2018).

Risikofaktoren

Risikofaktoren für die Entstehung des MBC können in genetische und konstitutionelle Faktoren unterschieden werden. Genetische Veränderungen konnten unter anderem im BRCA2, BRCA1, CHEK2, PALB2, sowie im PTEN-Gen nachgewiesen werden (Ruddy et al. 2013). Anerkannte Risikofaktoren des MBC sind ein erhöhter Östrogenspiegel, welcher bei Erkrankungen wie Adipositas, Lebererkrankungen, Hodenerkrankungen oder genetischen Prädispositionen wie dem Klinefelter-Syndrom auftritt und eine erhöhte Strahlenbelastung (Giordano et al. 2018).

Diagnostik

Bei unklarem Befund der männlichen Brust sollte eine Bildgebung durchgeführt werden. Hierunter fallen neben Tastbefunden auch Mamillensekretion und Hautveränderungen, insbesondere im Bereich der Mamille. Vor dem 25. Lebensjahr wird eine Sonografie, und ab dem 25. Lebensjahr zusätzlich eine Mammografie, empfohlen. Bei Verdacht auf ein Mammakarzinom sollte unabhängig vom Patientenalter vor einer Gewebe(stanz)biopsie neben der Ultraschalluntersuchung eine Mammografie erfolgen (Niell et al. 2018). Geschlechtsspezifische Empfehlungen zu Früherkennungsuntersuchungen bei genetischer Prädisposition existieren nicht. Aufgrund der Häufigkeit einer genetischen Prädisposition ist eine genetische Beratung im Rahmen der Diagnostik obligat, wenn ein weiteres Familienmitglied an Mamma-oder Ovarialkarzinom erkrankt ist (Deutsches Konsortium Familiärer Brust- und Eierstockkrebs 2023).

Prognose

Die Prognosefaktoren sind mit denen des Mammakarzinoms der Frau vergleichbar. Jedoch wird die Diagnose häufig später in lokal fortgeschrittenem Stadium und höherem Alter gestellt. Diese Faktoren könnten unter anderem eine Erklärung für die ungünstigere Prognose im Vergleich zur Brustkrebserkrankung der Frau sein (Gnerlich et al. 2011; Ruddy et al. 2013).
Im Rahmen einer Registerstudie wurden die Ergebnisse des Oncotype DX beim HR-positiven MBC (n = 3806) mit denen von Mammakarzinomen der Frau

© Tumorzentrum München und Zuckschwerdt Verlag | DOI 10.4486/395.11

(n = 571.115) verglichen. Hierbei zeigte sich im Vergleich zum Frauenkollektiv häufiger ein Recurrence Score (RS) von über 31 (12,4 % vs. 7,4 %) und unter 11 (33,8 % vs. 22,1 %). 5-Jahres-Überlebensdaten lagen für 322 Männer und 55.842 Frauen vor. Über alle Patientengruppen hinweg waren die brustkrebsspezifischen Überlebensraten bei Männern und Frauen vergleichbar, allerdings fand sich bei Männern im Vergleich zu Frauen bei einem RS von über 31 das 5 Jahres-Überleben mit 81 % vs. 94,9 % deutlich vermindert. Als mögliche Ursachen wurden von den Autoren das Patientenalter, die endokrine Therapie mit überwiegend Einsatz von Tamoxifen und genetische Prädisposition in der Hochrisikogruppe diskutiert. Jedoch war die Patientenzahl gering und damit die Aussagekraft dieser Analyse beschränkt. Inwiefern der Einsatz von Genexpressionsanalysen beim MBC zur Deeskalation bzw. Eskalation der systemischen Therapie führen kann, sollte weiter untersucht werden (Massarweh et al. 2018). Ein Expertenpanel der ASCO empfiehlt den Einsatz von Genexpressionsanalysen wie dem Oncotype DX analog zur Indikation bei Frauen (Hassett et al. 2020).

lokoregionäre Therapie

Operation

Als Standardoperation gilt die In-sano-Resektion mittels Mastektomie. Zwar scheint es keinen Einfluss auf das brustkrebsspezifische Überleben zu haben, wenn eine partielle Mastektomie erfolgt (Cloyd et al. 2013), im klinischen Alltag jedoch ist bei oftmals ungünstigem Tumor-Brustdrüsen-Verhältnis und in unmittelbarer Nähe der Mamille gelegenen Befunden technisch meist nur die Mastektomie möglich. Die Sentinel-Lymphonodektomie wurde bislang in kleinen Studien mit identischer onkologischer Staging-Sicherheit und Reduktion der Morbidität wie beim Mammakarzinom der Frau durchgeführt und kann für die klinisch und sonografisch unauffällige Axilla auch beim MBC empfohlen werden (Korde et al. 2010; Lin et al. 2021).

Strahlentherapie

Die Indikation zur adjuvanten Strahlentherapie beim MBC besteht bei Risikofaktoren wie Tumorgröße > 2 cm, HR-Negativität, Lymphknotenbefall (S3-Leitlinie Mammakarzinom 2021) und unterscheidet sich grundsätzlich nicht von der Therapie bei Frauen.

Systemtherapie

Standardtherapie des HR-positiven MBC ist die endokrine Therapie mit Tamoxifen für 5 Jahre. Diese Behandlung konnte einen Überlebensvorteil zeigen. In bestimmten Situationen und bei Kontraindikation für Tamoxifen kann ein Aromataseinhibitor (in obligater Kombination mit GnRH-Analogon) eingesetzt werden (Hassett et al. 2020). Die alleinige Gabe eines Aromataseinhibitors scheint das Gesamtüberleben negativ zu beeinflussen. Inwiefern die Hinzunahme eines GnRH-Analogons zu Tamoxifen oder Aromataseinhibitors die Östradiolsuppression beeinflusst, wurde in der MALE-Studie evaluiert. Im Rahmen dieser prospektiven Phase-II-Studie wurde bei 52 männlichen Brustkrebspatienten die Östradiolsuppression unter endokriner Therapie nach 3 und 6 Monaten bestimmt. Hierbei wurde die höchste Östradiolsuppressionsrate im Arm mit Tamoxifen + GnRH, gefolgt von Aromataseinhibitor +GnRH gemessen. Die Sexualfunktion und Lebensqualität nahmen unter Behandlung mit GnRH-Analogon signifikant ab. Die Autoren empfehlen aufgrund des Nebenwirkungsprofils eine Erweiterung der endokrinen Therapie mit GnRH-Analoga insbesondere bei Patienten mit hohem Rezidivrisiko. Limitation dieser Studie ist u. a., dass keine Informationen bzgl. Überlebensdaten evaluiert wurden (Reinisch et al. 2021).

Die Indikation zur Chemotherapie und die Wahl der einzusetzenden (zielgerichteten) Substanzen richtet sich nach den Therapieempfehlungen für das Mammakarzinom der Frau. Daten zum MBC sind rar.

© Tumorzentrum München und Zuckschwerdt Verlag | DOI 10.4486/395.11

In der metastasierten Situation ist die endokrine Therapie bei HR-positiven Mammakarzinomen die Therapie der Wahl. Nach Progression unter Tamoxifen sind Aromataseinhibitoren in Kombination mit GnRH-Analoga oder Fulvestrant eine Option. Die Hinzunahme eines CDK4/6-Inhibitors analog zur Erkrankung der Frau kann trotz geringer Datenlage in der fortgeschrittenen oder metastasierten Situation angeboten werden (Hassett et al. 2020; AGO 2023).

Nachsorge

Die Durchführung einer ipsilateralen Mammografie (nach brusterhaltender Therapie) sowie kontralateral kann bei genetischer Prädisposition erwogen werden. Ein MRT der Brust wird nicht empfohlen. Unter einer GnRH-Therapie kann alle 2 Jahre eine Osteodensitometrie durchgeführt werden (Hassett et al. 2020). Des Weiteren soll die Nachsorge analog zu den Empfehlungen für Frauen erfolgen (S3 Leitlinie Mammakarzinom 2021).

Erklärung zu Interessenkonflikten

A. Andrulat hat in den vergangenen drei Jahren Honorare oder Kostenerstattungen von Roche, AstraZeneca, Lily, Novartis und andere Zuwendungen oder Leistungen von ExactSciences erhalten. M. Braun hat in den vergangenen drei Jahren Honorare oder Kostenerstattungen von AstraZeneca, Celgene, Daiichi Sankyo, Exact Sciences, Medac, MSD, Novartis, Puma, Roche, Pfizer, Teva erhalten. C. Scholz hat in den vergangenen drei Jahren Honorare oder Kostenerstattungen von Exact Sciences, Roche, MSD und Lilly erhalten. M. Burgmann, J. Dorn, C. Kern, J. Klein und N. Rogenhofer geben keine Interessenkonflikte an.

© Tumorzentrum München und Zuckschwerdt Verlag | DOI 10.4486/395.11

Merksätze/Zusammenfassung

- Mammakarzinome, die in den ersten 5 Jahren nach einer Entbindung auftreten, haben eine schlechtere Prognose als Mammakarzinome, die während der Schwangerschaft diagnostiziert werden.
- Die Diagnostik, Therapie und Beratung schwangerer Patientinnen sollte interdisziplinär und sehr individuell in einem Brustzentrum erfolgen und beinhaltet eine optimale Zusammenarbeit von Onkologie und Perinatalzentrum sowie die Begleitung von Patientin und Familie von Beginn an.
- Die Prognose der Mammakarzinom-Erkrankung ändert sich nicht durch einen Schwangerschaftsabbruch oder eine vorzeitige Entbindung. Die Entbindung sollte zur Vermeidung von Frühgeburtlichkeit so nah wie möglich am Termin erfolgen. Der Geburtsmodus wird individuell festgelegt.
- Diagnostik, Lokaltherapie wie Systemtherapie orientieren sich so weit als möglich an den allgemeinen Empfehlungen der Diagnostik und Therapie des Mammakarzinoms (S3-Leitlinie, AGO). Ab dem zweiten Trimenon ist die Chemotherapie in der Schwangerschaft möglich, von HER2-gerichteten Therapien oder endokrinen Therapien wird abgeraten.

- Nach Mammakarzinom-Erkrankung und endokriner Therapie kann unter bestimmten Voraussetzungen eine Schwangerschaft ohne Prognoseverschlechterung angestrebt werden (POSITIVE Studie).
- Nach Mammakarzinom-Erkrankung in der Eigenanamnese werden nicht hormonelle Kontrazeptionsmethoden empfohlen.
- Patientinnen mit Kinderwunsch soll bei Diagnosestellung eines Mammakarzinoms eine Fertilitätsberatung angeboten werden.
- Patientinnen mit schwangerschaftsassoziiertem Mammakarzinom sollten in die Registerstudie zur Diagnostik und Therapie des Mammakarzinoms in der Schwangerschaft der GBG (www.germanbreastgroup.de) eingeschlossen werden.
- Informationen zum Thema Fertilität in der Onkologie und Fertilitätserhalt finden sich unter www.fertiprotekt.com.

- Das Mammakarzinom des Mannes ist zumeist HR-positiv. Die lokoregionäre Therapie unterscheidet sich nicht wesentlich von der bei Frauen.
- Das HR-positive Mammakarzinom des Mannes wird endokrin mit Tamoxifen behandelt. Bei Kontraindikationen für Tamoxifen oder erhöhtem Risiko kann ein Aromataseinhibitor (in obligater Kombination mit GnRH-Analogon) gegeben werden.

© Tumorzentrum München und Zuckschwerdt Verlag | DOI 10.4486/395.11

Literatur

Abel MK, Wald K, Sinha N et al (2021) Conception after chemotherapy: post-chemotherapy method of conception and pregnancy outcomes in breast cancer patients. J Assist Reprod Genet 38(7): 1755–65; doi: 10.1007/s10815-021-02133-0. Epub ahead of print. PMID: 33740176

Amant F, Deckers S, Van Calsteren K et al (2010) Breast cancer in pregnancy: recommendations of an international consensus meeting. Eur J Cancer 46: 3158–68

Amant F, Loibl S, Neven P et al (2012) Breast cancer in pregnancy. Lancet 379(9815): 570–9; doi: 10.1016/S0140-6736(11)61092-1

Amant F, von Minckwitz G, Han SN et al (2013) Prognosis of women with primary breast cancer diagnosed during pregnancy: results form an international collaborative Study. J Clin Oncol 31: 2532–9

Amant F, Vandenbroucke T, Verheecke M et al (2015) Pediatric Outcome after Maternal Cancer Diagnosed during Pregnancy. N Engl J Med 373(19): 1824–34; doi: 10.1056/NEJMoa1508913

Amant F, Lefrère H, Borges VF, et al. (2021) The definition of pregnancy-associated breast cancer is outdated and should no longer be used. Lancet Onncol 22(6):753–4

American College of Radiology (2018) ACR–SPR PRACTICE PARAMETER FOR IMAGING PREGNANT OR POTENTIALLY PREGNANT ADOLESCENTS AND WOMEN WITH IONIZING RADIATION. https://www.acr.org/-/media/acr/files/practice-parameters/pregnant-pts.pdf (letzter Zugriff 11.06.2023)

Andrikopoulou A, Apostolidou K, Chatzinikolaou S et al (2021) Trastuzumab administration during pregnancy: an update [published correction appears in BMC Cancer 21(1): 1340]. BMC Cancer. 21(1): 463; doi: 10.1186/s12885-021-08162-3

Al-Asmakh M, Bawadi H, Hamdan M et al (2021) Dasatinib and PD-L1 inhibitors provoke toxicity and inhibit angiogenesis in the embryo. Biomed Pharmacother 134: 111134; doi: 10.1016/j.biopha.2020.111134. Epub 2020 Dec 17. PMID: 33341672

Arbeitsgemeinschaft der Wissenschaftlichen Medizinischen Fachgesellschaften, AWMF (Hg) (2017) Fertility preservation for patients with malignant disease. Guideline of the DGGG, DGU and DGRM (S2k-Lev el, AWMF Registry No.015/082, November 2017); http://www.awmf.org/leitlinien/detail/II/015-082.html (letzter Zugriff am 30.06.2023)

Arbeitsgemeinschaft Gynäkologische Onkologie (AGO) (2023) Diagnostik und Therapie von früher und fortgeschrittener Mammakarzinome; Empfehlungen der AGO-Kommission Mamma. https://www.ago-online.de/leitlinien-empfehlungen/leitlinien-empfehlungen/kommission-mamma

Azim HA Jr, Bellettini G, Liptrott et al (2010a) Breastfeeding in breast cancer survivors: pattern, behaviour and effect on breast cancer outcome. Breast 19: 527–31

Azim HA Jr, Peccatori FA, Pavlidis N (2010b) Treatment of the pregnant mother with cancer: a systematic review on the use of cytotoxic, endocrine, targeted agents and immunotherapy during pregnancy. Part I: Solid tumors. Cancer Treat Rev 36: 101–9

Balaya V, Bonsang-Kitzis H, Ngo C et al. (2018) What about sentinel lymph node biopsy for early breast cancer during pregnangcy? J Gynecol Pbstet Hum Reprod 47: 205–7

Caragacianu DL, Mayer EL, Chun YS, et al (2016) Immediate breast reconstruction following mastectomy in pregnant women with breast cancer. J Surg Oncol 114: 140–3

Cardoso F, Bartlett JMS, Slaets L et al (2018) Characterization of male breast cancer: results of the EORTC 10085/TBCRC/BIG/NABCG International Male Breast Cancer Program. Ann Oncol 29(2): 405–17; doi: 10.1093/annonc/mdx651

Cloyd JM, Hernandez-Boussard T, Wapnir IL (2013) Outcomes of partial mastectomy in male breast cancer patients: analysis of SEER, 1983–2009. Ann Surg Oncol 20(5): 1545–50; doi: 10.1245/s10434-013-2918-5

Deutsches Konsortium Familiärer Brust- und Eierstockkrebs (2023) https://www.konsortium-familiaerer-brustkrebs.de/betreuungskonzept/molekulare-diagnostik/indikationen-gentest/; (letzter Zugriff am 25.06.2023)

Diaz-Garcia C, Domingo J, Garcia-Velasco JA (2018) Oocyte vitrification versus ovarian cortex transplantation in fertility preservation for adult women undergoing gonadotoxic treatments: a prospective cohort study. Fertil Steril 109(3): 478–85.e2; doi :10.1016/j.fertnstert.2017. 11.018. Epub 2018 Feb 7

Elgindy EA, El-Haieg DO, Khorshid OM et al (2013) Gonadotropin suppression to prevent chemotherapy-induced ovarian damage: a randomized controlled trial. Obstet Gynecol 121: 78–86

Fachbuch Fertiprotekt (2020) https://fertiprotekt.com/wp-content/uploads/2020-Indikation-und-Durchfu%CC%88hrung-fertilitatsprotektiver-Masnahmen.pdf (letzter Zugriff am 30.06.2023)

Fortin A, Azaïs H, Uzan C et al (2019) Laparoscopic ovarian tissue harvesting and orthotopic ovarian cortex grafting for fertility preservation: less is more. Fertil Steril 111(2): 408–10; doi: 10.1016/j.fertnstert.2018.11.022

Fraison E, Huberlant S, Labrune E et al (2023) Live birth rate after female fertility preservation for cancer or haematopoietic stem cell transplantation: a systematic review and meta-analysis of the three main techniques; embryo, oocyte and ovarian tissue cryopreservation. Hum Reprod 38(3): 489–502; doi: 10.1093/humrep/deac249

Freret TS, Exman P, Mayer EL et al (2020) Birthweight and Chemotherapy Exposure in Women Diagnosed with Breast Cancer during Pregnancy. Am J Perinatol 39(5): 554–61; doi: 10.1055/s-0040-1717075. Epub ahead of print. PMID: 32971558.

Freund C, Mirabel L, Annane K et al (2005) Breastfeeding and breast cancer. Gynecol Obstet Fertil 33: 739–44

Garcia-Manero M, Royo MP, Espinos J et al (2009) Pregnancy associated breast cancer. Eur J Surg Oncol 35: 215–218

Gellert SE, Pors SE, Kristensen SG (2018) Transplantation of frozen-thawed ovarian tissue: an update on worldwide activity published in peer-reviewed papers and on the Danish cohort. J Assist Reprod Genet 35(4): 561–70; doi: 10.1007/s10815-018-1144-2. Epub 2018 Mar 1.

© Tumorzentrum München und Zuckschwerdt Verlag | DOI 10.4486/395.11

Gentilini O, Cremonesi M, Trifiro G et al (2004) Safety of sentinel node biopsy in pregnant patients with breast cancer. Ann Oncol 15: 1348–51

Gerber B, von Minckwitz G, Stehle H et al (2011) Effect of luteinizing hormone-releasing hormone agonist on ovarian function after modern adjuvant breast cancer chemotherapy: The GBG 37 ZORO Study. J Clin Oncol 29: 2334–41

Giordano SH (2018) Breast Cancer in Men. N Engl J Med 378(24): 2311–20; doi: 10.1056/NEJMra1707939

Gnerlich JL, Deshpande AD, Jeffe DB et al. (2011) Poorer survival outcomes for male breast cancer compared with female breast cancer may be attributable to in-stage migration. Ann Surg Oncol 18(7): 1837–44; doi: 10.1245/s10434–010–1468–3

Greiber IK, Viuff JH, Storgaard L, et al (2022) Long-Term Morbidity and Mortality in Children After In Utero Exposure to Maternal Cancer. J Clin Oncol 40(34): 3975–84; doi: 10.1200/JCO.22.00599

Hassett MJ, Somerfield MR, Baker ER et al. (2020) Management of Male Breast Cancer: ASCO Guideline. *J Clin Oncol* 38 (16): 1849–63; doi: 10.1200/JCO.19.03120

IVF Register Jahrbuch (2021) https://www.deutsches-ivf-register.de/perch/resources/dir-jahrbuch-2021-deutsch-1.pdf (letzter Zugriff am 30.06.2023)

Jadoul P, Guilmain A, Squifflet J (2017) Efficacy of ovarian tissue cryopreservation for fertility preservation: lessons learned from 545 cases. Hum Reprod 32(5): 1046–54; doi: 10.1093/humrep/dex040

Johannsson O, Loman N, Borg A, Olsson H (1998) Pregnancy-associated breast cancer in BRCA1 and BRCA2 germline mutation carriers. Lancet 352: 1359–60

Kal HB, Struikmans H (2005) Radiotherapy during pregnancy: fact and fiction. Lancet Oncol 6: 328–33

Khera SY, Kiluk JV, Hasson DM et al (2008) Pregnancy-associated breast cancer patients can safely undergo lymphatic mapping. Breast J 14: 250–4

Kim SS, Klemp J, Fabian C (2011) Breast cancer and fertility preservation. Fertil Steril 95: 1535–43

Kimler BF (1998) Prenatal irradiation: a major concern for the developing brain. Int J Radiat Biol 73: 423–34

Korakiti AM, Zografos E, van Gerwen M et al (2020) Long-Term Neurodevelopmental Outcome of Children after in Utero Exposure to Chemotherapy. Cancers (Basel) 12(12): 3623; doi: 10.3390/cancers12123623

Korde LA, Zujewski JA, Kamin L et al (2010) Multidisciplinary meeting on male breast cancer: summary and research recommendations. J Clin Oncol 28: 2114–22

Lambertini M, Boni L, Michelotti A et al (2015) Ovarian suppression with triptorelin during adjuvant breast cancer chemotherapy and long-term ovarian function, pregnancies and disease-free survival: a randomized clinical trial. JAMA 314: 2632–40

Lambertini M, Del Mastro L, Pescio MC et al (2016) Cancer and fertility preservation: international recommendations from an expert meeting. BMC Med 14: 1

Lambertini M, Moore HCM, Leonard RCF et al (2018) Gonadotropin-releasing hormone agonists during chemotherapy for preservation of ovarian function and fertility in premenopausal patients with early breast cancer: a systematic review and meta-analysis of individual patient-level data. J Clin Oncol 36(19): 1981–90

Lambertini M, Blondeaux E, Bruzzone M et al. (2021) Pregnancy After Breast Cancer: A Systematic Review and Meta-Analysis. J Clin Oncol 39(29): 3293–3305; doi: 10.1200/JCO.21.00535

Lambertini M, Boni L, Michelotti A et al (2022) Long-Term Outcomes With Pharmacological Ovarian Suppression During Chemotherapy in Premenopausal Early Breast Cancer Patients. J Natl Cancer Inst 114(3): 400–8; doi: 10.1093/jnci/djab213

Lawrenz B1, Jauckus J, Kupka M et al (2010) Efficacy and safety of ovarian stimulation before chemotherapy in 205 cases. Fertil Steri 94(7): 2871–3; doi: 10.1016/j.fertnstert.2010.06.054. Epub 2010 Aug 3.

Lefrère H, Floris G, Schmidt MK et al (2021) Breast cancer diagnosed in the post-weaning period is indicative for a poor outcome. Eur J Cancer 155: 13–24

Leitlinienprogramm Onkologie (Deutsche Krebsgesellschaft, Deutsche Krebshilfe, AWMF): S3-Leitlinie Früherkennung, Diagnose, Therapie und Nachsorge des Mammakarzinoms, Version 4.4, 2021, AWMF Registernummer: 032–045OL, http://www.leitlinienprogramm-onkologie.de/leitlinien/mammakarzinom/(letzter Zugriff am 26.06.2023)

Lin AP, Huang TW, Tam KW (2021) Treatment of male breast cancer: meta-analysis of real-world evidence. Br J Surg 108(9): 1034–42; doi:10.1093/bjs/znab279

Loibl S, Schmidt A, Gentilini O et al (2015) Breast cancer diagnosed during pregnancy: adapting recent advances in breast cancer care for pregnant patients. JAMA Oncol 1: 1145–53

Lotz L, Bender-Liebenthron J, Dittrich R et al (FertiPROTEKT Transplantation group) (2022) Determinants of transplantation success with cryopreserved ovarian tissue: data from 196 women of the FertiPROTEKT network: Hum Reprod 24; 37(12): 2787–96; doi: 10.1093/humrep/deac225.

Massarweh SA, Sledge GW, Miller DP et al (2018) Molecular Characterization and Mortality From Breast Cancer in Men. J Clin Oncol 36(14): 1396–1404; doi: 10.1200/JCO.2017.76.8861

Mazzola R, Corradini S, Eidemüeller M et al (2019) Modern radiotherapy in cancer treatment during pregnancy. Crit Rev Oncol Hematol 136: 13–19; doi: 10.1016/j.critrevonc.2019.02.002. Epub 2019 Feb 11. PMID: 30878124.

Meirow D, Ra'anani H, Shapira M et al (2016) Transplantations of frozen-thawed ovarian tissue demonstrate high reproductive performance and the need to revise restrictive criteria. Fertil Steril 106(2): 467–74; doi: 10.1016/j.fertnstert.2016.04.031. Epub 2016 May 12.

Moore HCF, Unger JM, Phillips KA et al (2019) Final analysis of the Prevention of Early Menopause Study (POEMS)/SWOG Intergroup S0230. J Natl Cancer Inst 111(2): 210–13

Murthy RK, Theriault RL, Barnett CM et al (2014) Outcomes of children exposed in utero to chemotherapy for breast cancer. Breast Cancer Res 16(6): 500; doi: 10.1186/s13058–014–0500–0

Niell BL, Lourenco AP et al (2018) ACR Appropriateness Criteria® Evaluation of the Symptomatic Male Breast. J Am Coll Radiol 15(11S): S313–S320; doi: 10.1016/j.jacr.2018.09.017

Paluch-Shimon S, Cardoso F, Partridge AH et al (2022) ESO-ESMO fifth international consensus guidelines for breast cancer in young women (BCY5). Ann Oncol 33(11): 1097–1118; doi: 10.1016/j.annonc.2022.07.007

Partridge AH, Niman SM, Ruggeri M et a (2023) Interrupting Endocrine Therapy to Attempt Pregnancy after Breast Cancer. N Engl J Med 388(18): 1645–56; doi: 10.1056/NEJMoa2212856

© Tumorzentrum München und Zuckschwerdt Verlag | DOI 10.4486/395.11

Parulekar WR, Day AG, Ottaway JA et al (2005) Incidence and prognostic impact of amenorrhea during adjuvant therapy in high-risk premenopausal breast cancer: analysis of a National Cancer Institute of Canada Clinical Trials Group study – NCIC CTG MA.5. J Clin Oncol 23: 6002–8

Patel A, Schwarz EB; Society of Family Planning (2012) Cancer and Contraception. Release date May 2012. SFP Guideline #20121. Contraception 86: 191–8

Peccatori FA, Migliavacca Zucchetti B, Buonomo B et al (2020) Lactation during and after Breast Cancer. Adv Exp Med Biol 1252: 159–63; doi: 10.1007/978-3-030-41596-9_22. PMID: 32816277.

Poggio F, Lambertini M, Bighin C et al (2019) Potential Mechanisms of Ovarian Protection with Gonadotropin-Releasing Hormone Agonist in Breast Cancer Patients: A Review. Clinical Medicine Insights: Reproductive Health 13: 1–5

Raphael J, Trudeau ME, Chan K (2015) Outcome of patients with pregnancy during or after breast cancer: a review of the recent literature. Curr Oncol 22 (Suppl 2): S8–S18

Reinisch M, Seiler S, Hauzenberger T et al (2021) Efficacy of Endocrine Therapy for the Treatment of Breast Cancer in Men: Results from the MALE Phase 2 Randomized Clinical Trial. JAMA Oncol 7(4): 565–72; doi: 10.1001/jamaoncol.2020.7442

Robinson AA, Watson WJ, Leslie KK (2007) Targeted treatment using monoclonal antibodies and tyrosine-kinase inhibitors in pregnancy. Lancet Oncol 8: 738–43

Rodgers RJ, Reid GD, Koch J et al (2017) The safety and efficacy of controlled ovarian hyperstimulation for fertility preservation in women with early breast cancer: a systematic review. Hum Reprod 32: 1033–45

Rodrigues-Wallberg KA, Oktay K (2012) Fertility preservation and pregnancy in women with and without BRCA mutation-positive breast cancer. Oncologist 17: 1409–17

Rojas KE, Bilbro N, Manasseh DM et al (2019) A Review of Pregnangcy-Associated Breast Cancer. Diagnosis,Local and Systemic Treatment, and Prognosis. J Womens Health 28: 778–84

Romero SA, Young K, Hickey M et al (2020) Levonorgestrel intrauterine system for endometrial protection in women with breast cancer on adjuvant tamoxifen. Cochrane Database Syst Rev 12(12): CD007245; doi: 10.1002/14651858.CD007245.pub4

Ruddy KJ, Winer EP (2013) Male breast cancer: risk factors, biology, diagnosis, treatment, and survivorship. Ann Oncol 24(6): 1434–43; doi: 10.1093/annonc/mdt025

Schuurman TN, Witteveen PO, van der Wall E et al (2019) Tamoxifen and pregnancy: an absolute contradiction? Breast Cancer Res Treat 175: 17–25

Schüring AN, Fehm T, Behringer K et al (2018) Practical recommendations for fertility preservation in women by the Fertiprotekt network. Part I: Indications for fertility preservation. Arch Gynecol Obstet 297: 241–55

Shao C, Yu Z, Xiao J et al (2020) Prognosis of pregnancy-associated breast cancer: a meta-analysis. BMC Cancer 10; 20(1): 746; doi: 10.1186/s12885-020-07248-8. PMID: 32778072; PMCID: PMC7418189.

Shen T, Vortmeyer AO, Zhuang Z et al (1999) High frequency of allelic loss of BRCA2 gene in pregnancy-associated breast carcinoma. J Natl Cancer Inst 91: 1686–7

Stensheim H, Moller B, van Dijk T et al (2009) Cancer-specific survival for women diagnosed with cancer during

Van Calsteren K, Verbesselt R, Beijnen J, et al. Transplacental transfer of anthracyclines, vinblastine, and 4-hydroxy-cyclophosphamide in a baboon model. Gynecol Onco 119(3): 594–600; doi: 10.1016/j.ygyno.2010.08.019

Vandenbroucke T, Verheecke M, van Gerwen M et al (2020) Child development at 6 years after maternal cancer diagnosis and treatment during pregnancy. Eur J Cancer 138: 57–67; doi: 10.1016/j.ejca.2020.07.004

Van der Ven H, Liebenthron J, Beckmann M et al (2016) Ninety-five orthotopic transplantations in 74 women of ovarian tissue after cytotoxic treatment in a fertility preservation network: tissue activity, pregnancy and delivery rates. Hum Reprod 31(9): 2031–41

von Wolff M, Germeyer A, Liebenthron J et al (2018) Practical recommendations for fertility preservation in women by the FertiPROTEKT network. Part II: fertility preservation techniques. Arch Gynecol Obstet 297(1): 257–67; doi: 10.1007/s00404-017-4595-2

Wallace WH, Smith AG, Kelsey TW et al (2014) Fertility preservation for girls and young women with cancer: population-based validation of criteria for ovarian tissue cryopreservation. Lancet Oncol 15: 1129–36

Woitek R, Prayer D, Hojreh A et al (2015) Radiological staging in pregnant patients with cancer. ESMO Open 2016

World Health Organization (WHO) (2015) Medical eligibility criteria for contraceptive use, Fifth edition, 2015

Zagouri F, Sergentanis TN, Chrysikos D et al (2013) Trastuzumab administration during pregnancy: a systematic review and meta-analysis. Breast Cancer Res Treat 137: 349–57

Zhang Z, Bassale S, Jindal S et al (2022) Young-Onset Breast Cancer Outcomes by Time Since Recent Childbirth in Utah. JAMA Netw Open 5(10): e2236763.

Weiterführende Literatur

Neben den Leitlinien nationaler und internationaler Fachgesellschaften, insbesondere:

Loibl S, Schmidt A, Gentilini O et al (2015) Breast cancer diagnosed during pregnancy: adapting recent advances in breast cancer care for pregnant patients. JAMA Oncol 1: 1145–53

Paluch-Shimon S, Cardoso F, Partridge AH et al (2022) ESO-ESMO fifth international consensus guidelines for breast cancer in young women (BCY5). Ann Oncol 33(11): 1097–1118; doi: 10.1016/j.annonc.2022.07.007

Peccatori FA, Azim Jr HA, Orecchia R et al (2023) Cancer, pregnancy and fertility: ESMO Clinical Practice Guidelines for diagnosis, treatment and follow-up. Ann Oncol 24 Suppl 6: vi160–70

Hassett MJ, Somerfield MR, Baker ER et al (2020) Management of Male Breast Cancer: ASCO Guideline. J Clin Oncol 38(16): 1849–63; doi: 10.1200/JCO.19.03120

© Tumorzentrum München und Zuckschwerdt Verlag | DOI 10.4486/395.11

Stichwortverzeichnis

© Tumorzentrum München und Zuckschwerdt Verlag

© Tumorzentrum München und Zuckschwerdt Verlag

© Tumorzentrum München und Zuckschwerdt Verlag

© Tumorzentrum München und Zuckschwerdt Verlag

© Tumorzentrum München und Zuckschwerdt Verlag

© Tumorzentrum München und Zuckschwerdt Verlag

Autoren und Mitglieder der Projektgruppe

Dr. med. W. Abenhardt
MVZ Onkologie Elisenhof
Prielmayerstraße 1, 80335 München

Dr. med. V. Aivazova-Fuchs
Gynäkologische Onkologie
Onkologisches Kompetenzzentrum Oberaudorf
Klinik Bad Trissl
Bad-Trissl-Straße 73, 83080 Oberaufdorf

Dr. med. A. Andrulat
Abteilung Gynäkologie und Geburtshilfe/
Onkologische Tagesklinik
Rotkreuzklinikum München
Taxisstraße 3, 80637 München

Prof. Dr. med. C. Anthuber
Klinik für Frauenheilkunde und Geburtshilfe
Klinikum Starnberg
Oßwaldstraße 1, 82319 Starnberg

Dr. med. S. Anthuber
Klinik für Frauenheilkunde und Geburtshilfe
Klinikum Starnberg
Oßwaldstraße 1, 82319 Starnberg

Dr. med. A. Artmann
Praxis für Brustgesundheit
Theatinerstraße 40, 80333 München

Dr. med. B. Baier
Gynäkologisches Zentrum Dachau
Ernst-Reuter-Platz 2, 85221 Dachau

P. Ballin
Franzensbaderstraße 39, 86825 Bad Wörishofen

Dr. med. S. Bartens
Kaulbachstraße 46, 80539 München

Dr. med. L. Bartz
Klinik für Gynäkologie und Geburtshilfe
Klinikum Dritter Orden
Menzinger Straße 44, 80638 München

Dr. med. I. Bauerfeind
Frauenklinik
Klinikum Landshut
Robert-Koch-Straße 1, 84034 Landshut

T. Baumgartner
BRCA-Netzwerk e.V.
Milchstraße 11, 81667 München

Dr. med. Dr. phil. C. Becker
Institut für Pathologie am Rotkreuzklinikum
Winthirstraße 11, 80639 München

Dr. med. M. Beer
Institut für Pathologie am Rotkreuzklinikum
Winthirstraße 11, 80639 München

Dr. med. S. Behzadi
RadioOnkologie und Strahlentherapie
Klinikum rechts der Isar der TUM
Ismaninger Straße 22, 81675 München

Dr med E. Bensmann
Interdisziplinäres Brustzentrum
Rotkreuzklinikum München
Nymphenburger Straße 163, 80634 München

Dr. med. K. Berger
Frauenklinik
Klinikum Landshut
Robert-Koch-Straße 1, 84034 Landshut

Dr. med. F. Bilow
Gynäkologie und Geburtshilfe
Klinikum Garmisch-Partenkirchen
Auenstraße 6, 82467 Garmisch-Partenkirchen

Dr. med. G. Birnbaum
Franz-Wolter-Straße 42, 81925 München

Dr. med. K. J. Borm
RadioOnkologie und Strahlentherapie
Klinikum rechts der Isar der TUM
Ismaninger Straße 22, 81675 München

Dr. med. K. Borm
Klinik für Frauenheilkunde und Geburtshilfe
Klinikum Starnberg
Oßwaldstraße 1, 82319 Starnberg

Prof. Dr. med. M. Braun
Onkologisches Zentrum
Frauenklinik am Rotkreuzklinikum
Taxisstraße 3, 80639 München

© Tumorzentrum München und Zuckschwerdt Verlag

Dr. med. T. Braunschweig
Pathologisches Institut der LMU München
Thalkirchner Straße 36, 80337 München

Dr. med. K. Breitenbach
Klinik und Poliklinik für Frauenheilkunde
Klinikum rechts der Isar der TUM
Ismaninger Straße 22, 81675 München

Dr. med. K. Bretschneider
Frauenklinik
Klinikum Fürstenfeldbruck
Dachauer Straße 33, 82256 Fürstenfeldbruck

Dr. med. B. Brunner
Fachärztin f. Gynäkologie und Geburtshilfe
Weißenburger Platz 8, 81667 München

Dr. med. H. Budiman
Gynäkologie und Geburtshilfe
Kreisklinik Ebersberg
Pfarrer-Guggetzer-Straße 3, 85560 Ebersberg

Dr. med. M. Burgmann
Klinik und Poliklinik für Frauenheilkunde
und Geburtshilfe
Klinikum der LMU München – Campus Großhadern
Marchioninistraße 15, 81377 München

Dr. med. St. Corradini
Klinik und Poliklinik für Strahlentherapie und
Radioonkologie
Klinikum der LMU München – Campus Großhadern
Marchioninistraße 15, 81377 München

Dr. med. O. Dathe
Frauenarzt
Rosenstraße 6, 80331 München

Dr. med. J. C. de Waal
Frauenarzt
Sparkassenplatz 10, 85221 Dachau

Dr. med. D. Di Gioia
Medizinische Klinik III
Klinikum der LMU München – Campus Großhadern
Marchioninistraße 15, 81377 München

Prof. Dr. med. D. Dian
Klinik MedNord
Heidemannstraße 5b, 80939 München

T. Dietmaier
Klinikum Landshut
Robert-Koch-Straße 1, 84034 Landshut

Prof. Dr. med. N. Ditsch
Brustzentrum/Gynäkologische Onkologie
Universitätsklinikum Augsburg
Stenglinstraße 2, 86156 Augsburg

PD Dr. med. J. Dorn
Krankenhaus Agatharied
Norbert-Kerkel-Platz, 83734 Hausham

Prof. Dr. med. F. Ebner
Frauenklinik Dachau
Krankenhausstraße 15, 85221 Dachau

B. Ehrl
Brustzentrum der LMU München
Klinikum der LMU München – Campus Innenstadt
Ziemssenstraße 1, 80336 München

Dr. med. A. Eichhorn
Klinik und Poliklinik für Frauenheilkunde
Klinikum rechts der Isar der TUM
Ismaninger Straße 22, 81675 München

Dr. J. Eisenhofer
Klinik und Poliklinik für Frauenheilkunde
Klinikum rechts der Isar der TUM
Ismaninger Straße 22, 81675 München

Dr. med. M. Engelbrecht
Brustzentrum München Bogenhausen
Arabella Klinik
Arabellastraße 5/19, 81925 München

PD Dr. med. J. Ettl
Klinik für Frauenheilkunde und Geburtshilfe
Klinik für Hämatologie, Onkologie
und Palliativmedizin
Klinikum Kempten Klinikverbund Allgäu
Robert-Weixler-Straße 50, 87439 Kempten (Allgäu)

Dr. phil. des. H. Falk
Frauenklinik, Psychoonkologie
Rotkreuzklinikum München
Taxisstraße 3, 80637 München

PD Dr. med. E. M. Fallenberg
Institut für diagnostische und interventionelle
Radiologie
Klinikum rechts der Isar der TUM
Ismaninger Straße 22, 81675 München

Dr. med. J. Festl
Rotkreuzklinikum München
Nymphenburger Straße 163, 80634 München

© Tumorzentrum München und Zuckschwerdt Verlag

L. Fleischer
Brustzentrum München Bogenhausen
Arabella Klinik
Arabellastraße 5/19, 81925 München

Dr. M. Franek
Schyrenstraße 5, 81543 München

Dr. med. M. Gassner
Frauenarzt
Feierabendstraße 51, 85764 Oberschleißheim

Dr. med. P. Geiger
Praxis Dr. Imhoff
Rosental 10, 80331 München

PD Dr. med. S. Grandl
Die Radiologie
Sonnenstraße 17, 80331 München

Dr. med. D. Grenacher-Horn
Klinik MedNord
Heidemannstraße 5b, 80939 München

Dr. med. S. Grill
Klinik und Poliklinik für Frauenheilkunde
Klinikum rechts der Isar der TUM
Ismaninger Straße 22, 81675 München

Dr. med. I. Gröll de Rivera
Onkologie Ebersberg MVZ
Sieghartstraße 25, 85560 Ebersberg

Dr. med. A. Guggemos
Frauenklinik am Rotkreuzklinikum
Taxisstraße 3, 80639 München

PD Dr. med. Dr. K. Gutschow
Frauenärzte Fünf Höfe
Amirapassage, Salvatorstraße 3, 80333 München

Dr. med. F. Hagemann
Klinik und Poliklinik für Frauenheilkunde
und Geburtshilfe
Klinikum der LMU München – Campus Innenstadt
Ziemssenstraße 1, 80336 München

Dr. med. C. S. Hagen
Handchirurgie, Plastische Chirurgie und Ästhetische Chirurgie
Klinikum der LMU München– Campus Innenstadt
Pettenkoferstraße 8, 80336 München

R. Haidinger
c/o Brustkrebs Deutschland e.V.
Lise-Meitner-Straße 7, 85662 Hohenbrunn

Dr. rer. biol. hum. K. Halfter
Tumorregister München (IBE)
Klinikum der LMU München – Campus Großhadern
Marchioninistraße 15, 81377 München

Dr. med. M. Hamann
Frauenklinik am Rotkreuzklinikum
Taxisstraße 3, 80639 München

Dr. med. C. A. Hanusch
Frauenklinik am Rotkreuzklinikum
Taxisstraße 3, 80637 München

Prof. Dr. med. N. Harbeck
Brustzentrum
Klinikum der LMU München –
Campus Großhadern/Campus Innenstadt
Marchioninistraße 15, 81377 München

Prof. Dr. med. K. Härtl
Hochschule Fresenius
Infanteriestraße 11a, 80797 München

A. Hartmann
Breast Care Nurse
Klinikum Landkreis Erding
Bajuwarenstraße 5, 85435 Erding

Dr. med. S. Hasmüller
Klinik und Poliklinik für Frauenheilkunde
und Geburtshilfe
Kreisklinik Ebersberg
Pfarrer-Guggetzer-Straße 3, 85506 Ebersberg

Dr. med. S. Hecken
Praxis für Frauengesundheit
Höhenweg 11, 82229 Seefeld-Hechendorf

Dr. med. M. Heindl
Abteilung Gynäkologie und Geburtshilfe
RoMed Klinik Wasserburg am Inn
Krankenhausstraße 2, 83512 Wasserburg am Inn

Dr. med. F. Heinemann
Klinik und Poliklinik für Frauenheilkunde
Klinikum rechts der Isar der TUM
Ismaninger Straße 22, 81675 München

© Tumorzentrum München und Zuckschwerdt Verlag

Dr. med. K. Heinrich
Frauenklinik
Klinikum Neuperlach
Oskar-Maria-Graf-Ring 51, 81737 München

R. Heinrich
Klinik für Gynäkologie und Geburtshilfe
Klinikum Dritter Orden
Menzinger Straße 44, 80638 München

Dr. med. R. Heisel
Innere Wiener Straße 14, 81667 München

Dr. med. K. Hellerhoff
Diagnostische Radiologie
Rotkreuzklinikum
Taxisstraße 3, 80637 München

Dr. Dipl. Psych. K. Hermelink
Klinik und Poliklinik für Frauenheilkunde und Geburtshilfe
Klinikum der LMU München – Campus Großhadern
Marchioninistraße 15, 81377 München

PD Dr. med. A. Hester
Frauenklinik
Klinikum der LMU München – Campus Großhadern
Marchioninistraße 15, 81377 München

Prof. Dr. med. S. Heywang-Köbrunner
Referenzzentrum Mammographie München
Sonnenstraße 29, 80331 München

Dr. med. I. Himsl
Klinik für Gynäkologie und Geburtshilfe
Klinikum Dritter Orden
Menzinger Straße 44, 80638 München

Dr. med. G. Hofmeister
Halserspitzstraße 32, 81673 München

Prof. Dr. med. E. Holinski-Feder
MGZ – Medzinisch Genetisches Zentrum
Bayerstraße 3-5, 80335 München

Dr. J. Hörmann
Frauenklinik
Helios Klinikum West
Steinerweg 5, 81241 München

Prof. Dr. med. C. Höß
Maria-Theresia-Straße 3a, 81675 München

C. Jakob-Ertel
Lymphologische Schwerpunktpraxis
Korbinianstraße 4, 82515 Wolfratshausen Waldram

Dr. med. V. Jaksche
Frauenklinik
Klinikum Fürstenfeldbruck
Dachauer Straße 33, 82256 Fürstenfeldbruck

Dr. med. C. Jung
Schierghoferstraße 1, 83278 Traunstein

Dr. med. V. Kanitz
Pathologisches Institut der LMU München
Thalkirchner Straße 36, 80337 München

Dr. med. S. Keim
Frauenklinik
Helios Klinikum West
Steinerweg 5, 81241 München

Dr. med. C. Kern
Frauenarztpraxis Gyn Allach
Eversbuschstraße 129 a, 80999 München

Dr. med. E. Klein
Klinik und Poliklinik für Frauenheilkunde
Klinikum rechts der Isar der TUM
Ismaninger Straße 22, 81675 München

Dr. med. J. Klein
Gynäkologie und Geburtshilfe
Klinikum Landsberg am Lech
Bgm.-Dr.-Hartmann-Straße 50, 86899 Landsberg/Lech

Prof. Dr. med. R. Knitza
Gyn-Zentrum Gräfelfing
Bahnhofstraße 108, 82166 Gräfelfing

M. Knott
Frauenklinik
Helios Klinikum West
Steinerweg 5, 81241 München

Dr. med. J. Koch
Klinik und Poliklinik für Frauenheilkunde und Geburtshilfe
Klinikum der LMU München – Campus Innenstadt
Ziemssenstraße 1, 80336 München

Prof. Dr. med. M. Kolben
Praxis für Frauengesundheit
Bahnhofstraße 9, 82166 Gräfelfing

© Tumorzentrum München und Zuckschwerdt Verlag

Dr. med. T. Kolben
Klinik und Poliklinik für Frauenheilkunde
und Geburtshilfe
Klinikum der LMU München – Campus Großhadern
Marchioninistraße 15, 81377 München

Dr. med. A. König
Klinik und Poliklinik für Frauenheilkunde
und Geburtshilfe
Klinikum der LMU München – Campus Innenstadt
Ziemssenstraße 1, 80336 München

Dr. med. M. B. Köpke
Universitätsklinikum Augsburg
Stenglinstraße 2, 86156 Augsburg

Dr. med. F. Kotzur
Klinik und Poliklinik für Frauenheilkunde
Klinikum rechts der Isar der TUM
Ismaninger Straße 22, 81675 München

Dr. med. A. K. Krämer
Klinik und Poliklinik für Frauenheilkunde
Klinikum rechts der Isar der TUM
Ismaninger Straße 22, 81675 München

Dr. med. A. Kunstein
Frauenärztin
Adams-Lehmann-Straße 36, 80797 München

Dr. med. D. Kurz
Frauenklinik
Helios Klinikum West
Steinerweg 5, 81241 München

Dr. med. M. Kurz
Klinik MedNord
Heidemannstraße 5b, 80939 München

J. Lammert
Klinik und Poliklinik für Frauenheilkunde
Klinikum rechts der Isar der TUM
Ismaninger Straße 22, 81675 München

Dr. med. N. Lang
Hämatologie und Onkologie München MVZ
Winthirstraße 7, 80639 München

Prof. Dr. med. H. Lindner
Effnerstraße 4a, 85049 Ingolstadt

Dr. med. B. Löhrs
Frauenklinik
Klinikum Landshut
Robert-Koch-Straße 1, 84034 Landshut

Dr. med. A. Lück
Ammerseestraße 28, 82061 Neuried

Dr. med. J. Marinell
Klinik für Gynäkologie und Geburtshilfe
Klinikum Dritter Orden
Menzinger Straße 44, 80638 München

Dr. med. S. Maurer
Frauenärztin
Donnersberger Straße 42, 80634 München

Prof. Dr. med. D. Mayr
Pathologisches Institut der LMU München
Thalkirchner Straße 36, 80337 München

Dr. med. S. Metz
Die Radiologie
Sonnenstraße 17, 80331 München

Dr. med. G. M. Michl
Hämatologie und Internistische Onkologie
Sollner Straße 65b, 81479 München

Dr. med. V. Milani
MVZ Fürstenfeldbruck
Leonhardsplatz 2, 82256 Fürstenfeldbruck

Dr. med. M. Mosner
Frauenklinik
Helios Klinikum West
Steinerweg 5, 81241 München

Dr. med. R. Moser
RadioOnkologie und Strahlentherapie
Klinikum rechts der Isar der TUM
Ismaninger Straße 22, 81675 München

K. Münch
Frauenklinik
München Klinik Harlaching
Sanatoriumsplatz 2, 81545 München

Dr. med. O. Neumann
Frauenklinik
München Klinik Schwabing
Kölner Platz 1, 80804 München

PD Dr. med. D. Paepke
Spital Zollikerberg
Trichterhausstraße 20, 8125 Zollikerberg
Schweiz

© Tumorzentrum München und Zuckschwerdt Verlag

Dr. med. M. Pazos-Escudero
Klinik für Strahlentherapie und Radioonkologie
Klinikum der LMU München – Campus Innenstadt
Ziemssenstraße 1, 80336 München

Dr. med. C. Perlet
Radiologie Schäfflerhof
Windenmacherstraße 2, 80333 München

Prof. Dr. med. W. Permanetter
Pathologisches Institut
Klinikum Landshut
Robert-Koch-Straße 1, 84034 Landshut

Dr. med. S. U. Pigorsch
Klinik und Poliklinik für RadioOnkologie und Strahlentherapie
Klinikum rechts der Isar der TUM
Ismaninger Straße 22, 81675 München

Dr. med. A. Pihan
Gynäkologie
Krankenhaus Agatharied
Norbert-Kerkel-Platz, 83734 Hausham

Dr. med. B. Plattner
Frauenklinik
Klinikum Landkreis Erding
Bajuwarenstraße 5, 85435 Erding

Dr. med. M. Raeck
Gynäkologie
Krankenhaus Agatharied
Norbert-Kerkel-Platz, 83734 Hausham

Prof. Dr. rer. nat. U. Reuning
Klinische Forschergruppe und Studienzentrale der Klinik und Poliklinik für Frauenheilkunde
Klinikum rechts der Isar der TUM
Ismaninger Straße 22, 81675 München

Dr. med. C. Riedner
Psycho-Onkologische Praxis
Medizinisch Genetisches Zentrum
Bayerstraße 3–5, 80335 München

PD Dr. med. L. Rieger
Frauenklinik
Krankenhaus Landshut-Achdorf
Achdorfer Weg 3, 84036 Landshut

Dr. med. M. Riepl
Praxis für Strahlentherapie und Radioonkologie
Krankenhaus Weilheim
Röntgenstraße 4, 82362 Weilheim

Dr. med. D. Rjosk-Dendorfer
Institut für Klinische Radiologie
Klinikum der LMU München – Campus Großhadern
Marchioninistraße 15, 81377 München

Dr. med. M. Röbl-Mathieu
Frauenärztin
Connollystraße 4, 80809 München

Prof. Dr. med. N. Rogenhofer
Klinik und Poliklinik für Frauenheilkunde und Geburtshilfe
Klinikum der LMU München – Campus Großhadern
Marchioninistraße 15, 81377 München

Dr. med. H. Rückel
Karlstraße 37, 80333 München

Dr. med. S. Rutke
Gynäkologe
Röntgenstraße 4, 82362 Weilheim

Dr. med. J. Sagasser
Frauenklinik
Universitätsklinikum Augsburg
Stenglinstraße 2, 86156 Augsburg

Prof. Dr. med. C. Salat
Hämato-onkologische Gemeinschaftspraxis und Tagesklinik
Winthirstraße 7, 80639 München

Dr. med. D. Sattler
Gynäkologie Arabella
Arabellastraße 5, 81925 München

Prof. Dr. med. P. Schaffer
Filialpraxis Oberaudorf, MVZ RoMed
Bad-Trissl-Straße 73, 83080 Oberaudorf

Prof. Dr. med. G. Schaller
Breast Care Institute
Romanstraße 93, 80639 München

Prof. Dr. med. A. Scharl
Gynäkologische Onkologie
Onkologisches Kompetenzzentrum Oberaudorf
Klinik Bad Trissl
Bad-Trissl-Straße 73, 83080 Oberaudorf

Dr. med. U. Schatz
Klinik und Poliklinik für Frauenheilkunde
Klinikum rechts der Isar der TUM
Ismaninger Straße 22, 81675 München

© Tumorzentrum München und Zuckschwerdt Verlag

Prof. Dr. med. C. Schindlbeck
Frauenklinik
Klinikum Traunstein
Cuno-Niggl-Straße 3, 83278 Traunstein

Dr. med. A. Schlesinger-Raab
Tumorregister München (IBE)
Klinikum der LMU München – Campus Großhadern
Marchioninistraße 15, 81377 München

Dr. med. J. Schmid
Klinik und Poliklinik für Frauenheilkunde
und Geburtshilfe
Klinikum der LMU München – Campus Großhadern
Marchioninistraße 15, 81377 München

Dr. med. G. Schmidt
Klinik und Poliklinik für Frauenheilkunde
Klinikum rechts der Isar der TUM
Ismaninger Straße 22, 81675 München

Dr. med. M. Schmidt
Klinik für Frauenheilkunde und Geburtshilfe
Klinikum Starnberg
Oßwaldstraße 1, 82319 Starnberg

Dr. med. E. Schmoeckel
Pathologisches Institut der LMU München
Thalkirchner Straße 36, 80337 München

Dr. med. M. Schneider
Frauenklinik
Universitätsklinikum Augsburg
Stenglinstraße 2, 86156 Augsburg

PD Dr. med. A. Schnelzer
Klinik für Gynäkologie und Geburtshilde
RoMed Klinikum Rosenheim
Pettenkoferstraße 10, 83022 Rosenheim

Prof. Dr. med. C. Scholz
Frauenklinik
München Klinik Harlaching
Sanatoriumsplatz 2, 81545 München

Dr. med. S. Schönecker
Klinik für Strahlentherapie und Radioonkologie
Klinikum der LMU München – Campus Großhadern
Marchioninistraße 15, 81377 München

Dr. med. M. Schöneich
Brustzentrum München Bogenhausen
Arabella Klinik
Arabellastraße 5/19, 81925 München

Dr. rer. biol. hum. S. Schrodi
Tumorregister München/IBE
Klinikum der LMU München – Campus Großhadern
Marchioninistraße 15, 81377 München

Dr. med. C. Schubert
Klinik und Poliklinik für Frauenheilkunde
und Geburtshilfe
Klinikum der LMU München – Campus Großhadern
Marchioninistraße 15, 81377 München

Dr. med. G. Schubert-Fritschle
Tumorregister München/IBE
Klinikum der LMU München – Campus Großhadern
Marchioninistraße 15, 81377 München

Dr. med. M. Schwoerer
Frauenklinik
Klinikum Fürstenfeldbruck
Dachauer Straße 33, 82256 Fürstenfeldbruck

Dr. med. J. Singhartinger
Frauenklinik im Klinikum Traunstein
Kliniken Südostbayern AG
Cuno-Niggl-Straße 3, 83278 Traunstein

Prof. Dr. med. H. Sommer
Klinik und Poliklinik für Frauenheilkunde
und Geburtshilfe
Klinikum der LMU München – Campus Innenstadt
Ziemssenstraße 1, 80336 München

Dr. med. A. Stefan
Klinik und Poliklinik für Frauenheilkunde
und Geburtshilfe
Klinikum der LMU München – Campus Innenstadt
Ziemssenstraße 5, 80336 München

Dr. med. D. Steinfeld-Birg
Gemeinschaftspraxis Gynäkologische Onkologie
Prinzregentenstraße 25, 86150 Augsburg

Dr. med. V. Steinke-Lange
MGZ München
Bayerstraße 3–5, 80335 München

PD Dr. med. O. Stötzer
Hämato-Onkologische Gemeinschaftspraxis und
Tagesklinik
Franz-Schrank-Straße 2, 80639 München

Dr. J. Strumpler
Gynäkologie
Klinikum Landkreis Erding
Bajuwarenstraße 5, 85435 Erding

© Tumorzentrum München und Zuckschwerdt Verlag

Elena Sultova
Klinik und Poliklinik für Frauenheilkunde
und Geburtshilfe
Klinikum der LMU München – Campus Großhadern
Marchioninistraße 15, 81377 München

Dr. med. A. Sztrókay-Gaul
Diagnostische Radiologie
Rotkreuzklinikum München
Taxisstraße 3, 80637 München

Dr. med. M. Tariq
Klinik und Poliklinik für Frauenheilkunde
Klinikum rechts der Isar der TUM
Ismaninger Straße 22, 81675 München

Dr. med. L. Türck
Brustzentrum
Frauenklinik Dachau
Krankenhausstraße 15, 85221 Dachau

K. Türpe
Frauenklinik
Klinikum Fürstenfeldbruck
Dachauer Straße 33, 82256 Fürstenfeldbruck

A. Vogl
Klinik für Frauenheilkunde und Geburtshilfe
Klinikum Starnberg
Oßwaldstraße 1, 82319 München

Dr. med. V. von Bodungen
Prannerstraße 15, 80333 München

Dr. med. C. Waterhouse
Praxis Dr. Vehling-Kaiser
Achdorfer Weg 5, 84036 Landshut

Dr. med. K. Weiler
Klinik für Gynäkologie und Geburtshilfe
Klinikum Dritter Orden
Menzinger Straße 44, 80638 München

Dr. med. E. Weiß
Theresienstraße 16, 83339 Chieming

Dr. med. C. Wolf
Medizinisches Zentrum Ulm
Kooperatives Brustzentrum Ulm/Neu-Ulm
Frauenstraße 65, 89073 Ulm

Dr. med. M. Wolf
Klinik für Gynäkologie und Geburtshilfe
RoMed Klinikum Rosenheim
Pettenkoferstraße 10, 83022 Rosenheim

PD Dr. med. R. Würstlein
Klinik und Poliklinik für Frauenheilkunde
und Geburtshilfe
LMU Kliniken – Campus Großhadern/Innenstadt
Marchioninistraße 15, 81377 München

© Tumorzentrum München und Zuckschwerdt Verlag

Krebsberatungsstellen – eine Auswahl von Adressen im Großraum München

Beratungsstellen des Tumorzentrums München

1. **Beratungsstelle für Ernährung und Krebs am Tumorzentrum München**
   in Kooperation mit der Bayerischen Krebsgesellschaft e.V.
   und dem Comprehensive Cancer Center München (CCCM)
   Eva Kerschbaum, M.Sc. Ernährungswissenschaft, Ernährungsberaterin/DGE
   Sarah Löhnchen, M.Sc. Ernährungswissenschaft, Ernährungsberaterin/DGE
   Pettenkoferstraße 8a, 3. Etage, Zimmer 3.06
   80336 München
   Tel.: 089/4400-53344
   Fax: 089/4400-53354
   E-Mail: ernaehrung-tzm@med.uni-muenchen.de
   Homepage: https://www.ccc-muenchen.de/patienten/ernaehrung/5371647c69115fcae

2. **Der Blog des Tumorzentrums „Wissen gegen Krebs"** – für alle, die sich tiefer über die neuesten wissenschaftlichen Erkenntnisse zum Thema „Lebensstil und Krebs" informieren wollen. Inklusive vieler Rezepte für eine gesunde, krankheitsgerechte Küche, von Sterneköchen exklusiv für das Tumorzentrum kreiert.
   http://news.tumorzentrum-muenchen.de/

3. **Krebsberatungsstelle am Tumorzentrum München**
   in Kooperation mit der Bayerischen Krebsgesellschaft e.V.
   und dem Comprehensive Cancer Center München (CCCM)
   Hier können Sie als Patient oder Angehöriger psychosoziale/psycho-onkologische Beratung sowie Informationen und Hilfestellungen bei sozialrechtlichen Fragen erhalten.
   Angelika Amann, Dipl. Sozialpädagogin (FH), Psychoonkologin (DKG) und
   Sarah Schuster, M. Sc., Psychologin
   Pettenkoferstraße 8a, 3. Etage, Zimmer 3.07
   80336 München
   Tel.: 089/4400-53351
   Fax: 089/4400-53354
   E-Mail: krebsberatung-tzm@med.uni-muenchen.de
   Homepage: http://www.ccc-muenchen.de/patienten/krebsberatungsstelle/3f9ac901e5314af9
   Auf der Homepage der Krebsberatungsstelle des Tumorzentrums München finden Sie zudem die Verlinkung zu einer individuellen Suche nach psycho-sozialen/psycho-onkologischen Beratungsangeboten im Raum München/Oberbayern.

4. **Beratungsstelle für Komplementärmedizin und Naturheilkunde am Tumorzentrum München**
   in Kooperation mit der Bayerischen Krebsgesellschaft e.V.
   und dem Comprehensive Cancer Center München (CCCM)
   Informationen über sinnvolle naturheilkundliche Begleittherapien bei Tumorerkrankungen.
   Die Beratungsstelle unterstützt Sie dabei, Krankheitssymptome und Therapienebenwirkungen zu lindern sowie das Wiedererkrankungsrisiko zu senken.

© Tumorzentrum München und Zuckschwerdt Verlag

Wolfgang Doerfler, Facharzt für Neurologie, Arzt für Naturheilverfahren
Pettenkoferstraße 8a, 3. Etage, Zimmer 3.31
80336 München
Tel.: 089/4400-57417
Fax: 089/4400-53354
E-Mail: komplementaermedizin-tzm@med.uni-muenchen.de
Homepage: http://www.ccc-muenchen.de/patienten/komplementarmedizin/765f5d0ab9bb87ef

5. **AG „Komplementärmedizin"**
   Auf der Homepage der AG Komplementärmedizin finden Sie unter anderem Vorträge zum Thema Komplementärmedizin in der Behandlung von Krebspatienten:
   https://www.ccc-muenchen.de/arzte/arbeitsgruppen/komplementarmedizin/8e41909aa52deada

Komplementärmedizinische Beratungsstellen des CCCM

1. **Komplementärmedizinische Sprechstunde an der Klinik und Poliklinik für RadioOnkologie und Strahlentherapie Klinikum rechts der Isar, Technische Universität München**
   Leitung: Prof. Dr. med. S. Combs
   Ismaninger Straße 22
   81675 München
   Tel.: 089/4140-4511
   Fax: 089/4140-4882
   E-Mail: radonk@mri.tum.de
   Homepage: http://radioonkologie.mri.tum.de/de/patienten/ambulanzen-sprechstunden

2. **Zentrum für Integrative Gynäkologie und Geburtshilfe (ZIGG) Klinik und Poliklinik für Frauenheilkunde Klinikum rechts der Isar, Technische Universität München**
   Ismaninger Straße 22
   81675 München
   Tel.: 089/4140-9408
   Fax: 089/4140-4912
   E-Mail: zigg@mri.tum.de
   Homepage: http://www.frauenklinik.mri.tum.de/de/behandlungsschwerpunkte/naturheilverfahren

Beratungsstelle zum Thema „Bewegung und Krebs" des Klinikum rechts der Isar der Technischen Universität München

Standort Nordwest (O2 Tower München)
Georg-Brauchle-Ring 56 (Campus C), 3. Stock
80992 München
Tel.: 089 / 289-24441
E-Mail: sportmed@mri.tum.de

© Tumorzentrum München und Zuckschwerdt Verlag

Standort Zentrum (Klinikum rechts der Isar) Präventionszentrum
Ismaninger Straße 22, Bau 523, 1. Stock
81675 München
Tel.: 089/4140-6774
E-Mail: sportmed@mri.tum.de

Standort Südwest Zentrum für Kardiologie (am Klinikum Starnberg)
Oßwaldstraße 1, EG
82319 Starnberg
Tel.: 089 / 4140-6775
E-Mail: sportmed@mri.tum.de

Homepage: http://www.ccc-muenchen.de/patienten/bewegung/c2e577b229010f1d

Psychoonkologische Beratungsstellen des CCCM

1. **Psychoonkologische Beratung im CCCM:**
   Interdisziplinäres Zentrum für Psycho-Onkologie (IZPO)
   Medizinische Klinik und Poliklinik III/
   Comprehensive Cancer Center München (CCCM)
   Leitung: Dr. med. Friederike Mumm
   Marchioninistraße 15
   81377 München
   Tel.: 089/4400-74919
   E-Mail: psycho-onkologie@med.uni-muenchen.de
   Homepage: https://www.lmu-klinikum.de/ccc/patientenportal/interdisziplinares-zentrum-fur-psycho-onkologie-izpo/451f3f428f14ab55

2. **Funktionsbereich Psychosoziale Onkologie**
   Klinik und Poliklinik für Psychosomatische Medizin und Psychotherapie
   Klinikum rechts der Isar der TU München
   Leitung: Prof. Dr. rer. nat. Andreas Dinkel
   Langerstraße 3
   81675 München
   Tel.: 089/4140-4341
   E-Mail: psychosomatische-ambulanz@mri.tum.de
   Homepage: https://www.psychosomatik.mri.tum.de/de/behandlungsschwerpunkte/psychoonkologie

© Tumorzentrum München und Zuckschwerdt Verlag

Beratungsstellen zum Thema „Ernährung bei Krebs"

1. **Ernährungsberatung für onkologische Patienten**
   Krebszentrum München am Comprehensive Cancer Center (CCC München[LMU]),
   Klinikum der Universität München
   in Kooperation mit dem interdisziplinären Zentrum für Diätetik und Ernährungsmedizin (IZDE)
   Campus Großhadern
   Marchioninistraße 15
   81377 München
   Tel.: 01525-4847892
   E-Mail: ernaehrungsmedizin@med.uni-muenchen.de
   Tel.: 089/4400-75246
   Homepage: www.lmu-klinikum.de/ccc/patientenportal/ernahrungsberatung/8e9697039a2fb234n

2. **Ernährungsteam Klinikum rechts der Isar der TU München**
   Prof. Dr. Marc Martignoni und Dr. Alexander v. Werder
   Andrea Jaworek, M.Sc. Klinische Ernährungsmedizin, Diätassistentin, Ernährungsberaterin/DGE
   Ismaninger Straße 22
   81675 München
   Tel.: 089/4140-5021
   E-Mail: ernaehrungsteam@mri.tum.de
   Homepage: https://www.mri.tum.de/ernaehrungsteam

3. **Else Kröner-Fresenius-Zentrum für Ernährungsmedizin (EKFZ)**
   Leitung: Herr Prof. Dr. med. H. Hauner
   Weihenstephaner Berg 1
   85354 Freising
   Tel.: 08161/71-2001
   E-Mail: ekfz@tum.de
   Homepage: https://www.ekfz.tum.de

Beratungsstellen zum Thema „Familiärer Brust- und Eierstockkrebs"

1. **Sprechstunde für familiären Brust- und Eierstockkrebs**
   am Klinikum rechts der Isar der TU München
   Ismaninger Straße 19, 1. OG
   81675 München
   Tel.: 089/4140-6751 oder 7406
   E-Mail: turi@mri.tum.de

2. **Zentrum für Familiären Brust- und Eierstockkrebs am LMU Klinikum**
   Klinik und Poliklinik für Frauenheilkunde und Geburtshilfe
   Campus Großhadern
   Marchioninistraße 15, 81377 München, Ebene 0, Würfel IK
   Tel.: 089/4400-77572, Fax: 089/4400-77573
   E-Mail: fr.genetik@med.uni-muenchen.de

© Tumorzentrum München und Zuckschwerdt Verlag